内分泌及风湿病临床诊治与新进展

主编 孙波 等

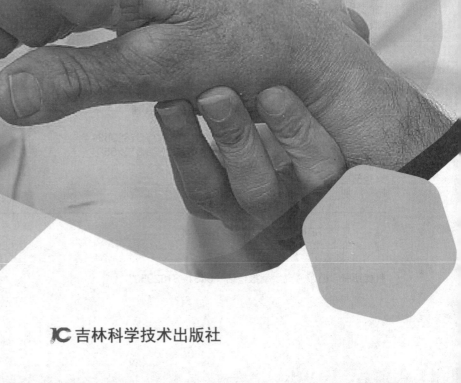

吉林科学技术出版社

图书在版编目（CIP）数据

内分泌及风湿病临床诊治与新进展 / 孙波等主编. -- 长春：
吉林科学技术出版社，2024.8. -- ISBN 978-7-5744-1602-4

Ⅰ. R58；R593

中国国家版本馆CIP数据核字第2024NF2170号

内分泌及风湿病临床诊治与新进展

主　　编	孙　波　等
出 版 人	宛　霞
责任编辑	井兴盼
封面设计	吴　迪
制　　版	北京传人
幅面尺寸	185mm×260mm
开　　本	16
字　　数	460 千字
印　　张	18.25
印　　数	1~1500 册
版　　次	2024年8月第1版
印　　次	2024年12月第1次印刷

出　　版　吉林科学技术出版社
发　　行　吉林科学技术出版社
地　　址　长春市福祉大路5788 号出版大厦A 座
邮　　编　130118
发行部电话/传真　0431-81629529 81629530 81629531
　　　　　　　　　81629532 81629533 81629534
储运部电话　0431-86059116
编辑部电话　0431-81629510
印　　刷　三河市嵩川印刷有限公司

书　　号　ISBN 978-7-5744-1602-4
定　　价　105.00元

《内分泌及风湿病临床诊治与新进展》编委会

主 编

孙 波	甘肃省妇幼保健院
郝兆虎	天津市第四中心医院
郭丽敏	首都医科大学石景山教学医院北京市石景山医院
王 蕾	山西省儿童医院（山西省妇幼保健院）
周树萍	中卫市人民医院
焦晓莉	中卫市人民医院

副主编

孟莞瑞	深圳市龙岗中心医院
张 净	太原市人民医院
王 新	涟水县人民医院
郝慧玲	山西省儿童医院（山西省妇幼保健院）
苏艳花	山西省儿童医院（山西省妇幼保健院）
龚 敏	上海市浦东医院（复旦大学附属浦东医院）
陈雪丽	海南西部中心医院

前　言

内分泌疾病与风湿免疫性疾病作为临床常见的病种，长期危害人类健康。内分泌疾病病种目前大为增多，其临床表现、并发症可累及全身各系统，造成诊断、治疗上的困难，内分泌疾病的发病率也明显增高。风湿病多数是由于体内免疫异常而引起，免疫与内分泌系统息息相关，内分泌系统可以直接或间接影响免疫系统的功能及发展，而免疫系统也可以调节内分泌功能。风湿免疫病是一组病因复杂，多有自身免疫功能失调，以关节肌肉疼痛、发热等临床表现为特征的全身性、难治性疾病，疾病的经年难愈和反复发作及病症的痛苦难耐、致残率高使许多患者心理和生理都深受折磨，生活质量下降，给家庭和社会造成很大负担。近年来，随着分子生物学、细胞生物学、遗传学、免疫学等基础学科的迅猛发展，以及新技术、新药物的不断涌现，极大地推动了临床医学，包括内分泌科和风湿免疫科的发展，同时也对内分泌科和风湿免疫科的医务人员提出了更高的要求。鉴于此，我们特组织一批经验丰富的临床专家和青年骨干医生编写了这本《内分泌及风湿病临床诊治与新进展》。

本书全面、系统地介绍了内分泌疾病与风湿免疫病的临床诊治要点。首先针对肾上腺疾病、甲状腺疾病、糖尿病及其并发症做了详细阐述。然后介绍了类风湿关节炎及其亚型、脊柱关节病、红斑狼疮、干燥综合征、硬化症等风湿免疫性疾病。针对各个疾病的病因与发病机制、临床表现、相关检查、诊断与鉴别诊断、治疗进行了系统阐述。本书内容全面，条理清晰，知识新颖，具有较强的系统性、科学性和临床实用性，希望能对广大相关专业的低年资临床医生，相关专业在校医学生有所启发和帮助。

由于医学的发展是永无止境的，我们对医学科学的认识也在不断深入，加之编者的现有学术水平和经验有限，书中难免存在一些疏漏之处，恳请广大读者批评指正。

编　者

目 录

第一章　肾上腺疾病

第一节　库欣综合征

库欣综合征(Cushing syndrome,Cushing 综合征)由多种病因引起肾上腺分泌过多糖皮质激素(主要为皮质醇)所致。主要临床表现为满月脸、多血质外貌、向心性肥胖、痤疮、紫纹、高血压、继发性糖尿病和骨质疏松等。

一、病因

库欣综合征的病因可分为促肾上腺皮质激素(ACTH)依赖性和非 ACTH 依赖性两类。ACTH 依赖性是指下丘脑-垂体病变(包括肿瘤)或垂体以外某些肿瘤组织分泌过量 ACTH 和(或)ACTH 释放激素(CRH),使双侧肾上腺皮质增生并分泌过量皮质醇,皮质醇的分泌过多是继发的。非 ACTH 依赖性是指肾上腺皮质肿瘤或增生,自主分泌过量皮质醇。

1.依赖垂体 ACTH 的库欣病　约占库欣综合征的 70%,多见于成人,青少年、儿童少见,女性多于男性。垂体病变中最多见者为 ACTH 微腺瘤(直径<10mm),约占库欣病的 80%,大部分病例切除微腺瘤后可治愈;ACTH 微腺瘤并非完全自主性,仍可被大剂量外源性糖皮质激素抑制,也可受 CRH(促 ACTH 释放激素)兴奋。约 10%患者为 ACTH 大腺瘤,伴肿瘤占位表现,可有鞍外伸展。少数为恶性肿瘤,伴远处转移。少数患者垂体无腺瘤,而呈 ACTH 细胞增生,原因尚不清楚,可能由于下丘脑或更高级神经中枢的病变或功能障碍致促肾上腺皮质激素释放激素分泌过多,刺激垂体 ACTH 细胞增生,ACTH 分泌增多。导致双侧肾上腺皮质呈弥漫性增生,主要是束状带细胞肥大增生,有时也可见网状带细胞增生,部分患者呈结节性增生。

2.异位 ACTH 综合征　垂体以外的许多肿瘤组织(大部分为恶性肿瘤)可分泌大量有生物活性的 ACTH,使肾上腺皮质增生,分泌过多皮质类固醇。临床上分为两型。①缓慢发展型。肿瘤恶性度较低如类癌,病史可数年,临床表现及实验室检查类似库欣病;②迅速进展型。肿瘤恶性度高、发展快,临床不出现典型库欣综合征表现,血 ACTH,血尿皮质醇升高明显。

3.肾上腺皮质肿瘤　肿瘤有良性与恶性两种,其中肾上腺皮质腺瘤占库欣综合征的 15%~20%,腺癌约占库欣综合征的 5%。这些肿瘤自主分泌过量皮质醇,反馈抑制下丘脑-垂体,使血浆 CRH、ACTH 水平降低,故肿瘤以外同侧肾上腺及对侧肾上腺皮质萎缩。腺瘤一般为单个,偶为双侧或多个,圆形或椭圆形,多数直径为 3~4cm,重 10~40g 有完整包膜,切面呈黄色或黄褐色,可有分叶。腺瘤体积小,生长较慢,不引起局部浸润或压迫症状。大多数腺癌的体积较大,直径常超过 6cm,重量多超过 100g,压迫周围组织,呈浸润性生长,晚期可转移至肺、肝、淋巴结和骨等处。

4.不依赖 ACTH 的双侧小结节性增生　又称 Meador 综合征或原发性色素性结节性肾上腺病,是库欣综合征的罕见类型之一。此病患者双侧肾上腺体积正常或轻度增大,结节大小不等,多为棕色或黑色,由大细胞构成。一部分患者的临床表现同一般库欣综合征;另一部分呈家族显性遗传,称为 Carney 综合征,常伴面、颈、躯干皮肤及口唇、结膜、巩膜着色斑、蓝痣,还可伴皮肤、乳房、心房黏液瘤、睾丸肿瘤、垂体生长激素瘤等。血浆中 ACTH 很低,甚至测不出,大剂量地塞米松不能抑制。

5.不依赖 ACTH 的肾上腺大结节性增生　双侧肾上腺增大,含有多个良性结节,直径在 5mm 以上,一般为非色素性。垂体的影像学检查常无异常发现。其病因现已知与 ACTH 以外的激素、神经递质的受体在肾上腺皮质细胞上异位表达有关。肾上腺 CT 或 MRI 示双侧增生伴结节。

二、临床表现

库欣综合征的临床表现主要是由于皮质醇过多分泌引起代谢紊乱及多脏器功能障碍所致。

1.向心性肥胖、满月脸、多血质外貌　向心性肥胖为本病特征之一。满月脸、水牛背、悬垂腹和锁骨上窝脂肪垫是库欣综合征的特征性临床表现。多血质与皮肤菲薄、微血管易透见有时与红细胞数、血红蛋白增多有关。

2.全身肌肉与神经系统　患者肌无力,下蹲后起立困难。常有不同程度的精神、情绪变化,轻者表现为欣快感、失眠、情绪不稳、记忆力减退等,重者可发生类偏执狂、精神分裂症或抑郁症等。

3.皮肤表现　皮肤变薄,毛细血管脆性增加,轻微损伤即可引起毛细血管破裂,出现瘀点或瘀斑;在下腹部、大腿等处出现典型的紫纹。手、脚、指(趾)甲、肛周常出现真菌感染。异位 ACTH 综合征及较重库欣病患者的皮肤色素明显加深,具有鉴别意义。

4.心血管表现　高血压常见,同时常伴有动脉硬化和肾小球动脉硬化。长期高血压可并发左心室肥大、心力衰竭和脑血管意外。

5.对感染抵抗力减弱　长期皮质醇增高可抑制体液免疫和细胞免疫,抑制抗体形成与炎症反应,患者对感染的抵抗力明显减弱,肺部感染多见;化脓性细菌感染可发生蜂窝织炎、菌血症、感染中毒症。患者在感染后炎症反应往往不显著,发热不高,易漏诊而造成严重后果。

6.性功能障碍　女性患者出现月经减少、不规则或闭经,多伴不孕;痤疮、多毛常见,明显男性化(乳房萎缩、长须、喉结增大、阴蒂肥大)者少见,如出现,要警惕肾上腺癌。男性患者表现为阴茎缩小,睾丸变软,性欲减退或阳痿。

7.代谢障碍　过量皮质醇拮抗胰岛素的作用,抑制外周组织对葡萄糖的利用,同时加强肝脏糖原异生,血糖升高,糖耐量减低。皮质醇有潴钠排钾作用,患者有轻度低钾血症,明显者有低血钾性碱中毒。病程久者出现骨质疏松,可致腰背疼痛,脊椎压缩畸形,身材变矮,甚至出现佝偻、病理性骨折。儿童患者生长发育受抑制。

三、辅助检查

以下主要介绍各型库欣综合征所共有的检查异常。

1.血浆皮质醇浓度测定　正常人血浆皮质醇水平有明显昼夜节律,早晨 8 时均值为 (276±66)nmol/L(范围 165~441nmol/L),下午 4 时均值为(129.6±52.4)nmol/L(范围 55~248nmol/L),夜间 12 时均值为(96.5±33.1)nmol/L(范围 55~138nmol/L)。患者血浆皮质醇水平增高且昼夜节律消失。

2.尿游离皮质醇 在 304μmol/24h 以上[正常人尿排泄量为 130~304μmol/24h,均值为(207±44)μmol/24h]因其能反映血中游离皮质醇水平,且少其他色素干扰,诊断价值优。

3.小剂量地塞米松抑制试验 每 6 小时口服地塞米松 0.5mg,或每 8 小时口服 0.75mg,连续 2 天,第 2 天 24 小时尿 17-羟皮质类固醇不能抑制在基值的 50% 以下,或 UFC 不能被抑制在 55nmol/24h 以下。

四、诊断与鉴别诊断

1.诊断要点 有典型临床表现者,从外观即可做出诊断,但早期及不典型病例,可无特征性表现,而以某一系统症状就医时易被漏诊。如实验室检查皮质醇分泌增多,失去昼夜分泌节律,且不能被小剂量地塞米松抑制,诊断即可成立。

2.病因诊断 库欣综合征的病因诊断很重要,它是决定治疗方法的主要依据。应根据各型的临床特点,结合实验室检查、影像学检查做出正确的病因诊断。不同病因引起的库欣综合征的鉴别见表 1-1。

表 1-1 不同病因致库欣综合征的实验室及影像学检查鉴别诊断

检查项目	垂体性库欣病	肾上腺皮质腺瘤	肾上腺皮质癌	异位 ACTH 综合征
尿 17-羟皮质类固醇	一般中度增多,55~83μmol/24h	同库欣病	明显增高,110~138μmol/24h	较肾上腺癌更高
尿 17-酮皮质类固醇	中度增多,69μmol/24h 左右	正常或增高	明显增高,可达 173μmol/24h 以上	明显增高,可达 173μmol/24h 以上
大剂量地塞米松抑制试验[①]	多数能被抑制,少数不能被抑制	不能被抑制	不能被抑制	不能被抑制,少数可被抑制
血浆 ACTH 测定	清晨略高于正常,晚上不像正常那样下降	降低	降低	明显增高,低度恶性者可轻度增高
ACTH 兴奋试验[②]	有反应,高于正常	约半数无反应,半数有反应	绝大多数无反应	有反应,少数异位 ACTH 分泌量特别大者无反应
蝶鞍 X 片	小部分患者蝶鞍扩大	不扩大	不扩大	不扩大
蝶鞍区断层摄片、CT 扫描、MRI	大多数显示微腺瘤,少数显示大腺瘤	无垂体瘤表现	无垂体瘤表现	无垂体瘤表现

（续表）

检查项目	垂体性库欣病	肾上腺皮质腺瘤	肾上腺皮质癌	异位 ACTH 综合征
放射性碘化胆固醇肾上腺扫描	两侧肾上腺显像，增大	瘤侧显像，增大	瘤侧显像，或不显影	两侧显像，增大
肾上腺超声检查、CT 扫描、MRI	两侧肾上腺增大	显示肿瘤	显示肿瘤	两侧肾上腺增大
血尿皮质醇	轻中度升高	轻中度升高	重度升高	较肾上腺癌更高
低血钾性碱中毒	严重者可有	无	常有	常有

注：①每次 2mg，每 6 小时口服 1 次，连续 2 天，第 2 天尿 17-羟皮质类固醇或尿皮质醇降至对照值的 50%以下，表示被抑制；②ACTH 25U，溶于 5%葡萄糖注射液 500mL 中，静脉滴注 8 小时，共 2 天，正常人滴注的尿 17-羟皮质类固醇或尿皮质醇较基础值增加 2 倍以上。

3.鉴别诊断

（1）部分肥胖症患者可有高血压、糖耐量减低、月经少或闭经、腹部有白色或淡红色的细小条纹等类似于库欣综合征的表现，另一方面，早期、较轻的库欣综合征患者，可呈不典型表现。本病易与单纯性肥胖症相混淆，但肥胖症患者尿游离皮质醇不高，血皮质醇昼夜节律保持正常。

（2）酗酒兼有肝损害者可出现假性库欣综合征，但在戒酒 1 周后，其临床症状、生化异常即消失。

（3）抑郁症患者尿游离皮质醇、17-羟皮质类固醇、17-酮皮质类固醇可增高，也不能被地塞米松所抑制，但无库欣综合征的临床表现。治疗目的是去除病因，治疗原发病，提高患者的生活质量。

五、治疗

治疗主要有手术、放射和药物治疗，对不同的类型其疗效相差很大。

1.依赖垂体 ACTH 的库欣病

（1）经蝶窦切除垂体微腺瘤为目前治疗本病的首选疗法。该法治愈率高，手术创伤小，并发症较少，少数患者手术后可复发。手术时应在显微镜等监视下选择性切除微腺瘤，尽可能保留垂体的分泌功能，术后可发生一过性垂体-肾上腺皮质功能不足，需补充糖皮质激素，直至其功能恢复正常。

（2）若为垂体大腺瘤，应做开颅手术治疗，尽可能切除肿瘤。常不能完全切除，术后需常规辅以放射治疗，以免复发。

（3）如不能手术切除垂体腺瘤，或某种原因不能做垂体手术，病情严重者，宜做一侧肾上腺全切，另一侧肾上腺大部或全部切除术，术后做激素替代治疗。为防止复发及发生 Nelson 综合征（表现为皮肤黏膜色素加深，血浆 ACTH 明显升高，并可出现垂体瘤或原有垂体瘤增大），术后应做垂体放疗。

(4)影响神经递质的药物可用于辅助治疗,对于催乳素升高者,可试用溴隐亭治疗。此外,还可用血清素拮抗药赛庚啶、γ-氨基丁酸促效剂丙戊酸钠治疗本病及 Nelson 综合征,可取得一些效果。

(5)如上述治疗不能获得满意疗效,可用阻滞肾上腺皮质激素合成的药物,必要时做双侧肾上腺切除术,但术后需终生激素替代治疗。

2.肾上腺肿瘤 无论腺瘤或腺癌,均应尽早手术切除肿瘤。若是腺瘤,手术切除可获根治。

(1)肾上腺腺瘤:尽可能切除肿瘤,保留肿瘤以外的肾上腺组织。腺瘤大多为单侧性,术后需较长期激素替代治疗。在肾上腺功能逐渐恢复时,替代剂量也随之递减,大多数患者于6个月至1年内可逐渐停用替代治疗。

(2)肾上腺腺癌:应尽可能早期做手术治疗。未能根治或已有转移者用药物治疗,减少肾上腺皮质激素的产生量。

3.不依赖 ACTH 小结节性或大结节性双侧肾上腺增生 做双侧肾上腺切除术,术后做激素替代治疗。

4.异位 ACTH 综合征 明确 ACTH 起源,以治疗原发恶性肿瘤为主,视具体病情做手术、放疗和化疗。如能根治,库欣综合征可以缓解;如不能根治,则需要用肾上腺皮质激素合成阻滞药。

5.阻滞肾上腺皮质激素合成的药物

(1)双氯苯二氯乙烷(米托坦):可使肾上腺皮质束状带及网状带萎缩、出血、细胞坏死,但不影响球状带。主要用于肾上腺癌。开始每天 2~6g,分 3~4 次口服,在治疗 1 个月后,大部分患者的尿 17-羟皮质类固醇、尿皮质醇排量下降。如疗效不明显,可增至每天 8~10g,继续服用 4~6 周,直到临床缓解或达到最大耐受量,以后再减少至无明显不良反应的维持量。用药期间可适当补充糖皮质激素,以免发生肾上腺皮质功能不足。主要不良反应有胃肠道不适、嗜睡、眩晕、头痛、乏力等。

(2)美替拉酮:对皮质醇合成的酶有抑制作用,从而减少皮质醇的生物合成。每天 2~6g,分 3~4 次口服。不良反应较少,仅轻度头痛、头昏,可有食欲减退、恶心、呕吐等。观察疗效需以血皮质醇为指标,尿 17-羟皮质类固醇无意义。

(3)氨鲁米特:能抑制胆固醇转变为孕烯醇酮,使皮质激素合成减少,对肾上腺腺癌不能根治的病例有一定疗效。每天用量为 0.75~1.0g,分次口服。

(4)酮康唑:可使皮质类固醇产生量减少。开始时每天 1~1.2g,维持量每天 0.6~0.8g。不良反应有食欲减退、恶心、呕吐、发热、肝功能损害等,治疗过程中需定期观察肝功能。

6.库欣综合征患者进行垂体或肾上腺手术前后的处理 因患者原来血浆皮质醇的水平甚高,一旦切除垂体或肾上腺病变,皮质醇分泌量锐减,有发生急性肾上腺皮质功能不全的危险,故手术前后需要妥善处理。于麻醉前静脉滴注氢化可的松 100mg,以后每 6 小时 1 次,每次 100mg,次日起剂量渐减,5~7 天可视病情改为口服生理维持剂量。剂量和疗程应根据疾病的病因、手术后临床状况及肾上腺皮质功能检查而定。

六、预后

本病的预后取决于病变类型、治疗是否及时、治疗方法是否得当等。病程较短者经有效治疗病情有望在数月后逐渐好转;如病程已久,肾的血管已有不可逆性损害者,则血压不易下降到正常范围。恶性肿瘤的疗效取决于是否早期发现及能否完全切除。腺瘤如早期切除,预后良好。

第二节 原发性醛固酮增多症

原发性醛固酮增多症(primary aldosteronism,PA)简称原醛症,又称为 Conn 综合征,是由于肾上腺皮质球状带分泌过量的醛固酮而导致肾素-血管紧张素系统受抑制,出现高醛固酮和低肾素血症,临床上以高血压伴(或不伴)低血钾、高醛固酮和低肾素血症为主要表现的临床综合征。以往常在高血压伴低血钾者中筛查原醛症,近年来发现超过半数原醛症无低血钾。高血压患者中原醛症患病率约为 10%。PA 患病与高血压严重度成正比,顽固性高血压者 PA 可达到 17%~23%。其发病年龄高峰 30~50 岁,女性较男性多见。

体内长期醛固酮过多可导致心肌肥厚、心力衰竭和肾功能受损。与原发性高血压患者相比,原醛症患者心脏、肾脏等高血压靶器官损害更为严重。

一、病因

1.醛固酮瘤 约占 35%,一般为单侧,直径大多介于 1cm 左右。患者血浆醛固酮浓度与血浆 ACTH 的昼夜节律呈平行,而对血浆肾素的变化无明显反应。少数腺瘤患者站立位后血浆肾素、醛固酮明显增多,称为肾素反应性腺瘤。

2.特发性醛固酮增多症(简称特醛症) 约占 60%。是双侧肾上腺皮质增生致醛固酮分泌过多,但双侧肾上腺形态可正常,也可表现为增生,甚至局限性"瘤样"结节。病因不清楚,可能与对血管紧张素 II 的敏感性增强有关,血管紧张素转换酶抑制剂可使患者醛固酮分泌减少,高血压、低血钾改善。少数(<2%)患者为单侧肾上腺增生,称为原发性肾上腺皮质增生。

3.糖皮质激素可抑制性醛固酮增多症(GRA) 少见(<1%)。多于青少年期起病,可为家族性,以常染色体显性方式遗传,也可为散发性,肾上腺呈大、小结节性增生,其血浆醛固酮浓度与 ACTH 的昼夜节律平行,用生理量的糖皮质激素治疗数天后可使醛固酮分泌量减少,血压、血钾恢复正常。发病机制为:正常时醛固酮合成酶基因在肾上腺球状带表达,受血管紧张素 II 调控;11β-羟化酶在束状带表达,受 ACTH 调控。GRA 患者的 11β-羟化酶基因 5 端调控序列和醛固酮合成酶基因的编码序列融合形成一嵌合基因,此基因产物具有醛固酮合成酶活性,在束状带表达,受 ACTH 而不受血管紧张素 II 调控。可用分子生物学技术检测此嵌合基因。

4.醛固酮癌 罕见,分泌大量醛固酮的肾上腺皮质癌,往往还分泌糖皮质激素、雄激素。肿瘤体积大,直径多在 5cm 以上,切面常显示出血,坏死。

二、临床表现

典型临床表现为高血压伴低血钾,但过半数以上原醛症患者血钾正常,部分患者血钾轻度下降或呈间歇性低血钾或在某种诱因下(如用利尿剂)出现低血钾。主要临床表现如下。

1.高血压 为最早且最常见的症状,随着病情进展,血压渐高,对常用降血压药的效果不及一般原发性高血压,部分患者可呈难治性高血压,易出现心血管病变、脑卒中。

2.神经肌肉功能障碍 可表现肌无力、周期性瘫痪、肢端麻木。与血钾降低程度有关。常见诱因为劳累、服用氢氯噻嗪、呋塞米等。多累及下肢,严重时累及四肢,甚至出现呼吸、吞咽困难。

3.肾脏表现 可表现为多尿、口渴、多饮。慢性失钾致肾小管上皮细胞呈空泡变性,浓缩功能减退,伴多尿,尤其夜尿多,继发口渴、多饮。常易并发尿路感染。可有尿蛋白增多,少数发生肾功能减退。

4.心脏表现 心电图常呈低血钾图形,QT 间期延长,T 波增宽、降低或倒置,U 波明显,T、U 波相连成驼峰状。部分患者出现心律失常,如阵发性室上性心动过速,重者时可发生心室颤动。

5.其他表现 儿童患者有生长发育障碍,与长期低钾等代谢紊乱有关。缺钾时胰岛素的释放减少,作用减弱,可出现糖耐量减低。

三、辅助检查

1.血、尿生化检查 ①低血钾:一般低于 3mmol/L。低血钾往往呈持续性,也可为间歇性。但患者血钾也可正常;②高血钠:血钠一般在正常高限或略高于正常;③碱血症:血 pH 和 CO_2 结合力为正常高限或略高于正常;④尿钾高:在低血钾条件下(低于 3.5mmol/L),尿钾仍在 25mmol/24h 以上。

2.尿液检查 尿 pH 为中性或偏碱性;尿比重往往在 1.010~1.018,少数患者呈低渗尿。

3.醛固酮测定 血浆醛固酮浓度(PAC)及尿醛固酮排出量受体位及钠摄入量等因素的影响,立位及低钠时升高。原醛症中血浆、尿醛固酮皆增高。正常成人参考值:血浆醛固酮卧位时 50~250pmol/L,立位时 80~970pmol/L(血浆醛固酮 pmol/L 换算成 ng/dL 时除以 27.7);尿醛固酮于钠摄入量正常时 6.4~86nmol/d,低钠摄入时 47~122mol/d,高钠摄入时 0~13.9mol/d。低血钾可抑制醛固酮分泌,原醛症原醛血、尿醛固酮增高不太明显,但在补钾后,其醛固酮增多更为明显。

4.肾素测定 一般通过测定血浆肾素活性(PRA)来间接反映血浆肾素的多少。正常成人参考值前者为(0.55±0.09)pg/(mL·h),晨起立位 2 小时后,正常人血浆肾素活性较基础值增加数倍,兴奋参考值分别为(3.48±0.52)pg/(mL·h)。近年来,采用化学发光法可直接测定血浆肾素浓度(PRC),正常成人参考值为卧位 2.8~39.9μU/mL,立位4.4~46.1μIU/mL。

四、诊断与鉴别诊断

1.诊断 典型患者为高血压伴低血钾的患者,血浆及尿醛固酮高,而血浆肾素活性或浓度降低。诊断流程分三步:筛查、确诊和病因诊断。原醛症的筛查人群包括 BP>160/100mmHg、难治性高血压、高血压伴低钾血症或肾上腺意外瘤、早发性高血压家族史或早发脑血管意外、有原醛症家族史,均应考虑原醛症可能,并进行筛查。

(1)筛查:以晨起立位 2 小时醛固酮/肾素值(ARR)筛查原醛症:立位 PAC(ng/dL)/PRA［ng/(mL·h)］值大于 30 或立位 PAC/PRC(ng/dL)/PRC(μIU/mL)值大于 3.7 提示原醛症可能。血浆醛固酮/肾素值测定前应注意以下事项。①纠正低钾(尽量使血钾在 3.5mmol/L 以上);②正常钠饮食;③减少药物影响:螺内酯(安体舒通)、其他保钾利尿剂及甘草制剂需停药 4 周以上,血管紧张素转换酶抑制剂、血管紧张素 Ⅱ 受体阻断剂、二氢吡啶类钙通道阻滞药、β 受体阻滞剂、NSAID、性激素需停药 2 周以上;难以控制的严重高血压,宜

换用 α 受体阻滞剂、非二氢吡啶类钙通道阻滞药等对 ARR 影响小的药物。

（2）确诊试验：筛查阳性的患者，需接受至少一种确诊试验来确立诊断（如静脉盐水负荷试验、卡托普利抑制试验等）。部分诊断困难的患者可给予螺内酯诊断性治疗，若能纠正电解质代谢紊乱并降低高血压，则诊断可成立。诊断确立后，需进一步明确病因，主要鉴别醛固酮瘤及特发性原醛症，也需考虑少见的病因。醛固酮瘤一般较特醛症患者为重，低血钾、碱中毒更为明显，血、尿醛固酮更高。

1）静脉盐水负荷试验：平卧位静脉滴注 0.9% 氯化钠溶液，4 小时内共 2000mL，在输注前及输注后测血浆肾素、醛固酮。正常人滴注盐水后，血浆醛固酮水平下降 50% 以上。盐水负荷后血浆醛固酮大于 10ng/dL 可确立原醛症诊断；小于 5ng/dL 排除原醛症。恶性高血压、心功能不全、严重低钾血症不宜进行此项试验。

2）卡托普利抑制试验：取坐位，口服 50mg 卡托普利，服药前及服用后 2 小时测定血浆肾素、醛固酮，正常人服药后血浆醛固酮水平下降 30% 以上，而原醛症患者则无显著变化。也有少数特醛症患者被抑制（假阴性）。

（3）病因诊断：影像学检查可协助鉴别肾上腺腺瘤与增生，并可确定腺瘤的部位。肿瘤体积较大，直径达 5cm 或更大者，提示肾上腺癌。肾上腺 CT 优于 MRI，有更高的空间分辨率。高分辨率的 CT 至少可检出小至直径为 5mm 的肿瘤，但较小的肿瘤如果完全被正常组织所包围时，则检出较为困难。特醛症在 CT 扫描时表现为正常或双侧弥漫性增大，也可为局限性"瘤样"结节。因此，CT 扫描并不是区分醛固酮瘤和增生的精确方法。

由于不能完全依靠 CT 结果区分醛固酮瘤与特醛症，因此对于拟实施手术治疗的原醛症患者，宜术前行肾上腺静脉导管术采双侧肾上腺静脉血，确定单侧或双侧肾上腺醛固酮分泌过多，前者一般为醛固酮瘤，后者为特醛症（不宜手术治疗）。

2.鉴别诊断　对于有高血压伴低血钾的患者，鉴别诊断十分重要，误诊将导致错误的治疗方案。需加以鉴别的疾病有以下几类。

（1）非醛固酮所致盐皮质激素过多综合征：患者呈高血压、低血钾，但肾素-血管紧张素系统受抑制，血、尿醛固酮不高，甚至降低。

1）真性盐皮质激素过多综合征。患者因合成肾上腺皮质激素酶系缺陷，导致产生大量具盐皮质激素活性的脱氧皮质酮（DOC）。①17α-羟化酶缺陷症：性激素（雄激素及雌激素）的合成受阻，女性（核型为 46，XX 者）发生性幼稚症，男性（核型为 46，XY 者）表现假两性畸形。糖皮质激素合成受阻，血、尿皮质醇低，血 17-羟孕酮低，血 ACTH 升高。盐皮质激素合成途径亢进，伴黄体酮、DOC、皮质酮升高，引起潴钠、排钾、高血压、高血容量，抑制肾素-血管紧张素活性，导致醛固酮合成减少；②11β-羟化酶缺陷症：血、尿皮质醇低，ACTH 高。雄激素过多，男性呈不完全性性早熟，伴生殖器增大；女性出现不同程度男性化，呈假两性畸形。11β-羟化酶阻滞部位前的类固醇：DOC 产生增多，造成高血压、低血钾。

2）表象性盐皮质激素过多综合征：其病因为先天性 11β-羟类固醇脱氢酶（11β-HSD）缺陷。糖皮质激素受体（GR）与盐皮质激素受体（MR）的结构相近，皮质醇可与 MR 结合，并使之激活，但在正常时，于肾小管上皮细胞处 11β-HSD 使皮质醇转变为皮质素而失去活性。而表象性盐皮质激素过多综合征患者的 11β-HSD 有缺陷，皮质醇得以作用于 MR，引起盐皮质激素过多的临床表现。临床表现为出生低体重，严重高血压、低血钾性碱中毒。多见于儿童和青年人。患者尿皮质醇/皮质素值增高，但血浆皮质醇和 ACTH 正常，这是由于皮质醇的灭活、清除减慢,每天分泌量减少所致。

(2) Liddle 综合征:为常染色体显性遗传疾病,由于肾小管上皮细胞钠通道(ENaC)基因突变,使该通道处于异常激活状态,导致钠重吸收过多及体液容量扩张,呈高血压、低血钾,但肾素-血管紧张素系统受抑制,血浆醛固酮低,用螺内酯无效。阻止肾小管上皮细胞重吸收钠并排泄钾的药物,如阿米洛利、氨苯蝶啶可纠正低血钾,降低血压。治疗可用阿米洛利10mg,每天服 2～3 次,或氨苯蝶啶 100mg,每天服 2～3 次;待血钾、血压恢复正常后,减至维持量。

(3) 伴高血压、低血钾的继发性醛固酮增多症:肾素活性过高所致继发性醛固酮增多症可伴高血压、低血钾,应与原醛症鉴别。肾素过多症又可分为原发性或继发性。原发性者由分泌肾素肿瘤所引起,继发性者因肾缺血所致。

1) 分泌肾素的肿瘤:多见于青年人,高血压、低血钾皆甚为严重,血浆肾素及醛固酮浓度增高。肿瘤包括肾小球旁细胞肿瘤、Wilms 瘤及卵巢肿瘤。

2) 肾缺血所致继发性醛固酮增多。主要包括①恶性型高血压病,血浆肾素及醛固酮浓度增高,部分患者可呈低血钾,高血压进展快,常有氮质血症或尿毒症;②肾动脉狭窄,血浆肾素及醛固酮浓度增高,所致高血压进展快,典型患者在上腹中部或肋脊角区可闻及血管杂音,肾动脉造影或 CTA 可确诊;③一侧肾萎缩,也可引起严重高血压及低血钾。

五、治疗

总体原则是肾上腺单侧病变(腺瘤或增生)采用手术治疗;双侧增生病变(特醛症)、不愿或不能行手术治疗的单侧占位病变,采用盐皮质激素受体拮抗剂治疗;GRA 采用地塞米松治疗;难以确定为腺瘤或特发性增生,可先用药物治疗,继续观察,定期做影像学检查,有时原来未能发现的小腺瘤,在随访过程中可显现出来。

1.手术治疗 以腹腔镜单侧肾上腺切除术为首选。不推荐仅切除醛固酮腺瘤,因部分腺瘤为多发,单纯腺瘤摘除可能术后复发。术前宜纠正低血钾,控制高血压。一般术前准备时间为 2～4 周,可用螺内酯 120～240mg/d,分次口服。对于血压控制不理想者,可联合其他降压药物。术后第一天即可停用螺内酯,同时减少其他降压药剂量。术后前几周,由于对侧肾上腺抑制作用尚未解除,应提高钠盐摄入,若有明显低醛固酮血症表现,需暂时服用氟氢可的松行替代治疗。

2.药物治疗 对于不能手术的肿瘤患者及特醛症患者,用螺内酯治疗,起始治疗剂量为20mg/d,如病情需要,可逐渐增加至最大剂量 100mg/d。开始服药后可逐渐停止补钾,每周需监测血钾,根据血钾水平调整螺内酯剂量。必要时加用其他降血压药物。长期应用螺内酯可出现男子乳腺发育、阳痿,女子月经不调等不良反应,可换用依普利酮、氨苯蝶啶或阿米洛利,以助排钠潴钾。肾功能不全患者慎用,以避免高钾血症。

GRA 患者可用糖皮质激素治疗,通常成人用地塞米松每天 0.5～1mg,用药后 3～4 周症状缓解,一般血钾上升较快而高血压较难纠正,可加用其他降血压药治疗,如钙通道阻滞药等。儿童用药,地塞米松的剂量为 0.05～0.1mg/(kg·d),也可用氢化可的松 12～15mg/m² 体表面积,分 3 次服用,后者对儿童生长发育的影响较小。

六、预后

醛固酮瘤手术效果较好,手术后低钾血症可获纠正临床症状消失,大部分患者血压可下降或降至正常。特醛症依赖醛固酮受体拮抗剂治疗,多数需要额外降压药物辅助。糖皮质激素可抑制性原醛症,可长期用地塞米松治疗。总之,本症如能及早诊治,大多患者可获良效。

第三节　原发性慢性肾上腺皮质功能减退症

慢性肾上腺皮质功能减退症是由各种原因使肾上腺皮质激素分泌不足所致,在大多数情况下糖皮质激素及盐皮质激素皆分泌不足,在少数情况下,可只有皮质醇或醛固酮分泌不足。临床上表现为色素沉着、疲劳乏力、食欲减退、血压下降等综合征。按病因可分为原发性与继发性。原发性者又称爱迪生病(Addison 病),由多种原因破坏双侧肾上腺的绝大部分所致;继发性者指下丘脑或垂体病变引起 CRH 或 ACTH 分泌减少所致。本节仅叙述 Addison 病。

一、病因

1.感染　肾上腺结核为常见病因。常先有或同时有其他部位结核病灶如肺、肾、肠等。肾上腺被上皮样肉芽肿及干酪样坏死病变所替代,继而出现纤维化病变,肾上腺钙化常见。其他感染见于肾上腺真菌感染、巨细胞病毒感染及脑膜炎球菌感染,也可见于艾滋病后期及严重败血症。

2.自身免疫性肾上腺炎　两侧肾上腺皮质被毁,呈纤维化,伴淋巴细胞、浆细胞、单核细胞浸润,髓质一般不受毁坏。大多数患者血中可检出抗肾上腺的自身抗体。近半数患者伴其他器官特异性自身免疫病(称自身免疫性多内分泌腺病综合征),多见于女性;而不伴其他内分泌腺病变的单一性自身免疫性肾上腺炎多见于男性。

3.其他　恶性肿瘤转移、淋巴瘤、白血病浸润、淀粉样变性、双侧肾上腺切除、放射治疗破坏、肾上腺抑制药如美替拉酮、酮康唑或细胞毒药物如米托坦的长期应用、血管栓塞等。

二、临床表现

慢性肾上腺皮质功能减退症发病缓慢,早期表现为易于疲乏、衰弱无力、精神萎靡、食欲缺乏、体重明显减轻,酷似神经官能症。病情发展后可有以下典型临床表现。

1.色素沉着　是本病的特征性表现,全身皮肤色素加深,暴露处、摩擦处、乳晕、瘢痕等处尤为明显,黏膜色素沉着见于齿龈、舌部、颊黏膜等处,是垂体 ACTH、黑素细胞刺激素分泌增多所致。

2.神经、精神系统症状　乏力,淡漠,疲劳,重者嗜睡,意识模糊,可出现精神失常。

3.消化系统症状　食欲缺乏为早期症状之一,重者可有恶心、呕吐、腹胀、腹泻、腹痛等。少数患者有时呈嗜盐症状,可能与失钠有关。

4.心血管系统症状　血压低,有时低于 80/50mmHg,可呈体位性低血压而昏倒。心音低钝,心浊音界缩小。心电图呈低电压、T 波低平或倒置等。

5.其他症状　糖代谢障碍,可出现低血糖症状;肾脏排泄水负荷的能力减弱,可出现稀释性低钠血症;生殖系统异常,如女性阴毛、腋毛减少或脱落、稀疏,月经失调或闭经,男性常有性功能减退;对感染等应激的抵抗力减弱,如病因为结核且病灶活跃或伴有其他脏器活动性结核者,常有低热、盗汗等症状,体质虚弱,消瘦严重。

6.肾上腺危象　常发生于感染、创伤、手术等应激情况或激素治疗中断时,表现为高热、恶心、呕吐、腹泻、烦躁不安、血压下降、脉搏细数,严重者可昏迷,甚至死亡。

三、辅助检查

1.激素检查

(1)基础血、尿皮质醇,尿 17-羟皮质类固醇(17-OHCS)测定:常降低,但也可接近正常。

(2)促肾上腺皮质激素试验(简称 ACTH 试验):ACTH 刺激肾上腺皮质分泌激素,可反映肾上腺皮质的贮备功能,具有诊断与鉴别诊断的价值,临床普遍采用。静脉滴注 ACTH 25U,维持 8 小时,观察尿 17-OHCS 和血皮质醇变化。皮质功能正常者在兴奋第一天较对照日增加 1~2 倍,第二天增加 1.5~2.5 倍。原发性肾上腺皮质功能不全者多无反应。

(3)血浆基础 ACTH 测定:原发性明显增高,超过 55pmol/L,常介于 88~440pmol/L(正常人低于 18pmol/L),继发性明显降低,甚至检测不出。

2.影像学检查　肾上腺 X 线、CT、MRI 检查可发现病灶。

四、诊断与鉴别诊断

本病需与一些慢性消耗性疾病相鉴别。最具有诊断价值者为 ACTH 兴奋试验,本病患者储备功能低下,而非本病患者经 ACTH 兴奋后,血、尿皮质类固醇明显上升(有时需连续兴奋 2~3 天)。对于急症患者有下列情况应考虑肾上腺危象:所患疾病不太重而出现严重循环虚脱、脱水、休克、衰竭,不明原因的低血糖,难以解释的呕吐,体检时发现色素沉着,白斑病,体毛稀少,生殖器发育差。

五、治疗

本病治疗原则是病因治疗,配合激素替代治疗以纠正代谢紊乱。本病一旦确诊,就应立即开始应用终身或长期的替代治疗,糖皮质激素与盐皮质激素可交替使用。

1.基础治疗　膳食中食盐的摄入量应多于正常人,每天至少 8~10g,即使在用皮质激素替代治疗的情况下,食盐量也不应减少。饮食中须富含糖类、蛋白质及维生素。大量维生素 C 长期治疗可使色素沉着减退。

2.病因治疗　如有活动性结核病应积极抗结核治疗,在进行抗结核治疗中皮质激素应给全量(生理需要量),这样做不会造成结核的扩散,反而会改善病情。对于导致肾上腺皮质功能低下的其他疾病,给予相应疾病的治疗。

3.激素替代治疗

(1)糖皮质激素(皮质醇类)治疗:根据患者的具体情况确定合适的生理剂量,并模仿激素的分泌规律,清晨睡醒时服全日量的 2/3,下午 4 时前服用余下的 1/3(最好在进食时服用,因糖皮质激素能升高胃内酸度,诱发消化性溃疡),有应激情况时应酌情增加剂量。于一般成人,每天剂量开始时氢化可的松 20~30mg 或可的松 25~37.5mg,以后可逐渐减量,氢化可的松 15~20mg 或相应量的可的松。

(2)盐皮质激素(醛固酮类)治疗:人部分患者在钠盐摄入量充分及氢化可的松的治疗下可获得满意的效果,但仍有部分患者可能有头晕、乏力、血压低等,则需加用盐皮质激素。常用的有 9α-氟氢可的松,上午 8 时 1 次口服 0.05~0.1mg。治疗过程中如出现高血压、低血钾,提示剂量应减少;如有低血压、高血钾时,应增加剂量。

4.危象治疗　危象为内科急症,一旦发生,必须予以积极抢救,否则会危及生命。抢救措施如下。

(1)糖皮质激素:立即静脉注射氢化可的松100mg,使血皮质醇迅速达到正常人在发生严重应激时的水平。以后每6小时在输液中加入100mg静脉滴注,第2天、第3天减至300mg,分次静脉滴注。如病情改善,继续减至每天200mg,继而100mg,无呕吐、能进食时,可改为口服,并逐渐恢复到平时替代量。

(2)补充液体:当危象发生后通常有大量的液体损失,补充液体以0.9%氯化钠注射液为主,第1天、第2天每天可补充2000~3000mL,以后视病情而定。适当补充葡萄糖溶液以防低血糖。

(3)其他治疗:积极控制感染及其他代谢紊乱。

六、预后

长期坚持合理的治疗,患者的寿命及劳动力均可接近正常。部分患者已可完全停用激素或减至很小维持剂量。个别患者能正常妊娠及生育,但在分娩期应注意防治危象发生。小儿产前产后生长发育完全正常。治疗中患者抵抗力低,易患呼吸道感染、胃肠功能紊乱,甚至发生危象,此时病死率高,应予注意。

第四节　嗜铬细胞瘤

嗜铬细胞瘤是起源于肾上腺髓质、交感神经节或其他部位的嗜铬组织的肿瘤。由于肿瘤可间断性或持续性地释放大量儿茶酚胺,故临床上出现阵发性或持续性高血压和多个器官功能及代谢紊乱综合征。本病以20~50岁最多见,男、女性发病率无明显差异。

一、病因

嗜铬细胞瘤80%~90%位于肾上腺,大多为一侧性,少数为双侧性或一侧肾上腺瘤与另一侧肾上腺外瘤并存,多发性者较多见于儿童和家族性患者。肾上腺外嗜铬细胞瘤称为副神经节瘤,主要位于腹部,多在腹主动脉旁,其他部位少见。肾上腺外肿瘤可为多中心的,局部复发的比例较高。

在嗜铬细胞瘤内儿茶酚胺的合成和释放不尽相同,一般以分泌去甲肾上腺素(NE)为主,家族性者可以分泌肾上腺素(E)为主。由于肾上腺素合成时必须有高浓度的糖皮质激素存在,故只有肾上腺髓质及主动脉旁嗜铬体内的肿瘤细胞才可分泌肾上腺素。嗜铬细胞瘤还可分泌多肽类激素,如舒血管肠肽、胃动素、血管活性肠肽等,并引起不典型的临床表现(如面部潮红、腹泻等)。

二、临床表现

1.心血管系统

(1)高血压:为最常见的症状。

1)阵发性高血压型:发作时血压骤升,收缩压往往达200~300mmHg,舒张压也明显升高,可达130~180mmHg(以释放去甲肾上腺素为主者更明显),伴剧烈头痛、面色苍白、大汗淋漓、心动过速(以释放肾上腺素为主者更明显),可有心前区不适、焦虑、恶心、呕吐、复视等。发作终止后,可出现面颊部及皮肤潮红,发热,流涎,瞳孔缩小等迷走神经兴奋症状。

2)持续性高血压型:对常用降压药效果不佳,但对 α 受体阻滞药、钙通道阻滞剂有效;伴交感神经过度兴奋(多汗、心动过速),高代谢(低热、体重降低),头痛,焦虑,烦躁,伴直立性低血压或血压波动大。

(2)低血压及休克:可发生低血压甚至休克;或高血压和低血压交替出现。

(3)心脏表现:大量儿茶酚胺可引起儿茶酚胺性心肌病,伴心律失常。患者可因心肌损害发生心力衰竭或高血压引发的心肌肥厚、心脏扩大等心脏改变。

2.代谢紊乱　基础代谢增高,糖代谢紊乱,脂代谢紊乱,电解质代谢紊乱。

3.其他

(1)消化系统:可见便秘、肠坏死、穿孔、胆石症等。

(2)泌尿系统:可发生肾功能减退;膀胱内嗜铬细胞瘤可引起排尿时高血压发作。

(3)腹部肿块:见于瘤体较大者,患者上腹部可触及肿块。

(4)血液系统:大量肾上腺素作用下,血容量减少,血细胞重新分布,周围血中白细胞增多,有时红细胞也可增多。

三、辅助检查

1.一般生化检查　患者血糖多正常或高于正常,糖耐量试验呈糖耐量减低或糖尿病曲线,血钾、钠、氯基本正常。部分患者因长期高血压致肾功能损害,可有血肌酐及尿素氮升高。

2.血、尿儿茶酚胺及其代谢产物测定　持续性高血压型患者尿儿茶酚胺及其代谢产物香草基苦杏仁酸(VMA)及甲氧基肾上腺素(MN)和甲氧基去甲肾上腺素(NMN)皆升高,常在正常高限的两倍以上,其中 MN、NMN 敏感性和特异性最高。阵发性患者平时儿茶酚胺可无明显升高,而在发作后才高于正常,故需测定发作后血或尿儿茶酚胺,后者可以每毫克肌酐量或以时间单位计排泄量。

3.药理试验　常用的有胰高血糖素、组胺及酪胺试验等,因胰高血糖素试验不良反应小,较另两种常用。试验时给患者静脉注射胰高血糖素 1mg,注后 1~3 分钟,如为本病患者,血浆儿茶酚胺将增加 3 倍以上,或升至 2000pg/mL。对阵发性高血压者,若一直等不到发作,可考虑此试验。

4.影像学检查　肾上腺 CT 扫描为首选,90%以上可发现病变部位。磁共振显像(MRI)可显示肿瘤与周围组织的解剖关系及结构特征,有较高的诊断价值。B 超、^{131}I-间碘苄胍(MIBC)、肾上腺静脉插管采血测定血浆儿茶酚胺等均可进行定位诊断。以上所有方法,均应在用 α 受体阻滞药控制高血压后进行。

四、诊断与鉴别诊断

1.诊断　根据中、青年发生阵发性及持续性高血压,并伴有相关临床表现,实验室检查异常,即可诊断。

2.鉴别诊断　与其他继发性高血压及高血压病进行鉴别。如肾性高血压、肾动脉狭窄、皮质醇增多症及原醛症均可引起继发性高血压,但均缺乏阵发性血压波动,B 超及皮质醇、儿茶酚胺、醛固酮等检查有助于鉴别诊断。原发性高血压常有血压升高及其相应症状,但血、尿儿茶酚胺及其代谢产物无明显升高,药理试验阴性,无定位诊断依据,降压药治疗效果尚可,有助于鉴别。

五、治疗

本病若能及早正确地诊治,是可以治愈的,手术治疗为首选。

1.内科治疗　以 α 受体阻滞剂常用,如哌唑嗪,首剂 0.5mg 或 1mg,以后逐渐增至每次 2~4mg,每天 2~3 次。β 受体阻滞剂有时可用于治疗心律失常和心动过速,但应在 α 受体阻滞剂已起作用的基础上方可使用。如发生嗜铬细胞瘤所致高血压危象时应首先抬高床头,立即静脉注射酚妥拉明 1~5mg,密切观察血压,当血压降至 160/100mmHg 左右时停止注射,继之以 10~15mg 溶于 5% 葡萄糖氯化钠注射液 500mL 中缓慢滴注。也可舌下含服钙通道阻滞药硝苯地平 10mg。

2.手术治疗　大多数嗜铬细胞瘤为良性,可通过手术切除得到根治,如为增生则应做次全切除。为了避免在麻醉诱导期、手术剥离、结扎血管和切除肿瘤时的血压波动以致诱发高血压危象和休克,应在术前 2 周做好准备工作:应用 α 受体阻滞剂(酚苄明,每次 10mg,每天 2 次)至手术前 1 天,也可以在使用 α 受体阻滞剂的情况下合用 β 受体阻滞剂,否则可导致严重的肺水肿、心力衰竭或诱发高血压危象等。在使用 α、β 受体阻滞剂做术前准备时,一般主张仅达到部分阻断 α 及 β 受体作用为好,其标志为无明显的直立性低血压,阵发性高血压发作减少或减轻,持续性高血压降至接近正常。

3.同位素治疗　对于恶性嗜铬细胞瘤手术切除困难者,可考虑给予[131]I-MIBG 治疗,效果有待进一步观察。

六、预后

良性嗜铬细胞瘤,术后大多数可治愈,复发率低于 10%。恶性嗜铬细胞瘤预后不良,5 年存活率小于 50%。

第二章　甲状腺疾病

第一节　甲状腺功能亢进症

甲状腺功能亢进症简称甲亢,是指一组甲状腺呈现高功能状态的疾病,共同特点为甲状腺激素分泌增加而导致的高代谢和基础代谢增加,以及交感神经系统的兴奋性增加。主要表现为甲状腺弥漫性肿大,可有突眼征,高代谢证候群,特征性皮损和甲状腺肢端病。近年来其发病率日益增高,由于人们生活节奏的加快,在生活压力增大、劳累、情绪压抑及长期熬夜等因素的影响下,甲亢的发病率已由 10 年前的 1% 上升到现在的 2%,且仍有逐年增高的趋势。发病密集人群为中青年女性,男女发病比率约为 1∶1.17。

甲亢在中医中属于"瘿病"范畴,中医认为本病的发生与患者长期情志刺激相关。本病好发于青年女性,因女子经、带、胎、产这些先天生理功能均靠肝维系,故遇情志、饮食、水土等致病因素,则气郁痰结而病。肝主疏泄,情志不遂则肝气郁滞,气机不畅,津液不行,聚而成痰,痰结凝滞颈前则瘿肿;气郁久而化火,火热夹痰,夹瘀上逆,结于眼目,可见眼肿;火旺伤阴耗气,向上引动君火,则心悸,向下灼伤肾水,故阴益亏,火益胜,阴亏愈久,阴阳同根,则阳气无以化生,最后成阴阳两虚之势。

一、病因病机

(一)西医病因病机

1.病因　原发性甲亢的病因迄今尚未完全阐明。许多研究采用不同的测定方法,发现在 95% 的甲亢患者血液中有几种与促甲状腺激素类似的物质,都能促使动物和人甲状腺释放甲状腺激素,而其作用缓慢而持久。它们都属于 G 类的特异性免疫球蛋白(IgG),并不来自垂体前叶,而来自患者的淋巴细胞。它们统称为 TSH 受体抗体(TSH-receptor antibodies,TRAb),包括两类:一类称为甲状腺刺激抗体(thyroid stimulating antibody,TSAb),或称甲状腺刺激免疫球蛋白(thyroid stimulating immunoglobulin,TSI),这些物质都能与甲状腺滤泡壁细胞膜上的促甲状腺激素受体相结合,从而激活细胞膜上的腺苷酸环化酶,引起甲状腺激素的合成和分泌增加,但不受 T_3、T_4 反馈抑制,因而使 T_3、T_4 持续增加,导致甲状腺功能亢进。未治的原发性甲亢患者 TSAb 阳性率达 95% 以上。另一类称为甲状腺刺激阻断抗体(TSH-binding antibody,TSBAb),或称 TSH 结合抑制免疫球蛋白(TSH-binding inhibitor immunoglobulin,TBII),能抑制 TSH 与其受体结合,阻断 TSH 的作用,从而使甲状腺功能下降。这样,在这两类 TRAb 活性和比率的相互作用下,导致甲状腺的功能亢进。因此,原发性甲亢是一种自身免疫性疾病;产生此种自身抗体的抗原(属 HLA-DR3 抗原),就是甲状腺滤泡壁细胞膜上的促甲状腺激素受体。至于继发性甲亢和高功能腺瘤的发病原因,也未完全明确;血液中TSH 受体抗体等的浓度不高。它们是结节本身自主的分泌,不受促甲状腺激素的调节,而是结节内的滤泡群无抑制地分泌 T_3、T_4激素,因此反而抑制了垂体前叶分泌促甲状腺激素,以致结节周围的甲状腺组织功能被抑制而呈萎缩状态。

2.病理 腺体内血管增多、扩张,淋巴细胞浸润。滤泡壁细胞多呈高柱状,且发生增生,形成突入滤泡腔内的乳头状体。但滤泡腔内的胶体含量反而减少,这说明大部分已变为甲状腺激素而释放入血中。

(二)中医病因病机

中医学认为,本病的发生主要与情志及体质因素有关。《医学入门·瘿病篇》载:"瘿气,今之所谓瘿囊者是也,由忧虑所生。"《诸病源候论》有"瘿者,由忧恚气结所生"的记载。均说明本病的形成与情志因素密切相关,主要是瘿气交阻颈前所致。其病因病机较为复杂,概而言之,主要有以下几个方面。

1.情志失调 肝主疏泄,性喜条达。若长期情志不畅,或情绪骤变,致肝气郁结,肝郁则气滞,气滞则津液不运,凝结成痰,以致气郁痰凝壅结颈前而成本病。

2.肝火亢盛 暴怒伤肝,疏泄无权或气郁日久化火,灼津成痰;日久痰火壅结于颈前,气血运行不畅,血脉瘀阻而成气郁、痰凝、血瘀之患。

3.素体阴虚 素体阴虚之人,或肝郁化火伤阴,或产后气阴俱亏;或女子发育、哺乳期间,遇有气郁,极易化火,肝火亢盛,灼伤阴血,则更易罹患本病,所以本病以青、中年女性较为多见。

总之,本病初起多实,以气郁为先,兼有气机郁滞、肝火亢盛、痰气凝结和瘀血阻滞;病久多虚,主要是阴虚、气虚、气阴两虚、阴虚火旺,日久阴亏可渐损及阳,而成阴阳两虚之证。病变涉及肝胃心脾等脏腑。临床上常虚实夹杂,治疗应标本兼顾。

二、临床表现

GD 可发生于任何年龄,但高峰发病年龄在 20～40 岁。女性多于男性,男女之比为1：(4～6)。本病起病多数缓慢,多在起病后 6 个月到 1 年就诊。

1.一般表现 GD 的临床表现与患者发病时的年龄、病程和 TH 分泌增多的程度有关。一般患者均有神经质,怕热多汗,皮肤潮湿,心悸乏力和体重减轻等。部分患者可有发热,但一般为低热。

2.甲状腺 不少患者以甲状腺肿大为主诉,甲状腺呈弥漫性对称性肿大、质软、吞咽时上下移动,少数患者的甲状腺肿大不对称或肿大不明显。由于甲状腺的血流量增多,故在上、下极的外侧可听到连续性或以收缩期为主的吹风样血管杂音,可扪及震颤(以腺体上部较明显)。杂音明显时可在整个甲状腺区听到,但以上、下极明显,杂音较轻时仅在上极或下极听到。触到震颤时往往可以听到杂音,但杂音较弱时可触不到震颤。杂音和震颤的发现对诊断本病具有重要意义,因为其他甲状腺疾病罕有出现此体征者。

3.眼部表现 甲亢引起的眼部改变大致分两种类型,一类称为非浸润性突眼,是由于交感神经兴奋眼外肌群和上睑肌所致,临床无明显自觉症状。其体征有以下几个方面。①上眼睑挛缩;②眼裂增宽;③上眼睑移动滞缓:眼睛向下看时上眼睑不能及时随眼球向下移动,可在角膜上缘看到白色巩膜;④瞬目减少和凝视;⑤向上看时,前额皮肤不能皱起;⑥两眼看近物时,辐辏不良。甲亢控制后可完全恢复正常。另一类为 GD 所特有,为眶内和球后组织体积增加、淋巴细胞浸润和水肿所致,称为浸润性突眼。浸润性突眼患者常有明显的自觉症状,如畏光、流泪、复视、视力减退、眼部胀痛、刺痛、异物感等。突眼度一般在 18mm 以上。由于眼球高度突出,使眼睛不能闭合,结膜、角膜外露而引起充血、水肿、角膜溃疡等。重者可出现全眼球炎,甚至失明。浸润性突眼的轻重程度与甲状腺功能亢进的程度无明显关系。在所有眼病中,约 5% 的患者仅有浸润性突眼而临床无甲亢表现,将此称为甲状腺功能正常的 GD 眼病。该类患者尽管临床上无甲亢表现,但多有亚临床甲亢,TSH 水平降低。

4.心血管系统　甲亢时由于 TH 对心血管系统的作用及交感神经兴奋性增高等,常使患者有明显的临床表现,心悸、气促是大部分甲亢患者的突出主诉。

5.消化系统　食欲亢进是甲亢的突出表现之一。但少数老年患者可出现厌食,甚至恶病质。也有少数患者呈顽固性恶心、呕吐,以致体重在短期内迅速下降。由于过多 TH 的作用,使肠蠕动增加,从而使大便溏稀、次数增加,甚至呈顽固性腹泻或脂肪痢。TH 对肝脏也可有直接毒性作用,致肝大,甲亢引起明显肝脏受损者少见,少数可出现肝功能异常,转氨酶升高甚或黄疸。

6.血液和造血系统　周围血液中白细胞总数偏低、淋巴细胞百分比和绝对值及单核细胞增多,血小板寿命缩短,有时可出现皮肤紫癜。由于消耗增加,营养不良和铁的利用障碍偶可引起贫血。

7.肌肉骨骼系统　甲亢时多数表现为肌无力和肌肉萎缩。由于神经肌肉兴奋性增高,可出现细震颤,腱反射活跃和反射时间缩短等。

8.生殖系统　20% 左右的女性患者有月经稀少,周期延长,甚至闭经。男性多阳痿,偶见乳腺发育,与雄激素转化为雌激素增加有关。

9.皮肤、毛发及肢端表现　皮肤光滑细腻,缺乏皱纹,触之温暖湿润。年轻患者可有颜面潮红,部分患者面部和颈部可呈红斑样改变,触之退色,尤以男性多见。多数患者皮肤色素正常,少数可出现色素加深,以暴露部位明显,但口腔、乳晕无色素加深。也有部分患者色素减退,出现白癜风。甲亢时可出现毛发稀疏脱落,少数患者可出现斑秃。约 5%GD 患者可有典型局限性黏液性水肿,常与浸润性突眼同时或之后发生,有时不伴甲亢而单独存在。是本病的特异性表现之一,多见于小腿胫前下 1/3 部位,有时可延及足背和膝部,也可见于面部上肢等。初起时呈黯紫红色皮损,皮肤粗厚,以后呈片状或结节状隆起,最后呈树皮状,可伴继发感染和色素沉着。在少数患者中尚可见到指端软组织肿胀,呈杵状,掌指骨骨膜下新骨形成,以及指(趾)甲的邻近游离边缘部分和甲床分离,也为 GD 的特征性表现之一。

10.甲亢危象　此是甲亢的一种严重表现,可危及生命。主要诱因为精神刺激、感染、甲状腺手术前准备不充分等。早期表现为患者原有的甲亢症状加剧,伴中等发热,体重锐减,恶心、呕吐,以后发热可达 40℃ 或更高,心动过速,心率常在 160 次/分以上,大汗、腹痛、腹泻,甚而谵妄、昏迷。死亡原因多为高热虚脱,心力衰竭,肺水肿,严重水、电解质代谢紊乱等。

三、诊断

1.检查

(1)血清总甲状腺素(TT$_4$):T$_4$ 全部由甲状腺产生,每天产生 $80 \sim 100\mu g$。血清中 99.96% 的 T$_4$ 以与蛋白结合的形式存在,其中 $80\% \sim 90\%$ 与 TBG 结合。TT$_4$ 测定的是这部分结合于蛋白的激素,所以血清 TBG 量和蛋白与激素结合力的变化都会影响测定的结果。妊娠、雌激素、急性病毒性肝炎、先天因素等可引起 TBG 升高,导致 TT$_4$ 增高;雄激素、糖皮质激素、低蛋白血症、先天因素等可以引起 TBG 降低,导致 TT_4 减低。如果排除上述因素,TT_4 稳定、重复性好,仍然是诊断甲亢的主要指标。

(2)血清总三碘甲腺原氨酸(TT_3):人体每天产生 T_3 $20\sim30\mu g$,20%T_3 由甲状腺产生,80%T_3 在外周组织由 T_4 转换而来。血清中 99.6%的 T_3 以与蛋白结合的形式存在,所以本值同样受到 TBG 含量的影响。正常情况下,血清 T_3 与 T_4 的比值小于 20。甲亢时 TT_3 增高,T_3 与 T_4 的比值也增加;T_3 型甲状腺毒症时仅有 TT_3 增高。

(3)血清游离甲状腺素(FT_4)、游离三碘甲腺原氨酸(FT_3):游离甲状腺激素是实现该激素生物效应的主要部分。尽管 FT_4 仅占 T_4 的 0.025%,FT_3 仅占 T_3 的 0.35%,但它们与甲状腺激素的生物效应密切相关,所以是诊断临床甲亢的首选指标。但因血中 FT_4、FT_3 含量甚微,测定方法学上许多问题尚待解决,测定的稳定性不如 TT_4、TT_3。此外,目前临床应用的检测方法都不能直接测定真正的游离激素水平。

(4)促甲状腺激素(TSH):血清 TSH 浓度的变化是反映甲状腺功能最敏感的指标。血清 TSH 测定技术经历了放射免疫法(RIA)、免疫放射法后,目前已经进入第三代和第四代测定方法,即敏感 TSH(sTSH)(检测限 0.01mU/L)和超敏 TSH 测定方法(检测限达到 0.005mU/L)。免疫化学发光法(ICMA)属于第四代 TSH 测定法,成人正常值为 0.3~4.8mU/L。sTSH 成为筛查甲亢的第一线指标,甲亢时的 TSH 通常小于 0.1mU/L。sTSH 使得诊断亚临床甲亢成为可能,因为后者甲状腺激素水平正常,仅有 TSH 水平的改变。传统的应用 TRH 刺激试验诊断不典型甲亢的方法已经被 sTSH 测定所取代。

(5)^{131}I 摄取率:^{131}I 摄取率是诊断甲亢的传统方法,目前已经被 sTSH 测定技术所代替。^{131}I 摄取率正常值(盖革计数管测定)为 3 小时 5%~25%,24 小时 20%~45%,高峰在 24 小时出现。甲亢时 ^{131}I 摄取率表现为总摄取量增加,摄取高峰前移。本方法现在主要用于甲状腺毒症病因的鉴别:甲状腺功能亢进类型的甲状腺毒症 ^{131}I 摄取率增高;非甲状腺功能亢进类型的甲状腺毒症 ^{131}I 摄取率减低。此外 ^{131}I 摄取率用于计算 ^{131}I 治疗甲亢时需要的活度。

(6)TSH 受体抗体(TRAb):TSH 受体抗体是鉴别甲亢病因、诊断 GD 的指标之一。测定试剂已经商品化,放射受体法测定。反应体系中的 TSH 受体是放射碘标记的牛 TSH 受体,或可溶性猪 TSH 受体,或重组的人 TSH 受体。新诊断的 GD 患者 75%~96%TRAb 阳性。需要注意的是,TRAb 中包括刺激性(TSAb)和抑制性(TSBAb)两种抗体,而检测到的 TRAb 仅能反映有针对 TSH 受体的自身抗体存在,不能反映这种抗体的功能。但是,当临床表现符合 Graves 病时,一般都将 TRAb 视为 TSH 受体刺激抗体(TSAb)。

(7)TSH 受体刺激抗体(TSAb):TSH 受体刺激抗体是诊断 GD 的重要指标之一。与 TRAb 相比,TSAb 反映了这种抗体不仅与 TSH 受体结合,而且这种抗体产生了对甲状腺细胞的刺激功能。测定原理:目前反应体系中培养的靶细胞是转染了人类 TSH 受体的中国仓鼠卵巢细胞(CHO 细胞),测定指标是细胞培养液中的 cAMP 水平。TSAb 与 CHO 细胞表面的 TSH 受体结合,通过腺苷酸环化酶-cAMP 途径产生生物学效应,即 cAMP 水平增加。85%~100%的 GD 新诊断患者 TSAb 阳性,TSAb 的活性平均在 200%~300%。

(8)CT 和 MRI:眼部 CT 和 MRI 可以排除其他原因所致的突眼,评估眼外肌受累的情况。

(9)甲状腺放射性核素扫描:甲状腺放射性核素扫描对于诊断甲状腺自主高功能腺瘤具

有重要意义。肿瘤区浓聚大量核素,肿瘤区外甲状腺组织和对侧甲状腺无核素吸收。

2.辨证诊断　甲亢初期多表现为阴虚阳亢证,多因喜怒无常、思虑过度所致。情志致病首先伤肝,肝性喜条达而恶抑郁,七情失调,肝气郁滞,经脉不利;肝火旺盛,进而引动心火,心火亢盛上可累及心阴,下可损及肾水,日久必有阴虚之证,而本虚标实,实则为阳亢之标。治病首则求本,本虚则补之,标实以泻之,故滋阴潜阳为此类证型的基本治则。甲亢中期虚实并见,多见于气阴两虚证,治当补益损耗之气,滋养灼伤之阴,此期多用益气养阴法。甲亢病至后期,多见于阴阳两虚,疾病日久迁延阴损及阳,阴阳俱虚,病位由肝,累及心肾,治当防虚不受补,不可盲目补益阴阳。《灵枢·终始》中所说的"如是者,则阴阳俱不足,补阳则阴竭,泻阴则阳脱",当徐徐图之,用较缓的养阴温阳法密切观察病情变化。

(1)肝郁脾虚痰结型:症见精神抑郁,胸闷胁痛,吞咽不爽,胃纳不佳,餐后饱胀或有恶心,有消瘦乏力,大便溏薄,双目突出,甲状腺肿大,舌质淡胖,可有齿痕,苔薄白腻,脉弦细,或细滑。

辨证要点:肝郁木气不达则精神抑郁,胸闷胁痛,突眼;气机郁滞,脾虚生痰,痰浊壅阻颈部,故见吞咽不灵,颈前肿块;脾失健运,胃失受纳,不能升清降浊则食欲缺乏,餐后饱胀或有恶心,消瘦乏力,便溏。舌淡胖有齿印,苔薄白腻,脉弦细或细滑,为肝郁脾虚,痰湿内结之象。

(2)气阴两虚型:症见形体消瘦,神疲乏力,怕热多汗,心悸怔忡,腰膝酸软,甲状腺肿大;舌质红,苔薄黄,脉细数。

辨证要点:气虚气不化血,阴虚阴精失于充养,则形体消瘦,神疲乏力;阴虚内热则怕热多汗;心阴亏虚,心失所养则心悸怔忡;肾阴亏损则腰膝酸软;气虚气不化津而生痰则颈部可见肿块。舌红,苔薄黄,脉细数为气阴两虚之象。

(3)阴虚阳亢型:此系心肝肾同病,气阴不足,虚阳上潜,症见心烦失眠,心悸怔忡,腰酸乏力,怕热多汗,面红升火,急躁易怒,手指震颤,多食易饥,口渴,消瘦,舌质偏红或边尖红,脉弦数或细数。

辨证要点:心阴虚、心失所养则心烦失眠,心悸怔忡;肾阴虚则腰膝酸软;阴虚火旺则怕热多汗;阴虚阴不敛阳,肝阳肝火上炎则面红升火,急躁易怒;虚风内动则手指震颤;肝郁化火,则伤胃阴,胃火炽盛故多食易饥、口渴、消瘦。舌质红或边尖红,脉弦数或细数为阴虚阳亢之象。

3.鉴别诊断

(1)与甲状腺毒症的原因鉴别:主要是甲亢所致的甲状腺毒症与破坏性甲状腺毒症(例如亚急性甲状腺炎、无症状性甲状腺炎等)的鉴别。两者均有高代谢表现、甲状腺肿和血清甲状腺激素水平升高,而病史、甲状腺体征和^{131}I摄取率是主要的鉴别手段。

(2)与甲亢的原因鉴别:GD、结节性毒性甲状腺肿和甲状腺自主高功能腺瘤分别约占病因的80%、10%和5%。伴浸润性眼征、TRAb和(或)TSAb阳性、胫前黏液性水肿等均支持GD的诊断。与多结节性毒性甲状腺肿、甲状腺自主高功能腺瘤鉴别的主要手段是甲状腺放射性核素扫描和甲状腺B超:GD的放射性核素扫描可见核素均质性地分布增强;多结节性毒性甲状腺肿者可见核素分布不均,增强和减弱区呈灶状分布;甲状腺自主性功能性腺瘤则仅在肿瘤区有核素浓聚,其他区域的核素分布稀疏。甲状腺B超可以发现肿瘤。

四、治疗

(一)提高临床疗效的要素

1.辨证候之虚实　瘿病以气、痰、瘀壅结颈前为主要病机,所以一般属于实证,其中应着重辨明有无血瘀。病程日久,由实致虚,常出现阴虚、气虚的病变及相应的症状,其中以心、肝阴虚尤为多见,从而成为虚实夹杂的证候。

2.辨火热之有无　瘿病日久每易郁而化火,应综合症状和舌脉辨别其有无火热,若有,则应辨别火热的程度。

(二)辨病治疗

甲状腺功能亢进就其治疗而言,目前仍存在分歧意见,其是外科和内科医生主要争论的问题。甲亢的现代治疗主要有三种方法:抗甲亢药物、放射性碘及手术治疗。手术包括一侧次全切除术,一侧腺叶全切除,对侧腺体大部切除术,甲状腺全切除术。

1.抗甲状腺药物(ATD)治疗　此是甲亢的基础治疗,但是单纯 ATD 治疗的治愈率仅有50%左右,复发率高达 50%~60%。ATD 也用于手术和^{131}I 治疗前的准备阶段。常用的 ATD 分为硫脲类和咪唑类两类,硫脲类包括丙硫氧嘧啶和甲硫氧嘧啶等;咪唑类包括甲巯咪唑和卡比马唑等。一般普遍使用甲巯咪唑和丙硫氧嘧啶。甲巯咪唑半衰期长,血浆半衰期为 4~6 小时,可以每天单次使用;丙硫氧嘧啶血浆半衰期为 60 分钟,具有在外周组织抑制 T_4 转换为 T_3 的独特作用,所以发挥作用较甲巯咪唑迅速,控制甲亢症状快,但是必须保证 6~8 小时给药 1 次。丙硫氧嘧啶与蛋白结合紧密,通过胎盘和进入乳汁的量均少于甲巯咪唑,所以在妊娠期伴发甲亢时优先选用。

(1)适应证:①病情轻、中度患者;②甲状腺轻、中度肿大;③年龄<20 岁;④孕妇、高龄或由于其他严重疾病不适宜手术者;⑤术前和^{131}I 治疗前的准备;⑥术后复发且不适宜^{131}I 治疗者。

(2)剂量与疗程:以丙硫氧嘧啶为例,如用甲巯咪唑则剂量为丙硫氧嘧啶的 1/10。①初治期:300~450mg/d,分 3 次口服,持续 6~8 周,每 4 周复查血清甲状腺激素水平 1 次。由于T_4的血浆半衰期在 1 周左右,加之甲状腺内储存的甲状腺激素释放约需 2 周时间,所以 ATD 开始发挥作用多在 4 周以上。临床症状缓解后开始减药。临床症状的缓解可能要滞后于激素水平的改善;②减量期:每 2~4 周减量 1 次,每次减量 50~100mg/d,3~4 个月减至维持量;③维持期:50~100mg/d,维持治疗 1~1.5 年。近年来提倡甲巯咪唑小量服用法。即甲巯咪唑 15~30mg/d,治疗效果与 40mg/d 相同。在治疗过程中,出现甲状腺功能低下或甲状腺明显增大时,可酌情加用左甲状腺素(L-T_4),同时减少 ATD 的剂量。

(3)不良反应。①粒细胞减少:ATD 可以引起白细胞减少,发生率约为 5%,严重者可发生粒细胞缺乏症,发生率 0.37%左右。主要发生在治疗开始后的 2~3 个月,外周血白细胞低于 $3×10^9$/L 或中性粒细胞低于 $1.5×10^9$/L 时应当停药。由于甲亢本身也可以引起白细胞减少,所以要区分是甲亢所致,还是 ATD 所致。治疗前和治疗后定期检查白细胞是必需的,发现有白细胞减少时,应当先使用促进白细胞增生药;②皮疹:发生率为 2%~3%。可先试用抗组胺药,皮疹严重时应及时停药,以免发生剥脱性皮炎;③中毒性肝病:发生率为 0.1%~0.2%,多在用药 3 周后发生,表现为变态反应性肝炎,转氨酶显著上升,肝脏穿刺可见片状肝细胞坏死,病死率高达 25%~30%。丙硫氧嘧啶还可以引起 20%~30% 的患者转氨酶升高, 升高幅度为正常值的 1.1~1.6 倍。另外甲亢本身也有转氨酶增高,所以在用药前需要检查基础的肝功能,以区别是否是药物的不良反应。

(4)停药指标:主要依据临床症状和体征。目前认为 ATD 维持治疗 18~24 个月可以停药。下述指标预示甲亢可能治愈:①甲状腺肿明显缩小;②TSAb(或 TRAb)转为阴性。

2.^{131}I 治疗　治疗机制是甲状腺摄取 ^{131}I 后释放出 β 射线,破坏甲状腺组织细胞。^{131}I 治疗甲亢已有 60 多年的历史,现已是欧美国家治疗成人甲亢的首选疗法。我国自 1958 年开始用 ^{131}I 治疗甲亢至今已数十万例,但欧美国家的使用频度明显高于我国和亚洲国家。现已明确:①此法安全简便,费用低廉,效益高,总有效率达 95%,临床治愈率 85% 以上,复发率小于 1%。第 1 次 ^{131}I 治疗后 3~6 个月,部分患者若病情需要可做第 2 次治疗;②没有增加患者甲状腺癌和白血病等癌症的发病率;③没有影响患者的生育能力和遗传缺陷的发生率;④^{131}I 在体内主要蓄积在甲状腺内,对甲状腺以外的脏器,例如心脏、肝脏、血液系统等不造成急性辐射损伤,可以比较安全地用于治疗患有这些脏器并发症的重度甲亢患者。

(1)适应证和禁忌证

1)适应证:①成人 Graves 甲亢伴甲状腺肿大 Ⅱ 度以上;②ATD 治疗失败或过敏;③甲亢手术后复发;④甲状腺毒症心脏病或甲亢伴其他病因的心脏病;⑤甲亢合并白细胞和(或)血小板减少或全血细胞减少;⑥老年甲亢;⑦甲亢合并糖尿病;⑧毒性多结节性甲状腺肿;⑨自主功能性甲状腺结节合并甲亢。

2)相对适应证:①青少年和儿童甲亢,用 ATD 治疗失败、拒绝手术或有手术禁忌证;②甲亢合并肝、肾等脏器功能损害;③Graves 眼病,对轻度和稳定期的中、重度病例可单用 ^{131}I 治疗甲亢,对病情处于进展期患者,可在 ^{131}I 治疗前后加用泼尼松。

3)禁忌证:妊娠和哺乳期妇女。

(2)并发症:^{131}I 治疗甲亢后的主要并发症是甲状腺功能减退。国外报告甲减的发生率每年增加 5%,5 年达到 30%,10 年达到 40%~70%。国内报告早期甲减发生率约 10%,晚期达 59.8%。核医学和内分泌学专家都一致认为,甲减是 ^{131}I 治疗甲亢难以避免的结果,选择 ^{131}I 治疗主要是要权衡甲亢与甲减后果的利弊关系。由于甲减并发症的发生率较高,在用 ^{131}I 治疗前需要患者知情并签字同意。医生应同时告知患者 ^{131}I 治疗后有关辐射防护的注意事项。

3.手术治疗

(1)适应证:①中、重度甲亢,长期服药无效,或停药复发,或不能坚持服药者;②甲状腺肿大显著,有压迫症状;③胸骨后甲状腺肿;④多结节性甲状腺肿伴甲亢。手术治疗的治愈率为 95% 左右,复发率为 0.6%~9.8%。

(2)禁忌证:①伴严重 Graves 眼病;②合并较重心脏、肝、肾疾病,不能耐受手术;③妊娠初 3 个月和第 6 个月以后。

(3)手术方式:通常为甲状腺次全切除术,两侧各留下 2~3g 甲状腺组织。主要并发症是手术损伤导致甲状旁腺功能减退症和喉返神经损伤,有经验的医生操作时,其并发症发生率为 2%,普通医院条件下的发生率达到 10% 左右。

4.其他治疗

(1)碘剂:减少碘摄入量是甲亢的基础治疗之一。过量碘的摄入会加重和延长病程,增加复发的可能性,所以甲亢患者应当食用无碘食盐,忌用含碘药物。复方碘化钠溶液仅在手术前和甲状腺危象时使用。

(2)β 受体阻滞药:其作用机制是阻断甲状腺激素对心脏的兴奋作用;阻断外周组织 T_4 向 T_3 的转化,主要在 ATD 初治期使用,可较快控制甲亢的临床症状。通常应用普萘洛尔每次 $10\sim40mg$,每天 3~4 次。对于有支气管疾病者,可选用 $β_1$ 受体阻滞药,如阿替洛尔、美托洛尔等。

5.甲状腺危象的治疗 ①针对诱因治疗;②抑制甲状腺激素合成:首选丙硫氧嘧啶 600mg 口服或经胃管注入,以后给予 250mg 每 6 小时口服,待症状缓解后减至一般治疗剂量;③抑制甲状腺激素释放:服丙硫氧嘧啶 1 小时后再加用复方碘口服溶液 5 滴,每 8 小时 1 次,或碘化钠 1.0g 加入 10%葡萄糖盐水溶液中静脉滴注 24 小时,以后视病情逐渐减量,一般使用 3~7 天。如果对碘剂过敏,可改用碳酸锂 $0.5\sim1.5g/d$,分 3 次口服,连用数天;④普萘洛尔 $20\sim40mg$,每 6~8 小时口服 1 次,或 1mg 稀释后静脉缓慢注射;⑤氢化可的松 $50\sim100mg$ 加入 5%~10%葡萄糖溶液静脉滴注,每 6~8 小时 1 次;⑥在上述常规治疗效果不满意时,可选用腹膜透析、血液透析或血浆置换等措施迅速降低血浆甲状腺激素浓度;⑦降温.高热者予物理降温,避免用乙酰水杨酸类药物;⑧其他支持治疗。

危象控制后,应根据具体病情,选择适当的甲亢治疗方案,并防止危象再次发生。

6.Graves 眼病(GD)的治疗 GD 的治疗首先要区分病情程度。使用 EMG DGD 病情分级,轻度占 40%、中度占 33%、重度占 27%。

(1)轻度 GD:病程一般呈自限性,不需要强化治疗。治疗以局部和控制甲亢为主。①畏光;戴有色眼镜;②角膜异物感;人工泪液;③保护角膜;夜间遮盖;④眶周水肿;抬高床头;⑤轻度复视;棱镜矫正;⑥强制性戒烟;⑦有效控制甲亢是基础性治疗,因为甲亢或甲减都可以促进 CD 进展,所以甲状腺功能应当维持在正常范围之内;⑧告知患者轻度 GD 是稳定的,一般不发展为中度和重度 GD。

(2)中度和重度 GD:在上述治疗基础上强化治疗。治疗的效果要取决于疾病的活动程度。对处于活动期的病例(GAS≥3 分),治疗可以奏效,例如新近发生的炎症、眼外肌障碍等。相反,对于长期病例、慢性突眼、稳定的复视治疗效果不佳,往往需要做眼科康复手术的矫正。视神经受累是本病最严重的表现,可以导致失明,需要静脉滴注糖皮质激素和眶减压手术的紧急治疗。

1)糖皮质激素:泼尼松 $40\sim80mg/d$,分次口服,持续 2~4 周。然后每 2~4 周减量 $2.5\sim10mg/d$。如果减量后症状加重,要减慢减量速度。糖皮质激素治疗需要持续 3~12 个月。通过静脉途径给药的治疗效果优于口服给药(前者有效率 80%~90%;后者有效率 60%~65%),局部给药途径不优于全身给药。常用的方法是甲泼尼龙 $500\sim1000mg$ 加入生理盐水静脉滴注冲击治疗,隔天 1 次,连用 3 次。但需注意已有甲泼尼龙引起严重中毒性肝损害和死亡的报道,发生率为 0.8%,可能与药物的累积剂量有关,所以糖皮质激素的总剂量不宜超过4.5g;早期治疗效果明显则提示疾病预后良好。

2)放射治疗:适应证与糖皮质激素治疗基本相同。有效率为 60%,对近期的软组织炎症和近期发生的眼肌功能障碍效果较好。推荐的总照射剂量在 20Gy,在 2 周内给予,2Gy/d。糖尿病和高血压视网膜病变者是禁忌证。本疗法可以单独应用或者与糖皮质激素联合使用。联合应用可以增加疗效。

3)眶减压手术:目的是切除眶壁和(或)球后纤维脂肪组织,增加眶容积。适应证:①视神经病变可能引起视力丧失;②复发性眼球半脱位导致牵拉视神经可能引起视力丧失;③严重眼球突出引起角膜损伤。并发症是手术可能引起复视或者加重复视,尤其在手术切除范围扩大者。

4)控制甲亢:近期有3项临床研究证实,甲亢根治性治疗可以改善GD的治疗效果。但是对甲亢做根治性治疗(^{131}I或者手术切除),还是应用ATD控制,目前尚无定论。处于进展期的GD患者在糖皮质激素保护下对甲状腺实施^{131}I治疗。甲状腺功能低下可以加重CD以前已有报告,所以无论使用何种方法控制甲亢,使甲状腺功能维持正常对GD都是有益的。

7.妊娠期甲亢的治疗

(1)ATD治疗:妊娠时可以给予ATD治疗。因为ATD可以通过胎盘影响胎儿的甲状腺功能,尽可能地使用小剂量的ATD实现控制甲亢的目的。首选丙硫氧嘧啶,因该药不易通过胎盘。丙硫氧嘧啶初治剂量300mg/d,维持剂量50~150mg/d对胎儿是安全的。需要密切监测孕妇的甲状腺激素水平,血清TT_4、FT_4应当维持在妊娠期正常范围的上限水平。不主张ATD治疗同时合用$L-T_4$,因为后者可能增加ATD的治疗剂量。

(2)产后GD:在妊娠的后六个月,由于妊娠的免疫抑制作用,ATD的剂量可以减少。分娩以后,免疫抑制解除,GD易于复发,ATD的需要量也增加。

(3)手术治疗:发生在妊娠初期的甲亢,经丙硫氧嘧啶治疗控制甲亢症状后,可选择在妊娠4~6个月时做甲状腺次全切除。

(4)哺乳期的ATD治疗:因为丙硫氧嘧啶通过胎盘和进入乳汁的比例均少于甲巯咪唑,故丙硫氧嘧啶应当首选,一般认为丙硫氧嘧啶300mg/d对哺乳婴儿是安全的。

8.甲状腺毒症心脏病的治疗

(1)ATD治疗:立即给予足量抗甲状腺药物,控制甲状腺功能至正常。

(2)^{131}I治疗:经ATD控制甲状腺毒症症状后,尽早给予大剂量的^{131}I破坏甲状腺组织。为防止放射性损伤后引起的一过性高甲状腺激素血症加重心脏病变,在给予^{131}I的同时需要给予β受体阻滞药保护心脏;^{131}I治疗后两周继续给予ATD治疗,等待^{131}I发挥其完全破坏作用;^{131}I治疗后12个月内,调整ATD的剂量,严格控制甲状腺功能在正常范围;如果发生^{131}I治疗后甲减,应用尽可能小剂量的$L-T_4$控制血清TSH在正常范围,避免过量$L-T_4$对心脏的不良反应。

(3)β受体阻滞药:普萘洛尔可以控制心动过速,也可以用于由于心动过速导致的心力衰竭。为了克服普萘洛尔引起的抑制心肌收缩的不良反应,需要同时使用洋地黄制剂。

(4)处理甲亢合并的充血性心力衰竭的措施与未合并甲亢者相同。但是纠正的难度加大。洋地黄的用量也要增加。

(5)心房纤颤可以被普萘洛尔和(或)洋地黄控制。控制甲亢后可以施行电转律。

(三)辨证治疗

1.辨证论治

(1)阴虚阳亢证:急躁易怒、两胁胀痛,颈部(甲状腺)肿大严重,手抖舌颤,面红目赤,口渴口苦咽干、口臭,喑哑,头晕头痛,消谷善饥,心烦失眠,小便色黄,舌尖红苔黄燥,脉数有力。

1)肝郁气滞证

症状:甲状腺肿大,质软表面光滑,急躁易怒、两胁胀痛,吞咽不爽,喉间有痰,舌质红,苔白,脉弦数有力。

治法:疏肝理气,化痰散结。

方药:四逆散。

加减:心悸失眠加琥珀(冲)、首乌藤;腹泻、四肢乏力加茯苓、薏苡仁、山药;汗多,消瘦,疲乏,舌红少苔,脉细数加沙参、花粉。

2)心肝火旺证

症状:甲状腺肿大,面红目赤眼肿,心烦心悸,头晕头痛,手抖舌颤,失眠多汗,口干口苦,小便色黄,舌边尖红,苔黄燥,脉弦数。

治法:养心柔肝。

方药:天王补心丹合一贯煎加减。

加减:耳鸣、腰膝酸软,加女贞子、蔓荆子、何首乌;面赤手抖,加珍珠母、钩藤、煅牡蛎、生地黄、熟地黄、麦冬、黄芩。

3)肝胃火旺证

症状:甲状腺肿大,面红目赤,急躁易怒,手抖舌颤,多食善饥,怕热多汗,口臭、口干、口苦,头晕头痛,消瘦,舌红,苔黄厚燥,脉沉弦数有力。

治法:理气活血,养阴清热。

方药:龙胆泻肝汤。

加减:失眠加酸枣仁(炒)、柏子仁;头晕手抖加石决明、天麻;眼突加丹参、赤芍。

4)肝火犯肺证

症状:干咳,咳时牵引两胁疼痛,急躁易怒、喑哑、手抖,口干口苦,舌淡红苔薄白,脉弦细等。

治法:滋阴潜阳,清金制木。

方药:百合地黄汤。

(2)气阴两虚证:神疲乏力,白汗,急躁易怒,或纳呆,脘腹胀满,肠鸣矢气,或泄泻便不爽等,手抖舌颤,眩晕,耳鸣,五心烦热,两颧赤红,盗汗,腰膝酸软,男子阳痿遗精,女子经少经闭,心烦心悸,潮热盗汗,失眠健忘多梦,腰膝酸软。

1)肝郁脾虚证

症状:急躁易怒与情志抑郁兼见、神疲乏力,自汗,纳呆食少、善太息、胸胁胀闷、便溏、失眠手抖,舌苔白,脉弦细等。

治法:疏肝健脾,清热化痰。

方药:逍遥丸合香砂六君子汤。

2)肝肾阴虚证

症状:急躁易怒、两胁胀痛、手抖舌颤,头晕,五心烦热,耳鸣,颧红盗汗,腰膝酸软,男子遗精阳痿,女子经少经闭,口干口苦,舌红少苔等。

治法:滋补肝肾,镇肝息风。

方药:杞菊地黄汤。

加减:眼突加石决明、杭菊;瘿肿加贝母、丹参、僵蚕;男子早泄遗精加知母、黄柏;女子经少加何首乌。

3)心肾不交证

症状:心烦心悸,潮热盗汗,失眠健忘多梦,腰膝酸软,头晕耳鸣、乏力、男子遗精阳痿,女子经少经闭,口干、舌红少苔等。

治法:交通心肾,育阴潜阳。

方药:六味地黄丸合黄连阿胶汤。

(3)阴阳两虚证

症状:心悸胸闷,神志昏聩,气短乏力,自汗畏寒或有发热大汗,头晕失眠健忘,四肢厥冷,舌淡红苔薄白,脉沉弱结代。

治法:益气敛阴,回阳固脱。

方药:生脉饮。

2.外治疗法

(1)毫针法

治法:滋阴清肝,调节阴阳。

主穴:内关、足三里、间使、三阴交、合谷、太溪。

症状选穴:甲状腺肿大的患者:加丰隆、气瘿;心悸失眠:加神门、内关;烦躁易怒:加行间、肝俞;多食易饥:加足三里、脾俞等。

操作:每天针刺 1 次,每次留针 20~30 分钟,10 次为 1 个疗程,间隔 3 天再行下 1 个疗程,间隔时可选取双侧耳穴神门、皮质下、内分泌、心、脾、脑点、神门,用王不留行籽贴压于各穴,每隔 2 小时自行按压各穴 1 次,有胀痛感即可。

(2)中药塌渍疗法(甲亢膏):生大黄、栀子、青黛、大贝、山慈姑等药共为细末;另用夏枯草水煎 3 次,浓缩滤液并加 95% 乙醇,调制夏枯草酒液,然后和上药面共调成软膏状每次用甲亢膏适量敷于甲状腺处,外用油纸等固定,每晚睡前敷上,次日晨起取下,每天夜敷 1 次,连用 50 天。

(3)艾灸治疗法

主穴:大杼、风门、肺俞、大椎、身柱、风池。

操作:分别采用麦粒灸、实按灸方法,每次每穴灸 7~10 壮,至局部皮肤红晕、药气温热透达深部为度。每天或隔天 1 次,10 次为 1 个疗程。

(4)药线点灸

1)分 2 组穴位取穴:①颈部阿是穴(位于肿大的甲状腺上),颈部夹脊穴,大杼、风门、肺俞、大椎、身柱、风池、肝俞、肾俞;②耳上阿是穴(位于耳尖直上人发际约 1 寸处),膻中、天突、三阴交、内关、间使、足三里。

2)以上 2 组穴位轮流交替使用,每天使用 1 组。施灸方法:采用广西中医学院壮医药推广中心精制的壮医药线中的 2 号药线。医者右手示指和拇指持线端,并露出线头 1~2cm,将此线头在乙醇灯上点燃,轻轻甩灭火焰使之形成圆珠状炭火,随即将此火星对准穴位,顺应腕和拇指的屈曲动作,拇指指腹稳重而敏感地将有火星的线头直接点按于穴位上,一按火灭为 1 壮,每个穴位点灸 1 壮。每天施灸 1 次,5 天为 1 个疗程。

(5)穴位埋线:双侧肝俞、心俞穴常规消毒后局麻,用 12 号腰椎穿刺针穿入羊肠线 1.5~2cm,刺入穴位得气后埋入羊肠线,以无菌干棉球按压片刻,外敷创可贴,2 周 1 次,4 次后,间隔 2 个月再埋线 4 次。

(6)耳穴疗法

主穴:神门、内分泌、皮质下。

症状选穴:心悸者,心、肾;汗多,肺;烦躁易怒、突眼者,肝;尿频者,肺、肾;易饥者,胃。

(7)中药离子导入:将具有软坚散结作用的中药(黄药子、昆布、半夏、胆南星、浙贝母、山慈姑、龟甲、夏枯草等)浸泡煎成浓汁,将药垫浸透药汁放在甲状腺部位,连接好电离子导药机进行理疗,隔天 1 次,每次 30 分钟,此法尤其对消除甲状腺肿大疗效显著。

(8)针挑疗法:选用背正中线及背侧线上针挑点。背正中线上针挑点在每一脊椎棘突下,选取从平第 7 颈椎到平第 11 胸椎每一棘突下的针挑点共 12 个点;背侧线上针挑点分别平背正中线上针挑点,距背正中线旁开两横指,选取从第 2 胸椎棘突下到第 11 胸椎棘突下的针挑点,左右共 20 个。总共采用 2 个点。针具采用自制不锈钢针挑针具。

针挑顺序:每次治疗选 3 个点针挑,按三角形顺序往下挑。如先挑第 7 颈椎棘突下针挑点,然后再分别挑左右背侧线上平第 2 胸椎棘突下的针挑点,3 个点呈一等腰三角形。

针挑方法:先用针尖将穴位中心点皮肤挑破 2mm,将针尖刺入缺口皮下,挑出白色皮下纤维,将纤维挑断并挑出。刚开始挑出的纤维较短,挑出后用无菌棉签拭去。逐渐可挑出较长的纤维,旋转针柄使之缠绕在针尖上,慢慢将其完全拉出、挑断。先反复挑刺针口局部,至针口皮下纤维彻底挑尽,再扩大挑刺范围。将针沿皮下平行探入 0.5cm,用腕力逆时针方向往回挑,带出纤维,将纤维完全拉出、拉断。重复以上动作直至局部皮下纤维挑空,然后按逆时针方向将针眼周围直径 1cm 范围内皮下纤维逐一挑空。挑刺完毕时以见局部皮肤微微下陷为度。

(9)灯花灸:本法又叫灯草灸或打灯草,该法是采用灯心草浸茶油点燃后灸一定穴位或部位,使其直接受到温热刺激。取穴为甲状腺凸点及周围 4 点、百会、廉泉、曲池、内关、足三里、天柱、攒竹、鱼腰、水突、膻中、合谷、大椎。突眼加丝竹空、睛明、风池、四白;心悸配神门;易饥、消瘦、多汗加三阴交。

(10)局部注射疗法:莪术油 2mL 甲状腺局部注射治疗,5 周为 1 个疗程。

3.成药应用

(1)抑亢丸:口服,每次 5g(25 丸),每天 2 次。用于瘿病(甲状腺功能亢进)引起的突眼,多汗心烦,心悸怔忡,口渴,多食,肌体消瘦,四肢震颤等。

(2)复方甲亢膏:口服,每次 10g,每天 3 次,3 个月为 1 个疗程。用于轻度或中度甲亢患者;对硫脲类药物过敏的甲亢患者;合并白细胞减少,不能使用抗甲状腺药物者;抗甲状腺药物治疗缓解后的巩固治疗。

(3)甲亢灵颗粒:口服。每次 1 袋,每天 3 次。用于具有心悸、汗多、烦躁、易怒、咽干、脉数等症状的甲状腺功能亢进症。

(4)复方甲亢宁片:口服,每次 10 片,每天 3 次,1 个月为 1 个疗程。适应于甲亢肝阳上亢、气阴两虚型患者。

(5)甲亢灵片:口服,每次 7 片,每天 3 次,1 个月为 1 个疗程。适应于甲亢阴虚阳亢型。

4.单方验方

(1)开结散:猪靥 49 枚(焙),沉香 6g,朱砂 49 粒(罐煅),橘红 12g,共为末。临卧冷酒徐徐服 6g。五服见效,重者一料愈。

(2)穿山龙浸膏(每1mL含生药0.5g)：每次10~20mL,每天3次,治疗甲亢5例,连服2~3个月后,突眼症状可消失,余症也均好转。

(3)治突眼性甲状腺肿方：大熟地黄30g,当归、枸杞各15g,羌活1.5g,泽泻5g,每天1剂,连服2~6个月。

(4)蒲公英60g,水煎2碗,温服1碗,剩下1碗趁热熏洗,每天1次。

五、预防与调护

1.预防　由于甲亢的发病率近年出现逐渐增长的趋势,应该坚持预防为主,及时做好甲亢疾病的预防工作,可从以下几个方面着手。

(1)对于未患病的人群来说,饮食方面,沿海地区应该注意膳食中的含碘量,尽量不使用含碘量高的食物,从根本上防止碘甲亢;内地补碘日期和服用方甲状腺片都应有限制,坚持每年定期做甲状腺彩超检查,实现甲亢病的早发现早治疗;在生活方面,人们应该坚持积极、乐观的心态面对生活,养成良好的作息习惯,实现劳逸结合,进行必要的体育锻炼,从根本上提高自身的免疫力,及时预防甲亢疾病的发生;人们应该避免压力过大,学会适当放松自己和释放压力,保持身心愉快,减少甲亢疾病的发生率。

(2)对于患有甲亢的病患来说,应该多吃一些蛋白质含量和维生素含量比较高的食物,尽量少吸烟、少喝酒,不要进行剧烈运动,多注意休息,做好身体的调养。另外,病患要积极配合医生治疗,坚持按时服药,学会控制情绪和自我调节,可以适当养花草进行修身养性,还必须坚持劳逸结合,多喝茶,做好治疗后的调养工作。

2.调护

(1)保持环境安静,避免嘈杂：因患者基础代谢亢进,怕热,应安排通风良好的环境,保持室温凉爽而恒定,使患者得到充分的休息。随时更换浸湿的衣服及床单,防止受凉。

(2)饮食护理：为满足机体代谢亢进的需要,给予高热量、高蛋白、高维生素及矿物质、低纤维素的饮食。两餐之间增加点心。每天饮水2000~3000mL。禁止摄入刺激性的食物及饮料,如浓茶、咖啡等。避免服用海带、紫菜、海鱼等含碘高的饮食,少喝可乐、雪碧等产气饮料。

(3)用药护理：不可自行减量或停药,并密切观察药物不良反应,及时处理。

(4)有计划地适量活动：病情轻者可下床活动,以不感到疲劳为度。

(5)心理护理：指导患者自我心理调整,避免感染、严重精神刺激、创伤等诱发因素。避免甲状腺危象发生。

第二节　甲状腺功能减退症

甲状腺功能减退症简称甲减,是由多种原因引起的TH合成、分泌或生物效应不足所致的全身性低代谢综合征,其病理特征是黏多糖组织和皮肤堆积,表现为黏液性水肿。原发性甲减约占99%,而继发性甲减或其他原因引起的甲减只占1%。甲减是常见的甲状腺疾病之一,男、女性均可发病,而以女性多见,男女发病比例为1：（4~5）,普通人群的患病率为0.3%~0.4%。

中医学认为,本病应属于"虚劳""水肿""五迟"等范畴,主要病机为脾肾阳气不足,导致脏腑功能衰减而发病。其病机关键在于一个"虚"字,病位涉及肾、脾、心、肝四脏。多数人的观点认为,此"虚"以阳虚为主,又多兼夹了痰湿、水饮、瘀血等邪实,故形成了甲减本虚标实,虚实夹杂的致病特点。

一、病因病机

(一)西医病因病机

1.分类

(1)根据甲减的病因分类

1)自身免疫损伤:最常见的有自身免疫性甲状腺炎,包括桥本甲状腺炎、萎缩性甲状腺炎、产后甲状腺炎及亚急性淋巴细胞性甲状腺炎等。

2)甲状腺破坏:包括甲状腺次全切除术、垂体或下丘脑肿瘤手术、反射性碘治疗。

3)抗甲状腺药物:如咪唑类、硫脲类、锂盐。

4)碘过量:可引起具有潜在性甲状腺疾病者发生一过性甲减,也可诱发和加重自身免疫性甲状腺炎,如含碘药物胺碘酮可诱发甲减。

(2)根据病变发生的部位分类

1)原发性甲减:此是甲状腺腺体本身病变引起的甲减,主要由于甲状腺组织破坏或甲状腺合成甲状腺激素障碍所致,约占全部甲减的99%。其中90%以上原发性甲减是由自身免疫、甲状腺手术和甲亢[131]I治疗所致。

2)继发性甲减:根据临床所见,包括因硫脲类抗甲状腺药物、慢性淋巴细胞性甲状腺炎、甲状腺功能亢进症或甲状腺癌行甲状腺大部切除术后、放射性碘治疗后、先天性甲状腺缺如或发育不良、异位甲状腺、侵袭性纤维性甲状腺炎、致甲状腺肿药物引起、先天性甲状腺激素生成障碍、甲状腺转移瘤及慢性地方性碘缺乏引起的甲减等。有些甲状腺的浸润性疾病如结核、结节病梅毒、各种炎症、胱氨酸病及组织细胞增生症等也可引起甲减。

(3)根据患者存在甲状腺肿大与否分类

1)原发性甲减的病因

甲状腺不肿大:①甲状腺先天发育异常,多有家族遗传倾向;②特发性:原因不明,有称是慢性淋巴性甲状腺炎的后期阶段;③甲状腺放射性碘治疗后或甲状腺次全切除术后;④甲状腺部位行放射线照射治疗后,如淋巴瘤或霍奇金病于甲状腺部位的放疗后,10%~30%可引起甲减。

甲状腺肿大:①甲状腺激素合成障碍,是常染色体隐性遗传,占先天性甲减的25%~30%;②由于母体内的碘化物或抗甲状腺药经胎盘传递给患儿而致病;③碘缺乏(<25μg/d)或天然的致甲状腺肿物质(如木薯);④药物引起,如硫脲类抗甲状腺药物、氨基水杨酸、碘化物、保泰松等;⑤慢性淋巴性甲状腺炎,此症存在体液和细胞免疫作用异常,多数患者血中有抗甲状腺抗体,患者血中还存在促甲状腺激素结合抑制免疫球蛋白(TBII)和刺激甲状腺生长的抗体,患者常有甲状腺自身免疫性疾病家族史;⑥产后暂时性甲减,可能是较轻的慢性淋巴性甲状腺炎,多在生产以后3~6月发生甲减,甲状腺轻度肿大;⑦放射性碘治疗后引起的甲减,国外有资料报告在治疗后甲减发生每年递增,其随诊5年的发生率为18%,20年为42%。国内也有类似报道,近年国内由于采用小剂量放射性碘治疗,甲减发生率明显减少,多在10%以下;⑧甲状腺次全切除后引起的甲减,其发生率国外有资料为4%~29.7%,北京

协和医院术后随诊 5 年发生率为 8.7%。

2)中枢性甲减(继发性和三发性甲减):继发性甲减较少见,是由垂体疾病使 TSH 分泌减少引起的,如垂体肿瘤、席汉综合征、非肿瘤性选择性 TSH 缺乏、卒中、垂体手术或放射治疗等。三发性甲减十分罕见,是下丘脑产生 TSH 释放激素(TRH)减少,使垂体的 TSH 的分泌不足引起。

3)TSH 或甲状腺激素抵抗:TSH 抵抗综合征是由于甲状腺对 TSH 不敏感而引起的一种少见的甲减,可能与遗传缺陷有关,即 TSH 手提基因失活性突变或 TSH 信号传导途径异常。甲状腺激素抵抗主要系甲状腺激素受体(TR)基因尤其是 TR3 基因突变所致,具有家族发病倾向,呈常染色体显性或隐性遗传。

(4)根据甲状腺功能减低的程度分类可分为以下两种。①临床甲减:实验室检查表现为血清 TSH 升高和 FT_4 或 TT_4 降低;②亚临床甲减:临床上可无明显甲减表现,血清 TSH 的升高,FT_4 或 TT_4 正常。

2.甲减的激素变化　T_4 是外周血中甲状腺激素的主要存在形式和 T_3 的主要来源,但 T_3 是生物活性最强的甲状腺激素。测定血清 T_3、T_4 浓度能很好反映甲状腺功能状态。血清中 T_3 仅 5%~20% 由甲状腺直接分泌而来,80% 以上的 T_3 是在外周组织通过 T_4 脱碘而成。因此较重甲减患者的 T_3 和 T_4 均降低,而轻型甲减的 T_3 不一定降低,故诊断轻型甲减时,T_4 比 T_3 敏感。由于 FT_4 与 FT_3 不受血清中甲状腺激素结合球蛋白(thyroxin binding globulin,TBG)变化的影响,故能直接反映甲状腺的功能状态。所以 FT_4 和 FT_3 其敏感性和特异性均明显高于 T_3 和 T_4。甲减的患者一般 FT_3、FT_4 均下降,而轻型甲减、甲减初期多以 FT_4 下降为主。根据下丘脑-垂体-甲状腺轴的生理反馈机制,血清 TSH 浓度的变化是反应甲状腺功能的最敏感的指标。TSH 作用于碘代谢的所有环节,它可以促进甲状腺球蛋白水解,碘的转运、活化、酪氨酸的碘化和碘泵活性等。TSH 同时也是合成与分泌 T_3、T_4 的主要调节激素,所以甲状腺功能改变时,TSH 的合成、分泌和血浓度的变化比 T_3、T_4、FT_3、FT_4 更快、更显著。因此,血清 TSH 测定是诊断亚临床甲减的最主要指标。

3.甲减的病理改变　由于病因的不同,甲状腺可表现为缩小、缺如或肿大。甲状腺缺如见于先天性甲状腺未发育、发育不良或异位甲状腺者;甲状腺萎缩表现为甲状腺滤泡及胶质部分或全部消失,出现透明样变的纤维组织。萎缩性甲状腺炎者,早期腺体有大量淋巴细胞,浆细胞浸润,久之滤泡毁坏代以纤维组织,残余滤泡上皮细胞矮小,滤泡内胶质显著减少。放疗和手术后患者的甲状腺也明显萎缩。继发性甲减者常有腺体缩小,滤泡萎缩,上皮细胞扁平,但滤泡腔充满胶质。呆小症者除由于激素合成障碍致滤泡增生肥大外,一切均呈萎缩性改变;甲状腺肿大早期见于甲状腺滤泡细胞增生肥大,胶质减少或消失,病久甲状腺呈结节状,常见于地方性甲状腺肿患者,由于缺碘所致,可见滤泡充满胶质,甲状腺上皮细胞呈扁平状。慢性淋巴细胞性甲状腺炎后期可伴有结节,药物所致甲减者,甲状腺常呈代偿性弥漫性肿大;继发性甲减的甲状腺滤泡细胞数目减少,但有胶质存在,原发甲减患者的垂体前叶增大,甚至呈结节样增生,这是由于甲状腺激素分泌减少以后,反馈至垂体前叶,过多的分泌 TSH 所致。

(二)中医病因病机

在中医学中"甲状腺功能减退症"无对应专属病名,由于甲减临床多表现为畏寒、乏力、面色苍白、记忆力减退、思维迟钝、性欲减退,严重者甚至出现黏液水肿等,故多归属于中医"虚劳""虚损""水肿""五迟"等范畴。《金匮要略·血痹虚劳病脉证并治》首先提出虚劳病名。中医认为虚损为五脏精气亏虚不足之病证。《素问·玉机真脏论》对心、肺、肝、肾、脾五脏之虚证描述为:"脉细、皮寒、气少、泄利前后,饮食不入,此谓五虚。"《素问·宣明五气》曰:"久视伤血,久卧伤气,久坐伤肉,久立伤骨,久行伤筋。"此五劳所伤也对应心、肺、脾、肾、肝五脏之虚损。《证治汇补·虚损》云:"虚者,血气之空虚也;损者,脏腑之损坏也。"也论述了虚损的病机。

本病病位主要在脾肾二脏,病机关键在于气虚和阳虚。气是构成人体和维持人体生命活动的最基本物质,具有活力很强且不断运动着的特性,对人体生命活动有推动、温煦、固摄、气化等作用。人体的气包括先天之精气,后天水谷之精气及自然界的清气。在气的生成过程中,脾胃的运化功能尤其重要,人体完全依赖脾胃的收纳和运化功能,才能对食物进行消化、吸收,把其中的营养物质化为水谷精气以供养生命活动。而先天之精气,必须依赖于水谷精气的充养,才能发挥其生理效应。故而脾病则气虚,人体生命活力减低而发为本病。总结其病因大概可以归纳为禀赋不足、体质薄弱,或病久失养、积劳内伤,渐致阳气亏损,脏腑气血生化不足所致。

二、临床表现

1.一般表现　易疲劳、怕冷、体重增加、记忆力减退、反应迟钝、嗜睡、精神抑郁、便秘、月经不调、肌肉痉挛等。体检可见表情淡漠,面色苍白,皮肤干燥发凉、粗糙脱屑,颜面、眼睑和手皮肤水肿,声音嘶哑,毛发稀疏,眉毛外 1/3 脱落。由于高胡萝卜素血症,手脚皮肤呈姜黄色。

2.肌肉与关节　以肌肉乏力、肌肉收缩后迟缓延迟、关节病变为特征,主要表现为肌肉软弱乏力,也可有暂时性肌强直、痉挛、疼痛,嚼肌、胸锁乳突肌、股四头肌和手部肌肉可有进行性肌萎缩。腱反射的弛缓期特征性延长,超过 350ms(正常为 240~320ms),其中跟腱反射的半弛缓时间延长更为明显。

3.心血管系统　心肌黏液性水肿导致心肌收缩力损伤、心动过缓、心排血量下降。ECG 显示心动过缓、PR 间期延长、P 波/QRS 波群/T 波低平。由于心肌间质水肿、非特异性心肌纤维肿胀、左心室扩张和心包积液导致心脏增大,有学者称之为甲减性心脏病。冠心病在本病中高发。10%的患者伴发高血压。

4.血液系统　由于下述四种原因易发生不同程度的:①甲状腺激素缺乏引起血红蛋白合成障碍;②肠道吸收铁障碍引起铁缺乏;③肠道吸收叶酸障碍引起叶酸缺乏;④恶性贫血是与自身免疫性甲状腺炎伴发的器官特异性自身免疫病。

5.消化系统　厌食、腹胀、便秘是最为常见的胃肠道反应,严重者出现麻痹性肠梗阻或黏液水肿性巨结肠。

6.内分泌系统　性腺功能减退伴高泌乳素血症是内分泌系统的突出表现。男性出现阳痿和精子缺乏。女性常有月经过多、经期延长或功能性子宫出血,最后可出现闭经和不育症。约 1/3 患者伴有溢乳,但血泌乳素常不增高,甲减纠正后即可停止。

肾上腺皮质功能一般比正常低,并且血、尿皮质醇降低,ACTH 分泌正常或降低,ACTH 兴奋反应延迟,但无肾上腺皮质功能减退的临床表现。如原发性甲减伴自身免疫性肾上腺皮质功能减退和 1 型糖尿病,称为多发性内分泌功能减退综合征(Schmidt 综合征)。

长期的原发性甲减患者因甲状腺激素缺乏而垂体 TSH 和 PRL 细胞增生,引起垂体扩大,在此基础上易形成垂体 PRL 瘤或 TSH 瘤。

7.黏液性水肿昏迷　见于病情严重的患者,多在冬季寒冷时发病。诱因为严重的全身性疾病、甲状腺激素替代治疗中断、寒冷、手术、麻醉和使用镇静药等。临床表现为嗜睡、低体温($<35℃$)、呼吸徐缓、心动过缓、血压下降、四肢肌肉松弛、反射减弱或消失,甚至昏迷、休克、肾功能不全,危及生命。

三、诊断

1.检查

(1)激素水平、功能试验及抗体检测

1)血清 TSH:血清 TSH 是最有用的检测指标,对甲减诊断有极重要的意义。对于原发性甲减,TSH 升高是最敏感和最早期的诊断指标;垂体性或下丘脑性甲减,根据下丘脑-垂体病情轻重,TSH 可正常、偏低或明显降低;而周围性甲减,TSH 一般高于正常范围。

2)血清甲状腺激素(T_3、T_4):不管何种类型甲减,血清 TT_4 和 FT_4 减低是临床甲减诊断必备的条件。血清 TT_3、FT_3 在轻症患者可在正常范围,在严重患者则会降低。T_4 降低而 T_3 正常可视为早期甲减的表现。但是,部分患者血清 T_3 正常而 T_4 降低,这可能是因为甲状腺在 TSH 刺激下或碘不足的情况下合成生物活性较强的 T_3 相对增多,或周围组织中的 T_4 较多地转化为 T_3 的缘故。此外,在严重疾患且甲状腺功能正常的患者及老年正常人中,血清 T_3 可降低,故 T_4 浓度在诊断上比 T_3 浓度更为重要。由于总 T_3、T_4 受 TBG 的影响,故测定 FT_3、FT_4 比 TT_3、TT_4 更敏感、准确。亚临床型甲减患者仅有血清 TSH 升高,TT_4 或 FT_4 正常。

3)反 T_3(rT_4):在甲状腺性及中枢性甲减中降低,在周围性甲减中可能增高。

4)甲状腺摄碘率实验(RAIU):在甲减的评估中常不需要。对使用放射性碘来评估甲状腺功能的实验,主要取决于甲状腺本身功能减退的程度。如果饮食中碘的摄入量相对较高,就减少了放射碘的摄取剂量,并且同一个体每天的碘摄入量也是变化的,低 RAIU 就会使得这项实验的诊断价值降低。当甲减主要是由于甲状腺激素的合成障碍,而不是由甲状腺细胞的破坏所导致的甲状腺代偿性增大造成时,RAIU 很可能是正常,甚至是升高的。

5)促甲状腺激素释放激素兴奋试验(TRH 兴奋试验)。原发性甲减:基础 TSH 升高,TRH 刺激后 TSH 升高更明显;垂体性(继发性)甲减:基础 TSH 正常、偏低或偏高,TRH 刺激后血中 TSH 不升高或呈低(弱)反应,表明垂体 TSH 贮备功能降低;下丘脑性(三发性)甲减:基础 TSH 正常或偏低,在 TRH 刺激后 TSH 升高,并呈延迟反应。

6)甲状腺自身抗体测定:血清抗甲状腺球蛋白抗体(TGAb)、抗甲状腺过氧化物酶抗体(TPOAb)阳性,提示甲减是由于自身免疫性甲状腺炎所致。

(2)生化检查和其他检查

1)血红蛋白及红细胞有不同程度降低,多表现为轻、中度正常细胞性正常色素性贫血,小细胞低色素性贫血,巨幼细胞贫血。

2)生化检查:血清胆固醇明显升高,三酰甘油增高,LDL-C 增高,HDL-C 降低,同型半胱氨酸增高,血清 SGOT、磷酸肌酸激酶(CPK)、乳酸脱氢酶(IDH)增高。

3)糖耐量试验:呈低平曲线,胰岛素反应延迟。

4)心电图:示低电压、窦性心动过缓、T波低平或倒置,偶有P-R间期过长(A-V传导阻滞)及QRS波时限增加。

5)X线检查:骨龄的检查有助于呆小病的早期诊断。X线上骨骼的特征有:成骨中心出现和成长迟缓(骨龄延迟);成骨中心骨化不均匀,呈斑点状(多发性骨化灶);骨骺与骨干的愈合延迟。胸部X线可见心脏向两侧增大,可伴心包积液和胸腔积液。

6)心脏超声检查:示心包积液,治疗后可完全恢复。

7)磁共振检查:必要时做垂体增强磁共振,以除外下丘脑垂体肿瘤。

8)脑电图检查:某些呆小病者脑电图有弥漫性异常,频率偏低,节律不齐,有阵发性双侧Q波,无α波,表现脑中枢功能障碍。

2.辨证诊断　甲减临床表现多以虚为主,然根据患者病程的长短,体质的不同,又可见虚中夹实,虚实夹杂。甲减早期多为肝郁及脾,治以疏肝解郁;中期表现为脾阳虚弱,气血不足,治以补脾益气,升清举阳;晚期为肾阳虚衰,水湿内停,治以温肾助阳。

(1)肾阳虚衰型

症见:神疲乏力,神情呆钝,脱发,健忘恍惚,耳鸣耳聋,反应迟钝,小便频数而清,甚或尿少,水肿,男子滑精、早泄,女子月经淋漓不尽,或胎动易滑,舌淡,苔白,脉弱。

辨证要点:面色苍白,畏寒怕冷,男子阳痿、遗精,女子经少,或闭经,舌质淡,苔白,脉弱。

(2)脾肾阳虚型

症见:神疲乏力,嗜睡倦怠,畏寒肢冷,记忆力减退,头晕目眩,耳鸣耳聋,毛发干燥易落,面色苍白,少气懒言,厌食腹胀,食欲缺乏便秘,腹背疼痛。舌淡胖边有齿痕,苔白,脉沉迟或脉弱。

辨证要点:畏寒肢冷,神倦乏力,少气懒言,食欲缺乏腹胀,舌淡胖边有齿痕,苔白,脉沉迟或脉弱。

(3)心肾阳虚型

症见:形寒肢冷,心悸、气短、胸闷,怕冷、汗少、身倦欲寐、水肿、表情淡漠,女性月经不调、男性阳痿,舌质淡黯或青紫、苔白,脉迟缓微沉。

辨证要点:形寒肢冷,小便不利,肢体水肿,胸闷气短,舌质淡黯,苔白滑,脉沉细微。

(4)阴阳两虚型

症见:畏寒蜷卧,腰膝酸冷,小便清长或遗尿,大便干结,口干咽燥,但喜热饮,眩晕耳鸣,视物模糊,男子阳痿,遗精滑精,女子不孕,带下量多,舌质淡红,舌体胖大,舌苔薄白,尺脉弱。

辨证要点:畏寒蜷卧、腰膝酸冷、小便清长或遗尿、大便干结、口干咽燥、但喜热饮、头晕耳鸣、视物不清,性功能减退,舌质淡红,舌体胖大,苔薄白,尺脉沉弱。

(5)气血两虚型

症见:面色淡白,神疲乏力,少气懒言,语声低微,头晕,多梦,反应迟钝,手足欠温,月经量少或闭经,舌质淡,少苔,脉细弱无力。

辨证要点:倦怠乏力,嗜睡,头晕,体重增加,便秘,舌质淡,苔薄,脉弱。

(6)阳气衰微、阳虚水泛型:此型多见于甲减黏液性水肿甚至昏迷者。

症见:水肿,小便少,嗜睡,气息低微,甚至神志不清,昏厥,舌体淡胖,脉微欲绝。

辨证要点:四肢厥冷,怯寒神疲,身肿,尤以下肢为甚,心悸气促,头眩,舌质淡胖,舌体淡胖,脉微欲绝。

3.鉴别诊断

(1)贫血:需与恶性贫血、缺铁性贫血或再生障碍性贫血等其他原因贫血相鉴别。贫血患者心率较快、脉压差大和基础代谢率偏高,而甲减患者则对寒冷更为敏感,且伴唇厚舌大,音调低沉,心率缓慢,基础代谢率降低,FT_4 及 FT_3 降低,TSH 升高等,可以帮助鉴别。

(2)垂体瘤:原发性甲减时 TRH 分泌增加可以导致高催乳素血症、溢乳及蝶鞍增大,酷似垂体催乳素瘤。可行 MRI 鉴别。

(3)慢性肾炎:慢性肾炎肾功能不全的患者除表现出皮肤苍白、水肿、贫血等症状外,常常还会出现甲状腺激素测定异常,主要是血清 T_3 下降,但血清 TSH 是正常的,而甲减患者的血清 TSH 是明显升高的。

(4)低 T_3 综合征:也称作甲状腺功能正常的病态综合征,指非甲状腺疾病原因引起的伴有低 T_3 的综合征。严重的全身性疾病、创伤和心理疾病等都可导致甲状腺激素水平的改变,它反映了机体内分泌系统对疾病的适应性反应。主要表现在血清 TT_3、FT_3 水平减低,血清 rT_3 增高,血清 T_4、TSH 水平正常。疾病的严重程度一般与 T_3 降低的程度相关,疾病危重时也可出现 T_4 水平降低。

四、治疗

(一)提高临床疗效的要素

1.辨五脏气血阴阳亏虚的不同　虚劳的证候虽多,但总不离乎五脏,而五脏之辨,又不外乎气血阴阳。故对虚劳的辨证应以气、血、阴、阳为纲,五脏虚候为目。正如《杂病源流犀烛·虚损痨瘵源流》说:"五脏虽分,而五脏所藏无非精气,其所以致损者有四:曰气虚、曰血虚、曰阳虚、曰阴虚。""气血阴阳各有专主,认得真确,方可施治。"一般说来,病情单纯者,病变比较局限,容易辨清其气、血、阴、阳亏虚的属性和病及脏腑的所在。但由于气血同源、阴阳互根、五脏相关,所以各种原因所致的虚损往往互相影响,由一虚渐致两虚,由一脏而累及他脏,使病情趋于复杂和严重,辨证时应多加注意。

2.辨兼夹病证的有无　虚劳一般均有较长的病程,辨证施治时还应注意有无兼夹病证,尤其应注意下述三种情况。

(1)因病致虚、久虚不复者,应辨明原有疾病是否还继续存在。如因热病、寒病或瘀结致虚者,原发疾病是否已经治愈。

(2)有无因虚致实的表现。如因气虚运血无力,形成瘀血;脾气虚不能运化水湿,以致水湿内停等。

(3)是否兼夹外邪。虚劳之人由于卫外不固,易感外邪为患,且感邪之后不易恢复;治疗用药也与常人感邪有所不同。

若有以上兼夹病证,在治疗时应分清轻重缓急,予以兼顾。

(二)辨病治疗

本病一般不能治愈,需要终生替代治疗。

1.甲状腺制剂终身替代治疗　临床上常用的有两种制剂。

(1)甲状腺片:其所含甲状腺激素来源于动物甲状腺,与人的甲状腺比较,动物甲状腺中

T_3 所占比例较大。甲状腺粉(片)中极大量的 T_3 导致吸收后短期内 T_3 超过生理所需剂量。该药 TH 含量不恒定,因此现已少用。

(2)左甲状腺素钠($L-T_4$):它在外周组织脱碘,产生足量的 T_3 满足生理需要,是治疗甲减的理想制剂,现已成为治疗甲减的首选药物。而且左甲状腺素钠的半衰期长达 7 天,吸收相对缓慢,不必分次服,即使漏服 1 天也无多大影响,可以于漏服的次日加服 1 天的剂量。可从小剂量开始服用,每天 25~50μg,以后每 1~2 周增加 50μg,一般每天维持量为 100~150μg。伴心脏病尤其是发生过心肌梗死的患者,应从小剂量开始,每天 12.5~75μg。每隔 2~3 个月后,经过细致的临床和实验室评估后,增加 12.5μg。治疗目的是使血 T_3、T_4 水平恢复正常,原发性甲减患者血 TSH 水平恢复正常。

2.黏液水肿性昏迷的治疗 黏液性水肿昏迷是原发性甲减的一种罕见但非常严重的表现,多见于年龄较大且长期未进行规范治疗的老年患者。值得一提的是,出现黏液性水肿昏迷常表示甲减引起了严重的生理失代偿,其在美国人群中的年发病率约为 0.22/100 万。昏迷大多在寒冷季节发病,受寒及感染是最常见的诱因,其他如创伤麻醉镇静剂使用等也可诱发。嗜睡、认知功能障碍、精神病及体温过低(常<33℃)是黏液性水肿昏迷的标志特征,同时可伴有低钠血症、肺通气不足及心动过缓等,常危及患者生命。因此,对有长期甲减病史的老年患者,一旦出现嗜睡或体温过低情况,一定要高度警惕黏液性水肿昏迷的发生,及时进行处理。①补充甲状腺激素。首选 T_3 静脉注射,每 4 小时 10μg,直至患者症状改善,清醒后改为口服;或 $L-T_4$ 首次静脉注射 300μg,以后每天 50μg,至患者清醒后改为口服。如无注射剂可予片剂鼻饲,T_3 20~30μg,每 4~6 小时 1 次,以后每 6 小时 5~15μg;或 $L-T_4$ 首次 100~200μg,以后每天 50μg,至患者清醒后改为口服;②保温、供氧、保持呼吸道通畅,必要时行气管切开、机械通气等;③氢化可的松 200~300mg/d 持续静脉滴注,患者清醒后逐渐减量;④根据需要补液,但是入水量不宜过多;⑤控制感染,治疗原发疾病。

黏液水肿性昏迷是长期重度甲减的最终结局,常出现在老年患者中,易发生在冬季,致死率很高。发生黏液水肿性昏迷时,患者常伴有低体温,最低可至 23℃,还常会伴发心动过缓及血压过低。但此时如果患者存在反射亢进,那么典型临床表现,深腱反射的延迟在此时可能会消失。患者在昏迷期间,也可能会发作癫痫。目前,黏液水肿性昏迷的发病机制还不清楚,但是有一些因素能预示病情向黏液水肿性昏迷发展,比如,暴露在寒冷的环境中,创伤,使用中枢神经系统镇静剂及麻醉剂等。对于机制,可能是肺泡换气不足至二氧化碳潴留,最终导致昏迷,另外类似于血管升压素(AVP)分泌不当时出现的稀释性低钠血症,也可能是导致患者发生黏液性水肿性昏迷的原因。

3.亚临床甲减的处理 文献报道各国普通人群中的亚临床甲减的患病率为 4%~10%,美国为 4%~8.5%,我国为 0.91%~6.06%。患病率随年龄增长而增高,女性多见。超过 60 岁的妇女中患病率可以达到 20%左右。本病一般不具有特异的临床症状和体征。

因为本病主要依赖实验室诊断,所以首先要排除其他原因引起的血清 TSH 增高:①TSH 测定干扰。被检者存在抗 TSH 自身抗体,可以引起血清 TSH 测定值假性增高;②低 T_3 综合征的恢复期,血清 TSH 可以增高至 5~20mU/L。机制可能是机体对应激的一种调整;③中枢性甲减的 25%病例表现为轻度 TSH 增高 5~10mU/L;④肾功能不全,10.5%的终末期肾病患者有 TSH 增高。可能与 TSH 清除减慢、过量碘摄入、结合于蛋白的甲状腺激素的丢失有关;⑤糖皮质激素缺乏可以导致轻度 TSH 增高;⑥生理适应,暴露于寒冷的环境中 9 个月,血清

TSH 升高 30%～50%。

亚临床甲状腺功能减退定义为 T_3 和 T_4 正常,而 TSH 轻微高于正常值范围,通常介于5～10mU/L。亚临床甲减是一种生化指标上的诊断,其特点是正常 FT_4 伴有升高的 TSH,患者可有(或无)甲减相关的临床症状。在一项包含 107 例患者(>55 岁)的前瞻性研究中,初始 TSH 为 10～15mU/L 的患者与进展为显著性甲减有着强烈的相关性。甲状腺过氧化物酶抗体滴度升高时也可增加进展为甲状腺功能减退的危险度,即使是 TSH<10mU/L 也有相应的风险。因此,应该对以下人群考虑甲状腺素治疗:初始 TSH>10mU/L 甲状腺过氧化物酶抗体滴度升高,有提示甲减的相应症状且 TSH 在 5～10mU/L 及妊娠或计划妊娠的女性。

近年来亚临床甲减受到关注。因为亚临床甲减引起的血脂异常可以促进动脉粥样硬化的发生、发展。部分亚临床甲减发展为临床甲减。亚甲低治疗指征:①甲状腺过氧化物酶抗体阳性(TPOAb);②TPOAb 阴性,血清 TSH>10mU/L,需用左甲状腺素(L-T_4)治疗;③TPOAb阴性,血清 TSH<10mU/L,需根据其他体征,包括高胆固醇血症、甲状腺肿大、妊娠等,选择药物治疗;④医源性甲状腺功能减低症,包括放射碘治疗、甲状腺术后发生甲减,需要用 L-T_4 治疗。其治疗原则主要有:改善临床症状;控制血脂水平,避免血脂异常的继续进展导致心血管损害;预防亚甲低向临床甲低进展;妊娠患者需要保护胎儿的神经发育。对于高胆固醇血症、血清 TSH>10mU/L 的患者需用左甲状腺素(L-T_4)治疗。

4.妊娠合并甲减的处理 临床甲减患者生育能力减低。妊娠期母体甲减与妊娠高血压、胎盘剥离、自发性流产、胎儿窘迫、早产及低出生体重儿的发生有关。一项 40 年的回顾性调查显示,正常对照组和临床甲减组的发病率:妊娠高血压分别为 3.8%、11.6%;自然流产分别为 3.3%、8.0%;早产分别为 3.4%、9.3%;围生期胎儿病死率分别为 0.9%、8.1%;低出生体重儿分别为 6.8%、22%。亚临床甲减的妊娠并发症尚无足够的临床资料。

近年来,妊娠早期母体亚临床甲减对胎儿脑发育第一阶段的影响备受关注。在胎儿甲状腺功能完全建立之前(即妊娠 20 周以前),胎儿脑发育所需的甲状腺激素全部来源于母体,母体的甲状腺激素缺乏可以导致后代的神经智力发育障碍。美国学者 Haddow 等首次发现:妊娠 17 周患亚临床甲减的母亲,未给予左甲状腺素治疗组母亲的 7～9 岁后代的智商(IQ)较正常对照组母亲后代降低 7 分。而给与 L-T_4 治疗组的后代智商与正常对照组后代没有区别。

妊娠期间由于受多种因素的影响,TSH 和甲状腺激素的参考范围与普通人群不同。目前尚没有孕期特异性的 TSH 参考范围。一般认为在妊娠早期 TSH 参考范围应该低于非妊娠人群 30%～50%。目前国际上部分学者提出 2.5mU/L 作为妊娠早期 TSH 正常范围的上限,超过这个上限可以诊断为妊娠期亚临床甲减。由于 FT_4 波动较大,国际上推荐应用 TT_4 评估孕妇的甲状腺功能。妊娠期间 TT_4 浓度增加,大约为非妊娠时的 1.5 倍。如妊娠期间 TSH 正常(0.3～2.5mU/L),仅 TT_4 低于 100nmol/L(7.8μg/dL),可以诊断为低 T_4 血症。胎儿的初期脑发育直接依赖于母体循环的 T_4 水平,而不依赖 T_3 水平。

妊娠前已经确诊的甲减,需要调整 L-T_4 剂量,使血清 TSH 达到正常值范围内,再考虑怀孕。妊娠期间,L-T_4 替代剂量通常较非妊娠状态时增加 30%～50%。既往无甲减病史,妊娠期间诊断为甲减,应立即进行 L-T_4 治疗,目的是使血清 TSH 尽快达到妊娠时特异性正常值范围。国外部分学者提出这个范围应当是 0.3～2.5mU/L。达标的时间越早越好(最好在妊娠 8 周之内）。每 2~4 周测定 1 次 TSH、FT_4、TT_4，根据监测结果，调整 $L-T_4$ 剂量。TSH 达标以后，每 6~8 周监测 1 次 TSH、FT_4 和 TT_4。对于亚临床甲减、低 T_4 血症和 TPOAb 阳性孕妇的干预的前瞻性研究正在数个国家进行，目前尚无一致的治疗意见。

上述的三个学会（ATA、AACE、TES）主张对妊娠妇女做 TSH 常规筛查，以及时发现和治疗临床甲减和亚临床甲减。育龄妇女的亚甲减的患病率在 5% 左右。一些学者主张对可能患甲减的高危人群做妊娠前的筛查。甲减的高危人群包括：具有甲状腺疾病个人史和家族史者；具有甲状腺肿和甲状腺手术切除和 ^{131}I 治疗史者；有自身免疫性疾病个人史和家族史者，例如系统性红斑狼疮、类风湿关节炎、1 型糖尿病，既往发现血清 TSH 增高或者血清甲状腺自身抗体阳性者等。要加强对已患甲减的育龄妇女进行有关甲减对妊娠和胎儿脑发育影响方面的教育。

（三）辨证治疗

1.辨证论治　临床上以上各证型常可相互转化或相互兼夹。如脾气亏虚，化阳不足，日久而致脾肾阳虚，或肾气不足，先天累及后天，而致脾肾气虚等，因此治疗时一定要注重辨证论治，如此才能取得满意疗效。

（1）脾气亏虚证

治法：健脾益气。

方药：四君子汤加减。人参、白术、茯苓、炙甘草。

加减：若乏力较重时，加仙鹤草、大枣以益气；若气虚下陷脱肛者，可合用补中益气汤以补中益气升阳；若脘腹胀满，食少纳呆者，可加用炒麦芽、砂仁、鸡内金以健脾助运，和胃消导；若气虚便秘，临厕努挣者，可合用黄芪汤加减以益气通便；若肢体肿胀者，可加用薏苡仁、泽泻以健脾渗湿，利水消肿。若气虚，气机不畅，气滞于胸，而见胸闷者，可加瓜蒌、薤白以宽胸理气；若脾气亏虚，运化失职，水湿内蕴，日久成痰，痰凝颈前而见颈前肿大者，可加浙贝、夏枯草等以化痰散结。

（2）肾气不足证

治法：益气补肾。

方药：金匮肾气丸加减。干地黄、山药、山萸肉、泽泻、茯苓、牡丹皮、桂枝、附子。

加减：若畏寒肢冷者，加用肉桂以温补阳气；若夜尿多者，可加用金樱子以助固摄之功；若男子滑精、早泄者，可加莲须、龙骨、牡蛎以固肾涩精止遗；若女子月经淋漓不尽者，加用黄芪以补气摄血。

（3）脾肾阳虚证

治法：温补脾肾。

方药：甘草干姜汤合金匮肾气丸加减。炙甘草、干姜、干地黄、山药、山萸肉、肉桂、泽泻、茯苓、黄芪。

加减：若便秘者，可合用济川煎加减以温阳通便，肉苁蓉甘咸多汁质润，加大肉苁蓉的用量，常可取得满意的疗效；若寒凝气滞，腹痛较甚者，可加肉桂、木香温中行气止痛；若阳痿者，加用淫羊藿，巴戟天以增强温补肾阳之功。

（4）阳虚水泛证

治法：温阳利水。

方药:真武汤加减。茯苓、芍药、生姜(切)、白术、附子(炮,去皮,破八片)。

加减:若水气上犯心肺而咳者,可加五味子、细辛、干姜以温肺止咳;若下利甚者,去芍药加煅牡蛎以涩肠止利。本证若出现昏迷,中医优势略显不足,多采用西医治之。

(5)痰瘀互结证

治法:温补阳气,化痰活血。

方药:二陈汤合桃红四物汤加减。半夏、橘红、白茯苓、甘草(炙)、生姜、乌梅、当归、川芎、桃仁、红花、黄芪、炙甘草。

加减:若脾虚食少纳呆者,加砂仁以温中化湿行气;若胸闷不舒者加香附、郁金理气化痰。

本病是以气虚、阳虚为主的慢性虚损性疾病,气虚而推运血行无力,致血脉瘀滞,形成瘀血;阳虚不能温煦血脉,致血脉凝滞,形成瘀血;久病入络,故临床多见伴有瘀血的病变,因此对于上述各证型伴见舌质紫黯,或见瘀点瘀斑,脉涩或结代,以及兼见其他瘀血证候者,均酌情加入川芎、桃仁、红花、牛膝、当归、乳香、没药等活血化瘀药物。

2.外治疗法

(1)针灸疗法

主穴:内关、合谷、关元、足三里、三阴交,均双侧取穴。以上穴位可分为内关、关元、三阴交与合谷、气海、足三里两组,交替使用,每天或隔天1次。

配穴:肾俞、命门、脾俞、胃俞、阳陵泉、风池,留针时间宜15~20分钟,其间行针2~3次。甲减黏液性水肿昏迷时,针刺人中、中冲、合谷、足三里及针刺耳穴、心、脑、下屏尖、神门。

(2)耳针疗法

取穴:神门、交感、肾上腺、皮质下、内分泌、肾,均取双侧。

操作:以上穴位可分为两组,交替使用,留针30分钟,每隔10分钟运针1次。

(3)艾灸疗法:艾条温灸大椎穴可治疗甲减。

3.成药应用

(1)全鹿丸:口服,每次2~3g,每天2~3次,用于补益虚损,温肾养血。

(2)右归丸:口服,每次3~6g,每天1~2次,用于温肾阳,补精血。

(3)人参鹿茸丸:口服,每次3~6g,每天1~2次,空腹温开水送服,用于补气血,助肾阳。

(4)还少胶囊:口服,每次5粒,每天2~3次。用于温肾补脾,养血益精。

(5)参附注射液:始为25μg,每天1次。每隔2周视病情逐渐增加12.5μg,观察期间用量为25~37.5μg。

4.单方验方

(1)红枣茶:红枣泥、党参、红糖适量,开水冲泡,代茶饮。可补中益气,养血生津。

(2)牡蛎海带汤:牡蛎肉2两,海带1两,加水和调料共煮,每天分2次服食。牡蛎补虚壮阳,海带补碘,共同辅助治疗甲减。

五、预防与调护

1.预防

(1)在地方性甲状腺肿流行区应坚持食用碘化盐,对孕妇尤需供应足量的碘化物。

（2）开展新生儿甲减的筛选工作，并及时进行治疗。

（3）对成人甲亢患者治疗时，必须掌握抗甲状腺药物的剂量和疗程，以免药物过量。

（4）应用放射性^{131}I治疗甲亢时，应恰当掌握剂量。

（5）施行甲状腺切除手术时，应慎重考虑适应证及其切除范围。

（6）及时诊治具有甲减倾向的慢性淋巴细胞性甲状腺炎。

（7）确诊本病后，除积极治疗外，并注意调整精神、饮食、起居。

2.调护

（1）避风寒，适寒温：虚劳过程中，感受外邪，耗伤正气，通常是病情恶化的重要原因；而虚劳患者由于正气不足，卫外不固，又容易招致外邪入侵，故应注意冷暖，避风寒，适寒温，尽量减少伤风感冒。

（2）调饮食，戒烟酒：人体气血全赖水谷以滋生，故调理饮食对虚劳至关重要。一般以富于营养，易于消化，不伤脾胃为原则。对辛辣厚味，过分滋腻、生冷之物，则应少食甚至禁食。吸烟嗜酒有损正气，应该戒除。

甲减忌食食物：忌食各种容易引起甲状腺肿大的食物，如木薯、卷心菜、白菜、油菜、核桃等，忌食富含胆固醇食物，如奶油、动物内脏等。

甲减宜选食物：因缺碘引起的甲减，可选紫菜、海带、碘盐等，炒菜时需要注意，碘盐不宜加入沸油中，以免碘挥发而降低碘浓度；蛋白质可选用蛋类、乳类、各种肉类、鱼肉等，植物蛋白可互补，如各种豆制品、黄豆等。

（3）慎起居，适劳逸：生活起居要有规律，做到动静结合，劳逸适度。根据自己体力的情况，可适当参加户外散步，气功锻炼，打太极拳等活动。病情轻者，可适当安排工作和学习。适当节制房事。

（4）舒情志，少烦忧：过分的情志刺激，易使气阴伤耗，是使病情加重的重要原因之一。而保持情绪稳定，舒畅乐观，则有利于虚劳的康复。

（5）食疗

1）六味地黄粥：六味地黄丸100g，粳米60g共煮粥，早晚餐服食。主治甲减伴贫血者。

2）甘草人参汤：生甘草10g，人参8g加水适量煎汤，服每天300mL，15天为1个疗程。功能为温肾益气、健脾助运。

3）当归羊肉汤：精羊肉90~120g，当归10~15g，生姜3片，同煮。食肉喝汤，每天1次。主治甲减症见腰膝酸软、畏寒肢冷。

4）羊骨粥：羊骨1副，陈皮、高良姜各6g，草果2个，生姜30g，盐少许，加水3升慢火熬成汁，滤出澄清，如常法做粥。早、晚餐饮服，1个月为1个疗程。功能为脾肾双补。

第三节　单纯性甲状腺肿

单纯性甲状腺肿又称非毒性甲状腺肿，是指非炎症或肿瘤原因导致的甲状腺代偿性肿大，可呈弥漫性或结节性肿大。以缺碘、致甲状腺肿物质或相关酶缺陷等原因所致，甲状腺功能一般在正常范围。可呈地方性分布，缺碘为其主要病因；当人群患病率>10%时称之为地方性甲状腺肿。也可呈散发分布，一般发病率在5%以下。

一、流行病学

地方性甲状腺肿广泛分布于世界各地,主要见于离海较远,海拔较高的山区。在我国主要见于西南、西北、华北等地区。1960 年 WHO 首先提出地方性甲状腺肿是全球性疾病。1990 年联合国儿童基金会报道全球 15.72 亿人口生活在碘缺乏地区,由于开展了全国范围地方性甲状腺肿的普查和防治,目前我国本病发病率已经有显著下降。本病多见于女性,散发性甲状腺肿多发生于青春期、妊娠、哺乳期和绝经期。

二、病因与发病机制

传统的观念曾认为,甲状腺肿是当甲状腺素合成过程中因任何单个或多个因素受损时,甲状腺素合成和分泌的能力下降,导致 TSH 升高,诱导甲状腺组织代偿性增生,腺体肿大,属于机体的适应性反应。但近年来发现,单纯性甲状腺肿患者 TSH 多正常,甲状腺的代偿作用可能是通过增加对 TSH 的敏感性(TSH 依赖)或其他途径(非 TSH 依赖),后者主要是指受到来自外周血液或者甲状腺局部自分泌和旁分泌的各种生长因子和血管活性物质的作用促进了甲状腺的增生和分化。因此,目前不再将 TSH 作为单纯性甲状腺肿的主要病理介质。事实上,本病的发病可能还是遗传因素和环境因素共同作用的结果。例如,即使在严重缺碘地区也仍然有部分人发病,遗传因素的证据如本病有时可见家族聚集现象,单卵双胎发病率明显升高等。

1.缺碘　是引起地方性甲状腺肿的主要原因,多见于内地和山区,这些地区土壤、水源、食物含碘量少。而碘是合成甲状腺素的重要原料之一。人体每天对碘的基础需要量为 60μg/d,每天摄入量应不低于 150μg。在生长发育期和怀孕、哺乳、寒冷、感染、创伤及精神刺激时,由于机体对甲状腺激素的需要量增多,会引起相对性碘不足,可加重或诱发甲状腺肿。

2.致甲状腺肿物质　某些物质可致甲状腺肿:常见的食物如卷心菜、木薯可释放硫氰酸根能抑制甲状腺过氧化物酶而致甲状腺肿,尤其是碘缺乏时更易发生;土壤、饮水中钙、镁、锌等矿物质的含量,对甲状腺肿的发生也有关系,有的流行地区除碘外,也缺少上述各元素;另外工业废水中的化合物如酚、酞酸盐、吡啶和多芳香烃也有弱致甲状腺肿作用。蔬菜和污染物中致甲状腺肿的机制尚未完全明确。药物如硫氰化钾、过氯酸钾、对氨基水杨酸、硫脲嘧啶类、磺胺类、保泰松、秋水仙碱、锂盐、钴盐等,可抑制碘离子的浓缩或有机化,大量碘化物可抑制甲状腺激素合成和释放,从而引起甲状腺肿。

3.高碘　虽较低碘少见,但也不能忽视。也可呈地方性或散在分布,长期饮用含高碘的水可导致甲状腺肿,我国曾先后在河北、新疆、山东、山西、河南、内蒙古及江苏 7 个省和自治区发现了水源性高碘地方性甲状腺肿;长期使用含碘药物,碘油椎管造影,也可能引起甲状腺肿;其发生机制是碘摄入过多,占用了过多甲状腺过氧化物酶的功能,使酪氨酸碘化受损,碘的有机化过程受阻。甲状腺代偿性肿大。

4.激素合成障碍　甲状腺素合成过程中的任何一个步骤异常,均可引起激素合成障碍。家族性甲状腺肿为隐性遗传病,病因是甲状腺素合成过程中酶功能的缺陷。如缺乏过氧化酶、脱碘酶,影响甲状腺激素合成;或缺乏水解酶,使甲状腺激素从甲状腺球蛋白分离和释放入血发生困难,均可导致甲状腺肿。

5.基因突变　通过研究甲状腺肿的家族,已经发现有涉及甲状腺激素合成有关的蛋白质的基因异常,如甲状腺球蛋白(TG)、钠/碘协同转运体(NIS)、甲状腺过氧化物酶(TPO)、Pendrin蛋白和TSH受体(TSHR)基因突变。此外,基因位点已经确定,为14q Xp22和3q26。虽然已在几个家族表现为常染色体显性遗传,但易感基因在大多数非毒性甲状腺肿患者中仍然不明确。

三、病理

病理改变取决于疾病的严重程度和病程的长短。在早期,甲状腺呈弥漫性轻度或中度增生肿大、血管增多、腺细胞肥大。当病程延长时,甲状腺因不规则增生或再生,逐渐出现结节,结节还可以进一步扩大融合。后期,部分腺体可发生坏死、出血、囊性变、纤维化或钙化和淋巴细胞浸润,甲状腺体积进一步增大,并呈多结节样改变。针对病因治疗,弥漫性甲状腺肿有可能逆转,而当结节形成之后,则不易逆转。

有的增生结节可以演变成腺瘤,个别的腺瘤样增生结节有可能进展为甲状腺癌。还有的结节由于反复增生,最终失去了对促甲状腺激素的依赖性而形成自主功能性结节,但一般无甲亢症状,极少数结节发展为毒性甲状腺结节而伴发甲亢症状。

四、临床表现

如在早期,肿大尚不严重,甲状腺功能正常,一般无症状,弥漫性甲状腺肿时质地较软,有柔韧感;久病且严重者可腺体肿大显著,如婴儿头,下垂于胸骨前,目前我国经普及碘盐后,如此严重的病例已明显减少。

肿大腺体可引起压迫综合征:①如气管受压,可有喉部紧缩感,慢性刺激性干咳,憋气,呼吸不畅;②食管受压,可造成吞咽困难;③喉返神经受压,早期可以出现声音嘶哑,痉挛性咳嗽,晚期可失声;④颈交感神经受压,可出现同侧瞳孔扩大,严重者出现Horner综合征(眼球下限、瞳孔缩小、眼睑下垂);⑤如甲状腺肿位于胸骨后或胸腔内,可引起上腔静脉压迫综合征,使单侧头面部或上肢水肿等。

散发性甲状腺肿常在青春期、妊娠期、哺乳期及绝经期发生。腺体通常轻度肿大,呈弥漫性,质较软,晚期可有结节。

五、诊断

所有存在甲状腺肿的患者均应进行甲状腺功能的评估,以便排除甲亢或甲减。本病的特点是甲状腺肿大和甲状腺功能基本正常,甲状腺^{131}I摄取率常高于正常,但高峰时间很少提前出现。当TSH偏低,尤其是在既往已诊断的患者,提示有甲状腺功能自主性改变或存在未被诊断的Graves病,引起了亚临床甲状腺毒症的可能。Tg抗体和TPO抗体可用于鉴别是否存在自身免疫性甲状腺疾病。甲状腺超声检查可提供甲状腺的形态、大小及结构,是否有结节、液化和钙化的信息。必要时,采用核素扫描,以评价甲状腺结节或组织是否有自主功能,胸骨后甲状腺肿可用CT或MRI明确其与邻近组织的关系及颈部甲状腺的延续情况。

尿碘的排泄与碘摄入量密切相关,是反映碘摄入量的最佳指标,测定尿碘可作为人体是否缺碘的指标,WHO推荐的成年人每天碘摄入量为150μg。尿碘中位数(MUI)100~200μg/L是最适当的碘营养状态。

六、治疗

青春期甲状腺肿大多可自行消退。轻度无症状的甲状腺肿可以暂时不予处理,密切观察临床症状和定期随访评估病情即可。事实上,有部分患者的肿大可能稳定多年不变。既往常用外源性甲状腺激素,补充内生甲状腺激素的不足,以抑制过多的内源性 TSH 分泌或对 TSH 的敏感性,达到缓解甲状腺增生的目的。但目前认为,这种治疗方法仅能使少数患者的甲状腺肿有所缩小,而长期服用甲状腺素可能带来甲状腺毒症的危害,如房颤、骨量丢失等。故已不建议用于本病的治疗。

1.碘补充及病因治疗　对单纯缺碘者补碘是合理的,既是预防,也有治疗作用。补充后甲状腺即可见不同程度的回缩。食用碘盐是有效且相对安全的方法。一般来说,弥漫性甲状腺肿经持续补碘后 6~12 个月,甲状腺肿可回缩至正常,少数需数年时间,但结节一般不会因补碘而消失。有可确认的致甲状腺肿因素者应尽量予以纠正。

2.同位素治疗　部分腺体过大,内科治疗无效且不能耐受手术治疗的患者及术后复发患者可考虑 ^{131}I 治疗。^{131}I 治疗在缩小甲状腺体积方面疗效可靠,治疗后甲状腺体积逐渐缩小,绝大多数患者在 6~12 个月后可缩小 50% 左右。^{131}I 治疗后有可能出现甲减、一过性甲状腺毒症等,故需密切随访甲状腺功能,必要时及时加用甲状腺素并根据随访的 TSH 水平逐步调整至合适剂量。

3.手术治疗　指征:腺体过大,妨碍工作和生活;引起压迫症状,内科治疗无效;腺体内有结节,疑有发展为癌肿或甲状腺功能亢进症可能者。术后为防止再形成甲状腺肿及术后甲状腺功能偏低,宜长期服用甲状腺片或 $L-T_4$。

七、预防

对于碘缺乏引起的地方性甲状腺肿,补充碘剂是预防和治疗本病的主要措施;根据 2001 年国际防治碘缺乏病权威组织的建议,理想的成人碘摄入量 150μg/d。一般来说,弥漫性甲状腺肿经持续补碘后 6~12 个月,甲状腺肿可回缩至正常,少数需数年时间。妊娠期的碘摄入量务必保证在 250μg/d 左右。妊娠期碘需求量的增加源于尿碘排泄量的增加和胎儿甲状腺对碘原料的需求。

第三章　糖尿病

糖尿病(diabetes mellitus,DM)是一组常见的以葡萄糖和脂肪代谢紊乱、血浆葡萄糖水平增高为特征的代谢内分泌疾病,比较复杂,但由于篇幅有限,本章糖尿病重点叙述最常见的2型DM,简要叙述妊娠与糖尿病,部分节段联系1型糖尿病和某些较少见的类型。

第一节　病因与发病机制

一、病因和分类

大部分糖尿病患者可归为两大发病机制范畴。一类(1型)为胰岛素分泌的绝对缺乏。大多数1型糖尿病患者经血清或DNA检查可发现免疫反应指标或基因标志。另一类(2型)的原因为胰岛素抵抗兼有胰岛素代偿性分泌反应不足。在2型患者中,在被确诊前可以长期毫无症状。这两个类型的糖尿病在发病机制、自然病史、治疗原则、治疗反应及预防均有明显不同。此外,尚有少数的糖尿病患者有其特有的病因与发病机制,可归于其他特殊类型。

1.1型糖尿病　β细胞毁坏,常导致胰岛素绝对不足。

(1)自身免疫性急发型和缓发型,GAD和(或)胰岛细胞抗体阳性。

(2)特发性无自身免疫证据。

2.2型糖尿病　主要是胰岛素抵抗和(或)胰岛素分泌障碍。研究发现老年痴呆症与胰岛素的作用下降密切相关且常伴有糖尿病,因此提出3型糖尿病的概念,我们认为与其说是3型糖尿病,还不如说老年痴呆症是糖尿病的并发症或伴发症。

3.特殊类型糖尿病

(1)β细胞功能基因缺陷:如MODY 1型、2型、3型;线粒体DNA。

(2)胰岛素作用遗传性缺陷:如胰岛素基因突变;胰岛素受体缺陷A型胰岛素抵抗,妖精综合征,脂肪萎缩性糖尿病等。

(3)胰腺外分泌病:如胰腺炎症、外伤、手术或肿瘤。

(4)内分泌疾病:如肢端肥大症、库欣综合征、胰高糖素瘤、嗜铬细胞瘤和甲状腺功能亢进症等。

(5)药物或化学品所致糖尿病:如杀鼠药、烟草酸、糖皮质激素、甲状腺激素、噻嗪类药物、β-肾上腺能类似物、苯妥英钠、IFN-α和二氮嗪等,大多数均能引起糖耐量减退。

(6)感染所致糖尿病:如风疹、巨细胞病毒等。

(7)少见的免疫介导糖尿病:如Stiffman综合征,抗胰岛素受体抗体等。

(8)伴糖尿病的其他遗传综合征:如Down、Klinefelter、Turner、Wolfram、Laurence Moon Biedl等综合征和Huntington舞蹈症等。

4.妊娠期糖尿病　指在妊娠期发现的糖尿病,但不排除于妊娠前原有糖耐量异常而未被确认者,已知是糖尿病的患者妊娠时不属此型。多数患者于分娩后可恢复正常,近30%以下患者于5~10年随访中转变为糖尿病。

二、几个主要类型的特点

1.1 型糖尿病　其特征为:①起病较急;②典型病例见于小儿及青少年,但任何年龄均可发病;③血浆胰岛素及 C 肽水平低,服糖刺激后分泌仍呈低平曲线;④依赖胰岛素治疗,一旦骤停胰岛素则易发生酮症酸中毒,甚而威胁生命;⑤遗传为重要因素,表现为第 6 对染色体上 HLA 某些抗原的阳性率增减;⑥胰岛 β 细胞自身抗体常呈阳性反应,包括胰岛细胞自身抗体(ICAs)、胰岛素自身抗体(IAAs)、谷氨酸脱羧酶(GAD 65)自身抗体和酪氨酸磷酸酶自身抗体(IA2 和 IA2β),其中以 GAD 抗体最具特征。85%~90%的 1 型患者空腹血糖开始升高时,可检测到一种或多种上述自身抗体。有些患者病情发展较慢,胰岛素分泌极少,体形消瘦,必须注射外源胰岛素才能防治酮症酸中毒,每到成年期方通过血清 GAD 抗体测定,才被发现是 1 型糖尿病。这类患者称为成人缓慢进展自身免疫性糖尿病成人缓慢进展自身免疫性糖尿病。自身免疫性糖尿病患病率大约为 6%,与 2 型糖尿病相比,自身免疫性糖尿病患者年龄和体重均较低,且随年龄增长或体重增加患病率下降。自身免疫性糖尿病患者 C 肽水平及并有高脂血症、高血压、肥胖的比例均较 2 型糖尿病低。

特发性 1 型糖尿病原因未明,为 1 型中的少数,虽有永久胰岛素分泌缺乏和酮症酸中毒,但无自身免疫证据,也无 HLA 特点。

暴发性 1 型糖尿病的概念及诊断指标:①出现高血糖症状 1 周内发生酮症或酮症酸中毒;②血清空腹 C 肽<0.1nmol/L,而餐后 2 小时(胰高糖素释放试验)C 肽<0.17nmol/L;③初诊时血糖>16mmol/L 而 HbA1c<8.5%。暴发性 1 型糖尿病属于特发性 1 型糖尿病的一种亚型。该病来势凶猛,进展迅速,预后极差。如果在临床上见到患者血糖极高、进展迅速、病情危重的患者,伴有胰酶升高,要考虑暴发性 1 型糖尿病。

2.2 型糖尿病　其特征为:①起病较慢;②典型病例见于中老年人,偶见于幼儿;③血浆胰岛素水平仅相对性不足,且在糖刺激后呈延迟释放,有时肥胖患者空腹血浆胰岛素基值可偏高,糖刺激后胰岛素也高于正常人,但比相同体重的非糖尿病肥胖者为低;④遗传因素也很重要,包括遗传表观,但 HLA 属阴性;⑤ICA 常呈阴性;⑥胰岛素效应往往较差;⑦早期时单用口服抗糖尿病药物,一般可以控制血糖。

2 型糖尿病患者主要由于胰岛素抵抗合并有相对性胰岛素分泌不足所致。有些需用胰岛素以控制高血糖症。在这类患者中可能有一些是特殊类型的糖尿病。大部分的患者伴肥胖,肥胖症本身可引起胰岛素抵抗。即使以传统体重指标鉴定并不肥胖的患者,仍可在内脏有体脂的积聚。由于高血糖症发展甚慢,早期症状很轻微而不典型或无症状,故常经过许多年始被确诊,然而,患者很容易发生大血管和微血管并发症。面对胰岛素抵抗和高血糖症,尽管 β 细胞分泌更多的胰岛素,血胰岛素水平常高于正常,仍不能使血糖正常化,说明 β 细胞分泌功能有一定缺陷,不足以代偿胰岛素抵抗。

3.特殊类型糖尿病　较少见,其中有些特殊类型的机制已被阐明。

(1)β 细胞基因缺陷:有些特殊类型伴有 β 细胞的单基因缺陷。如青年人中的成年发病型糖尿病(MODY),发病年龄常在 25 岁之前,伴轻度高血糖症,是常染色体显性遗传,在不同染色体上的基因位点发生异常。MODY 1-11 相关基因:①染色体 12 上的肝细胞核因子

（HNF-4α）；②染色体7β上的葡萄糖激酶基因；③染色体20q的HNF-1；④染色体13的胰岛素启动因子（IPF-1）；⑤染色体17上的肝细胞核因子1β（HNF-1β）；⑥第2染色体的神经源性分化因子/β细胞E-盒转录激活物2；⑦CDKLF 11；⑧CEL；⑨成对盒基因4；⑩胰岛素gene；⑪B淋巴细酪氨酸酶基因线粒体DNA点变异引起糖尿病伴耳聋，最常见的变异发生在tRNA leucine基因的3243位，导致A至G的转变。

（2）胰岛素作用的基因缺陷：如胰岛素受体的变异，有些患者可伴有黑棘皮病，女患者可有男性化和卵巢囊肿，在过去，这类患者称为A型胰岛素抵抗。在儿童中，胰岛素受体基因变异可引起严重胰岛素抵抗，称为妖精综合征和Rabson-Mendenhall综合征。

（3）药物或化学品所致糖尿病：如Vacor（鼠药）和Pentamidine能永久性破坏β细胞；烟草酸和糖皮质激素可损害胰岛素的功能；IFN-α可导致糖尿病并常伴有胰小岛抗体等。

（4）外分泌胰腺病：如胰腺炎、外伤、感染、胰腺手术、肿瘤等。

（5）内分泌疾病：一些激素（生长激素、皮质醇、胰高血糖素、肾上腺素）可以对抗胰岛素作用。

（6）新生儿糖尿病：出生后6个月内发病的糖尿病称新生儿糖尿病，此是一种少见的特殊类型糖尿病，临床上分为短暂性新生儿糖尿病和永久性新生儿糖尿病。其中30%~58%的新生儿糖尿病由Kir6.2基因突变引起。其他有关的基因如杂合子激活的KCNJII变异和AB-CC8变异等。短暂性新生儿糖尿病可以缓解并终止治疗，但患者成年后可能复发。永久性新生儿糖尿病需要终身治疗。磺脲类等口服降糖药物进行治疗效果较好。

4.妊娠期糖尿病　指在妊娠期发现糖尿病患者，在妊娠前已有糖尿病的患者不属于妊娠糖尿病而属于糖尿病伴妊娠。

三、发病机制

胰岛素绝对不足大多见于1型患者，相对不足大多见于2型患者。绝对不足的证据有以下几点：①空腹血浆胰岛素浓度很低，一般<4μU/mL（正常值为5~20μU/mL），甚至测不出；②用葡萄糖或胰高血糖素刺激后血浆胰岛素及C肽仍低，呈扁平曲线；③对磺酰脲类治疗无效；④病理切片上示胰岛炎，早期有淋巴细胞等浸润，后期β细胞呈透明变性、纤维化，β细胞数仅及原来10%。1型糖尿病患者每天胰岛素分泌量甚少，空腹基值及糖刺激后峰值均明显低于正常，提示绝对分泌不足。

肥胖的2型糖尿病患者血浆胰岛素浓度基值或刺激后高峰均比正常对照为高，仅比相应体重而非糖尿病患者低且高峰延迟出现。葡萄糖刺激后正常人胰岛素高峰见于口服糖后30~60分钟，2型患者的高峰延迟30~45分钟出现。

各种类型糖尿病的病因及机制相差甚大，以下分别简述1型和2型糖尿病的机制。

1.1型糖尿病

（1）遗传因素：不论在1型或2型均较肯定。1型中单卵双胞胎发生一致率为30%~50%，其β细胞自身免疫反应一致性为2/3。HLA-DQ及DR抗原与1型的关联最为重要，HLA-DQ8、DQ2、DR3、DR4可能与1型糖尿病易感性相关，DQ6、DR2可能和其保护性有关。DQp57非天冬氨酸和DQa52精氨酸可明显增强1型糖尿病的易感性。

（2）自身免疫与1型患者关系密切：胰小岛的自身免疫反应主要可能通过分子模拟过程所致。病毒或病毒以外的物质的化学和构型与β细胞酷似，则该抗原产生的抗体也将向β

细胞发动免疫攻击。巨噬细胞即联合Ⅱ类 MHC 紧密地与之结合,在白介素Ⅰ和Ⅱ的配合下,经辅助 T 细胞识别后,即对该抗原发动强烈而持久的免疫反应,产生针对该抗原的特异抗体和免疫活性细胞。针对外来抗原的抗体与 β 细胞结合后,吸引巨噬细胞、补体和自然杀伤细胞,巨噬细胞将自身抗原有关信息传递给辅助 T 细胞,后者进一步扩大针对自身抗原的免疫反应。

1 型糖尿病患者细胞和体液免疫的证据有:①病者可伴有多种其他免疫性疾病,如 Graves 病、桥本甲状腺炎、恶性贫血、原发性慢性肾上腺皮质功能减退症等;②可伴有脏器特异性抗体,包括甲状腺、胃壁细胞及抗肾上腺抗体等;③起病较急而于 6 个月内死亡者有胰小岛炎,其中有 T 淋巴细胞、NK 细胞和 K 细胞浸润。辅助性 T 细胞 1(Th1)和辅助性 T 细胞 17(Th17)增加,辅助性 T 细胞 2(Th2)及调节性 T 细胞(Treg)下调,导致 Th1/Th2 和 Th17/Treg 比值增加;④白细胞移动抑制试验阳性;⑤胰岛细胞抗体(ICA)免疫荧光测定阳性,在 1 型病例发病 1~2 年可高达 85%,后渐下降,后又发现胰岛细胞表面抗体(ICsA)、补体结合胰岛细胞抗体(CF ICA)、细胞毒性胰岛细胞抗体、64K 和 38K 免疫沉淀抗体等。其中 ICsA、CF ICA 和免疫沉淀抗体选择性地作用于 β 细胞;⑥谷氨酸脱羧酶(GAD),在近期发病的 1 型患者中阳性率为 69%,在发病 3~42 年的患者中仍有 59% 阳性率;⑦抑制性 T 淋巴细胞数及功能降低,K 细胞数及活性增高。

2.2 型糖尿病 发病机制与 1 型糖尿病不同,并非因自身免疫 β 细胞破坏所致,主要在基因缺陷的基础上存在胰岛素抵抗和胰岛素分泌障碍两个环节。胰岛素抵抗出现可能较 β 细胞功能损伤更早些。不良的生活方式是 2 型糖尿病的主要原因(约占 60%),遗传和环境改变因素各占 20%。

(1)不良生活习惯:近三十年来,工作和生活的节律变化加大,高能量食品摄入较多,活动相对较少,因此产生能量正平衡,能量过剩导致游离脂肪酸(FFA)增加。另外,生活习惯的改变及抗生素应用过多,可导致肠道菌群失调,因此产生过多的内毒素(LPS)。FFA 和 LPS 与巨噬细胞的 Toll 样受体结合,促进巨噬细胞极化,后者产生大量致炎物质,比如 IL-6、CRP 等,导致慢性低度炎症,或称代谢性炎症。

(2)环境因素:空气和水的污染,也是 2 型糖尿病的诱发因素。当雾霾天气 PM2.5 超标,可极化定居在肺组织的巨噬细胞。

(3)遗传和表观遗传

1)异质性、多基因遗传有关:家系发病调查发现 2 型糖尿病患者的 38% 的兄妹和 1/3 后代有糖尿病或 IGT,单卵双生的发病一致率可能为 70%~85%。2 型糖尿病是一种异质性、多基因遗传病。已经发现 30 多个和 2 型糖尿病发病相关的 SNP 位点。这些 SNP 有关基因包括:TCF7L2、FTO、KCNJ11、HHEX、CDKN2B、CDKAL1、IGF2BP2、PPARGP12A、SLC30A8、TCF2、JAZF1、CDC123、PPARGC1A 和 NRF1 等,上述基因 SNP 的表型多与胰岛的损伤有关。表观遗传修饰如 microRNA、DNA 甲基化及组蛋白修饰在糖尿病的发生发展中起到了重要的作用。

2)胰岛素抵抗的遗传基础。①胰岛素受体前水平:胰岛素基因突变而形成结构异常和生物活性降低的胰岛素;②胰岛素受体水平:现已有 30 种以上胰岛素受体基因点状突变或片段缺失与严重的胰岛素抵抗有关。临床上也已发现多个综合征与胰岛素受体基因突变有关,如妖精综合征、脂肪萎缩性糖尿病等;③受体后水平:胰岛素与其受体的 α 亚基结合,β

亚基酪氨酸激酶活化过程需依赖葡萄糖运载体 4(GLUT4)及许多关键酶的活性。肥胖症和 2 型糖尿病患者的脂肪细胞内 GLUT4 基因表达降低,致使脂肪分解增加,FFA 浓度增高,通过脂肪酸-葡萄糖循环,相互影响糖和脂肪的代谢,导致胰岛素作用减弱和胰岛素抵抗,因而糖尿病也有糖脂病之称;④胰岛 α、β 细胞对胰岛素抵抗。

(4)脂毒性:在 β 细胞中脂肪酸氧化被抑制,长链脂酰辅酶 A 集聚,长链脂酰辅酶 A 可以通过开放 β 细胞钾通道减少胰岛素分泌,还可增加 UCP-2 表达减少胰岛素分泌。

(5)糖毒性:高糖增加 ROS 生产,后者影响胰腺十二指肠同源盒 1(PDX-1)表达,导致胰岛素基因转录减少。此外,ROS 增加 NF-κB 活性,诱导慢性低度炎症及 β 细胞凋亡。

(6)胰岛 β 细胞去分化:高血糖时体内叉头转录因子 FoxO1 活性丧失,β 细胞发生去分化改变,成为具有多向分化潜能的内分泌祖细胞样细胞,部分细胞甚至可以分泌胰升糖素。提示研发促进已去分化的 β 细胞再次分化回归至功能性 β 细胞可能是防治糖尿病的新思路。

(7)胰沉淀素过度沉积:β 细胞功能进行性下降;内源性促胰岛素分泌功能失调。

(8)增龄:随增龄 ROS 的增加为老年人易患糖尿病的原因之一。

四、病理生理

1 型糖尿病是由于遗传易感基因的基础和某些环境因素的作用下,诱发针对 β 细胞的免疫性炎症,胰岛 β 细胞破坏高达 90%以上。胰岛素绝对缺乏,导致糖蛋白质、脂肪代谢紊乱。

2 型糖尿病是一种慢性病,病程漫长,反映着胰岛 β 细胞储备功能逐渐低下与胰岛素分泌障碍的演变过程。

1.葡萄糖利用减少和肝糖输出增多是高血糖的主要原因

(1)糖进入细胞减少氧化磷酸化减弱,引起葡萄糖利用减少。

(2)糖原合成减少,血糖增高。

(3)糖酵解减少。

(4)磷酸戊糖通路减弱。

(5)三羧酸循环减弱,糖利用降低。

2.脂肪代谢紊乱 糖尿病严重者未经适当控制时常有下列脂代谢紊乱。

(1)由于磷酸戊糖通路明显减弱,还原型辅酶Ⅱ(NAD-PH)减少,脂肪合成常减少,患者多消瘦;但早期 2 型轻症患者则由于多食而肥胖。

(2)由于肝糖原合成及贮藏减少,在垂体及肾上腺等激素调节下,脂肪入肝沉积,肝细胞变性,肝大为脂肪肝。

(3)在重症病例中,脂肪大量动员分解为 α 甘油磷酸及游离脂肪酸,乙酰辅酶 A 未能充分氧化而转化为大量酮体。

3.蛋白质代谢紊乱 糖尿病患者蛋白质代谢常紊乱,肌肉及肝中蛋白质合成减少而分解增多,呈氮质负平衡。胰岛素不足时糖异生增加。由于蛋白质呈负平衡,患者消瘦、乏力、抵抗力差、易感染,创口不易愈合,小儿生长发育受阻。

4.电解质代谢、水代谢、酸碱平衡和维生素代谢紊乱 常引起各主要脏器功能失常,尤其在酮症酸中毒时更严重,详见后文。

5.维生素代谢紊乱　尤其是维生素 B 族缺乏。

6.慢性低度炎症及代谢性炎症综合征　由于现代生活习惯和环境的变化产生代谢紊乱及代谢产物,包括游离脂肪酸和内毒素等极化巨噬细胞等细胞并诱发的慢性低度炎症,也称代谢性炎症,后者损伤组织和器官。图 3-1 所示巨噬细胞促炎(M1)与抗炎(M2)通常处于相对平衡状态。一旦体内 FFA 与 LPS 增加,通过巨噬细胞表面的 TLR4 使其极化(M1/M2 比例增加),同时引起 Th1/Th2、Th17/Treg 比值增高。极化的巨噬细胞和辅助性 T 淋巴细胞诱导机体产生慢性低度炎症并参与动脉粥样硬化、脂肪肝、肥胖、2 型糖尿病的病理生理过程。另外 IFN、IRF3/5/9 及 miRNA155/223 等也可极化巨噬细胞,而二甲双胍、GLP-1 等可通过调节 STAT 系统抑制巨噬细胞的极化。有氧运动及平衡饮食可能是异病同防适宜技术。专家建议如果慢性低度炎症损伤组织器官,并形成 2 个或 2 个以上如图所示代谢性疾病,可考虑诊断"代谢性炎症综合征"。糖尿病人群中近 90%符合代谢性炎症综合征的诊断,70% 左右糖尿病者有动脉粥样硬化,提示 AS 是糖尿病者至死的主要原因。代谢性炎症综合征的概念有利于糖尿病的防治。

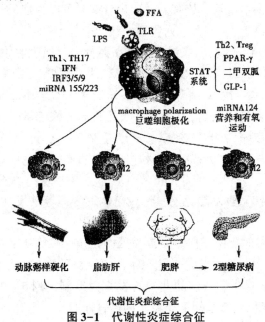

图 3-1　代谢性炎症综合征

Th1、Th2、Th17.辅助性 T 细胞;Treg.调节性 T 细胞;FFA.游离脂肪酸;LPS.细菌内毒素;TLR.Toll 样受体;IFN.干扰素;IRF.干扰素调节因子;STAT.信号转导及转录激活因子;PPAR-γ.过氧化物酶体增生物激活受体;GLP-1.胰高血糖素样肽-1

第二节　临床表现

糖尿病是一种慢性进行性疾病,除 1 型起病较急外,2 型一般起病徐缓,难于估计时日。2 型糖尿病各期临床表现如下。

一、无症状期

约 90%是中年以上 2 型糖尿病患者,食欲良好,体态肥胖,精神体力正常,往往因体检或检查其他疾病或妊娠检查时偶然发现食后有少量糖尿。空腹血糖正常或稍高,但饭后 2 小时血糖高峰超过正常,糖耐量试验往往显示糖尿病。不少病者可先发现常见的兼有病或并发症如高血压、动脉硬化、肥胖症及心血管病、高脂血症或高脂蛋白血症,或屡发化脓性皮肤感染及尿路感染等。1 型患者有时因生长迟缓、体力虚弱、消瘦或有酮症等明显症状而易被发现。

在 2 型糖尿病无症状期或仅处于 IGT 状态时,患者常常已有高胰岛素血症,而在 1 型糖尿病出现症状前往往已有 ICA 和 GAD 阳性。

无症状期糖尿病经饮食和(或)运动等治疗,可使病情较易得到控制,防止和减少慢性并发症,甚至逆转。

二、症状期

此期患者常有轻重不等的症状,且常伴有某些并发症、伴随或兼有病。有时本病症状非常轻微,但兼有病或并发症的症状可非常严重,且有时先于糖尿病症状出现,或以主要症状的形式出现而将糖尿病本身症状掩蔽。幼年病者有时可以酮症酸中毒为首发症状。如空腹及餐后血糖均明显升高者,一般有下列典型症状。

1.多尿、烦渴、多饮 由于糖尿,尿渗透压升高而肾小管回吸收水减少,尿量常增多。病者尿意频频,多者一日夜可 20 余次,夜间多次起床,影响睡眠。不仅每次尿多与尿频,一日尿总量常在 2~3L 以上,偶可达 10 余升。由于多尿失水,病者烦渴,喝水量及次数均增多,可与血糖浓度及尿量和失糖量成正比;当胰岛素缺乏及酮症酸中毒时,钠、钾离子回吸收更困难,多尿加重;常使血浆浓缩,影响渗透压,可酿成高渗性昏迷等严重后果。

2.善饥多食 由于失糖,糖分未能充分利用,伴以高血糖刺激胰岛素分泌,食欲常亢进,易有饥饿感,主食有时达 1~2 斤,菜肴比正常人多一倍以上,尚不能满足。但有时病者食欲忽然降低,则应注意有否感染、发热、酸中毒,或已诱发酮症等并发症。多尿、多饮及多食临床上常称"三多症"。

3.疲乏、体重减轻、虚弱 由于代谢失常,能量利用减少,负氮平衡,失水和电解质,酮症时更严重,患者感疲乏、虚弱无力。尤其是幼年(1 型)及重症(2 型)患者消瘦明显,体重下降可达数十斤,劳动力常减弱。久病幼儿生长发育受抑制,身材矮小、脸色萎黄、毛发少光泽,体力多虚弱。但中年以上 2 型轻症患者常因多食而肥胖。

4.皮肤瘙痒 多见于女性阴部,由于尿糖刺激局部所致。有时并发白念珠菌等真菌性阴道炎,瘙痒更严重,常伴以白带等分泌。失水后皮肤干燥也可发生全身瘙痒,但较少见。

5.其他症状 有四肢酸痛、麻木、腰痛、性欲减退、阳痿不育、月经失调、便秘、视力障碍等。有时有顽固性腹泻,每天大便 2~3 次至 5~6 次不等,呈稀糊状,一般属非炎症性而为功能性腹泻,可能与自主神经功能紊乱有关。有时有直立性低血压、大汗淋漓、大小便失禁等也属严重神经系表现,许多症状由于并发症与兼有病所致。

早期轻症,大多无体征。久病者常可发现因失水、营养障碍、继发感染、心血管、神经、肾、眼部、肌肉、关节等并发症而出现各种体征。可见肝大,尤多见于 1 型患者,适当治疗后可恢复。

1 型糖尿病虽各个年龄组均可发病,但多发生于儿童及青少年时期,"三多一少"症状往往比 2 型糖尿病明显。发病初期往往有较明显的体重下降,且起病迅速,常有酮症倾向,以致出现酮症酸中毒,临床表现为食欲减退、恶心、呕吐、头痛、烦躁、呼吸深快及尿量减少等症状,甚至出现昏迷。具有特征性的临床表现是呼气中有烂苹果味(丙酮气味)。据上述临床特点,尚可鉴别 1 型和 2 型糖尿病,若有困难时则需检测胰岛素和相关抗体。

第三节　诊断与鉴别诊断

一、实验室检查

1.尿

(1)尿糖测定:尿糖阳性是诊断糖尿病的重要线索,但是尿糖阴性不能排除糖尿病,尤其是在 2 型患者。决定糖尿及尿糖量的因素有:①血糖浓度;②肾小球滤过率;③肾小管回吸收葡萄糖率(可能与 SGLT2 有关)。正常人肾糖阈为 160~180mg/dL;如菊糖清除率为 125mL/min,肾小管能回吸收肾小球滤液中葡萄糖 250~300mg/min,故血糖正常时尿中无糖。但不少晚期病者由于肾小动脉硬化、肾小球硬化症等病变,肾血流量减少,肾小球滤过率减低而肾小管回吸收糖的功能相对尚好时,则血糖浓度虽高而无糖尿,临床上称为肾糖阈增高。反之如肾小管再吸收糖的功能降至 120mg/min 以下,则血糖浓度虽在 100mg/dL 左右仍可有糖尿,临床上称为肾糖阈降低,见于肾性糖尿,为本病重要鉴别诊断之一。

(2)蛋白尿:一般无并发症患者阴性或偶有白蛋白尿,低于 30mg/d 或 20μg/min,白蛋白尿排泄率在 30~300mg/d 时称微量白蛋白尿,表明患者已有早期糖尿病肾病;白蛋白尿排泄率>300mg/d 时,称临床或大量白蛋白尿,常规尿检可出现蛋白尿,可达 0.59%(相当于 4+),每天丢失蛋白质可在 3g 以上(正常人<30mg/d),常引起严重低蛋白血症和肾病综合征。高血压、肾小动脉硬化症、心力衰竭者也常有少量蛋白尿,酮症酸中毒、高渗昏迷伴循环衰竭者或休克失水严重影响肾循环时也可出现蛋白尿。

(3)酮尿:见于重症或饮食失调伴酮症酸中毒时,也可因感染、高热等进食很少(饥饿性酮症)。

(4)管型尿:往往与大量蛋白尿同时发现,多见于弥漫型肾小球硬化症,大都属透明管型及颗粒管型。

(5)镜下血尿及其他:偶见于伴高血压、肾小球硬化症、肾小动脉硬化症、肾盂肾炎、肾乳头炎伴坏死或心力衰竭等病例中。有大量白细胞者常提示有尿路感染或肾盂肾炎,往往比非糖尿病患者为多见。有肾乳头坏死者有时可排出肾乳头坏死组织,为诊断该病的有力佐证。

2.血

(1)无并发症者:血常规大多正常,但有下列生化改变。

1)血糖:本病 2 型中轻症病例空腹血糖可正常,餐后常超过 11.1mmol/L,重症及 1 型病例则显著增高,常在 11.1~22.0mmol/L 范围,有时可高达 33.0mmol/L 以上。华山医院 1 例 2 型患者高达 66.0mmol/L;但此类病者常伴高渗昏迷及糖尿病酮症而失水严重,经治疗后可迅速下降。

2)血脂:未经妥善控制者或未治患者常伴以高脂血症和高脂蛋白血症。典型的表现主要是三酰甘油(TG)及低密度脂蛋白(LDL)升高、高密度脂蛋白(HDL)降低。尤以 2 型肥胖患者为多,但有时消瘦的患者也可发生。三酰甘油可自正常浓度上升 4~6 倍,游离脂肪酸自正常浓度上升 2 倍余,总胆固醇、磷脂、低密度脂蛋白(LDL)均明显增高。高密度脂蛋白尤其是亚型 2(HDL2Ch)降低,ApoA1、ApoA2 也降低。

3)血酮、电解质、酸碱度、CO_2 结合力与尿素氮等变化将在酮症酸中毒、高渗昏迷、乳酸性酸中毒和肾病变等有关节段中叙述。

4)抗体检查:胰岛细胞抗体(ICA)、胰岛素抗体(IAA)、谷氨酸脱羧酶自身抗体(GADAb),其中以 GADAb 的价值最大。

5)HbA1c 测定:对空腹血糖正常而血糖波动较大者可反映近 2~3 个月中血糖情况,对糖代谢控制状况和与糖尿病慢性并发症的相关性优于血糖测定结果。HbA1c 正常值为 3.2%~6.4%,糖尿病患者常高于正常。

6)果糖胺和糖化血清白蛋白测定:可反映近 2~3 周中血糖情况,与 HbA1c 相平行,糖尿病患者不论 1 型、2 型均增高,尤以 1 型为高。注意测定结果受白蛋白浓度的影响。

(2)对部分患者需估计其胰岛素抵抗、β 细胞功能或血糖控制情况时,尚可以做下列测定。

1)空腹血浆胰岛素测定:华山医院放射免疫法测定空腹血浆胰岛素正常范围为 2.6~11.1mU/mL,1 型患者往往在 5μU/mL 以下,甚至不能测出。2 型患者血浆胰岛素浓度一般正常,少数患者偏低,肥胖患者常高于正常,增高明显者呈高胰岛素血症,提示有胰岛素抵抗。胰岛素和胰岛素原有免疫交叉性,因此均能为一般放免测定法测出研究显示,胰岛素原对心血管的不良影响,较胰岛素更严重。

2)胰岛素释放试验:1 型患者除空腹腔积液平很低外,糖刺激后胰岛素水平仍很低,呈低偏平曲线,尤其是计算同时的葡萄糖(G)与胰岛素(IRI)的比值,IRI/G,提示胰岛素分泌偏低。2 型病者空腹腔积液平可正常或偏高,刺激后呈延迟释放。葡萄糖刺激后如胰岛素水平无明显上升或低平,提示 β 细胞功能低下。

3)C 肽测定:C 肽是从胰岛素原分裂而成的与胰岛素等分子肽类物,不受肝酶的灭能,仅受肾作用而排泄,故血中浓度可更好地反映胰岛 β 细胞储备功能。测定 C 肽时不受胰岛素抗体所干扰,与测定胰岛素无交叉免疫反应,也不受外来胰岛素注射的影响,故近年来仍用测定 C 肽血浓度或 24 小时尿中排泄量以反映 β 细胞分泌功能。①血清 C 肽浓度测定:正常人血清 C 肽为 0.65~2.7μg/L,当口服葡萄糖后峰值见于 60 分钟时,浓度为 3.10ng/mL;②24 小时尿 C 肽测定:正常人为(36±4)μg,1 型病者仅(1.1±0.5)μg,2 型病者为(24±7)μg,每天 C 肽的排出量约相当于胰岛素分泌量的 5%,而胰岛素排出量仅占 0.1%。

4)按患者临床征象估计胰岛素敏感性:高血压或心肌梗死、2 型糖尿病家族史各为 2 分,腰围/臀围(WHR)>0.85、高血压[>140/90mmHg(1mmHg=0.133kPa)]、高三酰甘油(>1.9mmol/L)、高尿酸血症(>386.8mmol/L)和脂肪肝(γ-GT>25U/L 或 B 超密度异常)各判为 1 分。若总分≥3 时疑为有胰岛素抵抗可做 OGTT,如证实为 IGT 或 DM 即可考虑胰岛素抵抗。如血糖正常可测定血胰岛素水平,如≥15μU/mL 则也可认为胰岛素抵抗。如总分<3 时胰岛素抵抗的可能性不大。

5)稳态模型(Homa model)的胰岛素抵抗指数(Homa-IR)及胰岛素作用指数:胰岛素抵抗的"金标准"是正常血糖高胰岛素钳夹试验,但体质指数(BMI)、腰围(W)、腰臀比(WHR)、空腹胰岛素(FINS)、空腹血糖/空腹胰岛素(FPG/FINS)、胰岛素作用指数(IAI)和

Homa-IR 因操作简单、价格便宜对患者几乎无损伤而受广泛欢迎。其中 Homa-IR 是基于血糖和胰岛素在不同器官的相互影响而建立的数学模型,该模型仅用空腹血糖和胰岛素值来评估机体的胰岛素抵抗(Homa-IR)和 β 细胞功能(胰岛素分泌指数 Homa-IS):Homa-IR=(FINS×FPG)/22.5,并对结果行对数转换或 $Homa-IR=FINS/22.5e-lnFPG$,$Homa-IS-20×FINS/(FPG-3.5)$,其中胰岛素单位为 μU/mL,葡萄糖为 mmol/L。Homa-IR、Homa-IS 仅涉及空腹状态下血糖和胰岛素值。在糖耐量异常和糖尿病患者运用 Homa-IR 时,应同时了解患者的病程、治疗情况,作综合分析。计算空腹血糖与胰岛素乘积的倒数[1/(FPG×FINS)],并取其自然对数即为胰岛素作用指数。计算公式:$IAI=ln[1/(FINS×FPG)]$。研究结果显示在糖耐量正常、糖耐量减低和 2 型糖尿病人群 IAI 与 Clamp 测定的胰岛素敏感性的相关系数高度显著相关,分别为-0.78($n=150$)、-0.71($n=62$)和-0.71($n=29$)。

二、诊断标准

《中国 2 型糖尿病防治指南(2020 年版)》推荐的糖尿病诊断标准见表 3-1,以静脉血浆葡萄糖诊断糖尿病,检查空腹血糖或 OGTT 2hPG。

表 3-1　糖尿病诊断标准

诊断标准	静脉血浆葡萄糖或 HbA1c 水平
典型糖尿病症状	
加上随机血糖	≥1.1mmol/L
或加上空腹血糖	≥7.0mmol/L
或加上 OGTT 2h 血糖	≥11.1mmol/L
或加上 HbA1c	≥6.5%
无糖尿病典型症状者,需改日复查确认	

注:OGTT 为口服葡萄糖耐量试验;HbA1c 为糖化血红蛋白。典型糖尿病症状包括烦渴多饮、多尿、多食、不明原因体重下降;随机血糖指不考虑上次用餐时间,一天中任意时间的血糖,不能用来诊断空腹血糖受损或糖耐量异常;空腹状态指至少 8 小时没有进食热量。

三、鉴别诊断

鉴别诊断需除外下列几种情况。

1.非葡萄糖尿　如乳糖尿见于哺乳或孕妇及幼婴。果糖及戊糖尿偶见于进食大量水果后,为非常罕见的先天性疾患。发现尿糖阳性后,应联系临床情况分析判断,不宜立即肯定为糖尿病。鉴别方法有生化及发酵试验等。

2.非糖尿病性葡萄糖尿

(1)饥饿性糖尿:当饥饿相当时日后,忽进食大量糖类食物,胰岛素分泌一时不能适应,可产生糖尿及葡萄糖耐量异常,鉴别时注意分析病情,注意饮食史、进食总量,空腹血糖常正常甚可偏低,必要时可给糖类每天 250g 以上,3 天后重复糖耐量试验。

(2)食后糖尿:糖尿发生于摄食大量糖类食物后,或因吸收太快,血糖浓度升高暂时超过肾糖阈而发生糖尿,但空腹血糖及糖耐量试验正常。

（3）肾性糖尿：由于肾小管再吸收糖的能力减低，肾糖阈低下，血糖虽正常而有糖尿，见于少数妊娠妇女有暂时性肾糖阈降低时，必须进行产后随访，以资鉴别。肾炎、肾病等也可因肾小管再吸收功能损伤而发生肾性糖尿，应与糖尿病性肾小球硬化症鉴别。真正的肾性糖尿如范克尼综合征为肾小管酶系缺乏，颇为罕见。空腹血糖及糖耐量试验完全正常，还可进行肾糖阈测定，肾小管最大葡萄糖吸收率测定等以资鉴别。

（4）应激性糖尿：见于脑出血、大量消化道出血、脑瘤、颅骨骨折、窒息、麻醉时，有时血糖呈暂时性过高伴糖尿，可于病情随访中加以鉴别。

3.其他特殊类型的糖尿病。

第四节　治疗

严格控制血糖，微血管病变风险明显降低，UKPD 和 DCCT 延后研究结果显示，早期血糖干预治疗大血管病变后期获益。因此，控制血糖是糖尿病治疗的基本内容。降糖治疗主要采用饮食控制、合理运动、适时选用各类药物、血糖检测和糖尿病自我管理教育。糖尿病患者多并发动脉粥样硬化、高血压、肥胖、脂肪肝、高血脂，故糖尿病患者也需降压、调脂和减肥。动脉粥样硬化、肥胖、脂肪肝及 2 型糖尿病都是与不良生活习惯及慢性低度炎症密切相关，因此，如果患者合并上述 4 个疾病中的 2 个，可考虑诊断代谢性炎症综合征（代谢性炎症综合征）。代谢性炎症综合征的诊断有利于动脉粥样硬化的早期诊断和治疗。近年来国外已推出胆酸螯合剂及多巴胺受体激动剂治疗 2 型糖尿病并获较好疗效，钠-葡萄糖同向转运蛋白抑制剂也将上市，甚而还可采用手术治疗肥胖型 2 型糖尿病，这是糖尿病治疗学发展的动向，本章仅作简要介绍。另外，糖尿病及其并发症在相当程度上是可以预防的，甚至有部分患者经上述综合治疗后病况可逆转的（如一段时间内可不用降糖药），认为一旦诊断 2 型糖尿病需要终身药物治疗的依据不足，对于轻度新诊断的患者，经过生活干预血糖可长期保持正常，有的患者 32 年停用降糖药血糖保持正常。因而各级医疗结构要关注和加强糖尿病的预防工作及增加患者的信心。

一、饮食治疗

饮食治疗是糖尿病的基本治疗方法，各种类型的糖尿病患者都应该坚持科学合理的饮食（建议以平衡饮食-替代饮食控制），至少让患者知道油炸食物、腌制品、红肉等不宜食用，而应该多食蔬菜粗粮等多纤维食品。使之配合运动和药物的作用，良好控制血糖、血脂。

1.饮食治疗的原则

（1）调控每天摄入的总热量。

（2）均衡饮食，合理安排各种营养成分。

（3）规律、定量饮食，少食多餐。与运动、药物治疗密切配合。

（4）戒烟、限酒。

（5）饮食治疗个体化，满足生长发育，妊娠、哺乳妇女的特殊需要。

（6）严格遵守，长期坚持。

2.每天总热量的估计　以成人为例：控制每天热量摄入，以维持成人理想体重，保证儿童正常的生长发育，对妊娠和哺乳的妇女要保证充足的营养，对合并其他慢性消耗性疾病的患者应有利于其康复。

（1）对每天总热量的限制：以维持标准体重为原则，可按下列公式粗略计算：［身高（cm）-100］×0.9。

（2）营养状况的评价：实际体重在标准体重上下 10% 范围内为正常体重，超过标准体重 20% 为肥胖，超过 10%～20% 为超重，低于标准体重 10%～20% 为体重不足，低于 20% 为消瘦。也可以用体质指数 BMI=［体重（kg）/身高^2（m^2）］评价，按中国标准，正常范围是 18.0～22.6，<18.5 为体重过低，>23 为超重，->25 为肥胖。

（3）劳动强度的评价（表3-2）。

表3-2　劳动强度的评价

劳动强度	劳动种类
轻体力劳动	身体主要处于坐位或站立为主的工作，如办公室工作、读书、装配、酒店服务员、实验室工作、教师讲课、洗衣、做饭、驾驶汽车、缓慢行走等
中等体力劳动	搬运轻东西、持续长距离行走、环卫工作、庭院耕作、油漆工、管道工、电焊工、采油工等
重体力劳动	重工业、重农业、室外建筑、搬运、铸造、收割、挖掘、钻井、采矿、伐木、木工等

（4）计算总热量（表3-3）。

表3-3　不同劳动强度每千克体重每天所需热量（kJ/kcal）

劳动强度	超重、肥胖	正常体重	体重不足、消瘦
休息状态	63/15	83/20	105/20
轻体力劳动	105/25	126/30	146/35
中体力劳动	126/30	146/35	168/40
重体力劳动	146/35	168/40	188/45

注：儿童、妊娠和哺乳妇女按 168kJ（40kcal）计算。

3.各种营养物质的分配和摄入量

（1）碳水化合物：占总膳食热量的 50%～55%，多用米面和杂粮，女性以 200～250g/d 大米，男性以 300～350g/d 大米为宜。

（2）蛋白质：占 15%～20%。推荐每天摄入 0.8～1.2g/kg 标准体重，处于生长发育阶段的儿童或糖尿病合并感染，妊娠、哺乳、营养不良及慢性消耗性疾病者这一比例应适当增加，可每天 1.2～1.5g/kg 计算；儿童每天 2g/kg。糖尿病肾病患者减至 0.6～0.8g/kg。其中动物蛋白占到 1/3 以上。

（3）脂类：脂类<30%。每天 0.6～1.0g/kg。单不饱和脂肪酸占 10%～15%，多不饱和脂肪酸<10%，避免反式不饱和脂肪酸，胆固醇<300mg/d；若血清 LDL≥100mmol/dL，则饱和脂肪酸<7%，胆固醇<200mg/d。

（4）维生素、无机盐与微量元素：维生素和矿物质充足，尤其是维生素 B 类和钙。食盐小于 3～6g/d。如无心脏和肾，肝病变，进水不限量。

（5）膳食纤维：20～35g/d。

(6)戒烟、限酒:红酒每天少于150mL,白酒每天不超过30mL。乙醇可增加低血糖的危险性,应与食物同时摄入。

4.膳食设计 每克碳水化合物、蛋白质均产热16.7kJ(4kcal),每克脂肪产热37.7kJ(9kcal)。按照每天所需总热量和各营养素的比例,将热量换算为食物重量。膳食设计时先计算碳水化合物,然后计算蛋白质量,再计算脂肪需要量,最后用炒菜油补足脂肪的需要量。三餐能量一般按1/5、2/5、2/5或1/7、2/7、2/7、2/7或1/3、1/3、1/3分配。可根据个人饮食习惯,病情和配合药物治疗的需要适当调整。

血糖指数(glucose index,GI)和血糖负荷(glucose load,GL)的概念及其在饮食治疗中的应用:GI是指食入含50g碳水化合物的食物后在一定时间(一般为2小时)体内血糖反应水平,与食入相当量的葡萄糖后血糖反应水平的百分比值,反映食物与葡萄糖相比升高血糖的速度和能力。通常将葡萄糖的GI值定为100。一般GI<55为低GI食物,56~69为中GI食物,>70为高GI食物。食物摄入后血糖水平还与食物中碳水化合物的含量有关。将摄入碳水化合物的质量和含量结合起来,就产生了一个新的概念,即血糖负荷(GL)。GL值的大小为食物GI值与其碳水化合物含量乘积的百分比。GL值<10为低GL食物,11~19为中GL食物,GL>20为高GL食物。例如,西瓜有相对高的葡萄糖指数(72),但每个单位西瓜中含有相对低的碳水化合物(6),所以糖负荷相对较低,72×6/100=4.3,对血糖的影响也相应较低。而烤土豆的葡萄糖指数是85,每个单位中包含30g碳水化合物,对血糖的影响就高得多,85×30/100=25.5。GL已是心肌梗死的一个独立危险因素。研究结果显示,综合考虑血糖指数和血糖负荷有助于餐后血糖波动的控制,并能减少心血管病的危险因素。

二、运动疗法

1.作用和意义

(1)可增强组织对胰岛素的敏感性。

(2)调节糖代谢、降低血脂。

(3)有利于血糖的控制,加速脂肪分解,降低体脂和控制肥胖。

(4)改善心肺功能,降低血压。

(5)改善凝血功能,降低心血管危险。

(6)促进心理健康、改善睡眠,提高机体的适应性。

2.适应证和禁忌证

(1)适应证:主要适用于轻中度2型糖尿病患者,尤其是肥胖者,1型糖尿病患者接受胰岛素治疗病情稳定者也可。

(2)禁忌证:合并各种急性感染,伴有心功能不全或心律失常,患有严重糖尿病慢性并发症,新近发生的血管栓塞,空腹血糖大于16.7mmol/L,立位低血压,糖尿病急性并发症等情况下不宜进行运动疗法。

3.实施

(1)运动项目:有氧代谢运动特点是强度低、有节奏、不中断和持续时间较长,但简单易坚持,此类运动包括步行、慢跑、骑车、游泳、太极拳、徒手体操、羽毛球、扭秧歌、做健身操等。

(2)运动量:运动量=运动强度×运动时间,运动强度可以用运动后心率来衡量,如实际运动后心率(靶心率)=170−年龄(岁),则这样的运动量属于中等。一般以达到靶心率后持续 20~30 分钟为好。运动后精力充沛、不易疲劳,心率常在运动后 10 分钟内恢复至安静时心率数说明运动量比较适合。也可测定心率指数(运动后心率除以运动前心率)来判断是否到达有氧代谢运动。如果心率指数介于 1.3~1.5 可以认为达到有氧代谢运动。每周至少运动 3~5 次,累计时间 150 分钟为好。

(3)运动时间的选择:推荐餐后 0.5~1 小时后运动为宜。

(4)常用的运动方法

1)步行:走平路速度在 80~100m/min 比较适宜,每天走 3000m,如果体力不能耐受或时间不允许,可以走 10 分钟,休息 5 分钟再走,或者稍放慢速度,不急于求成,循序渐进。

2)慢跑:可自 10 分钟开始,逐步延长至 30~40 分钟,慢跑速度 100m/min 比较合适,可以跑步和走路交替进行,也可穿插必要的间歇时间。运动时间和运动强度共同决定了运动量,两者可协调配合。

3)骑自行车:可用功率自行车在室内锻炼,运动强度为 450~700kg/(m·min)。也可在室外,但应注意安全,最好在晨间或运动场内进行,速度以 8~15km/h 为宜。

4)有氧运动:华山医院研究显示,有氧运动降低空腹血糖和血糖波动。判断有氧运动的方法有三种:每分钟 60 步以上并持续 10 分钟以上;运动后心率较运动前增加 30%~50%;运动时心率达到 170-运动者年龄。

三、口服抗糖尿病药

目前临床使用的口服抗糖尿病药主要包括非促胰岛素分泌剂(双胍类、α-葡萄糖苷酶抑制剂和噻唑烷二酮类)和促胰岛素分泌剂(磺酰脲类、格列奈类),近年研制的二肽基肽酶 4(DPP-4)抑制剂可阻断胰高糖素样肽 1(GLP-1)的降解而备受青睐。上述药物的作用机制是针对 2 型糖尿病各种不同的病理生理过程,并有不同的常规剂量和剂型。临床医生应据降糖效应、安全性、不良反应、耐受性、依从性、降糖外的作用及患者胰岛损伤和胰岛素抵抗的程度、经济状态等,综合平衡多方面因素后选择适当的口服抗糖尿病药,常能获得比较满意的效果。最近专家强调在设计降糖时必须考虑和观察低血糖和心血管危险因素是否下降。

1.双胍类　主要改善胰岛素敏感性,减少肝葡萄糖的生成,抑制葡萄糖在肠道的吸收,轻度改善外周组织对葡萄糖的利用等多种作用,降低空腹和餐后血糖,减轻胰岛素抵抗,改善血脂谱及适当地减轻体重,但对胰岛素分泌并无刺激作用,故不引起高胰岛素血症,被公认为胰岛素增敏剂之一。如单用本剂,对正常人或患者不致引出低血糖症。近年的研究发现双胍类通过调控信号转导及转录激活因子(STAT)抑制巨噬细胞的 M1 极化,抑制炎症。二甲双胍餐时服用,从小剂量开始,初始剂量为 500mg/d,每天 1 次或 2 次,每 1~3 周增加 500mg,每天 2~3 次,最有效的剂量是 2000mg/d,最大剂量是 2550mg/d。目前已有此类药物的缓释型及与格列本脲、格列吡嗪的复合制剂。

二甲双胍适用于经单纯饮食治疗和体育锻炼不能满意控制的 2 型糖尿病,尤其是肥胖患者疗效更佳;用磺酰脲类药物,效果不理想者,可联合此药物;胰岛素治疗的 1 型、2 型糖尿病患者,加服双胍类药物可减少胰岛素用量。研究提示,对 2 型糖尿病的高危人群应用二甲双胍可推迟或防止其发展成 2 型糖尿病。荟萃分析及 UKPDS 研究均显示,二甲双胍能更有效地改善大血管病变所致危险。二甲双胍是目前唯一一个既兼顾多个疗效(异病同治),又兼顾费用及安全的降糖药物,几乎各个糖尿病指南均将二甲双胍推荐为 2 型糖尿病治疗的一线用药。

二甲双胍单药治疗不会导致低血糖的发生,但长期的剧烈运动后可发生低血糖。二甲双胍可增加乳酸酸中毒的危险,但非常罕见,其发生率低于 1/100 000,故不应在肾功能不全、任何形式的酸中毒、充血性心力衰竭、肝病和严重缺氧患者中使用。美国有说明书放松了在肾病中的使用限制,可以在 eGFR ≥ 30mL/(min · 1.73m^2) 的患者中使用。其最常见的胃肠道不良反应是腹泻、厌食、恶心、金属味等,通过调节剂量可以有效避免。在危重、不能进食、接受放射显影造影剂的患者应停用,并使用胰岛素一直到再次服用二甲双胍。长期应用可使维生素 B$_{12}$ 缺乏,故建议进行定期检查维生素 B$_{12}$。临床用药证实二甲双胍不仅降血糖、体重,改善脂肪肝,而且减少心血管事件的危险性,提示二甲双胍具有防治代谢性炎症综合征的作用。同时为异病同防提供经验和方法。

2.磺酰脲类

(1)作用机制:磺酰脲类药物是通过与胰岛 β 细胞膜上的磺酰脲受体结合,关闭 β 细胞 ATP-K$^+$ 通道,导致 β 细胞去极化,促进钙离子内流增加,促进胰岛素释放,发挥降糖作用。其降糖作用有赖于尚存的相当数量(30%以上)有功能的胰岛 G 细胞组织。此外,目前认为,磺酰脲类药物不是单纯的胰岛素促分泌剂,有一定的胰外降糖作用,包括增强靶组织对胰岛素的敏感性,改善胰岛素受体和(或)受体后缺陷等作用。

(2)适应证和禁忌证

1)适用于:①饮食治疗和体育锻炼不能获得良好控制的非肥胖 2 型糖尿病患者;②肥胖 2 型糖尿病患者应用双胍类降糖药血糖控制仍不满意,或因胃肠道反应不能耐受,可加用或改用磺酰脲类降糖药;③磺酰脲类继发性失效后可与胰岛素联合;④每天胰岛素需要量在 0.3U/kg 体重以下者。

2)下述情况禁用磺酰脲类药物而应予胰岛素治疗:①1 型糖尿病患者;②糖尿病急性并发症者;③2 型糖尿病合并严重慢性并发症;④急性严重感染、手术、创伤等应激;⑤严重肝、肾功能不全。

(3)磺酰脲类失效:糖尿病患者初用磺酰脲类药物,应用足量[如每天格列齐特(达美康)240mg],1 个月后未见明显的降糖效应(>14mmol/L),称为原发性失效。其发生率为 20%~30%,可能与缺乏饮食控制,严重的胰岛 β 细胞功能损害等有关,此时应加用或改用 α-葡萄糖苷酶抑制剂或胰岛素等治疗。使用磺酰脲类药物已取得良好疗效,但在使用过程(1 个月以上,多数在 1 年以上)中突然或逐渐疗效消失,虽使用至足量(次足量)仍不能达到良好的血糖控制(空腹血糖仍然高于 11.1mmol/L,餐后 2 小时血糖高于 14mmol/L),称继发性失效,发生率为 20%~30%,其发生率随使用时间的延长而增多。继发性失效与胰岛素 β 细胞功能下降和外周组织的胰岛素抵抗等密切相关,应重新审查适应证及可能存在的可消除性诱因。继发性失效者宜联合应用其他类型的抗糖尿病药物或改用胰岛素治疗。

(4)不良反应:低血糖反应、体重增加、高胰岛素血症,其中低血糖反应常在夜间、空腹或餐后 4~6 小时发生,通常与过量服用、饮食不配合、体力活动增加、乙醇摄入或肾功能不全等有关,尤其在老年患者中多见。其他少见的不良反应有胃肠道反应、皮肤反应(皮肤瘙痒、红斑、剥脱性皮炎等)、血液系统反应(白细胞减少、粒细胞缺乏、贫血、血小板减少等)、中毒性肝炎等,一旦出现,应立即停药,并给予相应处理。

（5）注意事项：应从低剂量开始，每 4~7 天增减剂量一次，根据自我监测血糖结果调整药量。餐前半小时服用疗效最佳，因为服后 1.5 小时药效最强，而餐后 1 小时又是血糖最高，故两个高峰重叠就可以取得更好疗效。但由于磺酰脲类药效时间较长，餐后服用药效相对温和，尤其对高龄患者，餐后服药可避免遗忘，对预防发生低血糖更有意义。磺酰脲类药都在肝内代谢，建议定期评估肝功能。应用时还要注意与其他药物的相互作用，如水杨酸制剂、磺胺类药物、保泰松等。

（6）选择：第二代磺酰脲类药物不良反应较小，可提供更佳的预期疗效。其次应根据患者的一般情况如年龄、并发症、患者的依从性、肝肾功能及药物的临床特点等选用不同的药物。如对老年、合并糖尿病并发症，尤其是肾并发症或肝肾功能较差的患者，应选用短半衰期的速效药物，防止低血糖的发生；而依从性差的患者，则可选用使用方便，作用时间较长的药物，以达到良好的血糖控制；肾功能较差的患者可选用格列喹酮，以防止药物蓄积引起的低血糖反应。再次选择时还要考虑到药物的缺血预适应，对有心、脑等缺血性疾病的 2 型糖尿病患者，应选用对 β 细胞膜 ATP-K$^+$ 有高亲和力和高选择性的磺酰脲类。临床研究证实格列齐特、格列吡嗪缓释片等在治疗浓度下不阻断心、脑 ATP-K$^+$ 开放所激发的舒血管效应。

（7）第二代磺酰脲类：有格列本脲（优降糖）、格列吡嗪（美吡达或优哒灵，其控释片为瑞易宁，注意控释片只能整片服用，切割后便失去控释功能）、格列齐特（达美康）、格列波脲（克糖利）、格列喹酮（糖适平）及格列美脲等药。格列本脲的降糖作用在口服降糖药中最强，最大不良反应是较容易引起低血糖，甚至导致严重或顽固性低血糖及低血糖昏迷。故老年糖尿病，肝、肾功能不全和有心脑血管并发症的患者，应慎用或禁用。格列吡嗪 24 小时内经肾排泄达 97%。一般不易发生体内蓄积，不会发生持续的低血糖。肾功能减退者优先选用，剂量>15mg 时，应分次服用。格列齐特 60%~70% 从肾排泄，10%~20% 自胃肠道排出，比较适用于老年糖尿病患者。大多数患者对此药耐受性好，偶有腹痛、恶心、头晕及皮疹，剂量过大者也可引起低血糖反应。Advance 研究证实以格列齐特（达美康）为基础的降糖治疗可使 2 型糖尿病患者糖化血红蛋白长期稳定在 6.5% 以下，且显著降低新发和恶化肾病发生率及大量蛋白尿的发生率。格列波脲主要从肾排泄。格列喹酮 95% 从胆道经肠随粪便排泄，仅 5% 由肾排出。适用于老年糖尿病、糖尿病伴轻、中度肾功能减退及服用其他磺酰脲类药物反复发生低血糖的患者。

3.格列奈类

（1）作用机制：格列奈类药物是一种非磺酰脲类的促胰岛素分泌剂，是苯甲酸或苯丙氨酸的衍生物，与胰岛 β 细胞膜 ATP 敏感钾离子通道上的受体结合后，关闭 β 细胞膜上的 ATP 依赖性钾通道，使细胞膜去极化，造成钙离子内流，细胞内钙离子浓度增加而引起胰岛素的释放，降低餐后血糖。但与磺酰脲类药物的结合位点完全不同，格列奈类药物结合于 ATP 依赖性钾通道 36kD 的磺酰脲类受体，不影响 β 细胞的胞吐作用。此类药物可有效增强胰岛素基础和第一相分泌，增强胰岛素脉冲分泌的振幅，对胰岛素第二相分泌无影响或影响很小。因其起效快，作用时间较短，通常应在进餐当时服用。格列奈类还能保护 β 细胞数量，不诱导 β 细胞凋亡。

（2）临床应用：目前应用于临床的有瑞格列奈和那格列奈。适用于饮食控制、降低体重及运动治疗尚不能有效控制的 2 型糖尿病患者，其中新诊断的非肥胖者可作为首选，对餐后血糖增高者更适合。可单独使用，也可与双胍类、噻唑烷二酮类联合用药。瑞格列奈在新诊断的或 HbA1c<8%的 2 型糖尿病时,剂量每餐 0.5mg,HbA1c>8%时每餐 1~2mg。瑞格列奈 92%经大小便、胆汁途径排出,不加重肾负担,无因肾功能不全引起的药物蓄积,是 2 型糖尿病并发肾功能不全患者的首选用药。那格列奈引起餐后胰岛素快速、短期分泌,起效比瑞格列奈快,持续作用时间为 2 小时,每次 60~120mg,餐前即时服用。在妊娠期及哺乳期妇女、1 型糖尿病患者、糖尿病酮症酸中毒、严重肝功能不全及对本品产生变态反应者禁用。

(3)不良反应及注意事项:瑞格列奈的不良反应有低血糖反应、体重增加和高胰岛素血症,肝、肾功能减退者慎用。那格列奈发生低血糖的可能性小,无明显禁忌证,但中重度肝疾病应慎用,需定期评估肝功能。

4.噻唑烷二酮类 噻唑烷二酮类降糖药是过氧化物酶体增生物活化受体 γ(PPAR-γ)激动剂,通过结合和激活 PPAR-γ,从而改善胰岛素抵抗,促进葡萄糖吸收和脂肪分化,轻度降低肝葡萄糖输出;保护 β 细胞功能;减轻血管炎症反应。

目前在临床上可使用的有吡格列酮和罗格列酮。罗格列酮单次或分次剂量开始为 4mg/d,必要时 12 周内增加至 8mg/d,最大剂量为 8mg/d;吡格列酮开始剂量为 15~30mg/d,单药治疗最大剂量为 45mg/d,联合治疗为 30mg/d。

噻唑烷二酮类药物增加胰岛素敏感性,同时降低空腹和餐后血糖,防治糖尿病血管并发症。单一药物治疗糖尿病时,罗格列酮比二甲双胍或格列本脲在延缓药物失效方面的效果更加显著,罗格列酮能延缓进行性高血糖优于二甲双胍或格列本脲。因此,此类药物适用于 2 型糖尿病的胰岛素抵抗及糖耐量减低的治疗。此外,肥胖、高血压、血脂异常、多囊卵巢综合征等常伴有胰岛素抵抗,也可使用本类药。

该类药物可引起轻度体重增加(1~2kg),轻中度外周性水肿,血细胞比容下降和血容量增加。研究显示该类药物应用后心力衰竭发生率增加,但心力衰竭病死率没增加,提示心力衰竭与水钠潴留有关。另外如果谷丙转氨酶(ALT)大于正常上限 2.5 倍应避免使用,ALT 大于正常上限 3 倍应停用。因此,肝病或充血性心力衰竭患者禁忌使用噻唑烷二酮类。我国 FDA 将罗格列酮的适应证修改为其他降糖药物无法达到血糖控制目标的 2 型糖尿病患者。该类药物也可通过调控 STAT 抑制巨噬细胞的 M1 极化,具有抑制炎症作用。

5.α-葡萄糖苷酶抑制剂 α-葡萄糖苷酶抑制剂是通过抑制小肠绒毛中分解寡糖为单糖的葡萄糖苷酶活性,延缓复杂碳水化合物和双糖的分解和消化,延迟并减少肠腔对葡萄糖的吸收,主要降低餐后血糖的作用,而不影响葡萄糖利用和胰岛素分泌。阿卡波糖主要抑制 α-淀粉酶,伏格列波糖主要抑制麦芽糖酶和蔗糖酶。长期应用可以降低空腹血糖,这是由于持续抑制餐后高血糖而减少了胰岛素的需要量和消除了高葡萄糖毒性,因此减轻了胰腺 β 细胞的负荷。该药还可以增加外周组织对胰岛素的敏感性、减轻对胰岛素抵抗的作用。本类药物常用有阿卡波糖、伏格列波糖、米格列醇等。适用于单纯饮食治疗和体育锻炼不能满意控制的 2 型糖尿病,尤其是肥胖者更优,可单独使用,也可与双胍类、磺酰脲类、胰岛素联合用药;糖耐量减低(IGT)的干预治疗;1 型糖尿病患者的餐后高血糖,不能单独用 α-葡萄糖苷酶抑制剂,应与胰岛素联合应用。该类药要和第一口糖类食物同时服用,饮食成分中有一定碳水化合物时才能发挥作用。因此,比较适合于传统中国饮食结构的人群。

单用此药一般不会引起低血糖,但若与磺酰脲类或胰岛素联合应用时,可能出现低血糖。此时应使用葡萄糖来纠正,而不能给蔗糖口服,因为复合糖的降解和吸收迟缓,且该类药可抑制蔗糖吸收。主要的不良反应有肠胃胀气、腹胀、腹泻,可能与寡糖排至大肠增加有关。采用小剂量开始，逐渐加量法，可减轻胃肠道反应，如需要，可以阿卡波糖 25mg，每天两次开始，每隔 1~2 周，每天增加 25mg 至预定每天用量。如果同时存在胃肠道疾病，不宜应用本药，并且应避免与消化酶制剂、抗酸剂同时治疗。此类药物部分从肾排泄，故血肌酐大于 2mg/dL 应避免使用。阿卡波糖可引起肝损伤，因此服药第 1 年每 3 个月检查血清转氨酶。

6.二肽基肽酶 4（DPP-4）抑制剂　IGT 和 T2DM 患者餐后 GLP-1 下降，应用 GLP-1 的类似物明显改善血糖，其机制涉及增加胰岛素分泌，抑制胰高血糖素分泌，减少肝糖输出，抑制肠道葡萄糖吸收及改善 β 细胞的功能。GLP-1 从肠道 L 细胞分泌至血循环很快降解。DPP-4 抑制剂阻断 GLP-1 的降解，DPP-4 抑制剂（西格列汀、沙格列汀等）已获批准临床应用并获得好评。在二甲双胍基础上加用西格列汀的疗效与加用磺酰脲类药物格列吡嗪相当，HbA1c 从基线 7.5% 下降了 0.7%，而且前者具有耐受性良好的优点，患者体重显著减轻（-1.5kg vs. +1.1kg），低血糖发生率也降低（5% vs. 32%）。由于西格列汀的安全性好（尤其是低血糖事件减少），使其在大多数患者中与二甲双胍早期联合应用成为可能。临床研究显示，西格列汀（每次 50mg，每天 2 次）与二甲双胍（每次 1000mg，每天 2 次）联用，HbA1c 水平在第 1 年和第 2 年时分别下降 1.8% 和 1.7%。最常见的不良反应是鼻塞或流涕，以及咽喉痛、上呼吸道感染和头痛。因其 79% 以原形从尿排出，故在肾功能减退的患者应减量。DPP-4 抑制剂不适用 1 型糖尿病及糖尿病酮症酸中毒的治疗。利格列汀在利格列汀治疗过程中，无须因患者肾功能或肝功能的下降而进行剂量调整。DPP-4 抑制剂在有效控制血糖的同时，可减少 2 型糖尿病患者心血管事件和全因死亡。GLP-1 同二甲双胍及噻唑烷二酮类药物一样可通过调控 STAT 抑制巨噬细胞的 M1 极化，抑制慢性低度炎症。

7.胆汁酸螯合剂　胆汁酸螯合剂通过在胃肠道交换胆汁酸中的氯离子，将其从肠肝循环中螯合出来，阻断胆汁从肠道的再吸收。一般用于降低胆固醇，胆汁酸螯合剂（每次 4g，每天 3 次）可改善血糖控制，减少肝糖合成并抑制糖原分解，激活 GLP-1 受体；通过激活棕色脂肪和肌肉中 G 蛋白耦联受体 TGR5，诱导 GLP-1 释放，改善胰腺功能，减少肝糖输出，提高葡萄糖耐量。不良反应主要表现为便秘、腹泻和腹胀等胃肠道不良反应。

8.溴隐亭　2009 年美国 FDA 批准速效溴隐亭 Cycloset 可以作为饮食运动控制不佳的 2 型糖尿病患者的辅助治疗。与以往降糖药物作用机制完全不同，Cyclose 属于一种麦角类生物碱，主要是通过作用于中枢多巴胺 D_2 受体影响营养物质代谢的昼夜节律达到调控血糖的目的。速效溴隐亭（每天 2.5~5.0mg）与安慰剂相比能够降低糖化血红蛋白 0.5%~0.7%，能够显著降低空腹及三餐后游离脂肪酸和三酰甘油浓度，减少心血管事件。除此之外，对于体重无明显影响，而且有轻度降低血压作用。其不良反应主要是轻度的恶心，低血糖发生率极低。

9.钠-葡萄糖同向转运蛋白抑制剂　钠-葡萄糖同向转运蛋白（Sodium glucose cotransporter，SGLT）是一种广泛分布的膜蛋白。SGLT2 抑制剂通过增加肾脏葡萄糖的清除率降低血糖，可减弱肾脏对葡萄糖的重吸收，使多余的葡萄糖从尿液排出，从而降低血糖，为糖尿病的治疗提供了新降糖药物。达格列净可改善单用二甲双胍治疗控制不良患者的血糖水平，还具有降低血压和减轻体重的作用，通过多种机制对心血管系统产生有益作用，且安全性和耐受性较好。其作用机制不依赖于胰岛素，且能降低体重，不增加低血糖风险。可增加尿道感染的机会。可喜的是，恩格列净也具有降低心血管风险的作用，能够显著降低心血管死亡、心肌梗死和卒中的发生率。

四、胰岛素治疗

1921 年 Banting 和 Best 成功地发现胰岛素并应用于临床取得显著疗效,自此开创了人类胰岛素治疗的历史。随着现代科学技术的进步,胰岛素制剂及其应用技术均得到不断完善和发展,胰岛素应用越来越广泛。1 型糖尿病患者需外源性胰岛素控制血糖,并依赖胰岛素而生存。对 2 型糖尿病而言,胰岛素抵抗和胰岛素分泌不足均存在。尽管胰岛素抵抗是其发病的主要原因,但随着病程进展,胰岛素分泌不足便成为主要矛盾,最终大部分患者也需外源胰岛素治疗控制血糖。因此,胰岛素治疗几乎是所有类型糖尿病控制血糖的重要手段。

(一)应用指征

1.1 型糖尿病。

2.2 型糖尿病 根据病情及 β 细胞功能测定,可分长期适应证及短期适应证两类。

(1)长期适应证:①胰岛 β 细胞功能衰竭。目前趋向于对 2 型糖尿病患者在合理饮食控制、体力活动并排除各种应激因素时,若联合足量的口服药应用血糖仍不能达标[FBG>7.8mmol/L和(或)血糖化血红蛋白 HbA1c>7%],提示有胰岛素应用的指征。同时,糖负荷后 C 肽或胰岛素释放水平也有较强的指导意义。尤其对体重正常或消瘦的糖尿病患者,使用胰岛素的态度应该更加积极;②由于肝、肾功能不全及药物的不良反应,而无法坚持口服药物治疗;③存在严重的糖尿病慢性并发症,临床糖尿病肾病等;④有症状的初诊断 2 型糖尿病 HbA1c≥10%或随机血糖≥16.7mmol/L 时。

(2)短期适应证:①严重急性代谢并发症:如糖尿病酮症酸中毒、非酮症高渗性昏迷和乳酸性酸中毒等。待病情稳定后,可根据其胰岛功能决定是否改用口服降糖药或联合或单独胰岛素应用;②急性或慢性应激状态:急性应激状态如严重感染,急性脑卒中,急性心血管事件,开胸、开腹、截肢或骨科大手术的围术期等。慢性应激状态如慢性活动性肺结核、慢性活动性肝炎等;③"糖毒性"状态,尤对于空腹血糖高于 15mmol/L(也包括初发的患者)。目前认为,此类患者普遍存在有高血糖对胰岛 β 细胞的毒性损伤,为尽快解除葡萄糖毒性作用,可立即予以胰岛素治疗。同时可结合其胰岛功能,若葡萄糖负荷后胰岛素、C 肽均低(有建议以 2.5 倍左右作为参考),则提示有胰岛功能不足存在,胰岛素治疗的指征强。若胰岛功能并不太差,则建议至少须和胰岛素敏感剂合用。

3.糖尿病合并妊娠或妊娠糖尿病

4.其他因素引起的糖尿病 如垂体性糖尿病、胰源性糖尿病等。

(二)制剂分类

1.按照其来源不同可分为动物胰岛素(牛胰岛素、猪胰岛素、牛-猪混合胰岛素)、半合成人胰岛素、生物合成人胰岛素(即基因工程胰岛素如诺和灵、优泌林等)、胰岛素类似物(速效类似物 Lispro、Aspart;特慢类似物 Glargine、Detemir)等。

2.根据其纯度不同又可分成结晶胰岛素、纯化胰岛素、单组分胰岛素、人胰岛素。常规的结晶胰岛素制剂含有的杂质<10 000ppm,单组分胰岛素杂质含量<50ppm,而超纯化制剂的杂质在 1~10ppm。胰岛素中的"杂质"主要指胰岛素原、小量的胰岛素二聚体、胰岛素原

样产物,胰高血糖素、胰源性多肽、生长激素释放抑制素和某些血管活性多肽等。

3.根据其作用时间的不同胰岛素可分为超短效、短效、中效和长效4种。速效(超短效)胰岛素类似物目前在临床上应用的主要有两种:其一是赖脯人胰岛素,是用基因工程技术将人胰岛素B28位与B29位氨基酸互换;其二是门冬胰岛素(诺和锐),是通过基因工程技术将人胰岛素B28位的脯氨酸替换为门冬氨酸,主要特点是吸收快,作用集中而短,注射时间可在餐前15分钟或餐前即刻。可溶性长效胰岛素类似物制剂目前临床应用的主要也有2种:其一是甘精胰岛素,其通过胰岛素分子内氨基酸的置换(A21位门冬氨酸被甘氨酸替代,且在人胰岛素B链末端增加2个精氨酸);其二是长效胰岛素类似物地特胰岛素,其去除了人胰岛素B30位的氨基酸,并在B29位的赖氨酸上增加了一个肉豆蔻酸侧链。在有锌离子存在的药液中,胰岛素分子仍以六聚体形式存在,而C14-脂肪酸链的修饰会使六聚体在皮下组织的扩散和吸收减慢。在单体状态下,含有C14-的脂肪酸链又会与白蛋白结合,进一步减慢吸收入血循环的速度。在血浆中,98%~99%的地特胰岛素与白蛋白结合,因此,向靶组织的扩散也较未结合白蛋白的胰岛素要慢。另外,把不同作用时间的胰岛素按一定比例混合又衍生出新的制剂,即预混胰岛素(表3-4),如门冬胰岛素及赖脯胰岛素25。

表3-4　按作用时间分类的胰岛素

胰岛素制剂	起效时间(小时)	峰值时间(小时)	作用时间(小时)	持续时间(小时)
超短效胰岛素(IA) 类似物	0.25~0.50	0.5~1.5	3~4	4~6
短效胰岛素(RI)	0.5~1.0	2~3	3~6	6~8
中效胰岛素(NPH)	2~4	6~10	10~16	14~18
长效胰岛素(PZI)	4~6	10~16	18~20	20~24
预混胰岛素				
70/30 (70%NPH30%RI)	0.5~1.0	双峰	10~16	14~18
50/50 (50%NPH50%RI)	0.5~1.0	双峰	10~16	14~18

注:表中各种胰岛素的作用高峰时间和作用持续时间为估计值,仅供参考。在实际应用中可因皮下注射后吸收情况的不同、患者循环中胰岛素抗体浓度和个人的反应不同而产生较大的差异。

4.目前国际医药市场上胰岛素制剂的品种繁多,同种制剂在不同的厂家则有不同的名称,导致临床医生在选择用药时常产生一些不必要的混淆。国内常用的胰岛素见表3-5。

表 3-5　国内常用的胰岛素

分类	产品名	种属来源	包装（U/瓶）
短效胰岛素	中性胰岛素（RI）	猪	400
	常规优泌林（Humulin-R）	人（人工合成）	400
	诺和灵-R（Actrapid-P）	人（人工合成）	400
	诺和灵-R（笔专用）	人（人工合成）	300
	Lispro	人	400
中效胰岛素	中效优泌林（Humulin-N）	人（人工合成）	400
	诺和灵-N（Protaphane）	人（人工合成）	400
	诺和灵-N（笔专用）	人（人工合成）	300
	NPH	猪	400
长效胰岛素	精蛋白锌胰岛素（PZI）	猪	400
	甘精胰岛素	人（人工合成）	300
混合胰岛素	70/30 优泌林 （Humulin-70/30）	人（人工合成）	400
	诺和灵-M（Mixtard）	人（人工合成）	400
	诺和灵-M（笔专用）	人（人工合成）	300

（三）使用方式

传统的胰岛素制剂使用方式不外乎静脉滴注、皮下注射两种。但随着科技进步，在胰岛素制剂不断发展的同时，胰岛素应用技术也得到不断完善。吸入胰岛素（肺吸入、鼻腔吸入、颊黏膜吸入等）、口服胰岛素、胰岛素泵等不断进入临床试验。埋植式人工内分泌胰岛、胰岛移植、基因治疗等也在不断研制中。

（四）治疗方案及选择

胰岛素治疗方法可因所应用的制剂不同、每天注射的次数不同而产生显著的差异，最终的效果也有明显的区别。

1.1 型糖尿病的胰岛素治疗　1 型糖尿病患者需要胰岛素以控制血糖及维持生存。目前常采用以下胰岛素治疗方案。

（1）分剂混合方案：R+N-R+N，早、晚餐前皮下注射短效加中效胰岛素。通常以普通胰岛素（RI）与低精蛋白锌胰岛素（NPH）或慢胰岛素锌悬液混合后注射。近年来，常直接使用预混的人胰岛素制剂，其中 RI 占 30%~50%，NPH 占 50%~70%。在国内也常使用动物 RI 与长效制剂（精蛋白锌胰岛素，PZI）混合后注射，其中 RI 与 PZI 比例为（2~3）：1。分剂方案比强化胰岛素治疗时所采用的方案简便易行，在部分患者可获得较好控制。但尚有如下缺点:①血糖较难达到严格控制目标;②晚餐前中效胰岛素作用常不能维持至次日凌晨,致黎明现象突出,增加中效剂量则常于夜间达高峰作用时引起低血糖;③早餐前人中效胰岛素常不能有效控制晚餐前的血糖,换用高峰作用时间出现较晚的动物 NPH,则往往不能提供中餐时所需的胰岛素高峰浓度。

(2)改进的分剂混合方案:为防止出现夜间低血糖,克服早晨空腹高血糖,本方案推迟晚餐前中效胰岛素至夜晚睡前注射,在许多患者可收到满意效果。如晚餐前血糖控制不佳,可于中餐前增加注射 1 次 RI。该两种改进方案的缺点是均需将胰岛素注射增至每天 3 次,并要求进餐时间和进餐量的相对恒定。如患者不愿注射 3 次,为克服黎明现象,可将传统分剂混合方案中的晚餐前中效换成长效制剂,如超慢胰岛素锌悬液(Ultralente);而对晚餐前血糖控制不佳者,可在早餐前 RI 加 NPH(或 Lente)基础上加入适量的 Ultralente。这样均可使 2 次注射的效果接近于 3 次注射。

(3)多剂注射方案:又称 1 日多次胰岛素方案(MDI),即三餐前皮下注射 RI,睡前注射中效胰岛素(NPH 或 Lente)。餐前注射的 RI 可提供随进餐所需的胰岛素高峰浓度,睡前注射中效胰岛素旨在提供夜间及次晨基础状态下胰岛素血浓度,本方案在强化胰岛素治疗时较常采用。其主要优点是:①较易使血糖达到严格控制的目标;②可允许进食量的变化,即可根据即将进餐的食量事先调整一下餐前 RI 的剂量。其缺点是:①仍需保持进餐时间的相对恒定;②每天注射多达 4 次。

(4)改进的多剂注射方案:每天餐前仍注射 RI,但以长效制剂如 Ultralente(或 PZI)取代中效制剂进行注射而获基础状态下所需胰岛素浓度,长效胰岛素于睡前注射或晚餐前给予,也可分早晚 2 次餐前注射。虽然 PZI 一次皮下注射后作用可持续 24~36 小时,但其高峰出现时机并不符合机体生理需求,且其过长的作用有可能导致清晨胰岛素需要量最少时出现低血糖症,故在北美等地已不再使用,而首选人 Ultralente。其优点是:①血糖较易达到严格控制的目标,而很少引起夜间或清晨低血糖;②首选人 Ultralente,早晚 2 次餐前与 RI 同时注射,这样每天仅需注射 3 次,比传统的 MDI 方案减少 1 次,但效果更优;③对生活方式影响小,允许进餐量和进餐时间的变动,即使省去 1 餐(同时省去餐前 RI)也不会出现低血糖。其缺点是:①皮下始终保留较多量的胰岛素积存,吸收可能会有变动;②存积胰岛素动员时有导致长时间低血糖的可能。

另一改进方案是用 Lispro 胰岛素取代 RI,其中早晚餐前与 Ultralente(或 NPH)混合,中餐前单独注射 Lispro。由于 Lispro 吸收比 RI 更快,降糖高峰出现于 60~90 分钟,故较注射 RI 更符合生理需要,且可于餐前 5~10 分钟注射,更为方便,但目前价格较高。

(5)胰岛素泵治疗:目前投入临床使用的主要有两种。

1)持续性皮下胰岛素输注(CSII):该泵可模拟体内胰岛素基础分泌,持续向皮下输注微量 RI 或 Lispro,并于进餐时显著增加胰岛素释放量,模拟进餐相关的胰岛素分泌。其优点是:①可允许进餐量和进餐时间的变化;②可避免皮下大量胰岛素存积。但有如下缺点:①胰岛素补充途径与生理性分泌不同,可产生外周高胰岛素血症和体重增加;②在泵发生故障且未及时发现,有可能引起糖尿病性酮症酸中毒;③价格昂贵。

2)腹腔内植入型胰岛素输注泵:此泵经手术植入于腹壁皮下脂肪与腹直肌鞘之间,泵的导管穿过肌鞘悬在腹腔中。与 CSII 比较,此型泵释放的胰岛素吸收与生理途径相似,进入腹腔的胰岛素大部分被吸收入门静脉,进入肝发挥效应,并约有 50% 被降解,可避免外周高胰岛素血症,也使血糖更易控制而低血糖发生较少。但该泵需手术植入,增加了患者痛苦和发生感染的机会。此外,治疗费用较高也是其难推广的一个原因。

强化胰岛素治疗:加强胰岛素治疗,使血糖严格控制可显著减少1型糖尿病慢性并发症发生率。强化治疗多采用MDI方案,改进的多剂注射方案或CSII治疗。但主要缺点是低血糖发生率显著增高和体重增加。故强化治疗主要用于新诊断的1型患者且无严重并发症、青少年、妊娠糖尿病或糖尿病合并妊娠及胰岛素泵治疗者。

2.2型糖尿病的胰岛素治疗

(1)胰岛素联合口服药治疗方案:2型糖尿病患者口服降糖药物失效后与胰岛素联合治疗是首选方案。因为只要患者仍有部分内生胰岛功能,内源胰岛素的作用方式更符合生理状况,而且口服降糖药联合胰岛素比单纯胰岛素治疗在长期血糖控制中效果更好,体重上升少,且低血糖发生也较少。FPG升高的原因有3种情况:①药物在夜间作用不足(无论是胰岛素缺乏或肝对胰岛素抵抗严重);②黎明现象;③Somogyi现象(低血糖后的高血糖反应)。如果能排除Somogyi现象,均应加强夜间药物作用的强度。因此,建议当FPG>7mmol/L,应在原治疗基础上联合治疗,FPG>10mmol/L,应使用胰岛素进行强化治疗。

1)睡前联合NPH或长效胰岛素方案

其优点:①无须住院;②使用NPH剂量相对偏小,由于NPH睡前注射6~8U后达峰时恰在黎明时分,降低FPG作用最强,前半夜很少发生低血糖;③血浆INS水平升高轻微;④体重增加少;⑤FPG下降后,白天口服降糖药物作用加强。

使用方法如下:①睡前22:00左右使用NPH或长效胰岛素;起始剂量为0.1~0.2U/(kg·d),每3~5天调整1次胰岛素用量;若连续3次>8mmol/L,上调2~4U;若连续3次在7~8mmol/L,上调2U;FBG<6mmol/L则要考虑减少计量;②若晚餐后2小时血糖>10mmol/L,则可使用预混胰岛素,在晚餐前皮下注射。

使用剂量估计:睡前NPH一般使用剂量肥胖者10~15U,非肥胖者5~10U。

2)早餐前和睡前2次NPH注射方案:在睡前NPH方案治疗后,如果FPG达标,早餐后和午餐后血糖下降明显,但晚餐后血糖仍高,可在早餐前加用NPH注射,改成NPH 2次注射方案,如果患者需要2次胰岛素注射才能满意控制血糖,表明患者内生胰岛功能较差,可停用磺酰脲类或其他胰岛素促分泌剂。

(2)替代治疗:2型糖尿病在口服药物联合胰岛素治疗后,随病程延长,如果联合外源胰岛素的日剂量接近生理剂量时,口服促胰岛素分泌剂作用很差,可停用。如果胰岛素日剂量>40U,肥胖者可联合二甲双胍等加强胰岛素作用的药物。

1)2次预混胰岛素治疗方案:将胰岛素2/3量用在早餐前,1/3用在晚餐前,注射预混胰岛素(一般为30R或50R),并因人而异地调整剂量。其优点是简单,患者依从性好。其缺点为:①如果患者内生胰岛功能较差,此方案不符合生理要求;②10:00~11:00易出现低血糖;③午餐后血糖很难满意控制,一般需口服α-糖苷酶抑制剂或双胍类药物帮助改善餐后血糖。

2)3次胰岛素注射方案:R-R-R,3餐前注射。此方案较2次给予预混胰岛素注射更趋近生理需求。

3)4次胰岛素注射方案:R-R-R-NPH,3餐前和睡前注射。其优点:①3餐后血糖及FPG均能控制满意,剂量调整易行;②使用得当,不容易发生低血糖。其缺点:较麻烦。

4）5次胰岛素注射方案：R+NPH-R-R-NPH，早餐前和睡前NPH和3餐前R注射方案。2次（早8:00左右，睡前22:00左右）NPH注射覆盖24小时补充基础胰岛素，3餐前R补充餐后胰岛素，是目前强化治疗模拟生理性胰岛素分泌模式的最理想方案。其优点是：与生理性胰岛素分泌模式最接近，2次NPH注射，24小时内基础胰岛素控制餐前及过夜FPG，3餐前R控制进餐后血糖峰值。其缺点为：注射次数较多。

（五）胰岛素剂量调整及注射部位

胰岛素临床应用时，要提倡个体化的原则，针对不同患者的文化背景、民族习惯等因素进行必要的调整。血糖控制的成功与否与许多因素有关，其中最主要的是与患者的进食量、活动量及胰岛素用量三者间的平衡密切有关。此外，胰岛素注射部位和深度的不同，以及所使用的胰岛素制剂品种和浓度的不同，都会使药物的吸收发生改变，降糖效果各异。因此，胰岛素治疗时剂量应尽量准确，在使用中效或预混制剂时，要进行适当混匀摇晃，切忌振荡，同时注意剂型及药物外观，固定就餐时间和饮食量。

各次注射量的分配原则为：早餐前30%～45%，中餐前20%～25%，晚餐前25%～30%，睡前中效胰岛素20%。胰岛素剂量调整的基础是严密监察血糖的控制情况。如餐前血糖高应增加前一餐前的短效胰岛素剂量，餐后血糖高则增加本次餐前的胰岛素剂量，睡前血糖高，应增加晚餐前胰岛素剂量；如血糖偏低，则可相应地减少胰岛素剂量。若早晨高血糖又不能判断原因时，应加测凌晨3～5点的血糖，如属"黎明现象"则增加中效胰岛素1～2U；如属"Somogyi效应"，应减少睡前中效胰岛素1～2U；为减少胰岛素用量和增加体重等原因，可加用口服药物，如二甲双胍或拜糖平等；胰岛素全天用量在20～30U者，可改用口服药物治疗；使用动物胰岛素的患者，换用人基因重组胰岛素时，应减少胰岛素用量2～4U。

注射部位可短期轮流选择上臂、臀部、下肢或腹部皮下。各部位吸收速率如下：腹部>上臂>大腿>臀部。

（六）胰岛素治疗的主要并发症

1.低血糖反应　糖尿病患者丘脑腹内侧核葡萄糖感知及信号系统受损，因此糖尿病患者易并发严重的低血糖。如果经常出现低血糖，需减少胰岛素用量。还应重视低血糖反应引起的"Somogyi现象"。

2.变态反应　少数患者在注射部位发生各种变态反应，表现为局部痒、红斑、各种皮肤损害或皮下结节，甚至发生注射局部的脂肪萎缩性增生。

3.胰岛素性水肿　常出现于血糖控制后4～6天，可能与胰岛素促进肾小管回吸收钠有关。继续应用胰岛素后常可自行消退。

4.屈光失常　此种屈光变化多见于血糖波动较大的幼年型患者。由于治疗时血糖迅速下降，影响晶状体及玻璃体内渗透压，使晶状体屈光率下降，发生远视。此属暂时性变化，一般可随血糖浓度恢复正常而迅速消失，不致发生永久性的改变。

五、GLP-1类似物

胰高血糖素样肽-1（GLP-1）是肠促胰岛素分泌激素之一，主要是肠道L细胞受营养物质刺激后分泌，经血液循环到达胰腺刺激胰岛β细胞分泌胰岛素。由于天然GLP-1很快就被体内的二肽基酶所灭活，半衰期很短，因此GLP-1类似物改变了其天然结构使其半衰期明显延长以便于临床使用。目前上市的艾塞那肽(每天 1 次,注射 1.8mg)和利拉鲁肽(10μg,每天 2 次)均是这类药物。GLP-1 类似物平均能够使 HbA1c 下降 0.97% 与其他降糖药物效果相当。另外,GLP-1 类似物具有减轻体重,促进 β 细胞增生,改善血脂,收缩压的作用,还在抑制炎症反应、保护内皮细胞、改善心肌葡萄糖代谢、减少心肌梗死面积等方面发挥直接或间接的心血管保护效应,为心血管疾病的治疗提供了新的选择,因此在糖尿病早期使用 GLP-1 的益处可能会更大。GLP-1 类似物最常见的不良反应是恶性、腹泻、呕吐。最严重的不良反应是胰腺炎和甲状腺肿瘤,但是因果关系并不明确。

六、减重手术

减重手术能够明显降低伴肥胖的 2 型糖尿病患者的血糖控制,甚至可以是一些患者糖尿病完全缓解。主要的类型有胃限制术、胃肠旁路术、十二指肠转置术及小肠切除术。这些手术对于体重和血糖控制均有效,但是胃肠旁路术效果最好,应用最为广泛。一般推荐 BMI>35 患者可行手术治疗,使 55%~95% 的 2 型糖尿病患者缓解。BMI 为 30~30 的 2 型糖尿病患者减重手术能够使 80% 的患者糖尿病缓解(血糖恢复正常并且不用药物控制),而且这种效果可以持续 5 年以上。减重手术术后 30 天手术相关的病死率为 0.28%。长期的并发症主要是营养不良、维生素和微量元素缺乏及严重低血糖,这些因素是患者远期死亡的危险因素。因此,无论采用何种手术,都需要一个综合性团队来制定患者的治疗措施和严格掌握手术指针。一般认为,体重指数(BMI)>27.5、糖尿病病史小于 15 年、胰岛细胞有代偿功能、男性腰围大于 90cm,女性腰围大于 85cm,可以考虑手术。手术治疗肥胖型 2 型糖尿病血糖达标率较高,以提示某些 2 型糖尿病患者病况是可逆转的,甚至有些患者是可能治愈。

第四章 糖尿病急性并发症

第一节 糖尿病酮症酸中毒

糖尿病酮症酸中毒(diabetic ketoacidosis,DKA)是由于胰岛素不足及升糖激素不适当升高,引起糖、脂肪和蛋白代谢紊乱,导致水、电解质和酸碱平衡失调,以高血糖、高血酮和代谢性酸中毒为主要表现的临床综合征,是糖尿病的急性并发症之一,也是内科常见急症之一。

一、诱因

1 型糖尿病患者有自发发生 DKA 的倾向,2 型糖尿病患者在某些诱因下也可发生。常见的诱因是急性感染、胰岛素不适当减量或突然中断治疗,饮食不当(过量或不足、进食过多高糖高脂食物、饮酒等)、胃肠疾病(呕吐、腹泻等)、脑卒中、心肌梗死、创伤、手术、妊娠、分娩、精神刺激等,部分 2 型糖尿病患者可无明显诱因。

二、发病机制和病理生理

胰岛素缺乏是 DKA 发生的基础。胰岛素缺乏时伴随着胰高糖素等升糖激素不适当的升高,导致三大物质代谢紊乱,不但血糖明显升高,而且蛋白质和脂肪分解增加。脂肪分解产生游离脂肪酸在肝脏经 β 氧化产生大量乙酰辅酶 A,由于草酰乙酸不足,乙酰辅酶 A 不能进入三羧酸循环氧化供能而相互缩合形成酮体(β-羟丁酸、乙酰乙酸和丙酮)。蛋白分解增加,血中成糖、成酮氨基酸均增加,使血糖、血酮进一步升高,最终出现高血糖、酸中毒和渗透性利尿,导致明显脱水和电解质紊乱。

DKA 分为几个阶段:①早期血酮升高、尿酮排出增多,称为糖尿病酮症;②酮体中 β-羟丁酸和乙酰乙酸为酸性代谢产物,消耗体内储备碱,导致出现酮症酸中毒,初期血 pH 正常,属代偿性酮症酸中毒,晚期血 pH 下降,为失代偿性酮症酸中毒;③病情进一步发展,出现神志障碍,称糖尿病酮症酸中毒昏迷。

1.酸中毒 由于脂肪动员和分解加速,大量游离脂肪酸在肝内经 β 氧化生成酮体,酮体中乙酰乙酸和 β-羟丁酸都是酸性物质,消耗体内碱储备,加上蛋白质分解产生的有机酸增加,循环衰竭、肾脏排出酸性代谢产物减少导致酸中毒。早期由于组织利用及体液缓冲系统和肺、肾的代偿调节,血 pH 可保持正常;代谢紊乱加重、血酮浓度继续升高超过机体代偿能力时,血 pH 降低就出现失代偿性酮症酸中毒。

酸中毒可使胰岛素敏感性降低;组织分解增加,K^+ 从细胞内逸出;抑制组织氧利用和能量代谢。严重酸中毒使微循环功能恶化,降低心肌收缩力,导致低体温和低血压。当血 pH<7.2 时,刺激呼吸中枢引起呼吸深大;当血 pH 低至 7.0~7.1 时,可抑制呼吸中枢和中枢神经功能、诱发心律失常;当 pH<7.0 时,可致呼吸中枢麻痹呼吸反而减弱,引起严重 CO_2 麻醉(潴留)及深度昏迷,甚至死亡。

2.严重失水 严重高血糖和高血酮、蛋白质和脂肪分解加速导致的各种酸性代谢产物均可引起渗透压性利尿,大量酮体从肺排出也带走大量水分,厌食、恶心、呕吐使饮水量减少,从而引起细胞外失水;血糖和血酮浓度升高使血浆渗透压增高,血糖每升高 5.6mmol/L(100mg/dL)血浆渗透压相应升高 5.5mmol/L,水从细胞内向细胞外转移引起细胞内失水。

3.电解质平衡紊乱　渗透性利尿、呕吐及摄入减少、细胞内外水分及电解质的转移及血液浓缩等因素,均可导致电解质平衡紊乱。

血钠一般正常或减低。早期由于细胞内液外移可引起稀释性低钠血症;进而可因多尿和酮体排出致血钠丢失增加,失钠多于失水时可引起缺钠性低钠血症,若失水超过失钠,也可出现高钠血症。

由于摄入不足和排出过多,DKA 时钾缺乏显著,但由于血液浓缩、肾功能减退时 K^+ 滞留及 K^+ 从细胞内转移到细胞外,因此血钾浓度可正常甚至增高,掩盖体内严重缺钾,随着治疗的进行,补充血容量(稀释作用),尿量增加,K^+ 排出增加,注射胰岛素,纠正酸中毒使 K^+ 转入细胞内后,可发生严重的低钾血症,诱发心律失常或心搏骤停。

DKA 时由于细胞分解代谢增加,磷在细胞内的有机结合被破坏,磷从细胞内释放经肾从尿排出,引起低磷血症。低磷可致红细胞 2,3-二磷酸甘油减少,使血红蛋白与氧的亲和力增加,引起组织缺氧,并可产生胰岛素抵抗。

4.携带氧系统失常　DKA 时红细胞糖化血红蛋白增加及 2,3-二磷酸甘油酸(2,3-DPG)减少,使血红蛋白与氧亲和力增高,血氧离解曲线左移,造成组织缺氧。但另一方面,酸中毒时血 pH 下降使血氧解离曲线右移,释放氧增加(Bohr 效应),起代偿作用,使组织缺氧在某种程度上得到改善。若纠正酸中毒过快,失去这一代偿作用,而糖化血红蛋白仍高,2,3-DPG 仍低,反而可加重组织缺氧,诱发脑水肿。

5.周围循环衰竭和肾功能障碍　严重失水导致血容量减少,加上酸中毒引起的微循环障碍,可发生周围循环衰竭,最终出现低血容量休克。血容量下降导致肾灌注量降低,引起少尿或无尿,严重时发生急性肾衰竭。

6.中枢神经功能障碍　严重酸中毒、失水、缺氧、体循环及微循环障碍等多种因素综合作用下,出现神经元内自由基增多,信号传递途径障碍,甚至 DNA 裂解和线粒体失活,细胞呼吸功能及代谢停滞,引起中枢神经功能障碍。临床出现不同程度的意识障碍(由嗜睡至昏迷),长期缺氧可导致脑水肿。此外,治疗不当,如纠正酸中毒时给予碳酸氢钠不当导致反常性脑脊液酸中毒,血糖下降过快或输液过多过快、渗透压不平衡可引起继发性脑水肿并加重中枢神经功能障碍。

三、中医病因病机

中医没有糖尿病酮症酸中毒的病名,按其发病特点及临床表现,该病属于中医学"消渴病""昏聩""厥证""腹痛""呕吐"等范畴。中医学认为,在消渴病的基础之上,因他病加临,饮食不节,浊毒犯胃,应激损伤,久病失治误治等因素作用下,致使燥热内灼,浊热上泛,严重耗伤气阴,煎熬营血,致血液黏滞;正气虚弱,鼓动无力,血运迟滞,终致血脉不和,阴津阳气欲竭。浊邪秽毒内蓄,壅塞三焦,以致气机升降失常,气血运行阻滞,浊毒物质蓄积体内,致使清阳不升,浊阴不降,导致该病突然发生。他病加临,化热伤阴:素体阴虚燥热,复加他邪,邪并于阳,从阳化热,消灼津液,阴液大伤。饮食不节,浊毒犯胃:外感秽浊湿邪阻遏中焦,或暴饮暴食,损伤脾胃,致使气机逆乱,升降失常,或宿食痰浊积滞日久化热,或过食辛辣,胃热内盛,导致胃热上蒸,致突发纳呆呕吐泛恶,或可见口出臭秽似烂苹果味。久病失治误治:消渴日久,或因医过,或因他病,伤津耗液,阴伤愈重,燥热益盛而发为本病。

. 总之,其关键在于,在消渴阴虚燥热、气阴两虚的病理基础上,由于各种原因导致浊毒内郁,热毒浸淫。燥热耗伤肺津,肺枯叶焦不能输布津液来充身泽毛,而见皮肤干瘪;燥热伤津而见咽干口燥;燥热炼液为痰,痰浊中阻则脘痞胸闷纳呆呕吐泛恶;痰浊上蒙清窍而见头痛烦躁,甚至神昏谵语、昏聩不醒,可危及生命。

四、临床表现

根据酸中毒的程度,DKA 可分为轻度、中度和重度。轻度是指仅有酮症,无酸中毒(糖尿病酮症);中度除酮症外,还有轻至中度酸中毒(糖尿病酮症酸中毒);重度是指酸中毒伴意识障碍(糖尿病酮症酸中毒昏迷),或虽无意识障碍,但二氧化碳结合力低于 10mmol/L 者。

早期表现为多尿、烦渴多饮和乏力等症状加重或首次出现上述症状或仅有感染等诱因的症状;然后逐渐出现食欲减退、恶心、呕吐,常伴头痛、烦躁、嗜睡等症状,呼吸深快,呼气中有烂苹果味(丙酮气味);病情进一步发展,出现严重失水,尿量减少,皮肤黏膜干燥,眼球下陷,脉快弱,血压下降,四肢厥冷;到晚期,各种反射迟钝甚至消失,甚至昏迷。少数病例表现有明显腹痛、腹肌紧张和压痛,甚至有血淀粉酶升高,易误诊为急腹症,应予注意。

五、实验室和辅助检查

1.尿液检查 尿糖、尿酮阳性或强阳性。当肾功能严重损害时,尿糖、尿酮阳性强度可与血糖血酮值不平行;此外,重度 DKA 机体缺氧时,有较多的乙酰乙酸被还原为 β-羟丁酸,此时尿酮测定反而呈阴性或弱阳性,DKA 病情减轻后,β-羟丁酸转为乙酰乙酸,使尿酮反应呈阳性或强阳性,对这种与病情不相称的现象应予认识,以免错误分析病情。有时可有蛋白尿和管型尿,随着 DKA 治疗恢复可消失。

2.血液检查

(1)高血糖:一般在 16.7~33.3mmol/L(300~600mg/dL),超过 33.3mmol/L 时多伴有高渗状态或肾功能障碍。

(2)高血酮:正常血酮<0.6mmol/L,>1.0mmol/L 为高血酮,>3.0mmol/L 提示酸中毒。

(3)酸中毒:血实际 HCO_3^- 和标准 HCO_3^- 降低,二氧化碳结合力和 pH 降低,剩余碱负值增大(>-2.3mmol/L),阴离子间隙增大,与碳酸盐降低大致相等。临床上偶尔可见到碱血症的 DKA 患者,多为严重呕吐、摄入利尿剂或碱性物质过多所致。

(4)血清电解质:血钠、氯常降低,少数也可正常或升高;血钾在治疗前高低不定,若患者入院时血钾正常或低水平,说明患者机体明显缺钾,输液和胰岛素治疗后血钾将进一步降低,易诱发心律失常,故治疗中应严密监测血钾水平并及时补充电解质。

(5)其他:血尿素氮和肌酐可轻、中度升高,一般为肾前性肾功能损害,随着 DKA 治疗恢复逐渐下降,当肾脏本身有病变或失水时间过长时可持续不下降或甚至继续升高。血浆渗透压轻度升高。血清淀粉、脂肪酶、谷草转氨酶和谷丙转氨酶可一过性增高,一般在 DKA 治疗后可恢复正常。末梢血白细胞数升高,在无感染时也可升高,中性粒细胞比例升高,为非感染性应激所致。血三酰甘油升高,血清可呈乳糜状。

六、诊断与鉴别诊断

1.诊断 早期诊断是决定治疗成败的关键,临床上对于原因不明的恶心、呕吐、失水、酸中毒、休克、昏迷的患者,尤其是呼吸有酮味(烂苹果味)、血压低而尿量多者,不论有无糖尿病病史,均应想到本病的可能性,应立即筛查血糖、血酮、尿素氮、肌酐、电解质、血气分析等以明确诊断。如尿糖和酮体阳性同时血糖和血酮增高、血 pH 和(或)二氧化碳结合力降低,无论有无糖尿病病史,都可诊断为 DKA。DKA 患者昏迷者只占少数,此时应与低血糖昏迷、非酮症高渗性糖尿病昏迷及乳酸性酸中毒相鉴别。

2.鉴别诊断

(1)糖尿病高渗性昏迷:常见于 2 型糖尿病老年患者,多有神志障碍,实验室检查血糖显著升高、常超过 33.3mmol/L,血钠升高>145mmol/L,血浆有效渗透压显著升高>320mOsm/L,酮体阴性或弱阳性,无酸中毒或仅轻度酸中毒。

(2)糖尿病乳酸酸中毒昏迷:常见于服用大量苯乙双胍者、休克、严重感染、严重缺氧、肝衰竭、肾衰竭等,尤其原有慢性肝病,肾病、心力衰竭患者更容易并发此症。除原发病以外,以代谢性酸中毒为主,厌食、恶心、深呼吸、昏睡、木僵、昏迷等。血浆乳酸升高,常>5mmol/L,乳酸及丙酮酸之比明显增高>15:1(正常<10:1),且血 pH<7.35 时可诊断为乳酸性酸中毒,如有代谢性酸中毒而血酮不高或增高不多者应怀疑乳酸酸中毒,及时测定血乳酸及丙酮酸浓度以明确诊断。

(3)糖尿病低血糖昏迷:常见于糖尿病患者口服降糖药或注射胰岛素剂量过大、进食减少或运动过度等,起病急,昏迷前有饥饿、多汗、心悸、震颤等交感神经兴奋等表现,皮肤苍白、湿而多冷汗,呼吸正常。实验室检查血糖显著降低,尿酮阴性,无酸中毒,即刻静脉注射 50%葡萄糖 40~60mL 可迅速纠正症状。

(4)饥饿性酮症:患者因其他疾病引起剧烈呕吐、进食减少甚至禁食时,也可产生酮体,甚至酸中毒,但是血糖不高,尿糖阴性,有助于鉴别。

(5)其他:其他疾病所致昏迷,如脑膜炎、尿毒症、肝性脑病、脑血管意外等,常有明显原发疾病表现及相关检查指标异常,而尿糖和尿酮体阴性,高血糖、酸中毒不明显。另外,酮症酸中毒有腹痛者应注意与各种急腹症鉴别,如急性胰腺炎、胆囊炎、阑尾炎等,必须从病史、体征、检查资料及动态观察中分析判断。

七、治疗

对早期酮症患者,仅需给予足量胰岛素及口服补充液体,持续到酮体消失;对酮症酸中毒甚至昏迷患者应立即抢救,按以下原则积极治疗。

1.补液　补液是 DK 治疗的关键环节,DKA 常有严重脱水,血容量不足,组织微循环灌注不良,只有在有效组织灌注改善、恢复后,胰岛素的生物效应才能充分发挥。

通常使用生理盐水,当血糖下降至 13.9mmol/L(250mg/dL)时改用 5%葡萄糖水或糖盐水,并按每 2~4g 葡萄糖加入 1U 短效胰岛素。DKA 失水量可达体重 10%以上,故补液总量可按原体重 10%估计。补液速度应先快后慢,如无心力衰竭,在开始 2 小时内输入 1000~2000mL,以便能较快补充 10L 容量,改善周围循环和肾功能;以后根据血压、心率、每小时尿量、周围循环状况决定输液量和速度,在第 3~6 小时输入 1000~2000mL;第 1 个 24 小时输液总量一般为 4000~6000mL,严重失水者可达 6000~8000mL。对老年或伴心脏病、心力衰竭患者,应在中心静脉压监护下调节输液速度及输液量。若患者清醒且无禁忌证时,可鼓励患者多饮水,以减少静脉输入量和速度,尤其适于有心脏病史者。

2.胰岛素治疗　胰岛素治疗与补液治疗可以同时进行。对中度以上的 DKA,一旦诊断,应该首选静脉持续输注短效胰岛素治疗方案。一般采用小剂量胰岛素治疗方案,即每小时给予每千克体重 0.1U 胰岛素,既能有效的抑制酮体生成,又不易发生低血糖、低血钾和脑水肿。

开始时,以 0.1U/(kg·h)(成人 5~7U/h)胰岛素加入生理盐水中持续静脉滴注,通常血糖下降速度一般以每小时降低 3.9~6.1mmol/L(70~110mg/dL)为宜,每 1~2 小时复查血糖,若 2 小时后血糖下降不理想或反而升高,且脱水状态已基本纠正,胰岛素剂量可加倍,此后根据血糖下降情况进行调整,使血糖下降速率稳定在上述范围内。重症患者[有休克和(或)严重酸中毒和(或)昏迷者]可酌情在小剂量胰岛素治疗前静脉注射首次负荷剂量 10~20U 胰岛素。当血糖下降至 13.9mmol/L(250mg/dL)时,转为第二阶段治疗,将原生理盐水改为 5% 葡萄糖或糖盐水,按葡萄糖与胰岛素之比例为(2~4):1 加入胰岛素,尿酮稳定转阴后过渡到胰岛素常规皮下注射。

3.纠正电解质紊乱　DKA 患者均有不同程度失钾,但在胰岛素缺乏、高渗、酸中毒情况下,血清钾浓度可能正常,甚至升高,不能真实反映体内缺钾程度,一旦开始胰岛素及补液治疗后血钾将开始下降,根据血钾水平和尿量酌情补钾可以纠正此趋势。

为了预防低钾血症,一般在开始胰岛素及补液治疗后,只要患者排尿量正常,血钾不高(低于 5.5mmol/L)时,即使血钾正常,也要静脉补钾,若尿量<30mL/h,则暂缓补钾,待尿量增加后再开始补钾。心电图能更直接反映细胞内钾情况,故补钾过程中可结合血钾和心电图检查。在心电图与血钾检测的监护下,每小时补充氯化钾 1~1.5g(13~20mmol),24 小时总量 3~6g,甚至 6~8g 或以上。DKA 纠正后仍需口服钾盐 1 周左右。若治疗前已经有明确低血钾,尿量>40mL/h 时,可在胰岛素及补液治疗同时即开始补钾。少数情况下,DKA 或 HHS 患者存在明显低钾,则应该在补液开始就予以补钾,待血钾恢复到 3.3mmol/L 时再开始胰岛素治疗,以免心律失常、心搏骤停和呼吸肌麻痹。而低钠、低氯血症一般通过输注生理盐水即可纠正。

在 DKA 时,全身磷酸盐缺失达到 1.0mmol/kg 体重,但是高渗透压状态时磷酸盐向细胞外转移导致血浆磷酸盐水平正常或稍偏高,在治疗期间会迅速降低。低磷酸盐血症可导致横纹肌和呼吸肌软弱,心脏收缩功能降低,溶血性贫血,红细胞内 2,3-二磷酸甘油降低、氧离曲线左移、组织缺氧,所以对于有心力衰竭、呼吸抑制、溶血性贫血和缺氧,且血磷浓度<1.0mg/dL 的患者,仍然应该补充磷酸盐。

4.纠正酸中毒　当 DKA 患者 pH>7.0 时,足够的胰岛素治疗即能有效地抑制脂肪分解,从而抑制酮体生成。因此,轻中度 DKA 患者经上述治疗后,酮症酸中毒不需要补碱就会随着代谢紊乱的纠正而恢复。重度酸中毒可使外周血管扩张和心肌收缩力降低,导致低体温和低血压,并降低胰岛素敏感性,当血 pH 低至 7.0 时,可抑制呼吸中枢和中枢神经功能,诱发心律失常,故应予以碳酸氢钠治疗。但是,过多过快补充碱性药物可产生不利影响:①二氧化碳透过血-脑屏障的弥散能力快于碳酸氢根,快速补碱后脑脊液 pH 呈反常性降低,引起脑细胞酸中毒,加重昏迷;②红细胞低 2,3-二磷酸甘油和高糖化血红蛋白状态改变较慢,血 pH 的骤然升高使血红蛋白与氧亲和力增加,加重组织缺氧,有诱发和加重脑水肿的危险;③促进钾离子向细胞内转移,加重低血钾和出现反跳性碱中毒。故应慎重补碱,血 pH>7.0 时,不需给碱性药物,血 pH<7.0,时予以等渗碳酸氢钠(1.25%~1.4%)溶液,此后每 2 小时监

测血 pH,直到 pH 上升至 7.0 时停止补碱。

5.处理诱发病和防治并发症 应积极寻找诱因并及时治疗。DKA 最常见的诱因是各种感染,尤其是 2 型糖尿病患者伴急性全身性严重感染,如败血症、肺炎、化脓性皮肤感染、化脓性扁桃体炎、化脓性中耳炎、鼻窦炎、胃肠道感染、急性胰腺炎、胆囊胆管炎、腹膜炎、泌尿生殖系统感染等,应该予以补液、胰岛素治疗,同时积极抗感染治疗。

(1)休克:如休克严重且经快速输液后仍不能纠正,应详细检查并分析原因,例如有无合并感染性休克或急性心肌梗死,并给予相应措施。

(2)严重感染:感染是 DKA 常见诱因,但也可继发于 DKA 之后,最常见为呼吸道感染和泌尿系统感染。因 DKA 可引起低体温和血白细胞数升高,故不能以有无发热或血常规改变来判断,应结合症状、体征和相关检查综合判断。

(3)心力衰竭、心律失常:补液过多过快可导致心力衰竭和肺水肿,尤其是老年患者或有心脏病史者(尤其是急性心肌梗死),治疗中应注意预防。输液过程中可根据血压、心率、中心静脉压、尿量等调整输液量和速度,一旦出现心力衰竭,酌情应用利尿剂和正性肌力药。血钾过低或过高均可引起严重心律失常,治疗过程中应在血钾检测和心电图监护下,以及时发现及时治疗。

(4)肾衰竭:DKA 的肾衰竭多为肾前性肾衰竭,随着治疗的进展,血 BUN、Cr 逐渐下降,但若是失水时间过长或原来有肾脏病变者可转变为肾性肾衰竭,治疗过程中应密切观察尿量变化,及时处理,强调注意预防。

(5)脑水肿:是 DKA 最严重的并发症,病死率甚高,应着重预防、早期发现和治疗。脑水肿常与脑缺氧、补碱过早过多过快、血糖下降过快等有关。如经治疗后,血糖有所下降、酸中毒改善,但昏迷反而加重,或虽然一度清醒,但出现烦躁、心率加快、血压偏高、肌张力增高,应警惕脑水肿的可能。可给予地塞米松(同时观察血糖,必要时加大胰岛素剂量)、呋塞米治疗,但是慎用甘露醇。

(6)胃肠道表现:因酸中毒引起呕吐或伴有急性胃扩张者,可用 1.25%碳酸氢钠溶液洗胃,清除残留食物,并预防吸入性肺炎。

八、中医辨证论治

配合西医补液,补充胰岛素,纠正水电解质紊乱及维持酸碱平衡等治疗,中医药治疗可有效缓解临床症状,改善疾病预后,提升患者生活质量,同时有效地减少住院时间,降低治疗费用。

1.阴虚燥热

症状:烦渴引饮,多尿,神疲乏力,肢体倦怠,纳呆,或见恶心呕吐,舌干红少津,苔薄黄而干或微腻,脉细数。

治则:清泄肺胃,生津止渴。

代表方:玉女煎合白虎汤加减。石膏、熟地黄、麦冬、知母、牛膝、生甘草。

可合用消渴胶囊。

汗出烦渴重者加五味子、乌梅、石斛、大花粉、玄参,敛汗养阴、止渴除烦。燥热亢盛者重用石膏,加黄连、栀子等清热泻火,疲乏倦怠重者加太子参、黄芪。若恶心欲吐,舌苔白腻者加半夏、竹茹、藿香、佩兰等芳香化浊,和胃止呕。大便干结不通者加玄参、何首乌、大黄、芒硝等养阴清热通便,或者采用增液承气汤煎液灌肠。

2.浊毒壅滞

症状:皮肤干瘪,渴饮无度,精神萎靡,嗜睡,胸闷纳呆,恶心呕吐,或口有秽臭,时有少腹疼痛如绞,大便秘结,舌干红,苔垢而燥,脉沉细。

治则:化浊解毒,清热导滞。

代表方:宣白承气汤加减。石膏、杏仁、瓜蒌壳、生大黄、石菖蒲、玄参、生地黄、枇杷叶。

发热,大渴引饮,大汗出者,重用生石膏,加知母、石斛养阴清热除烦止渴。伴头晕、嗜睡者加佩兰等芳香开窍,避秽醒神。呼吸深长,邪浊犯肺者,加桑白皮、葶苈子泻肺平喘。少腹疼痛如绞,舌质紫黯有瘀斑者加桃仁、红花、赤芍、木香等活血化瘀、行气止痛。小便赤痛者加车前子、黄柏、苍术等清热除湿、利尿通淋。

3.邪毒闭窍

症状:躁扰不安、心烦不寐,或嗜睡,或见手足抽搐,痰壅气促,甚则神志昏蒙,或有谵语,食欲缺乏、口臭呕吐,小便短赤,舌黯红而绛、苔黄燥或黑,脉细。

治则:清营解毒,芳香开窍。

代表方:菖蒲郁金汤合清营汤加减。水牛角、生地黄、玄参、麦冬、丹参、黄连、金银花、连翘、牡丹皮、郁金、石菖蒲、栀子、淡竹沥、淡竹叶。

惊厥抽搐者合用羚角钩藤汤,加石决明、磁石、白芍等清热养阴,柔肝息风止痉。瘀血阻滞者可加赤芍、归尾等活血化瘀。

中成药,中药注射剂,具有起效快、使用方便等特点。如二便不通,高热神昏者,急予安宫牛黄丸;痰蒙清窍,不省人事者急予至宝丹;肢体强痉,面赤身热,气促口臭,急予紫雪丹,每天2~3次,灌服,清开灵或者醒脑静脉注射射液滴注。

4.阴虚风动

症状:神倦欲寐,耳聋眼花,手足蠕动,甚则惊厥抽搐,舌红绛少苔,脉虚细数。

治则:滋阴清热,柔肝息风。

代表方:加减复脉汤加减。生地黄、生白芍、麦冬、火麻仁、牡丹皮、鳖甲。

头晕头痛,呼多吸少,加熟地黄、山茱萸、牛膝、龙骨、牡蛎潜阳纳气。仅见手足蠕动者,可选二甲复脉汤,若见惊厥抽搐,神志不清者,可用三甲复脉汤。抽搐舌绛少苔者可合用大定风珠。

5.阴竭阳脱

症状:口干唇焦,肌肤干瘪,神志不清,肌肤干瘪,面色苍白,目陷睛迷口开,自汗肤冷,气息低微,唇舌晦暗无津,脉细数或脉微欲绝。

治则:救阴敛阳,固脱醒神。

代表方:冯氏全真一气汤加减。五味子、熟地黄、人参、麦冬、白术、制附子、牛膝。

若口干少津,则上附子、白术,加沙参、黄精、石斛等养胃生津。若面色如妆,气逆喘促者加黑锡丹镇浮阳,纳气定喘。

可以给予大剂量参麦注射液或者生脉注射液静脉推注、静脉滴注。

此外尚可辨证选穴,应用针灸治疗。阴虚燥热证采用轻、中度刺激,平补平泻手法,多选胰俞、肺俞、脾俞、肾俞、三阴交、太溪为主穴。口渴多饮者加太渊、少府;纳呆恶心呕吐者酌加梁门、公孙等。浊毒壅滞证采用中、强度刺激,泻法,多选择内关、中脘、足三里、内庭、丰隆作为主穴,烦渴者可加金津、玉液、海泉;喘促气逆酌加尺泽、孔最、鱼际;纳呆呕恶者加三阴交、梁门、公孙;腹痛者可加天枢、上巨虚、阴陵泉等。邪毒闭窍证采用中度刺激,泻法,多选水沟、百会、中冲、太冲、后溪、内关为主穴,头项强直者可加天柱。阴虚风动证采用轻、中度刺激,补法,多选肝俞、肾俞、三阴交、然谷、照海、涌泉、太溪为主穴,夹有痰浊呕恶者酌加丰隆、中脘、内关,喘促者可加肺俞、定喘、太渊等。阴竭阳脱证采用强刺激,补法,多选交感、神门、太溪、涌泉、人中、百会、关元、神阙等;也可采用神阙隔盐灸,关元隔附子饼灸,各 5~10 壮;百会、涌泉艾条灸 20~30 分钟。

九、调摄与预防

糖尿病患者做好良好的调摄和护理是预防糖尿病急性并发症发生和抢救的重要环节,必须做好中医辨证施护,重视疾病的预防与健康教育工作。

1.合理服药,坚持血糖监测。

2.保持心情舒畅,清淡饮食,定时定量进餐,加强营养素摄入。平时可选用山药、木耳等益气养阴食品服用。肺热津伤口渴多饮者可选用鲜芦根、莲子心、西洋参、天冬、麦冬或天花粉等煎水代茶饮。胃热积盛者宜食用苦瓜、茭白、山药等。气阴两虚者可以太子参、黄芪等泡水代茶饮。大便干结时可选用大黄、玄参泡水或者指压长强、大横诸穴,平时可按摩胃脘部位,促进胃肠蠕动。

3.服用中药汤剂期间,注意胃肠道消化情况,观察有无胃潴留或腹泻。

4.可配合针灸或者穴位贴敷足三里、三阴交等穴位以强身健体、通络养阴。对有糖尿病高危足患者可予透骨散行中药熏洗活血通络。保持口腔清洁,清醒者可用金银花甘草液漱口,昏迷者可用五味消毒饮进行中药口腔涂擦。留置尿管者需做好会阴护理,采用加味二妙散行中药会阴涂擦。

5.适度锻炼,避免外伤。太极拳、八段锦等传统保健运动流利关节、疏通气血,以有微汗出、不感疲劳,休息后很快恢复为宜。

第二节　糖尿病乳酸性酸中毒

糖尿病乳酸性酸中毒(lactic acidosis,LA)也是糖尿病严重急性并发症之一,多发生于伴有缺氧、全身性疾病或大量服用双胍类药物的患者,以高乳酸血症、代谢性酸中毒、全身倦怠乏力、厌食、恶心呕吐、腹痛、呼吸深快、进行性意识障碍,直至昏迷为特点。临床上糖尿病乳酸性酸中毒发生率低,比糖尿病酮症酸中毒和糖尿病血糖高渗综合征少见,但是病情更危重,病死率高,预后较差。

一、诱因

乳酸性酸中毒是由于各种原因导致组织缺氧,乳酸生成过多,或由于肝肾病变导致乳酸利用减少,清除障碍,血乳酸浓度明显升高引起。常见诱因有低氧血症(休克、贫血、心力衰竭、惊厥等)、肝衰竭、肾衰竭、严重感染、恶性肿瘤、双胍类(尤其是苯乙双胍)、甲醇、乙醇、水杨酸类及乙二醇、果糖、山梨醇、可卡因、氰化物、儿茶酚胺等药物。

二、发病机制和病理生理

乳酸的生成主要是通过葡萄糖无氧酵解途径,由丙酮酸还原而成。正常情况下,机体代谢产生的乳酸在以下 3 条途径被代谢清除:①有氧的情况下,乳酸可再转变为丙酮酸直接进入线粒体氧化利用,通过三羧酸循环产生 ATP,分解成 H_2O 和 CO_2;②在肝脏中转变成糖原储存;③少量乳酸经肾脏排出。当各种原因导致组织缺氧时,线粒体功能障碍,丙酮酸堆积在胞质内转化成乳酸,或在肝肾疾病的情况下,乳酸利用和排出减少就可诱发和加重乳酸性酸中毒。

乳酸酸中毒分为先天性和获得性两大类。先天性乳酸性酸中毒是由遗传性酶的缺陷(如葡萄糖-6-磷酸酶、丙酮酸脱氢酶和丙酮酸羧化酶),造成乳酸、丙酮酸代谢障碍引起。大多数乳酸酸中毒是获得性的,可分为 A 型和 B 型两大类。A 型为继发性乳酸酸中毒,比较常见,由组织缺氧引起,其发病机制是组织获得的氧不能满足组织代谢需要,导致无氧酵解增加而产生。B 型为自发性乳酸酸中毒,其发病机制与组织缺氧无关,可进一步分为 2 种亚型,B1 型与糖尿病、脓毒血症、肝衰竭、肾衰竭等系统性疾病有关,B2 型与双胍类、甲醇、乙醇、水杨酸类等药物或毒物有关。

糖尿病乳酸性酸中毒可以是 A 型乳酸酸中毒,尤其是有心血管并发症时,也可以是 B 型乳酸酸中毒。二甲双胍相关乳酸酸中毒(metformin associated lactic acidosis,MALA)可以是 A 型乳酸酸中毒,不伴有二甲双胍的蓄积,也可以是 B 型乳酸酸中毒,伴有二甲双胍的蓄积。

三、中医病因病机

该病属于中医"消渴""呕吐""喘证""厥证""昏迷"等病证范畴。中医学认为是在消渴病的基础上,由于外邪、药石等侵害,导致脾肾亏损,不能正常输布津液,导致痰浊秽毒内蓄,壅塞三焦,以致气机升降失常,瘀血阻滞,该病突然发生。清阳不升,浊阴不降,痰浊上逆则出现呕恶、喘促,蒙蔽清窍则神昏,闭绝阳气则厥逆,多数医家认为,其治疗当以化浊除秽为重点。

四、临床表现

患者起病较急,有全身倦怠乏力、口干、恶心、呕吐、腹痛、腹泻、厌食,呼吸深快(Kussmaul 呼吸)不伴酮臭味、神志模糊、嗜睡、木僵、昏迷等症状严重的二甲双胍相关乳酸酸中毒可有低体温、低血压、心律失常和呼吸衰竭。缺氧引起者有发绀、休克及原发病表现,药物引起者常有服药史及各种中毒表现,系统性疾病引起者,除原发病症状外,以酸中毒为主。

乳酸酸中毒的症状与体征无特异性,轻症者临床表现可不明显,可能仅表现为呼吸稍深快,常被原发或诱发疾病的症状所掩盖,应注意避免误诊或漏诊。

五、实验室和辅助检查

1.血乳酸　血乳酸浓度是诊断乳酸性酸中毒的特异性指标,正常人静息状态下静脉血乳酸含量为 0.4~1.4mmol/L,乳酸酸中毒患者血乳酸浓度升高,超过 5mmol/L,血乳酸浓度超过 25mmol/L 的患者通常预后不佳。

2.动脉血 pH　血乳酸浓度升高,动脉血 pH 仍在正常范围,称之为高乳酸血症;若动脉血 pH<7.35,称之为乳酸性酸中毒。

3.血丙酮酸　正常人静息状态下血丙酮酸浓度为 0.07~0.14mmol/L,乳酸/丙酮酸正常比值为 10∶1,一般<15∶1,处于平衡状态;发生乳酸性酸中毒时,丙酮酸相应增高达 0.2~

1.5mmol/L,乳酸/丙酮酸比值升高>15∶1,甚至>30∶1。

4.阴离子间隙 可通过公式[Na^+]-[Cl^-+HCO_3^-]来计算,其正常值为 7~14mmol/L。乳酸性酸中毒为阴离子间隙升高型的代谢性酸中毒,通常>18mmol/L,一般可达 25~45mmol/L。

5.HCO_3^-水平明显降低,通常<10mmol/L,CO_2结合力降低,通常<9mmol/L。

6.酮体可正常或轻度升高,血糖可正常、升高或降低。

六、诊断与鉴别诊断

口服双胍类药物的糖尿病患者如出现严重的酸中毒而血酮体无明显升高时应考虑到本病的可能,休克、缺氧、肝衰竭、肾衰竭者,如酸中毒较重时,应警惕乳酸性酸中毒的可能性。如患者血乳酸>5mmol/L,乳酸/丙酮酸>15∶1,阴离子间隙>18mmol/L,且血 pH<7.35 时可诊断为乳酸性酸中毒。值得注意的是,糖尿病乳酸酸中毒可以和酮症酸中毒合并存在。

糖尿病乳酸酸中毒应注意和糖尿病的其他急性并发症鉴别。

七、治疗

1.积极的支持治疗 补充血容量、改善组织灌注,立即予以吸氧以提高组织氧供,并做好人工呼吸的各种准备,呼吸肌无力时给以机械通气辅助呼吸,糖尿病乳酸酸中毒者血糖可高可低,但是血糖过低或过高均能增加乳酸生成,所以低血糖者应给以足够的葡萄糖,高血糖者应给以胰岛素。治疗过程中应密切注意血压、脉搏、呼吸等生命体征的变化,加强病情观察,及时进行血乳酸、血气分析、血糖、血电解质、阴离子间隙等血液生化检查,并密切随访复查。血管活性药(多巴胺、肾上腺素、去甲肾上腺素)对心肌收缩有影响,应用时可能会出现不良后果,所以应谨慎使用。

2.纠正酸中毒 严重的酸中毒不仅显著地降低了重要脏器(肝、肾)对乳酸的代谢利用,而且促使大量乳酸进一步合成,从而加重了乳酸酸中毒,导致恶性循环,但是大量补碱可以造成细胞内酸中毒,使心肌收缩力进一步下降,组织氧供更趋减少,同时使氧解离曲线左移,血红蛋白与氧结合紧密,在周围组织释放氧减少,加重了缺氧状态,反而加重了乳酸酸中毒,同时因为纠正酸中毒显著降低血浆游离钙水平,可能引起心律失常,所以,目前主张给予小剂量碳酸氢钠持续静脉滴注的方式,使 HCO_3^-维持在 14~16mmol/L,动脉血 pH 高于7.2。酸中毒严重者(血 pH<7.0)纠正不宜太快,尤其肺功能及循环功能减退者,以免 CO_2 容易蓄积,进一步加重缺氧。

其他方面,二氯醋酸(dichloroacetate,DCA)是丙酮酸脱氢酶激活剂,能迅速增强乳酸的代谢,并能一定程度的抑制乳酸生成;亚甲蓝(美蓝)是氢离子接收剂,可促使乳酸脱氢氧化为丙酮酸。二者均可用于纠正乳酸性酸中毒,但目前疗效不确切,不作为临床常规用药。

3.血液净化治疗 乳酸为小分子物质,相对分子质量<90,容易通过血滤器,能得到有效的清除,血液透析、血液透析滤过和持续性静脉-静脉血液滤过对乳酸酸中毒均有效。血液净化治疗既能清除乳酸、纠正酸中毒,也能清除炎症介质,改善组织微循环,纠正组织缺氧状态,同时也能纠正电解质紊乱、控制血糖水平、掌握补液量、减少心力衰竭发生,而且也可以清除蓄积的双胍类等药物,所以用于严重的乳酸酸中毒。

4.去除诱因,治疗原发病 停用所有可诱发乳酸性酸中毒的药物及化学物质,低血容量休克时应迅速适当补充循环血容量,心力衰竭要根据病情进行降低前、后负荷或强心治疗,严重感染者要静脉使用大剂量有效广谱抗生素等。

八、中医辨证论治

该病病死率极高,中医药辨证论治配合补液和胰岛素疗法,积极纠正多脏衰竭,可以提高抢救成功率。

1.痰浊中阻

症状:倦怠嗜卧,脘痞纳呆,恶心呕吐,烦渴思饮,四肢重浊,头昏如蒙,苔腻,脉濡或滑数。

治则:芳香化浊,运脾和胃。

代表方:温胆汤加减。法半夏、陈皮、茯苓、竹茹、枳壳、郁金、石菖蒲。

头昏、嗜睡者加佩兰化湿醒脾。呕恶较甚,加生姜、砂仁、旋覆花、代赭石等化痰和胃止呕降逆止呕。舌红苔黄,加黄连、竹茹、胆南星、川贝母加强清热化痰之功清热降逆。脘腹胀满,加厚朴、大腹皮燥湿宽中。便溏腹胀者加炒白术、大腹皮健脾除湿。大便秘结者加大黄、芒硝泻下通便。夹有表证者合用藿香正气散以解表化湿止呕。秽浊闭窍者,合用苏合香丸,加强芳香开窍之功。

2.痰热蒙窍

症状:神志昏蒙,昼寐夜躁,口臭,恶心呕吐,呼吸喘促,或有身热腹痛,舌红苔腻,脉滑数。

治则:清热化浊,豁痰开窍。

代表方:菖蒲郁金汤加减。石菖蒲、郁金、栀子、菊花、连翘、滑石、淡竹叶、牛蒡子。

兑入竹沥、生姜汁冲服玉枢丹。

呼吸喘促者,加麻黄、杏仁宣肺定喘,痰盛胸闷者,加葶苈子、瓜蒌壳泻肺宽胸。恶心呕吐甚者,加胆南星、浙贝母化痰降逆止呕。身热腹痛可加赤芍、延胡索缓急止痛。保持大便通畅,可加用调胃承气汤泄热通便。痰蒙清窍,不省人事者急予至宝丹化痰开窍。肢体强痉,面赤身热,气促口臭,急予紫雪丹,每天 2～3 次,灌服,清开灵或者醒脑静脉注射射液滴注。

3.瘀热内结

症状:烦渴多饮,腹部胀满,大便干结,或有神志昏蒙,胸痛,半身肢体不利,或有失语,舌歪,舌质黯红,舌苔黄干或黑,脉弦细数。

治则:清热育阴,化痰祛瘀。

代表方:清宫汤加减。水牛角、生地黄、乌梅、玄参、知母、麦冬、黄连、连翘、丹参、石菖蒲、郁金。

气虚明显者,加两洋参另煎兑服。大便干结者加大黄泄热化瘀通便。肢体不利者,可加桃仁、红花、鸡血藤等活血通络。胸痛者,可加麝香保心丸宽胸止痛。高热神昏者可予安宫牛黄丸清热开窍醒神。

4.阴竭阳脱

症状:面色苍白,大汗淋漓,气息微弱,神志淡漠甚至昏不识人,四肢厥逆,舌干红,脉微细欲绝。

治则:救阴回阳固脱。

代表方:参附汤合生脉散加减。人参、制附子、干姜、麦冬、五味子、山茱萸、生甘草。

面红如妆,大汗不止者加黄芪、龙骨、牡蛎益气潜阳止汗。

可以给予大剂量参麦注射液或者生脉注射液静脉推注、滴注。

此外,尚可辨证选穴,应用针灸治疗。

痰浊中阻证采用中等刺激,平补平泻手法。主穴多选中脘,胃俞,内关,足三里,脾俞。痰甚四肢重浊加足三里、丰隆、公孙、阴陵泉运脾除湿化痰。清窍昏蒙者加百会、大钟醒神开窍。痰热蒙窍证采用强刺激,泻法。主穴多选丰隆、尺泽、劳宫、人中、内关。肺热喘促者加孔最、膻中、肺俞泻肺平喘;呕吐黏痰黄涎者加中脘、内庭泄热和胃;烦躁者加神门、照海、大陵清热宁神;神昏酌加百会、少商、涌泉清热开窍。阴竭阳脱证参照糖尿病酮症酸中毒。

九、调摄与预防

1.预防糖尿病乳酸性酸中毒的发生,应当预防感染,失水,心力衰竭,严重缺氧的发生及一些药石毒物对人体的侵害,如二甲双胍等。

2.戒酒,清淡饮食,注意胃肠道消化情况。

3.移情易性,适度锻炼,避免外伤,增强体质。

第五章 糖尿病慢性并发症

糖尿病慢性并发症已经成为糖尿病致残、致死的主要原因,普遍认为其发病机制涉及多元醇旁路、蛋白激酶C、己糖胺激活及晚期糖基化产物的多寡,近年来发现高血糖诱导的线粒体产生反应性氧化产物(reactive oxygen species,ROS)生成增加可能是糖尿病慢性并发症的共同基础。另外,代谢产物诱导巨噬细胞极化,后者产生许多炎症,参与糖尿病慢性并发症的过程。

第一节 糖尿病慢性并发症发病机制

自从 1922 年胰岛素应用于临床以来,糖尿病患者因急性并发症致死者明显减少,糖尿病慢性并发症现已成为糖尿病患者致死致残和增加经济负担的主要原因。糖尿病慢性并发症侵犯人体各种组织器官,主要包括大血管(心血管、脑血管、四肢大动脉,尤其是下肢)、微血管(肾小球、眼底及心肌等)、神经(自主神经和躯体神经)、皮肤及骨关节等,其中微血管病变、神经病变和下肢血管是糖尿病常见的相对特异性慢性并发症。糖尿病慢性并发症的病因与发病机制现不十分明确,常有多种因素参与如代谢紊乱、遗传易感性、血流动力改变和血液流变异常等,其中不同组织器官的慢性并发症发病机制侧重点不完全相同。

一、高血糖和糖尿病慢性并发症

近年来,大量动物实验和临床研究提示,糖尿病慢性并发症(如糖尿病视网膜病变、糖尿病肾病及神经病变)的发生率、严重性及进展速度与高血糖的存在相关,尤其近年来的多中心前瞻性有关"糖尿病控制和并发症试验"(DCCT)的临床研究证实,研究入选患者 1441 例(1 型糖尿病),平均随访 6.5 年,与常规治疗组(HbA1c<9.1%)相比,血糖强化治疗(HbA1c 为 7.2%)组,糖尿病视网膜病变、周围神经病变及糖尿病肾病的发生率和进展速度不同程度地被明显降低;来自联合国前瞻性糖尿病研究(UKPDS)组的为期 11 年的前瞻性研究及其后续观察和 ADVANCE 等研究均证实,强化血糖控制(应用胰岛素、磺酰脲类或双胍类等)同样可明显降低 2 型糖尿病相关的慢性并发症。上述研究结果强烈提示,高血糖是糖尿病慢性并发症的一个重要危险因素,高血糖可能通过多种机制发挥其病理生理作用,主要可能有以下几个代谢途径。

1.蛋白质非酶糖化 还原性葡萄糖和其他糖(如果糖)可与机体内各种蛋白质中氨基酸残基侧链 ε-氨基或氨基末端的 α-氨基在非酶催化下反应形成可逆的 Schiff 碱(几小时),再进一步反应形成较稳定但仍可逆的糖-蛋白质酮胺结合物(几天或几周),若为半衰期长的蛋白质(如胶原蛋白晶体蛋白、弹性蛋白及神经髓鞘等),则继续进行复杂的重组脱氢形成不可逆的糖化终末产物(advanced glycation end-products,AGEs),AGEs 以共价键的形式不可逆地与上述蛋白质结合,即使血糖被纠正,AGEs 也不会下降,并随着血糖浓度的升高及蛋白质暴露于葡萄糖时间的延长而不断堆积,应用特异性 AGE 抗体的酶联免疫测定显示糖尿病病程 5~20 周后,糖尿病患者肾皮质 AGEs 水平较非糖尿病者高 10~45 倍。AGEs 导致多种病理生理改变,促进糖尿病慢性并发症的发生:①细胞内 AGEs 的形成可能直接改变靶组织的蛋白质功能。一般细胞内升高的糖的活性较高,细胞内 AGEs 的形成明显快于细胞外,内皮细胞是葡萄糖导致损害的主要部位,有研究报道称,高血糖一周后,细胞内 AGEs 的水平升高 13.8 倍;②细胞外半衰期长的不可溶性基质蛋白(如血管外基质、肾小球基膜、神经髓鞘、皮肤胶原和晶体蛋白等)可通过 AGEs 相互交联,交联后的蛋白质对蛋白水解酶降解抵抗,清除减少,可能与血管壁增厚、弹性降低、基膜增厚、白内障形成及神经髓鞘生长减慢有关;交联后的胶原蛋白及层黏蛋白等与阴离子硫酸肝素蛋白多糖的连接能力降低,蛋白多糖清除增加,血管通透性增加;细胞外基质 AGEs 的形成不仅干扰细胞外基质间的相互作用,也干扰基质与细胞间的相互作用,如Ⅲ型胶原细胞连接决定簇的 AGE 修饰则降低内皮细胞的黏附能力;③糖化后的血管基质可通过 AGEs 捕获漏出血管外的可溶性血浆蛋白,如富含胆固醇的 LDL 与血管交联增加致 LDL 在局部堆积,促进动脉粥样硬化;糖化后的血管基质蛋白捕获免疫球蛋白 IgG 和白蛋白等增加可引起毛细管基膜进行增厚和血管闭塞;④AGEs 通过与 AGE 特异性受体相互作用,改变基因表达水平。AGEs 特异性受体首先在单核细胞和巨噬细胞膜上发现。AGEs 与其受体结合刺激巨噬细胞、白介素-1、胰岛素样生长因子-1、肿瘤坏死因子-α 及粒细胞/巨噬克隆刺激因子的产生。实验证实,上述细胞因子可刺激肾小球合成Ⅳ型胶原蛋白及动脉平滑肌细胞的增生;肾小球系膜细胞也证实有 AGE 受体,体外实验 AGE 与系膜细胞上的 AGE 受体连接可刺激血小板衍生的生长因子分泌和转化生长因子 β_1 的产生,它进一步介导Ⅳ型胶原、层黏蛋白、硫酸肝素蛋白多糖的产生;动物实验发现给健康大鼠长期服用 AGEs 可导致局灶性肾小球硬化、系膜区扩张和白蛋白尿;血管内皮细胞也表达 AGE 特异性受体,AGE 与其内皮细胞受体结合导致氧自由基的产生,诱导血栓调节蛋白和组织因子的基因表达,从而促进或诱发细胞外 AGE 堆积部位血栓形成;⑤最后蛋白质非酶糖化增加可促进氧自由基的产生显著增多,也对组织和细胞造成损伤。此外,血浆脂蛋白如 LDL 的糖化可增强其致动脉硬化的毒性作用;抗凝血酶Ⅲ的糖化使该酶的活性降低,而 von Willebrand 因子糖化可增强其介导血小板的凝集;细胞膜的糖化使其脆性增加,变形能力降低等,促进并发症的进一步发生。近年来大量体外研究和动物实验证实,通过药物(氨基胍——具有亲核作用的肼化合物)通过与早期糖化产物(酮胺产物)及其衍生物如 3-脱氢葡萄酮及葡萄糖醛上的活性羧基结合,形成无活性的酮胺产物替代物,从而阻断早期糖化产物的进一步重组脱氢而形成 AGEs,从而对糖尿病多种慢性并发症(如糖尿病合并肾病、眼病、神经病变、动脉硬化及白内障)的发生发展具有显著的防治作用。最近有一些研究报道,二甲双胍可抑制 AGE 介导的病理作用,对糖尿病血管并发症有一定的保护作用。

2.山梨醇代谢旁路　葡萄糖经山梨醇代谢经过两步反应:首先葡萄糖在醛糖还原酶(AR)的作用下被还原为山梨醇,该反应以 NADPH 作为受氢体,导致细胞内 NADPH/NADP+ 比值下降;第二步反应在山梨醇脱氢酶的作用下,被氧化为果糖,以 NAD+ 作为受氢体,使细胞内 NADH/NAD+ 比值升高。正常情况下,山梨醇旁路仅占细胞内总体葡萄糖代谢利用的非常小的一部分;然而在高血糖期间,一些不需要胰岛素介导摄取葡萄糖的细胞如内皮细胞、红细胞、神经髓鞘及晶体等,其细胞内葡萄糖浓度显著升高,由于 AR 的 Km 常数高,细胞内的高血糖使 AR 活性明显增加,活化山梨醇旁路代谢。有报道称在高血糖状态下,大鼠晶体和人类红细胞内葡萄糖经山梨醇旁路代谢分别占总体葡萄糖利用的 33% 和 11%。山梨醇代谢旁路活化结果导致:①细胞内山梨醇浓度增加,由于细胞内形成的山梨醇常不能渗出细胞外,结果使细胞渗透压增高,水流向细胞内;②山梨醇旁路的活化同时伴肌醇的摄取减少,加之山梨醇在细胞内堆积,破坏细胞膜结构与功能的完整性,导致肌醇大量丢失,使二酯酰甘油及三磷酸肌醇释放下降,蛋白激酶 C 活性降低,磷酸化过程受抑制;③葡萄糖还原为山梨醇,消耗还原型 NADPH,使机体抗氧化酶能力降低;④山梨醇在山梨醇脱氢酶作下进一步氧化为果糖,果糖可进一步使组织蛋白糖化增加(又称"果糖化")。上述作用最终导致细胞的生理代谢异常,细胞结构改变和功能丧失。近年来大量动物实验显示,应用 AR 抑制剂(如羧酸类的 Alrestation、Epalrestat、Tolrestat、Ponalrestat 及 Zoplrestat 等;螺旋己内酰脲类的 Sorbinil、Methosorbinil 及 Alconil 等,以及中药水飞蓟、槲皮素等)对防治疗糖尿病多种慢性并发症如糖尿病性白内障、糖尿病肾病、糖尿病视网膜病变及神经病变的发生发展有一定意义。但目前有关 AR 抑制剂的临床试用远没有动物实验的结果明显,其原因可能为临床应用 AR 抑制剂治疗的糖尿病患者一般并发症的出现都较晚,细胞结构和功能多已存在不可逆性损害。另外,糖尿病慢性并发症的发生除山梨醇旁路外,尚存在其他机制如蛋白质非酶糖化、蛋白激酶 C 信息传递通路活化及氧化应激等。目前临床尚待发掘作用更强、不良反应更小的药物,同时强调早期应用或预防应用,并需长期临床观察。目前依帕司他已被临床较广泛用于糖尿病慢性并发症,尤其是糖尿病神经病变和肾病的防治,取得较好效果并被一些指南推荐。

3.二酯酰甘油和蛋白激酶 C 通路 最近一些研究证实,高血糖可激活细胞内蛋白激酶 C(protein kinase C,PKC)信息传导途径,从而引起一系生化和病理生理改变,参与糖尿病慢性并发症发生。PKC 的活化取决于细胞内钙离子、磷脂和二酯酰甘油(diacylgcerol,DAG)水平,其中 DAG 是体内最主要的内源性 PKC 激动剂。生理情况下,DAG 主要来自磷酸肌醇酯的代谢和磷脂酰胆碱的裂解。但高血糖情况下,细胞内 DAG 的升高主要通过葡萄糖无氧酵解过程中间产物的合成而来,另外山梨醇旁路活化,致细胞内 NADH/NAD+升高,可抑制 3-磷酸甘油酯脱氢酶反应,增加 DAG 前体物的水平。体内研究显示,高血糖可引致细胞内 DAG 缓慢而持久的升高。已证实在糖尿病动物和糖尿病患者的多种组织细胞(如外周血细胞、各类血管组织细胞和组织中)中 DAG 水平的增高和 PKC 的活化,且 PKC 的活化和 DAG 的升高是长期的。PKC 具有多种亚型(现至少已发现十多个亚型),DAG 一般主要活化某些 PKC 亚型,如糖尿病大鼠心脏和主动脉以 PKC-β_2 活化为主,而视网膜血管以 PKC-α 和 PKC-β_2 活化为主,提示高血糖和糖尿病时,PKC 的活化是亚型特异性,这在理论和实践上都具有重要意义,因为若非特异抑制 PKC 将产生很大毒性,而特异性抑制某些亚型将不导致细胞主要功能障碍,因大多数细胞拥有多个 PKC 亚型。PKC 一经活化,促进细胞内一系列蛋白质磷酸化,产生多种短期和长期的生物效应。短期效应包括酶活性的改变、激素、生长递质及多种细胞因子的释放、离子通道的运转、营养物质的代谢、肌细胞的兴奋收缩偶联,以及免疫和炎症反应等;长期效应主要参与调节基因的表达、蛋白质的合成及细胞的增生和分化等。

已证实高血糖情况下,Na^+-K^+-ATP 酶活性降低,是糖尿病血管病变的一个重要基础,而 Na^+-K^+-ATP 酶活性的抑制可能是 PKC 活化,继之环磷酸酶$_2$($cPLA_2$)活性增高的结果。$cPLA_2$活化升高花生四烯酸和前列腺素 E_2的产生,已报道花生四烯酸和 PGE 产生增加可抑制 Na$^+$–K$^+$–ATP 酶活性,应用特异性 PKC 和 cPLA$_2$ 抑制剂可预防高血糖导致的 Na$^+$–K$^+$–ATP 活性的抑制。另外,cPLA$_2$ 活化可促进体内前列腺素、血栓素 A$_2$、血小板活化因子等血管活性物质及炎性介质的合成,调节和影响血管的多种生理功能;高血糖所致的 PKC 活化可诱导凝血酶激活抑制因子-1、纤维连接蛋白、层黏蛋白和Ⅳ型胶原蛋白的基因表达增强,从而促进其合成和在细胞外积聚;PKC 活化可调节血管内皮生长因子(VEGF)和内皮生长因子(EGF)的表达和作用,体内研究和动物实验显示 PKC 抑制剂可预防上述病理变化。由于已知 PKC 抑制剂通常为 PKC 非特异的,毒性较大,很难在人体内证实其作用。动物实验和初步的临床研究报道,特异性 PKC 抑制剂-LY333531 对糖尿病视网膜病变和糖尿病肾病有一定的防治作用,并能够抑制血管内膜的增生和肥厚,多中心随机双盲的前瞻性研究正在进行中。最近有研究报道称维生素 E 可预防血管细胞 PKC 的活性,加入维生素 E 至体外培养的血管细胞可降低葡萄糖刺激的 DAG 水平升高,使 PKC 活性恢复正常,可能由于维生素 E 活化 DAG 激酶,使 DAG 代谢为磷脂酸。动物实验报道用维生素 E 治疗糖尿病动物可使 DAG 水平和 PKC 活性恢复正常,有研究进一步显示,维生素 E 治疗可使糖尿病大鼠视网膜血流和肾小球滤过率恢复正常。

综上所述,高血糖可通过多种机制发挥病理作用,导致组织细胞功能障碍,从而影响糖尿病多种慢性并发症的发生和发展,单一或孤立控制某一环节常难以使糖尿病慢性并发症的治疗取得良好效果或使其逆转。长期有效地控制高血糖乃是积极防治糖尿病慢性并发症的重要措施,但糖尿病慢性并发症的病变复杂,除了高血糖,尚有遗传易感性(如高血压遗传倾向、AR 活性的个体差异及血管紧张素转换基因的遗传多态性等)等因素参与。另外,同时控制其他合并存在的危险因素如高血压、血脂异常、血液流变异常(如血小板功能增强、凝血功能增强和纤溶功能减退等)和控制吸烟等也十分重要。

二、氧化应激和糖尿病慢性并发症

糖尿病主要表现为糖代谢紊乱,以高血糖为特征,长期糖尿病患者常易并发各种慢性并发症如动脉粥样硬化、糖尿病肾病、糖尿病视网膜病变、神经病变和白内障等。有关糖尿病慢性并发症发生的确切机制尚不十分清楚,其中主要与高血糖有关。近年来一些基础和临床研究显示,糖尿病情况下存在明显的氧化应激,尤其是自由基的产生增加,也参与了糖尿病慢性并发症的发生并发挥关键的介导作用。

1.氧化应激的产生

(1)自由基的产生:自 1956 年国外学者 Harman 等首先提出衰老的自由基(free radical,FR)学说以来,越来越多的研究表明,FR 对生物体各种组织细胞具有强氧化损伤作用,明显加速生命系统生理功能的衰老和死亡,与许多疾病如组织的变性、坏死,肿瘤的发生和炎症的产生等密切相关。糖尿病患者表现为全身各组织的老化加速,也与体内自由基的明显堆积部分有关。

自由基或称游离基是指具有未配对价电子,即外层轨道中具有单数电子的原子、原子团。自由基主要可分为活性氧自由基和脂质自由基,前者包括超氧阴离子自由基($O_2^-\cdot$)和羟自由基($OH\cdot$)、单线态氧($^1O_2$)和过氧化氢(H_2O_2),其中以羟自由基和氧自由基活性最强;后者包括脂质过氧自由基($ROO\cdot$)和不饱和脂肪酸自由基($R'\cdot$)等。

FR 活性强,极不稳定,具有连锁反应性,且因其具有磁矩可采用自旋共振或核共振的方法加以测定。在生理情况下,机体通过酶系统和非酶系统反应及外源性物理化学等因素作用下不断产生 FR,同时又不断地被机体清除,FR 生成和清除处于相对平衡状态,从整体上看显示不出 FR 对机体的氧化损伤和生理破坏作用,但在某些病理情况下,FR 产生增加或清除减少,造成体内 FR 积聚。

(2)糖尿病和氧化应激:许多动物实验和临床证实糖尿病情况下存在明显的氧化应激且与糖尿病慢性并发症的发生发展有关,确切的机制尚不清楚,主要可能由于以下几个原因。①FR 产生增加:糖尿病特征性表现为高血糖和组织蛋白糖基化增加,单糖(主要为葡萄糖)及糖化蛋白(如糖化血红蛋白、糖化血浆蛋白和糖化组织蛋白等)可自动氧化而产生 FR;有学者认为糖尿病患者血清单胺氧化酶活性增高及多核粒细胞活化可致氧自由基产生增加;糖尿病患者血清铁、铜等过渡金属离子增高也可能与 FR 产生增加有关;此外,高糖状态下山梨醇通路、己糖胺通路和 PKC 通路的活化均伴有氧自由基的产生增加。②FR 清除系统功能减弱:正常生理情况下,机体可利用抗氧化酶和抗氧化剂通过化学反应达到清除体内自由基的作用,如利用超氧化歧化酶(SOD)、还原性谷胱甘肽氧化酶(GSH-Px)及过氧化氢酶(CAT)分别清除氧自由基和过氧化氢。临床研究和动物实验已证实,病程长或长期血糖控制不良的患者,上述抗氧化酶(如 SOD、CAT 和 GSH-Px 等)功能降低,部分原因可能由于上述抗氧化酶蛋白被非酶糖基化所致,从而引起自由基在体内堆积导致机体过氧化损害。机体对羟自由基无特殊清除酶,但它可被二甲亚砜、甘露醇及色氨酸等小分子物质清除。羟自由基本身在体内存在时间很短,其毒性作用主要与羟自由基产生的代谢产物脂质过氧化物(LPO)和最终产物丙二醛(MDA)等有关。体内一些小分子如维生素 E、维生素 C、胡萝卜素、谷胱甘肽及微量元素(如硒和锌等)等对脂自由基和脂过氧自由基等有较强的清除作用,从而切断脂质过氧化连锁反应。糖尿病情况下,患者体内维生素 E、维生素 C、谷胱甘肽、硒及锌等血浓度降低,则明显削弱了机体清楚自由基的能力。③碳水化合物(主要为单糖)、脂质和氨基酸等通过代谢反应(需氧)和非酶反应(不需氧)产生活性羰基也可进一步氧化修饰蛋白质等而参与氧化应激的产生。此外,氧化应激可进一步因组织缺血、损伤,细胞死亡及自由基清除能力降低而加强。

2.氧化应激对机体的危害 当化学性质十分活跃的自由基在体内明显积聚时,即可对机体造成多种危害,具体主要表现在以下几个方面。①脂质过氧化:体内生物膜含有大量不饱和脂肪酸,其中 3-甲烯碳和其上的丙烯氢间的碳氢键能最小,处于部分活化状态,因此该氢易被自由基抽提,发生均裂,形成不饱和脂肪酸自由基,以后促发连锁反应,形成脂过氧自由基,再作用于另一不饱和脂肪酸上同一位置的氢,又形成新的不饱和脂肪酸自由基,其本身则形成脂氢过氧化物(ROOH),ROOH 不稳定,可自发地或在过渡金属离子如三价铁离子等催化下形成脂过氧自由基(ROO·),从而引发脂质过氧化连锁反应,这样脂质过氧化破坏越来越严重,最后导致细胞功能紊乱或死亡。另外,ROO·与另一不饱和脂肪酸相互作用,形成一个新的不饱和脂肪酸自由基分子,本身则分解为丙二醛和乙烷等,丙二醛具有很强的交联性质,能与含游离氨基的蛋白质、核酸等交联形成 Schiff 碱,该交联物难溶于水,不易排除而在体内堆积,以至妨碍蛋白质、核酸及细胞功能,加速组织老化;丙二醛等尚可进一步氧化修饰低密度脂蛋白,形成过氧化低密度脂蛋白(OX-LDL),明显增强 LDL 对细胞的毒性作用;毛细血管基膜脂质过氧化可使其通透性增加,血浆蛋白漏出增多和基膜增厚;红细胞脂质过氧化可使其对内皮细胞的黏附性增强及变形能力降低;脂质过氧化物(LPO)可抑制环氧化酶,减少前列环素（PGI_2）合成,促进血栓素（TXA_2）合成,血小板内 PGI_2/TXA_2 比值下降,血小板功能亢进,LPO 尚可抑制抗凝血酶Ⅲ活性,致血液高凝,提示氧化应激部分参与了糖尿病患者血液流变学改变,与其血液高黏、高凝和高聚的形成有关。②破坏蛋白质:自由基可与体内的结构蛋白（如胶原蛋白、晶体蛋白和神经髓鞘蛋白等）和功能蛋白（如白蛋白、免疫球蛋白和脂蛋白等）发生作用,形成蛋白质自由基,后者再与另一蛋白质发生作用形成多聚蛋白质自由基,这种交联的多聚蛋白质分子溶解度降低,结构改变、变性,原来的功能受损或丧失,如结缔组织中的胶原蛋白被自由基作用后相互交联增加,理化性质改变和棕色变,棕色变的胶原蛋白可逮获漏出血管外的血浆白蛋白、免疫球蛋白和脂蛋白等而沉积于毛细血管基膜,致基膜和血管动脉硬化。③损害核酸:如羟自由基可与核酸分子上的碱基或戊糖形成新的自由基,致 DNA 突变、DNA 或 RNA 交联或断裂,引起遗传信息的改变和肿瘤的发生机会增加。④其他:自由基如羟自由基可使结缔组织中的透明质酸及其他高分子物质降解,失去黏性,破坏细胞间的填充黏和质,使微血管通透性增加。

3.抗氧化治疗对糖尿病慢性并发症的作用

(1)体外研究:体外实验显示,蛋白质与葡萄糖和过渡金属离子（如 Cu^{2+} 和 Mn^{2+} 等）在体外孵育,葡萄糖自动氧化可导致蛋白质氧化糖化增加,其程度与血糖浓度和孵育时间正相关;LDL 在体外过氧化产生 OX-LDL,OX-LDL 的形成明显增强其对动脉内皮细胞的毒性作用,促进动脉粥样硬化;有研究报道称与正常 LDL 相比,OX-LDL 对视网膜毛细血管外皮细胞毒性明显增强,可能与糖尿病早期视网膜毛细血管通透性增加及外皮死亡脱落有关,此外其尚可明显刺激毛细血管产生的纤维蛋白溶酶激活抑制因子-1 的释放,致视网膜毛细血管局部纤维蛋白分解降低,有利于血栓形成,促发糖尿病视网膜病变的发生;Diamond 等认为 OX-LDL 的产生增加对糖尿病肾小球硬化的发生发展也起一定的促进作用。不少研究证实,自由基清除剂如 SOD、维生素 E 及维生素 C 等可明显甚至完全抑制 LDL 的氧化修饰,降低 LDL 的毒性作用。

(2)动物实验:不少动物实验显示,抗氧化治疗对糖尿病急性血管功能不全、神经病变及糖尿病白内障的形成等有防治作用。有资料表明,糖尿病鼠心肌细胞、玻璃体、晶体和肾脏等组织细胞内 SOD 的活性降低,与并发症的发生有一定关系。给予糖尿病大鼠或小鼠自由基清除剂如 SOD 和维生素 E 等可明显预防急性高血糖所致的血管功能不全的发生,减少血浆白蛋白的漏出;明显预防神经功能不全的发生,改善其神经组织对缺血性神经传导障碍的抵抗和神经内膜的血流量;显著预防或延缓糖尿病大鼠和非糖尿病大鼠的白内障发生;明显降低血浆 LPO 和丙二醛水平,缩短胶原纤维的裂断时间;改善红细胞变形能力,降低其对内皮细胞的黏附性和增强对氧化损害的抵抗等。

(3)临床研究:抗氧化治疗对糖尿病患者慢性并发症的临床研究报道尚不多,但不少研究提示,糖尿病患者体内自由基产生增加,清除系统功能减弱,伴有慢性并发症者更加明显。一般的建议为,在综合治疗糖尿病的同时,适当地补充抗氧化治疗对慢性并发症的防治是有益的。

糖尿病患者氧化应激主要与糖代谢紊乱有关,严格的血糖控制是预防和治疗糖尿病慢性并发症的基础和关键。与此同时,应适当补充以下抗氧化物质。①维生素:常用的维生素 E、维生素 C 和 β-胡萝卜素等。维生素 E 含有不饱和侧链,使其拥有一定的抗氧化活性,其中以 α-生育酚（维生素 E）的生物活性最强。有研究者称给糖尿病患者补充维生素 E

（1200mg/d 或 600mg/d），两个月后糖化血红蛋白水平明显降低，其降低程度与剂量相关，对空腹血糖无影响，其机制可能为维生素 E 抑制葡萄糖自动氧化糖化所致。有报道称维生素 C 也有相似的作用，若与维生素 E 联合应用在抗氧化方面可发挥协同作用，长期应用对预防并发症有益，无明显不良反应。②SOD。SOD 特异性地清除氧自由基，构成机体对自由基损伤的第一道防线，糖尿病患者体内 SOD 活性明显下降，适当补充 SOD 对于预防和延缓糖尿病慢性的发生和发展可能有积极作用，但目前尚无口服制剂应用于临床，主要由于以下几个原因。其稳定性差，在消化道易被蛋白酶所分解；生物半衰期短，约为 6 分钟，直接影响其疗效；细胞渗透性差，不易穿透细胞膜等。鉴于上述情况，目前国内外许多生物技术开发中心都将 SOD 作为重点开发药剂，并取得不少进展如通过对其结构进行化学修饰，提高了 SOD 的抗蛋白酶水解能力 SOD 脂质体可显著延长其半衰期等。③微量元素。锌通过保护巯基不被氧化及与过渡金属离子（如 Fe^{3+}）竞争从而减少自由基产生，具有抗氧化作用。糖尿病患者尿锌丢失增加，血锌浓度降低，尤其在血糖控制不佳时，有建议把锌作为一种有效的抗氧化药物以减轻自由基对糖尿病患者大血管和微血管的损害或破坏；硒也常被用作一种抗氧化剂，硒参与谷胱甘肽过氧化物酶活性，谷胱甘肽过氧化酶可清除体内 H_2O_2，预防羟自由基的形成。糖尿病患者体内硒水平也降低，适当补充可能也有助于减轻氧化应激。④醛糖还原酶抑制剂。许多研究证明，尤其是动物实验证明醛糖还原酶可防止或延缓糖尿病多种慢性并发症的发生和发展，部分也可能与醛糖还原酶抑制剂阻断多元醇通路，减少 NADPH 的消耗，提高机体抗氧化防御系统有关。⑤非酶糖化终末产物抑制剂。氨基胍是一类亲核的肼化合物，可与糖基化反应中间产物 3-脱氧葡萄糖酮醛和早期产物反应，阻断蛋白质非酶早期糖化产物的进一步形成糖化终末产物，明显防止糖尿病多种慢性并发症，部分也可能与抑制蛋白质非酶糖化，减少自由基的形成有一定关系，此外，氨基胍还可抑制脂类和脂肪酸的氧化。但目前有关氨基胍对临床糖尿病患者慢性并发症治疗作用的报道，其临床疗效和不良反应尚待评价。值得注意的是，有研究报道称阿司匹林可与葡萄糖竞争，与蛋白质上同一赖氨酸、羟基赖氨酸或颉氨酸的残基相结合形成稳定的乙酰衍生物，于是糖基化的第一步形成 Schiff 碱被阻止，抑制蛋白质非酶糖化终末产物的形成，对糖尿病慢性并发症的治疗可能也是有益的，但其剂量较大（每天 500～1000mg），此作用的临床应用价值尚待验证。⑥α-硫辛酸。1950 年由牛的肝中分离提取出来，此后其化学结构被发现，然后被合成，它是线粒体酶复合物所必需的辅因子。α-硫辛酸在体内被组织摄取并被转化为二氢硫辛酸，两者都是有效的抗氧化剂，其是目前临床应用最有效的抗氧化剂（其抗氧化强度 400 倍维生素 C、60 倍维生素 E），并被多个指南推荐用于糖尿病慢性并发症，是糖尿病神经病变防治的有效药物。⑦其他。格列齐特是临床广泛应用的第二代口服降血糖药物，一些临床研究发现其与其他降血糖药物相比，除有较好的降血糖作用之外，尚具有一定的抗氧化和清除自由基的作用，可明显降低糖尿病患者血浆 LPO 水平，提高红细胞 SOD 活性，稳定血浆巯基水平，明显降低血小板对胶原纤维的黏附力，其作用不依赖于对血糖的控制，确切机制不清，可能与其拥有其他磺酰脲类降血糖药物所没有的氮杂二环、辛基有关；卡托普利是一种含巯基的血管紧张素转换酶抑制剂，具有良好的降血压作用，有临床研究报道，其对体内自由基尚具有良好的清除作用，提高红细胞 SOD 活性，降低血清 LPO 和丙二醛水平，一般认为其抗氧化作用与其含有巯基及促进 PGI_2 合成或释放有关，也有人认为卡托普利可与体内过渡金属离

子如 Fe^{3+}、Cu^{2+} 等形成无活性的化合物而减少金属离子催化的自由基产生;Wassmann 等在体外试验和动物活体实验中发现他汀类药物除能降低血浆胆固醇水平外,还能减少血管紧张素 II 1 型受体(AT-1)基因的表达,抑制 Rac-1,从而减少 ROS 的产生,提示他汀类药物存在一定的抗氧化作用。另外不少中药如丹参、人参和黄芩等也有一定的抗氧化作用。

总之,糖尿病情况下存在一定程度的氧化应激,并对糖尿病多种慢性并发症的发生和发展有促进作用,因此在考虑糖尿病综合治疗时,适当补充或联合抗氧化治疗对防治糖尿病慢性并发症具有一定作用。

4.遗传易感性和糖尿病慢性并发症　最近不少基础和临床研究发现,糖尿病慢性并发症的发生和发展常存在遗传易感性,临床观察糖尿病慢性并发症的发生发展与糖尿病病情控制缺乏完全的一致性,临床上 20%~30% 的糖尿病患者不论血糖控制好坏,患病多年从不发生严重慢性并发症,而约 5% 的糖尿病患者在短期内,即使血糖控制良好,却发生严重的慢性并发症,这种现象尤其在糖尿病微血管并发症如糖尿病肾病中表现得比较明显,如临床发现 1 型糖尿病患者最终仅 30%~40% 发生终末期肾功能不全,且其发病高峰在糖尿病病程的 15~20 年,糖尿病肾病发生的危险性显著降低,2 型糖尿病也仅 5%~10% 的患者因肾病致死,且临床观察发现糖尿病肾病患者存在家族聚集性和种族间的差异。糖尿病慢性并发症发生的易感机制不十分清楚,一些研究提示可能和原发性高血压遗传倾向、硫酸肝素蛋白多糖有关酶(如 N-脱乙酰酶)的遗传多态性、血管紧张素 1 转换酶基因多态性、一氧化氮合酶基因多态性、同型半胱氨酸基因多态性、转化生长因子 β1 基因多态性、胰岛素受体基因突变和醛糖还原酶活性个体差异等有关。

遗传易感因素在糖尿病慢性并发症中的作用似可完全成立,但确切的分子生物学机制尚需进一步阐明,以便为临床预测糖尿病慢性并发症的发生风险提供有力的证据,有利于对上述易感人群进行强化治疗。但目前临床尚难以根据患者的基因突变或多态性检查结果来指导临床治疗。从预防并发症的角度出发,建议对成人糖尿病患者仍应早期进行强化治疗,使其 HbA1c<7.0% 或 6.5%,必要时(如无特殊情况如反复低血糖、合并心脑血管疾病和高龄等)应小于 6.0%,以尽可能减少慢性并发症发生的风险,但对那些病程很长却无明显慢性并发症的患者(并发症抵抗人群),可适当放宽血糖控制。

第二节　糖尿病心血管并发症

糖尿病心血管病并发症包括心脏和大血管及微血管病变、心肌病变、心脏自主神经病变和冠心病。1 型或 2 型糖尿病患者心血管并发症的危险性明显增加,外周动脉病变、充血性心力衰竭、冠状动脉疾病、心肌梗死和猝死风险增高 1~5 倍。心血管病变是 2 型糖尿病患者的主要死亡原因,也是糖尿病直接和间接费用增加的主要原因。美国国家胆固醇教育计划(NCEP)成人治疗组第三次报告(ATP III)将糖尿病视为冠心病的等同病症。动脉粥样硬化性冠心病(ASCHD)是糖尿病的主要大血管并发症,研究显示,糖尿病患者 CHD 的死亡风险比非糖尿病人群高 3~5 倍,与非糖尿病的心肌梗死者相似。由于糖尿病并发冠心病时病理改变较严重,其临床表现、治疗与预后与非糖尿病患者不尽相同,且存在的亚临床冠状动脉狭窄可能导致心肌梗死、猝死等并发症,因此在糖尿病人群中筛查 ASCHD 具有重要的意义。代谢性炎症综合征的临床价值在于从 2 型糖尿病、脂肪肝及肥胖患者筛查 AS,以便早期防治 AS。早期的动脉粥样硬化如内皮功能障碍(功能性动脉粥样硬化),启动生活方式和药物干预以逆转早期的形态学变化。如果已经存在动脉粥样硬化,而没有临床结局,重要的任务是筛查和治疗高危患者,进行一级预防,因此,消除明确有 CHD 的高危因素以防再发心肌梗死、猝死等突发事件以达最终目标(二级预防)。

一、糖尿病冠心病的危险因素及机制

危险因素有高血糖、高收缩压、高胆固醇、低密度脂蛋白增高、高密度脂蛋白下降、年龄、性别、吸烟、家族史等。另外,Lp(a)升高、高胰岛素血症、胰岛素抵抗、载脂蛋白 B 和小而密的 LDL 增高,白蛋白尿,血小板聚集异常等也与糖尿病冠心病方式有关。1 型糖尿病病程可作为冠心病是否早发的重要预测因子,病程长短与冠心病发生有关,有白蛋白尿和高血压的1 型糖尿病患者冠心病的发生率上升。有些 2 型糖尿病患者得病若干年后并发冠心病或在发生心绞痛、充血性心力衰竭、心肌梗死时才首次发现患有糖尿病。糖耐量异常与冠心病病死率上升有关,餐后 2 小时血糖浓度与动脉粥样病变程度相关。2 型糖尿病患者有以下情况应仔细检查,以便确定有无冠状动脉疾病及其严重程度。

1.有典型或非典型的心血管疾病的症状。

2.有周围血管或颈动脉闭塞性疾病。

3.基础心电图提示有心肌缺血或梗死。

4.长期静坐的生活方式,年龄在 35 岁以上,计划开始强烈的体育锻炼时。

5.除糖尿病外还有以下 2 种以上危险因素存在的患者:①总胆固醇≥6.24mmol/L,低密度脂蛋白(LDL)胆固醇≥4.16mmol/L,或高密度脂蛋白(HDL)胆固醇<0.91mmol/L;②血压>140/90mmHg;③有冠心病家族史;④有吸烟史;⑤尿中有微量或大量蛋白者。

病理机制是动脉粥样硬化,当粥样硬化斑块破溃或继发血栓形成就触发心血管事件发生,在病理形态学上糖尿病患者的粥样硬化与非糖尿病患者是相似的,但糖尿病中冠状动脉被累及的范围较广,常有多支冠状动脉的病变与内皮功能障碍、微小血管病变并存。

二、临床表现

可表现为心绞痛、急性冠状动脉综合征、心肌梗死,重者表现为充血性心力衰竭、心源性休克、心律失常、猝死等,但糖尿病患者存在自主神经病变,在临床上无症状的冠心病较常见,有时也表现为疲乏、胃肠道症状、劳力性呼吸困难等非典型症状。由于糖尿病患者冠状动脉狭窄程度严重,冠状动脉常为弥漫性病变,预后比非糖尿病患者差。

三、辅助检查

1.常规心电图　相应导联 ST 段改变,异常 Q 波等心肌缺血表现。

2.生化检测　血肌钙蛋白 T 或 I(TnT 或 TnI)、肌酸激酶(CK-MB)等心肌损伤的主化标志物升高。

3.心脏负荷试验　对典型或不典型的心脏症状、静息心电图异常者进行诊断性心脏负荷试验;对存在外周动脉闭塞或颈动脉闭塞史、久坐的生活方式,年龄大于 35 岁、计划进行体育锻炼者进行心脏应激性筛查试验。而负荷或运动核素心肌灌注试验、负荷超声心动图试验,属于有价值的两类诊断试验。

4.冠脉造影　仍然是诊断冠心病的金标准。

5.非损伤性检查 如有条件可行正电子发射断层显像、磁共振成像。此外,内皮功能障碍早于动脉硬化形态变化和心血管并发症,近年来发展了许多可评价内皮功能的方法,其中冠状动脉内灌注乙酰胆碱是评价冠状动脉内皮功能的金标准,能够评价动脉直径、血流及血管阻力。另外,还有超声检查血流介导的血管扩张功能、测定纤溶酶原激活剂抑制因子1、血管性血友病因子等标志物。

四、治疗

1.适应证和禁忌证 ①对于无症状者,应该评估心血管病危险因素,用10年危险度分级和给予相应的治疗;②对于已知冠心病患者,如果无禁忌证,应该给予ACEI、阿司匹林及他汀类治疗以降低心血管病事件;③对于既往有心肌梗死病史者,应该加用受体阻滞药(如无禁忌证)以便降低病死率,年龄大于40岁,不管有无高血压,只要有另外一个心血管危险因素(高血压、冠心病家族史、血脂异常、微量白蛋白尿、心自主神经病变或吸烟),如无禁忌也应该给予ACEI、阿司匹林及他汀类治疗以便降低心血管病事件。

2.生活方式干预 包括戒烟、节制饮酒、优化饮食结构、限制钠盐、适当增加体力活动等。吸烟与糖尿病大血管和微血管病变的提前发生有关,还可能促进2型糖尿病的发生,ADA建议所有患者不要吸烟,应该把戒烟咨询和其他形式的治疗作为糖尿病治疗的常规。

3.控制血糖 应该强化控制血糖,使血糖和糖化血红蛋白达标,但对于严重病情者理想的血糖水平仍存在争论。应选择对心肌毒性小或心肌缺血预适应保护作用的降糖药。例如格列本脲对患者有潜在的心血管不良影响,而新一代磺脲类药物——格列美脲对胰岛 β 细胞选择特异性较高,对心血管的不良影响很小。对于慢性充血性心力衰竭患者,禁用二甲双胍、噻唑烷二酮类(TZDs)。有研究显示,良好的血糖控制并不能很好地降低心血管病死率,因此,在控制血糖的基础上,应积极纠正存在的心血管危险因素。

4.冠状动脉血流重建术 如果冠心病诊断明确,应进行侵入性干预,但在糖尿病患者冠状动脉疾病血管形成术包括经皮冠状介入(PCI)和冠状动脉旁路移植术(CABG)效果欠佳,再狭窄率较高、长期存活率更低,药物洗脱支架的引进在一定程度上改善了糖尿病冠心病的预后。因此,对糖尿病患者的冠心病重在预防。

5.抗血小板药物治疗 对于糖尿病和非糖尿病患者,阿司匹林(75~162mg/d)已经被推荐为预防心脑血管病事件的一级和二级治疗。但小于30岁患者不推荐使用阿司匹林,由于阿司匹林可能诱发"雷尔综合征",小于21岁患者禁用阿司匹林。另外,抗凝药物可选普通肝素、低分子量肝素(LMWH)。LMWH优于普通肝素,而且对于心血管病病情严重而且呈进展者,应该阿司匹林联合应用其他抗血小板药物。

6.纠正心血管危险因素 糖尿病心血管病危险因素包括血脂异常、高血压、肥胖、体力活动减少和烟酒;糖尿病人群特异的其他危险因素包括微量白蛋白尿、总蛋白尿、血肌酐升高和血小板功能异常。研究表明,减少心血管危险因素能够有效预防和延缓心血管病的发生,因此要早期识别并治疗糖尿病心血管并发症的高危患者。ADA建议对糖尿病患者至少每年检测一次心血管病危险因素,以筛查无症状性冠心病。

(1)调脂。据ADA和美国心脏协会指南,高脂血症治疗的先后次序是:①降低LDL-C;②升高HDL-C;③降低TG。治疗策略取决于脂蛋白异常的类型。LDL-C是导致冠心病的重要危险因素,血脂异常的首要治疗是降低LDL-C<100mg/dL。首要治疗是予以生活方式

干预包括医学营养治疗、减重、增加体力活动和戒烟等,而营养治疗的要点是减少饱和脂肪酸、胆固醇、反式不饱和脂肪酸的摄取。此外,良好的血糖控制可降低三酰甘油,轻度升高HDL。首选药是降低 LDL,HMG CoA 还原酶抑制剂(他汀类)。对于低危患者如无明确心血管病者、年龄不足 40 岁者,如果生活方式改善后 LDL-C 仍>100mg/dL,或存在多种心血管病危险因素,应考虑加用他汀类药物。如果最大耐受剂量的他汀类治疗仍不能达以上目标,LDL-C 基线降低约 40% 为供选的治疗目标。对于升高 HDL,烟酸衍生物是有效的药物,但大剂量(>2g/d)可能恶化血糖控制和增加胰岛素抵抗。对于 TG 非常高、血糖控制差的患者,如果已改善生活方式和血糖,而 TG 好转不达标,应当用贝特类药物治疗。对于全部 3 种血脂成分都需要治疗的患者,他汀联合贝特,或他汀联合烟酸均可奏效,但其安全性和心血管病终点事件,至今尚未做出评估,并且要注意妊娠期间禁用他汀治疗。

(2)降压。如两次收缩压≥130mmHg 或舒张压≥80mmHg 时则确诊为高血压。降压的目标是使糖尿病患者的收缩压<130mmHg,舒张压<80mmHg。而对于收缩压≥140mmHg,或者舒张压≥90mmHg 的高血压患者,除接受生活方式和行为治疗外,应当接受药物治疗。并且应该根据患者存在的危险因素、药物的优缺点选择降压药,同时考虑到糖尿病相关情况如下:初始选择的药物应该减少糖尿病患者心血管事件,包括血管紧张素转化酶抑制剂(ACEI)、血管紧张素受体阻滞剂(ARBs)、β 受体阻滞药、利尿剂、钙通道阻滞药。

所有糖尿病患者的高血压治疗方案应该包括 ACEI 或者 ARBs;如果其中的一种不能耐受,应该以另一种代替。如果血压仍然未达标,估算的肾小球滤过率(GFR)≥50mL/(min·1.73m^2)加用噻嗪利尿剂,GFR<50mL/(min·1.73m^2)加用袢利尿剂。糖尿病患者优先选择非二氢吡啶钙通道阻滞剂(维拉帕米和地尔硫草),而不是二氢吡啶类药物。

1 型糖尿病患者出现高血压和任何程度的白蛋白尿时,ACEI 能够延缓肾病的进展,2 型DM 患者出现高血压和微量白蛋白尿时,ACEI 和 ARBs 能够延缓病情进展到大量白蛋白尿。T2DM 患者出现高血压、大量白蛋白尿和肾功能不全时,ARBs 能够延缓肾病的进展。应用ACEI、ARBs 或利尿剂时,应严密监测肾功能和血清钾。

由于单药治疗往往难以控制血压(尤其 2 型糖尿病患者),当血压未达到控制目标(<130/80mmHg,老年人<110/90mmHg),常常需要多种降压药联合治疗。由于糖尿病患者动脉粥样硬化性疾病概率增加,当血压不易控制时,应考虑是否存在肾血管性高血压。

第三节　糖尿病性脑血管病

糖尿病性脑血管病是指由糖尿病所并发的脑血管病,包括颅内大血管和微血管病变。糖尿病特别是 2 型糖尿病患者,有 20%~40% 最终要发生脑血管病,并成为糖尿病主要死亡的原因之一。临床上主要表现为脑动脉硬化、缺血性脑血管病、脑出血、脑萎缩等。其发病机制、临床特点、治疗和预后均有别于非糖尿病性脑血管病。

一、流行病学

糖尿病是脑血管病的一个强的独立危险因素,可使卒中的危险增加 1.0~6.0 倍,各国报道结果差异较大,这可能与民族和地区差异、病例来源、诊断标准及统计方法等因素有关。但无论是 1 型还是 2 型糖尿病,都与动脉硬化症的发展和脑血管病并发症患病风险率增高密切相关。糖尿病也是 TIA 早期(发作后 30 天内)发生脑卒中的独立危险因素和晚期(发作30 天以后)出现脑卒中复发或其他血管事件的危险因素。

与非糖尿病患者相比糖尿病脑血管病患者的预后更差,除卒中病死率增加外,与卒中有关的痴呆和卒中复发危险均明显增高。超过 2/3 的慢性脑卒中患者和超过 1/3 的急性脑卒中患者合并高血糖症。糖尿病患者脑梗死发病年龄较非糖尿病患者平均要早 5 年左右。

二、危险因子

危险因素包括糖尿病病程、慢性高血糖、急性高血糖、低血糖、血浆胰岛素水平、高血压、老龄化、缺血性心脏病、高血脂、房颤、吸烟、颈动脉病变(包括颈动脉硬化、斑块)、饮酒、性别、颈椎病、低血压、遗传因素等。

三、病理生理

糖尿病性脑血管病包括颅内大血管病变和微血管病变。大血管病变的主要病理改变为动脉粥样硬化。动脉粥样斑块一般发生在切变应力较低的部位如血管分叉和弯曲处,故大血管病变主要发生在大脑中动脉及其分支、椎基底动脉及其分支。慢性高血糖与血液流变学异常、红细胞聚集增强、血小板聚集或黏附能力增加、纤维蛋白原增高、凝血因子增加(第Ⅰ、第Ⅴ、第Ⅶ及第Ⅷ)、缺血后脂肪分解及局部脑组织能量代谢衰竭等病理生理进程密切相关,从而促发血栓形成,并导致弥漫性血管病变,影响梗死区侧支循环,使脑梗死面积进一步扩大。同时,高血糖加重了脑部的糖负荷,脑缺血时糖的无氧酵解显著增加,乳酸产生增多,造成局部脑组织酸中毒、离子代谢紊乱和血脑屏障功能异常,加重脑水肿,促进脑细胞死亡。

四、发病机制

糖尿病脑血管病的发病机制主要与糖尿病代谢紊乱所致的大血管病变、微血管病变、血液流变学改变及抗凝纤溶系统异常有关。现分别将糖尿病颅内大血管病变和微血管病变的发病机制概括如下。

1.糖尿病颅内大血管(动脉粥样硬化)病变发病机制　颅内大血管(动脉粥样硬化)病变发病机制与外周动脉粥样硬化的机制类似,由代谢产物极化的巨噬细胞吞噬过多脂质,形成泡沫细胞是 AS 的基本病理过程。板块的形成和破裂也与巨噬细胞的极化密切相关。

2.糖尿病颅内微血管病变发病机制　糖尿病颅内微血管病变多以微血管血流动力学异常为首发环节,逐渐导致微血栓和微血管闭塞。糖尿病微血管病变除具有部分上述大血管病变的发病机制外,近年来发现某些血管活性因子、生长因子、细胞因子及红细胞形态与微血管病变的发生发展密切相关。

五、临床特点

糖尿病性脑血管病在发病年龄、发病率、临床特点、治疗及预后方面均有别于一般脑血管病。其临床表现常见以下几种。

1.脑动脉硬化　有研究发现,病程在 5 年以下的糖尿病患者,脑动脉硬化的发生率为31%,病程在 5 年以上者可达 70%。临床上常见以下几种表现。

(1)神经衰弱综合征:主要表现为头昏、头痛、失眠、乏力、健忘、注意力不集中、工作效率低下、情绪不稳定,神经系统多无明确阳性体征。

(2)皮质下动脉硬化性脑病(Binswanger 病):是一种发生在脑动脉硬化基础上,以进行性痴呆为主要临床特征的脑血管病。此是血管性痴呆的一个重要类型。其临床表现常见以下几种。①痴呆。几乎所有病例均有不同程度的痴呆,记忆力减退或缺失、计算力、定向力差,部分患者有情绪和性格改变,表现为固执、多疑、自私、活动兴趣丧失,也可有欣快、淡漠、抑郁、反应迟钝等精神症状。②假性延髓性麻痹。表现为说话不清,吞咽困难、饮水呛咳,同时伴强哭强笑。③锥体束症状。不同程度的偏瘫或轻偏瘫,病理征阳性,几乎所有患者掌颏反射阳性。④锥体外系症状。表现为四肢强直性肌张力增高,动作缓慢,似帕金森综合征,有肢体共济失调。部分患者还可表现为多灶性脑梗死性痴呆。

2.无症状脑卒中　其是指无临床症状或临床症状轻微,未引起患者或医生注意,或者是未被揭示或未被认定的脑卒中。部分无症状脑卒中患者可有头痛、眩晕、老年抑郁症及肢体沉重和麻木等自觉症状。非腔隙性无症状脑梗死是指未被揭示的或未被认定的脑梗死。病变多累及大脑皮质,通常病灶较大。无症状分水岭梗死,也称交界区梗死。病变多位于大脑前和中动脉、大脑中和后动脉供血的交界区,在皮质形成一个楔形的低密度灶,对未累及肢体运动和感觉功能的病灶,血压降低时所出现的头晕和其他不适容易被患者忽略。无症状脑出血是以壳核、屏状核、外囊多见。无症状脑出血仅表现一般轻度神经系统症状,临床上容易被忽略。无症状脑微出血,为梯度回波 T_2 加权 MRI 检查出的均匀一致的卵圆形信号减低区,直径 2~5mm,周围无水肿。无症状脑微出血可能与易于出血的微血管病变有关。

3.急性脑血管病　糖尿病急性脑血管病临床特点之一是脑血栓形成,而脑出血较少,这可能是由于糖尿病患者对缺血损伤的耐受能力下降所致。糖尿病性急性脑血管病的另一特点是中小动脉梗死和多发性病灶多见,尤其是腔隙性梗死更常见。这一特点与糖尿病所致的广泛性的微血管病变和损害有关。常见部位是脑桥、基底核、丘脑等小穿通动脉。临床症状往往较轻,但常反复发作,进行性加重,恢复困难。老年糖尿病性脑梗死反复发生之后易导致假性延髓性麻痹和血管性痴呆。前者表现为吞咽障碍,强哭、强笑等精神症状。后者早期可仅有轻微认知功能障碍,严重者可发展为血管性痴呆。糖尿病急性脑血管病仅有少部分表现为出血性卒中,包括脑出血和蛛网膜下隙出血,但临床特点与非糖尿病性脑血管病类似。

六、临床检查

1.一般血液检查　可有空腹血糖、餐后血糖、HbA1c 等指标增高;血脂异常;血流变异常;纤维蛋白原升高;凝血功能异常。

2.特殊血液检查

(1)高尿酸血症:是中年型糖尿病患者发生卒中的较强的预测因子和独立危险因素。

(2)微量白蛋白尿:目前认为尿蛋白排泄率可以作为糖尿病微血管病变的预测因素和良好的评价指标。

(3)瘦素:是独立于其他危险因素外的与卒中发病相关的危险因素。

3.脑脊液检查　多数压力、细胞数和蛋白均正常,色清。若出现血性脑脊液应注意鉴别,脑出血者的脑脊液除见有大量成熟红细胞外,还可见红细胞吞噬细胞、激活型单核细胞等。

4.神经电生理检查　脑电图对继发性癫痫的诊断有重要价值,对昏迷患者大脑皮质功能的评价比较敏感,但易受麻醉药和镇静药的影响;脑干听觉诱发电位(BAEP)结合体感诱发电位(SEP)是评价脑干功能的有力工具。

5.CT检查 CT检查是应用最广泛的脑血管病影像学检查法,其最大优点是快速且价格相对低廉。CT对显示出血相当灵敏,出血性脑血管病急性期新鲜血肿表现为密度极高影,病灶周围可见低密度脑水肿带。但对于小脑、脑桥等颅后窝出血,CT的敏感度较低,常显示不良。CT在梗死的超急性期(0~6小时)对于判断有无出血及其他溶栓禁忌证非常灵敏,低密度区的出现高度提示大脑存在不可逆的缺血性损伤。

6.磁共振检查 敏感度及特异度较CT更高,是诊断脑血管病最主要的无创性影像检查方法,尤其是弥散磁共振及磁共振灌注成像等,对缺血等病变敏感度显著增加,并可排除颅内出血,还能鉴别脑水肿、脑肿瘤、血管畸形、感染等与脑血管病临床表现类似的病变。

7.脑血管造影检查

(1)CT血管造影:近年来问世的CT血管造影属无创检查,即可获得脑血管的三维立体影像,是诊断脑血管病及术前评估的一种快速、简单而可靠的新型影像学技术。

(2)磁共振血管造影:具有无创、较快捷、无辐射、价格相对低廉等特点,能从不同的角度来观察血管形态,并能提供血管及其周围软组织的整体信息。

(3)数字减影血管造影:具有空间分辨率高、实时显示图像等优点,并能显示颅内血管动脉期、静脉期和毛细血管期,能清楚发现各种脑血管病变,是脑血管病诊断的金标准。缺点是有创检查,具有一定放射性,操作费时,价格昂贵,很少作为首选的诊断手段,多为进一步介入治疗提供帮助。

8.多普勒超声检查 包括经颅多普勒和经颅彩色双功能超声检查,可无创检查颅底动脉的血流速度,并通过血流速度的改变来间接反映脑血管狭窄的程度、部位、范围、侧支循环及血管闭塞后的再通情况。可用于检查脑动脉有无狭窄或闭塞及狭窄、闭塞的程度,结果与脑血管造影的一致率较高,还可用于检测颅内动脉闭塞后的再通情况。

9.眼底检查 糖尿病视网膜病变是糖尿病最常见的特殊血管并发症,眼底的血管作为全身唯一可直接观察到的血管,对糖尿病血管并发症、高血压、糖尿病患者的病情评价和临床诊断有着重要的参考价值。

七、诊断与鉴别诊断

所谓糖尿病性脑血管病的临床诊断应是糖尿病与脑血管病的叠加,无论是在糖尿病的基础上发生脑血管病,还是患脑血管病后又证实有糖尿病,均可诊断为糖尿病性脑血管病。一些糖尿病患者在脑血管病发生前症状可以很轻,甚至缺乏,在发生急性脑血管病时,由于机体的应激状态,血糖会明显升高。一些非糖尿病患者发生急性脑卒中后,也可引起血糖升高,尿糖阳性。这种"应激性糖尿",随着病情的稳定,血糖水平将逐渐恢复正常。若是糖耐量减退所致,可在患者康复后行糖耐量试验来确诊。若为糖尿病引起,病情稳定后,血糖仍将高于正常。

下列情况之一的脑血管病患者应进一步明确是否存在糖尿病:①既往有高血糖史者;②有糖尿病家族史者;③年龄较轻、病因不明者;④多发性腔隙性梗死者;⑤肥胖、高血压和冠心病患者。

临床上应注意与以下各种常见的糖代谢障碍所伴发的脑部症状进行鉴别:①低血糖;②糖尿病非酮症性高渗性昏迷;③糖尿病酮症酸中毒;④糖尿病乳酸酸中毒。

八、防治

糖尿病性脑血管病与非糖尿病性脑血管病在脑血管病变治疗原则上相同,在治疗脑血管病的同时,应严格控制血糖、血脂、血压、血黏度、吸烟及体重等动脉粥样硬化的危险因素,才能避免或减少糖尿病性脑血管病的进一步加重和复发。另外治疗中还应注意以下几点。

1.血糖的控制与监测 血糖过高或过低都可影响脑卒中的恢复和预后。适宜的血糖控制是糖尿病性脑血管病的治疗基础,严密的血糖监测是预防糖尿病并发急性代谢紊乱的必要手段。对于糖尿病缺血性脑卒中患者,胰岛素对中枢神经系统有直接的保护作用,还可降低脑卒中患者血压,减少应激反应引起的激素释放。

2.抗血小板药物 血小板拮抗剂可降低脑卒中、心肌梗死和死亡的危险,对尚无动脉粥样硬化临床表现的糖尿病患者也需进行抗血小板治疗。

阿司匹林可使脑卒中或 TIA 发作后严重血管事件的概率降低 17%,建议首选中等剂量阿司匹林(75~325mg)来预防缺血性脑卒中。

3.降血压 在各种降压药中,血管紧张素转换酶抑制剂类最有效,即使在患者血压正常、没有左室功能障碍时,雷米普利仍可使心脑血管事件总发生率和病死率下降。

在糖尿病卒中特别是出血的急性期,应慎重掌握降压治疗指征和降压程度:如血压<180/120mmHg,不需要进行降压治疗。如果血压>200/140mmHg,最好及时降压治疗,但血压不宜过低,收缩压控制在 160mmHg,舒张压控制在 110mmHg 为宜;降压治疗不能过于追求快速降压效应,或反复、大量甚至联合使用多种强效降压药物,一般不推荐使用强烈扩张血管的药物。

4.调脂 他汀类药物治疗可使糖尿病的复合终点事件(脑卒中、冠心病和血管重建)的危险性下降了 34%,认为他汀类药物治疗可使 40 岁以上的 2 型糖尿病患者明显受益,应推荐使用。

5.其他 维生素 C 和维生素 E 作为抗氧化剂,能够减少内皮依赖性血管舒张的异常,有研究认为,多种维生素联合治疗能够减慢动脉粥样硬化的进展。

第四节 糖尿病足

糖尿病足指糖尿病患者由于合并神经病变及不同程度的血管病变而导致下肢感染、溃疡形成和(或)深部组织的损伤。全球约 15% 糖尿病患者中在其生活的某一时间发生过足溃疡或坏疽,糖尿病足造成的截肢是非糖尿病患者的 15 倍。

一、发病机制

糖尿病足的病变基础是糖尿病血管病变和神经病变。糖尿病性感觉神经受损可导致肢体末梢的保护性感觉减弱或丧失,自主神经功能受损可引起皮肤干燥,运动神经受损可引起姿势与协调缺陷,出现足部生物力学的改变等。糖尿病血管病变可引起缺血,在一些诱因如外伤、鞋袜不合适等作用下可出现足溃疡,严重者导致截肢。

二、分级

临床常用的分级为 Wagner 分级(表 5-1)。此外,2007 年国际糖尿病足指南提出了新的分级建议(PEDIS法),目前该分级方法处于探讨阶段,其主要通过五个方面即血流灌注、溃疡面积、溃疡深度/组织缺失、感染及足感觉情况进行评价。

表 5-1　糖尿病足的 Wagner 分级

分级	分级标准
0 级	存在足溃疡的危险因素的足,但目前无溃疡
1 级	表面溃疡,临床上无感染
2 级	较深的溃疡,常合并软组织炎
3 级	深度感染,伴有骨组织病变或脓肿
4 级	局限性坏疽(趾、足跟或前足背)
5 级	全足坏疽

三、预防

1.定期检查　所有患者至少每年检查一次足相关问题,如存在糖尿病足危险因子应检查更频繁。其检查内容包括以下几个方面。①询问病史:先前存在溃疡或截肢、糖尿病足教育、独居、不愿就医、赤脚行走;②神经病变检查;③血管状态评估;④足部皮肤情况;⑤检查鞋袜。

2.患者教育　教育高危患者,如每天检查足部,包括足趾间区域;如果该患者不能自己检查足部,应由其他人帮助检查;定期洗脚,仔细擦干,特别是趾缝间;水温一般要在 37℃以下;避免户内或户外赤足行走,避免穿鞋不穿袜;不使用化学药物或贴剂祛除胼胝或鸡眼;每天检查鞋子内部;干燥皮肤应使用润滑油或膏;每天更换袜子;水平修剪指甲;应由专业医护人员处理鸡眼和胼胝;患者应知晓定期复诊检查足部。医护人员也应定期接受培训。

3.鞋袜　合适的鞋子特别是改善生物力学负荷和足部畸形的鞋子可以有效地防治足溃疡。

四、治疗前评估

1.溃疡病因　即使在"纯缺血性"溃疡,鞋子不合适也是溃疡最常见的原因。

2.溃疡类型　多数溃疡可被分为神经性、缺血性或神经-缺血性。

3.血管情况　治疗前必须评估血管情况(足背动脉搏动、踝肱比值,进一步的检查包括彩色多普勒超声、血管造影、CT 血管显像及磁共振血管显像等)。

4.足溃疡位置、面积及深度　由于胼胝或坏死组织的存在常使溃疡深度较难确定,所以存在胼胝和坏死的神经性溃疡应尽快清创。

5.感染征象　发热、疼痛或白细胞升高等,还应确定有无骨髓炎,可以通过针探查、影像学检查等。浅表溃疡多为革兰阳性菌引起,深部感染应对最深部组织进行革兰染色和培养,这些感染多为多细菌混合感染,包括厌氧菌和革兰阳/阴性菌。

6.全身情况　包括血糖等各代谢指标情况、各脏器功能、其他并发症、凝血功能及营养状态等。

五、糖尿病足溃疡的处理

需多学科协作,基础治疗需要贯穿治疗整个过程的始终,主要包括控制血糖、改善微循环、纠正相关的糖尿病并发症及营养支持等。其他治疗措施主要包括以下六个方面。

1.减压　通过限制站立及行走可以有效地对足部溃疡减压,此外可通过器械协助减压,包括拐杖、完全接触支具或其他支具及个体化鞋垫等。

2.清创　局部伤口清创是糖尿病足治疗的重要手段,但也不宜过分清创手术处理以防止坏疽蔓延扩大。清除坏死组织时宜采用蚕食的方法,逐渐清除坏死组织。

3.伤口敷料　传统敷料如纱布、绷带等,其较为经济,有一定吸收性,可松散填塞伤口,并且具有较好的清创效果。近年来湿润性伤口敷料不断涌现,为糖尿病足的治疗提供了更多手段,包括油纱敷料、透明薄膜类敷料、渗液吸收类敷料、清创类敷料、银离子敷料及生物活性敷料等。

4.血管重建　主要通过外科手术及介入对阻塞血管进行血管重建。

5.控制感染　对于无感染伤口无证据支持使用抗生素。足溃疡处合理采集标本,进行细菌培养及药敏可有效地指导抗感染治疗。

6.截肢　常见的截肢手术指征包括无法控制的感染,无法控制的静息疼痛及足部大面积坏疽。

第六章　老年内分泌疾病

第一节　老年糖尿病

糖尿病(DM)是以慢性高血糖为特征的一组异质性代谢性疾病。DM 的基本病理生理改变为胰岛素分泌缺陷和(或)胰岛素作用障碍;基本疾病特征是慢性高血糖伴碳水化合物、蛋白质、脂肪代谢障碍。严重高血糖引起的急性并发症为酮症酸中毒(DKA)及非酮症高渗性综合征(HHS);长期血糖升高引起以广泛性大、小血管病变为特征的慢性并发症可导致器官、组织功能障碍、衰竭甚至死亡,增加患者的致残率、病死率。

一、流行病学

随着年龄的增长和经济水平的提高,DM 的患病率呈现快速增长势头,其中老年人群 DM 的患病率也明显增加。全国 DM 调查报告数据显示,60 岁以上老年人中 DM 患病率为 20.4%,估算约为 3538 万,占 DM 总患病人数的 38.1%。

二、老年糖尿病的特点

老年糖尿病是指年龄≥60 岁的 DM 患者,其特点如下。

1.患病率高,知晓率、诊断率、治疗率有待提高,总体控制水平不理想。中国流行病学调查研究显示,我国 60 岁以上人群 DM 患病率约 22.86%,其中有相当一部分患者是新诊断人群。以糖化血红蛋白(HbA1c)<6.5%为标准,中老年(年龄>45 岁)人群血糖控制达标率在 16.8%~20.3%。但在某些北京社区和医疗保健条件好的干部人群 HbA1c 控制达标率可达到 46.5%~63.5%,说明良好医疗保健条件、科学的管理可以提高老年 DM 人群的血糖控制水平。

2.老年 DM 可分为老年前患 DM 和老年后新发 DM 两种情况。两者在自身状况、DM 临床特点、罹患其他疾病和已存在的脏器功能损伤等方面均有所不同。在环境因素相似的情况下,患病越晚提示胰岛 B 细胞代偿能力越好。老年前患 DM 的患者合并大血管、微血管病变的比例远高于老年后患 DM 者。

3.老年 DM 中 2 型占绝大多数,起病隐匿,早期多无"三多一少"症状,且以餐后血糖升高多见。因此,体检在老年 DM 的早期诊断上意义重大,体检时应常规检查餐后血糖,有条件最好能同时测定 HbA1c。

4.老年 DM 患者常合并多种代谢紊乱,如血脂紊乱、高尿酸血症、高凝状态等,加之并存的各系统的疾病,导致用药品种和数量繁多,极易出现药物之间的相互作用。

5.老年 DM 患者多伴有各种重要脏器功能的减退,导致许多药物的药代动力学和药效学发生改变,如随着年龄的增长肾功能减退可能导致降糖药物的缓慢蓄积,增加低血糖的发生率;肝功能的潜在减退使药物之间的相互作用变得更为复杂,不仅影响治疗疗效,而且可能增加不良反应。

6.老年患者异质性大,综合评估后的个体化非常重要。部分 DM 患者伴有视力下降、记忆力下降、认知功能减退等，影响了治疗的依从性。

7.老年 DM 患者容易出现低血糖，且由于病程较长，或神经系统病变，或曾经出现的低血糖改变了机体感知低血糖的阈值，其结果是机体对低血糖的感知能力下降、防御能力也下降，一旦出现低血糖，易于进展到严重低血糖，出现严重后果。

三、分型与诊断

1.分型　根据胰岛 B 细胞损伤发生的原因和疾病发展过程及临床特点，WHO 将 DM 分为 4 大类（表 6-1）。老年 DM 患者中95%以上的为 T2DM。

表 6-1　DM 的分型

1 型 DM（TIDM）	其他特殊类型 DM
a 免疫介导，b 特发	1.胰岛细胞功能基因异常
	2.胰岛素受体基因异常
2 型 DM（T2DM）	3.胰腺疾病引起
a 胰岛素抵抗为主伴分泌不足	4.内分泌疾病相关
b 胰岛素分泌不足为主伴抵抗	5.药物或化学制剂所致
	6.感染
妊娠 DM（GDM）	7.非常见型免疫调节 DM
	8.其他遗传疾病伴 DM

2.诊断　沿用世界卫生组织修订、美国 DM 学会推荐的 DM 诊断标准（表 6-2）。

表 6-2　2 型 DM 筛查和诊断标准

筛查	诊断
FPG≥5.6mmol/L	FPG≥7.0mmol/L
HbA1c>6.0%	HbA1c≥6.5%
RPG≥7.2mmol/L	RPG≥11.1mmol/L
	2h OGTT≥11.1mmol/L
若筛查结果为（-），3 年后复查	确诊：除非症状明显，否则需重复 2 次方可确诊
若其中 1 项筛查（+），但低于诊断标准，需检测其他项目	确诊：HbA1c（+）加任意 1 种血糖检测（FPG 或 OGTT 或 RPG）（+）；或第 1 次 HbA1c≥7.0%，第 2 次 HbA1c≥6.5%
若筛查结果高于诊断标准，但第 2 次检测未达诊断标准，1 年后复查	确诊：若筛查（+），但低于诊断标准，需重复 2 次或 2 种指标均达诊断标准

DM 前期的评估标准：指 T2DM 诊断之前、血糖逐渐高于正常水平但又未达到 DM 诊断标准的一个阶段，包括空腹血糖受损（IFG），糖耐量低减（IGT），二者统称为糖调节受损

（IGR）。已有研究证实,这个阶段的血糖异常也会造成血管的损害,需要积极管理并尽可能延缓其向 DM 的发展进程。

四、检查与评估

(一)糖代谢状态的检查

1.点血糖　反映某一时刻血浆葡萄糖的具体值,可以在任何时候进行测定。临床上,静脉血浆葡萄糖常常只测定空腹和早餐后 2 小时的血糖,使用血糖仪测定的毛细血管血糖使血糖监测时间扩展到全天且更为方便。以下点血糖的测定对了解血糖的特定特征具有较大意义。

(1)空腹血糖(FPG):了解机体基础胰岛素的作用和肝脏胰岛素的敏感性,是全天血糖的基础。

(2)餐前血糖:餐前通常是低血糖的易发时段,了解餐前血糖对预防低血糖的发生具有重要意义,也有助于判断下餐后血糖值。

(3)2hPG:反映机体较高血糖状况,对预防高血糖具有重要意义。

(4)睡前血糖:可以预测夜间血糖的变化,对预防夜间低血糖意义重大。

(5)夜间 2~3 点血糖:判断有无夜间低血糖,帮助判断晨起高血糖的原因是黎明现象还是苏木杰效应。

(6)随机血糖:任何时刻的血糖。

2.线血糖　回顾性动态血糖监测系统可以每 5 分钟监测一次组织液中的葡萄糖含量,并自动将其转换为相应的血糖值,动态了解患者全天的血糖变化曲线,成为医生和患者监测、治疗 DM、进行相关教育的好帮手。实时动态血糖监测系统可以实时显示血糖值和血糖变化趋势,并可以提供高低血糖报警,使血糖控制更为安全、快捷。

3.面血糖

(1)糖化血红蛋白(HbA1c):是红细胞内的血红蛋白与血中葡萄糖结合的产物,其主要形式为 HbA1c,HbA1c 正常值<6%。由于血中红细胞的寿命约为 120 天,因此测定 HbA1c 可反映取血前 8~12 周的平均血糖水平。HbA1c 与 DM 的并发症具有密切关系,是评价 DM 血糖控制状态的金标准。美国已经将该指标作为 DM 的诊断标准之一。

(2)糖化血白蛋白:可反映患者过去 2~3 周平均血糖水平,作为 DM 近期内控制的一个灵敏指标。在血红蛋白代谢异常的情况下意义更大。

(3)糖化血清白蛋白:正常值在 11%~17%,反映过去 1~2 周的平均血糖水平,在治疗效果的确认及临床用药量的调整方面具有一定优势。

(二)尿糖测定

间接反映血糖变化。当血糖值超过肾糖阈(大约 10mmol/L)时,尿糖呈阳性。老年人常常因各种原因出现肾糖阈的改变,尿糖阴性并不能排除 DM,单单尿糖阳性也不能诊断为 DM。

(三)胰岛分泌功能

精确的胰岛分泌功能可以使用高糖钳夹试验进行判定。在临床实际工作中,胰岛素及C 肽释放试验可以用来帮助了解胰岛分泌功能:75g 葡萄糖或 100g 标准面粉馒头餐试验,同步测定血糖、胰岛素或 C 肽浓度。结合血糖水平分析胰岛素或 C 肽释放能力,参考血糖波动状态、DM 病程、降糖药用量、体重等综合情况进行分析。使用胰岛素治疗的患者,由于胰岛素测定受外源性胰岛素的干扰,故以 C 肽替代胰岛素测定。

(四)胰岛素抵抗状态

胰岛素抵抗(IR):准确的 IR 评估方法是高胰岛素-正常血糖钳夹试验;人群研究可采用稳态模型(HOMA)公式:IR = (FIns×FBG)/22.5;临床简单评估可通过测定血清胰岛素水平、血糖、体重等进行评估。

(五)自身免疫抗体检查

TIDM 患者血中可查到数种 DM 自身抗体。包括谷氨酸脱羧酶抗体(GAD)、胰岛细胞抗体(ICA)等。

(六)心血管风险因素评估

评估患者是否合并肥胖、高血压、血脂异常、高尿酸血症、高同型半胱氨酸血症等。吸烟和阳性家族史是明确的心血管风险因素。

(七)重要脏器功能评价指标

测定血液中肝酶和肾功能指标,计算 24 小时肌酐清除率。进行心电图及心、肝、肾的超声检查。

(八)营养状态评估

老年人体重的管理以适中为好(BMI 在 $20 \sim 25 \text{kg/m}^2$)。

(九)相关并发症的检测

1.慢性并发症

(1)微血管并发症

1)DM 视网膜病变(DR):此是 DM 患者失明的主要原因,其患病率与 DM 病程密切相关。99%的 1 型 DM 和 60%的 2 型 DM,病程在 20 年以上者,几乎都有不同程度的视网膜病变。此外,家族史、高血糖、高血压、血脂异常、高凝状态、抽烟等因素均是影响视网膜病变的危险因素。老年患者需要定期进行眼底检查,及时发现病变。激光光凝治疗是预防失明的有效措施。

2)DM 肾脏病变(DN):DM 患者中有 20%~40%发生 DM 肾病,是导致肾衰竭的主要原因。DM 肾病的筛查方法包括尿常规,但此方法不够灵敏。早期诊断 DM 肾病的方法是测定尿白蛋白肌苷比值。尿液白蛋白,肌酐比值在 $20 \sim 200 \mu\text{mol/min}$ 或 $30 \sim 300 \text{mg/24h}$ 可诊断 DM 肾脏病变 3 期,在该期进行有效干预可以延缓或逆转 DM 肾脏疾病的进程。DM 肾脏病变需要每年评价尿液白蛋白/肌酐比值及 GFR,尿液白蛋白/肌酐比值用于 DM 肾脏病变的分期,GFR 用于慢性肾病的肾功能分期,并指导临床药物的使用。

3)DM 神经病变:DM 神经病变是 DM 常见的慢性并发症,是影响老年 DM 患者生活质量、丧失劳动能力的重要原因。老年 DM 患者约半数以上合并外周神经病变,以感觉神经、自主神经受损最为常见,临床表现多样。具有典型的症状、体征就可以诊断,有条件者可以行肌电图检查。

（2）大血管并发症

1）心血管病变：冠心病、心律失常、心力衰竭等是 DM 患者致残、致死的主要原因。2 型 DM 不仅是冠心病的独立危险因素，而且是冠心病的等危症，早期诊断和有效干预各种心血管危险因素具有重要意义。心电图、颈动脉和心脏超声检查简便易行，必要时还可以行冠状动脉 CT 血管造影，较早发现病变及时处置。

2）缺血性脑梗死：DM 脑血管病变以脑动脉粥样硬化所致缺血性脑病最为常见，如短暂性脑缺血发作、多发性脑梗死、脑血栓形成等。近 1/3 卒中患者的病因与颈动脉狭窄有关。对心脑血管高危患者，应该定期检测颈动脉 B 超，如发现小斑块形成或颅脑 CT 或 MRI 发现小缺血灶，及时治疗。

3）外周动脉疾病：老年患者多发，以下肢动脉闭塞最常见。DM 合并高血压将增加外周动脉疾病的发生及靶器官损伤。应用彩色多普勒超声技术筛查下肢动脉的病变，可以早期发现血管损伤。

4）DM 足：其是 DM 下肢血管病变、神经病变和感染共同作用的结果，严重者可致足溃疡、截肢，甚至危及生命。DM 患者均须注意预防足部皮肤破损，认真处置足癣和甲癣。一旦发生足部皮肤溃烂，应尽快到足病专科就诊，接受多学科综合治疗，降低截肢风险。

2.急性并发症

（1）低血糖：低血糖是老年 DM 患者最常见也最危险的急性并发症之一，严重者可危及生命。非 DM 患者低血糖症的诊断标准为血糖水平≤2.8mmol/L，而对接受药物治疗的 DM 患者只要血糖水平≤3.9mmol/L 就属低血糖范畴。老年糖尿病患者的低血糖风险因素包括 DM 病程长、低血糖病史、使用胰岛素和某些磺脲类药物治疗时饮食减少或活动量增加、腹泻、酗酒和空腹饮酒、肝肾功能损害、多重用药、认知功能障碍等。低血糖的症状与血糖水平及血糖的下降速度有关，早期可表现为交感神经兴奋的症状，包括心悸、出汗、饥饿、面色苍白、四肢冰冷、手抖、头晕等，进一步加重可出现中枢神经症状，如神志改变、认知障碍、视物模糊、复视、抽搐、昏迷和精神症状等。老年人低血糖症状多不典型，较多见的是非特异性神经、精神症状，尤其是眩晕、定向障碍、跌倒或突发行为改变。对于存在认知功能障碍的老年人，不能及时识别低血糖，有时会带来严重后果，其危害远高于轻中度高血糖。在老年人出现跌倒、突发行为异常，应该想到低血糖的可能。对用胰岛素促泌剂或胰岛素治疗的老年患者和（或）家属，需要在第一时间告知其低血糖的防治措施，有严重低血糖发生经历的老年患者，如不能彻底阻断发生原因，血糖的控制目标需放松，以不发生低血糖、又无严重高血糖为目标。DM 患者发现低血糖需立即纠正低血糖。意识清楚者可口服糖水、含糖饮料或进食糖果、饼干等，意识不清者需静脉给予高渗葡萄糖液。低血糖纠正后需要查找原因，避免低血糖的再次发生。

（2）DM 酮症酸中毒（DKA）：血糖控制差、突然停止降糖药物治疗、感染、外伤、饮食不当、胃肠疾病、创伤、手术、急性心脑血管病变等应激情况是诱发因素。其主要表现有多尿、烦渴多饮、食欲减退、恶心呕吐、呼吸深快、呼气中有烂苹果味（丙酮气味）。严重者可出现脱水症状、血压下降、四肢厥冷，甚至意识障碍、昏迷。少数患者可有广泛性急性腹痛，伴腹肌紧张及肠鸣音减弱，易误诊为急腹症。血糖一般在 16.7～27.8mmol/L（300～500mg/dL），尿酮体阳性或血酮体>5mmol/L，伴有不同程度的代谢性酸中毒。治疗原则：①及时启用胰岛素治疗,促进机体对血糖的利用,纠正酮症酸中毒,降低高血糖;②补液;③纠正水和电解质紊乱;④去除诱因,预防并治疗并发症,降低病死率。

（3）DM 高渗性高血糖综合征（HHS）：以严重失水,高血糖、高血渗透压、较轻或无酮症、伴不同程度的神经系统异常为临床特征,病死率很高。其诱因包括两方面：引起血糖增高的因素如静脉输注高渗糖、各种感染及应激状态、糖皮质激素的使用等；引起脱水的因素包括利尿剂的使用、呕吐、腹泻等。诊断要点：DM 患者血糖≥33.3mmol/L,血钠>145mmol/L,血渗透压>350mmol/L,血、尿酮体正常或轻度升高,一般无代谢性酸中毒。没有条件测量渗透压时,可以根据以下公式估算：有效血浆渗透压（mOsm/L）= 2×（Na$^+$+K$^+$）+血糖（均以 mmol/L 计算）。治疗原则：①及时启用胰岛素治疗,逐步纠正高血糖；②经静脉和胃肠道补充液体,逐步纠正脱水状态；③纠正水和电解质紊乱；④去除诱因,缓解或防止各种并发症,降低病死率。

（十）合并疾病

合并存在的视力、听力功能下降、骨质疏松、退行性骨关节病、心血管、脑血管、肝脏、肾脏、消化系统、呼吸系统、泌尿系统疾病,各种慢性退行性疾病、慢性疼痛、肿瘤、认知功能障碍、精神系统疾病和睡眠障碍等。

五、治疗

（一）治疗原则

老年 DM 患者的治疗与管理是一个较为棘手的问题,血糖管理尤其需要强调个体化,在全面评估、权衡利弊后制定以患者为中心的个体化血糖控制目标、综合治疗与管理措施,确保患者安全获益。

1.获益大于风险。

2.安全第一 主要体现在以下几个方面。

（1）严防可能出现不良后果的严重低血糖与夜间低血糖。

（2）体重：在选择降糖药物时,需要考虑药物对体重的影响,避免使胖者更胖,瘦者更瘦。

（3）心脏安全性：使用降糖药物需要考虑药物对心脑血管的潜在影响,尤其是对已经存在心脑血管风险的患者。

（4）肿瘤：DM 和肥胖都会增加肿瘤的风险。对已患肿瘤或肿瘤的高危人群,要避免使用可能导致肿瘤风险的药物。

3.四早原则 早预防、早诊断、早治疗、早获益。

4.尊重患者意愿,可以提高治疗依从性,改善治疗结局。

（二）治疗目标

对新诊断、相对年轻、预期生存期>10 年、无并发症及伴发疾病,降糖治疗无低血糖风险,不需要降糖药物或仅用单种非胰岛素促分泌药降糖药、治疗依从性好的患者可考虑将 HbA1c 控制到接近正常入水平。对预期寿命长于 10 年、低血糖风险小、预计治疗获益大、有较好医疗支持的老年 DM 患者 HbA1c 控制标准以<7.0%为佳,相应 FPG<7.0mmol/L 和 PPG<10.0mmol/L,且减少血糖波动,并长期保持上述血糖水平。血糖控制标准可参考以下分层。

1.HbA1c<7.5% 相应 FPG<7.5mmol/L 和 2hPG<10.0mmol/L。适用于预期生存期>10

年、较轻并发症及伴发疾病,有一定低血糖风险,应用胰岛素促泌剂类降糖药物或以胰岛素治疗为主的2型和1型DM患者。

2.HbA1c<8.0%　对应的FPG<8.0mmol/L和2hPG<11.1mmol/L。适用于预期生存期>5年、中等程度并发症及伴发疾病,有低血糖风险,应用胰岛素促泌剂类降糖药物或以多次胰岛素注射治疗为主的老年DM患者。

3.HbA1c<8.5%　如有预期寿命<5年、完全丧失自我管理能力等情况,HbA1c的控制标准可放宽至<8.5%,尚需避免严重高血糖(>16.7mmol/L)引发的DM急性并发症和难治性感染等情况发生。消除糖尿(血糖水平<11.1mmol/L)是老年DM患者治疗的一个重要目标,有利于改善高血糖渗透性利尿(引起血容量减少,夜尿多等)和营养负平衡(尿糖排出)。

(三)治疗方案

1.基础治疗　DM的基础治疗包括DM教育、饮食和运动治疗三方面。DM教育是公认的提高DM治疗水平的重要措施。有效的教育应该是知行合一,知识转变为行动可以提高治疗的效果、安全性和依从性。而饮食和运动治疗则应贯穿于DM治疗的始终。饮食原则是保证所需热量供给、合理饮食结构(适当限制甜食,多进食能量密度高且富含膳食纤维、血糖指数低的食物)和进餐模式(少吃多餐、慢吃、后吃主食)。其中,碳水化合物供能应占50%~60%;没有肾脏病限制时,蛋白质的摄入量应为1.0~1.3g/(kg·d),推荐以蛋、奶制品、动物肉类和大豆蛋白等优质蛋白为主。膳食纤维方面,按照ADA推荐的摄入量为14g/1000kcal/d。老年DM患者运动治疗前首先需要进行运动安全性的评估,避免运动伤害。在充分考虑可行性和可持久性的基础上提倡餐后的适量活动与每周3~4次的体能锻炼相结合,做到运动前热身、运动后放松及持之以恒。此外,每周2~3次的抗阻力运动,如举物、抬腿保持等还可以帮助老年患者延缓肌肉的萎缩。对于肥胖的老年DM患者还可以通过适当增加有氧运动以消耗脂肪储存。

2.口服降糖药物治疗

(1)二甲双胍:现有国内外DM指南中都推荐二甲双胍作为2型DM患者降糖治疗的一线用药。只要注意掌握适应证和治疗剂量,年龄因素并非二甲双胍治疗的禁忌证。对于老年人患者而言,二甲双胍低血糖风险较低、疗效确切、价格便宜是其优点,主要的不良反应是胃肠道反应和体重下降(对体重偏低者而言)。此外,需要注意的是,老年人多伴有与增龄相关的肾功能减退。如果肾小球滤过率(eGFR)在45~60mL/min,二甲双胍应当减量,如果eGFR<45mL/min,二甲双胍就不再适用了。双胍类药物还禁用于肝功能不全、心力衰竭、缺氧或接受大手术的患者。在行造影等检查使用碘化造影剂前后各三天,也应暂时停用二甲双胍,并进行充分水化。

(2)α-糖苷酶抑制药:包括阿卡波糖、伏格列波糖等。α-糖苷酶抑制药主要降低餐后血糖,因其具有单药治疗不发生低血糖、不增加肝肾代谢负担等特点,广泛应用于老年DM患者的降糖治疗,特别是对于以糖类食物为主要能量来源的中国老年DM患者尤为适合。一些研究显示,α-糖苷酶抑制药与胰岛素或胰岛素促泌剂合用时可以减少胰岛素或胰岛素促泌剂的剂量,减少低血糖的发生率。应用α-糖苷酶抑制药治疗时宜从小剂量开始,逐渐加量以减少不良反应,与其他药物联合使用时如果出现低血糖需使用葡萄糖制剂快速升高血糖,避免应用淀粉类食物。

（3）二肽酶-4抑制药（DPP4-Ⅰ）：因为其以降低餐后血糖为主、低血糖风险很小、耐受性和安全性比较好及不增加体重等优点对于老年患者有较多获益。新近的研究结果显示，不同的DPP4-Ⅰ可能各具不同的优势，如老年心脏病变、肾脏病变使用的安全性等。

（4）格列奈类：与磺脲类降糖药物相比，格列奈类降糖药物作用时间短，在相同降糖效力的前提下，低血糖风险低，受肾功能影响较小，因此在老年人群中应用更具优势。

（5）磺脲类药物：磺脲类药物是最为经典、效价比最高、应用最为广泛的一类降糖药物，药物品种较多，只要选择合适，同样适用于多数老年DM患者。对于肝肾功能正常的老年DM患者可考虑选择每天一次的磺脲类药物。格列本脲易于出现严重低血糖，不宜在老年患者中使用；格列美脲、格列齐特缓释片、格列吡嗪控释片等在相同降糖效果的前提下，低血糖风险相对较低，可根据情况在部分老年DM患者中使用。可根据血糖谱的特点选择中短效的磺脲类药物。有轻中度肾功能不全的患者，可考虑选择格列喹酮。

（6）格列酮类：包括罗格列酮和吡格列酮。格列酮类药物因为有增加体重、水肿、心力衰竭、骨折等风险，使得其在老年人患者中的应用还存在争议。除有特殊需求，一般不推荐在老年DM患者中使用。

3.皮下注射降糖药物

（1）胰岛素：在胰岛B细胞功能明显减退、口服降糖药物失效或禁忌、血糖难以控制的老年2型DM患者及老年1型DM患者应当考虑胰岛素治疗。合理使用胰岛素的品种和剂量，胰岛素与饮食、运动、生活作息时间、口服降糖药物科学的匹配，是安全有效使用胰岛素的关键。此外，老年DM患者由于灵活性、视力及认知功能下降，故应用胰岛素常面临自我给药的困难，在选择胰岛素治疗时应选择使用简便的胰岛亲笔并尽可能减少胰岛素注射次数。如果患者以空腹血糖升高为主，且HbA1c与目标值相差不大（≤1%～2%），基础胰岛素可作为治疗的首选。预混胰岛素适用于空腹及餐后血糖均较高，具有一定胰岛功能的患者，因其注射频次相对较少，老年人容易接受。在老年人群中使用胰岛素的最重要的两大顾虑是低血糖和体重增加，后者可以通过尽可能减少胰岛素的剂量、限制饮食的总热量、适度运动、联合用药等得到控制。对低血糖的顾虑是胰岛素治疗的最大障碍，在老年人中尤其如此。相关知识的讲解、细致的沟通及血糖监测是胰岛素治疗的前提。治疗开始之前对患者血糖谱（空腹、餐后、夜间血糖，血糖波动，HbA1c等）、全身状况（包括一般状况、重要脏器功能、认知能力等）、正确注射胰岛素的能力、认识并处理低血糖的能力、家庭及社会支持资源等方面进行全面评估，选择合理的血糖控制目标及胰岛素品种、剂量和注射时间，可以大大降低低血糖风险。

（2）胰高糖素样肽-1受体激动药：老年人患者使用的经验较少。

（四）治疗疗效评估与安全性监测

老年DM患者机体状态和重要脏器功能变化较快，血糖也易于在短期内出现较大变化。感冒、胃肠炎等疾病都可能出现级联反应，造成严重的后果。所以，定期的监测和评估非常重要。即使是对那些血糖平稳的患者，也要每1～2周测血糖一次。

六、三级预防

DM的三级预防见表6-3。

表 6-3　DM 的三级预防

预防等级	针对人群	预防目的和措施
一级预防	DM 前期及高危人群	早筛查、早评估、早生活方式干预,减少 DM 发生
二级预防	确诊 DM 患者已有 DM 并发症者	加强教育、管理,积极治疗,严格控制各项代谢指标,减少并发症发生
三级预防	针对人群	积极治疗相关并发症及脏器功能保护,减少残疾率和病死率

第二节　老年血脂紊乱

血脂是血浆中的胆固醇(total cholesterol,TC)、三酰甘油(triglyceride,TG)和类脂(如磷脂)等的总称。血脂紊乱是脂质代谢障碍的表现,属于代谢性疾病,是指血浆中一种或多种脂质成分的增高或降低、脂蛋白量和(或)质的改变。血脂紊乱被公认为心血管系统最重要危险因素之一,大规模临床试验及荟萃分析结果表明,积极治疗血脂紊乱是老年人心血管疾病防治的重要组成部分。

一、流行病学

根据美国胆固醇教育计划第 3 版成人治疗指南(NCEP AJP Ⅲ),随着年龄增高,高胆固醇血症的患者显著增多(>65 岁的人群中,男性有 60%、女性有 77%TC>200mg/dL)。我国的流行病学调查显示,男性在 65 岁以前,TC、低密度脂蛋白(low density lipoprotein,LDL)和 TG 水平随年龄增加逐渐升高,以后随年龄增加逐渐降低;中青年期女性 TC 水平低于男性,女性绝经后 1℃ 水平较同年龄男性高。在增龄过程中,高密度脂蛋白(high density lipoprotein,HDL)水平相对稳定;与欧美国家相比,我国老年人的 TC、LDL 和 TG 水平低于西方人群,以轻中度增高为主。

二、病因

血脂紊乱的发生是由于脂蛋白生成加速或者降解减少,抑或二者同时存在。原发的血脂紊乱可能是由于单基因突变所致的生物化学缺陷,也可能是多基因或者多因子所导致的。继发的血脂紊乱在老年人中更常见,是由于肥胖、糖尿病、甲状腺功能低下及肝、肾疾病等系统性疾病所致。此外,某些药物如利尿剂、β 受体阻滞药、糖皮质激素等也可能引起继发性血脂升高。

三、临床表现

多数血脂紊乱老年患者无任何症状和体征,常于血液常规生化检查时被发现。脂质在血管内皮沉积可引起动脉粥样硬化,由此引起心脑血管和周围血管病变,因此,血脂紊乱的首发症状往往与心血管疾病症状相关。血糖升高则会在背部、肘部、臀部、膝部、手足等部位出现黄色瘤。

TG 水平中度升高会导致脂肪肝和胰腺炎,严重的高三酰甘油血症(>2000mg/dL)会导致视网膜的动静脉呈白乳状,形成脂血症视网膜炎。某些形式的高脂血症可以导致肝脾增大,从而出现上腹不适感或者压痛,而患有罕见的 β 脂蛋白不良血症的患者则可能出现手掌黄斑和结节状的黄色瘤。

四、辅助检查

血脂紊乱患者的检出和监测工作,主要通过对医疗机构就诊人群进行常规血脂检测来开展。

五、诊断及危险评估

鉴于目前老年人群的研究数据缺乏,建议老年人血脂紊乱的分类和合适的血脂水平参考 2016 年《中国成人血脂异常防治指南》制定的标准(表 6-4),诊断老年人血脂异常时应重视全身系统性疾病如肥胖、糖尿病、甲状腺功能减退、梗阻性肝病、肾病综合征、慢性肾衰竭等和部分药物如利尿剂、β 受体阻滞药、糖皮质激素等及乙醇摄入、吸烟引起的继发性血糖异常。对老年患者而言,检测甲状腺功能十分重要,因为无临床症状的甲状腺功能减退与继发性血脂异常相关。

表 6-4　中国 ASCVD 一级预防人群血脂适合水平和异常分层标准[mmol/L(mg/dL)]

分层	TC	LDL-C	HDL-C	非-HDL-C	TG
理想水平		<2.6(100)		<3.4(130)	
合适水平	<5.2(200)	<3.4(130)		<4.1(160)	<1.70(150)
边缘升高	≥5.2(200) 且<6.2(240)	≥3.4(130) 且<4.1(160)		≥4.1(160) 且<4.9(190)	≥1.70(150) 且<2.3(200)
升高	≥6.2(240)	≥4.1(160)		≥4.9(190)	≥2.3(200)
降低			<1.0(40)		

然而,国内外大规模前瞻性流行病学调查结果一致显示,患有心血管疾病的危险性不仅取决于个体具有某一危险因素的严重程度,更取决于个体同时具有危险因素的数目,而仅仅依靠血脂化验并不能真实反映出被检查者的血脂健康水平。当前,根据心血管疾病发病的综合危险大小来决定血脂干预的强度,已成为国内外相关指南所共同采纳的原则。因此,2011 年 ESC/EAS 血脂指南取消了"血脂合适范围"的描述,更加强调根据危险分层指导治疗策略,建议采用 SCORE 系统将患者的心血管风险分为极高危、高危、中危或低危,以此指导治疗策略的制定。全面评价动脉粥样硬化性心血管疾病(atherosclerotic cardiovascular disease,ASCVD)总体危险是防治血脂异常的必要前提,我国 2016 年《中国成人血脂异常防治指南》中按照 LDL-C 或 TC 水平、有无高血压及其他 ASCVD 危险因素个数分成 21 种组合,并按照不同组合的 ASCVD 10 年发病平均危险按<5%,5%~9%和≥10%分别定义为低危、中危和高危,延续了 2007 年血脂指南危险分层方案,将高血压作为危险分层的重要参数。另外,2016 年血脂指南对 10 年 ASCVD 发病危险为中危且年龄<55 岁的人群,增加了进行 AS-CVD 余生危险评估的建议,以利于早期识别出中青年 ASCVD 余生危险为高危的个体,对老年人仅做参考。

六、治疗

对老年人群的流行病学研究显示,老年人总病死率及心血管疾病病死率与 LDL-C 水平呈 U 形关系,LDL-C<2mmol/L(77mg/dL)或>5mmol/L(193mg/dL)时,总病死率及心血管疾病病病死率升高;LDL-C 在 3~4mmol/L(115~154mg/dL)时总病死率及心血管疾病病病死率最低。老年人 TC 与心脑血管疾病关系的研究为矛盾结果,多年来人们担心降低 TC 水平对老年人可能存在不利影响,严重影响了调脂药物的临床应用。大量循证医学证据显示,他汀类药物显著减少老年人心血管事件和心血管死亡,强化降脂治疗对老年患者非常有益。另外,近年研究显示,血脂异常患者即使经过大剂量他汀类药物强化降胆固醇治疗后仍面临很高的心血管剩留风险,而在 2 型糖尿病、肥胖、代谢综合征和(或)心血管病患者中,TG 升高和 HDL-C 降低是构成心血管剩留风险的主要血脂异常表型。因此,在关注高胆固醇血症的危害性及强调他汀类药物在心血管疾病防治中基石地位的同时,应充分重视对 TG 增高等其他类型血脂异常的筛查和干预。

1.老年人血脂紊乱治疗的目标水平　基于循证医学证据,调脂治疗防治 ASCVD 的临床益处不受年龄影响,对于老年心血管危险人群同样应进行积极调脂治疗。推荐参考 2016 年《中国成人血脂异常防治指南》,根据老年患者 ASCVD 危险等级确定治疗策略及血脂的目标水平(表 6-5)。

表 6-5　不同 ASCVD 危险人群 LDL-C 和非-HDL-C 治疗达标值[mmol/L(mg/dL)]

危险等级	LDL-C	非-HDL-C
低/中危	<3.4(130)	<4.1(160)
高危	<2.6(100)	<3.4(130)
极高危	<18(70)	<2.6(100)

2.治疗性生活方式的干预　2019 年 ESC/EAS 指南与我国 2016 年血脂指南一致强调治疗性生活方式改变是控制血脂异常的基本和首要措施。国际动脉粥样硬化学会于 2013 年 7 月发布的《全球血脂异常诊治建议》也指出生活方式干预的主要目的是降低 LDL-C 和非-HDL-C,其次是减少其他危险因素。提倡用富含纤维的碳水化合物或不饱和脂肪酸代替过多的饱和脂肪酸。提倡减轻体重、规律进行有氧运动,并采取针对其他心血管病危险因素的措施如戒烟、限盐以降低血压等。

3.药物治疗　对许多患有血脂紊乱,存在冠心病风险的老年人而言,治疗性地干预生活方式不能有效降低 LDL-C 的水平以达到控制目标,需要在健康生活方式改变基础上开始个体化的调脂药物治疗。临床上供选用的调脂药物主要有他汀类、贝特类、烟酸类、树脂类药物和胆固醇吸收抑制药,以及其他具有调脂作用的药物,以下作简单介绍。

(1)他汀类:在肝脏合成胆固醇的过程中,羟甲基戊二酰辅酶 A(HMG-CoA)还原酶催化其中的限速反应,他汀类药物可以抑制 HMG-CoA 还原酶从而减少胆固醇的生成。这类药物有如下作用:上调肝细胞的 LDL 受体,从而使含有 ApoE 和 ApoB 的脂蛋白从循环中的清除增多,还使肝脏合成、分泌的脂蛋白减少。他汀类药物降低 LDL-C 水平、增加其清除,并减少极低密度脂蛋白和中等密度脂蛋白(非-HDL-C)等残存颗粒的分泌。所以,他汀类药物对 LDL-C 和 TC 水平升高的患者是有效的。临床常用制剂有阿托伐他汀、辛伐他汀、洛伐他汀、氟伐他汀、瑞舒伐他汀、匹伐他汀等。他汀类药物是目前临床上最重要、应用最广的降脂药。现有的临床证据表明,他汀类药物治疗可显著减少老年人心脑血管事件。

(2)贝特类:贝特类药物降低 VLDL 的产生、增加富含 TG 的脂蛋白的清除。后者是通过过氧化物酶体增生物激活受体(PPAR)α 及增强脂蛋白脂肪酶的脂解活性来实现的。贝特类药物还能升高 HDL-C 和 ApoA I 的水平,适用于 TG 高、HDL-C 低的患者。临床常用制剂有非诺贝特、苯扎贝特、吉非罗齐等。

(3)烟酸类:烟酸抑制脂蛋白的合成,减少肝脏产生 VLDL,且抑制游离脂肪酸的外周代谢,从而减少肝脏产生 TG、分泌 VLDL,并减少 LDL 颗粒。烟酸促进 ApoA I 产生增多,因此可以升高 HDL-C 的水平。临床常用制剂有烟酸、阿昔莫司等。研究结果显示,烟酸缓释制剂虽然提高了 HDL-C 水平、降低 TG 水平,但并未减少心脏病发作、中风或其他的心血管事件。临床试验结果的公布对烟酸类药物在心血管病防治中的地位产生较大影响。

(4)树脂类:树脂类药物一般作为治疗高胆固醇血症的二线用药。胆汁酸多价整合剂在肠道中结合胆汁酸,从而减少了胆汁酸的肝肠循环。这类药上调 7-α 羟化酶促使肝细胞中更多的胆固醇转变成胆汁酸,从而肝细胞中 TC 的含量下降、LDL 受体表达增多,LDL 和极低密度脂蛋白(very low density lipoprotein,VLDL)残粒从循环中的清除增加。同时,胆汁酸多价螯合剂使肝脏胆固醇合成增加,从一定程度上否定了整合剂的降 LDL-C 的作用。TG 水平高的患者应用树脂类药物,另需要注意该类药物会使肝脏产生更多的 VLDL 而致 TG 升高。临床常用制剂有考来烯胺、考来替泊等。

(5)胆固醇吸收抑制药:依折麦布抑制肠道吸收胆固醇,使胆汁及食物中运送至肝脏的胆固醇减少,且减少致动脉粥样硬化的残余颗粒中 VLDL、LDL 胆固醇的含量。肠道向肝脏运输的胆固醇减少使得肝细胞 LDL 受体活性增强从而导致循环中 LDL 的清除增多。

(6)其他调脂药物:普罗布考可以通过渗入到脂蛋白颗粒中影响脂蛋白代谢,降低 TC、LDL-C,也可降低 HDL-C,可用于高胆固醇血症的治疗。高纯度鱼油制剂主要成分为 n-3 脂肪酸,可降低 TG 和轻度升高 HDL-C。一类全新的降低 LDL-C 药物前蛋白转化酶枯草溶菌素 9(PCSK9)抑制药,其临床研究提示该药能显著降低 LDL-C 水平,有望用于不能耐受他汀类药物、治疗不能达标的患者,欧盟医管局和美国 FDA 已批准 evolocumab 与 alirocumab 两种注射型 PCSK9 抑制药上市,国内尚处于临床试验阶段。另外还有 2 种新型调脂药微粒体 TG 转移蛋白抑制药、$ApoB_{100}$ 合成抑制药,近年来在国外已被批准临床应用。

综上,老年人群同样应该遵循 2016 年《中国成人血脂异常防治指南》,根据患者 ASCVD 危险分层及个体特点选择调脂药物,如无特殊原因或禁忌证,应鼓励具有多种 ASCVD 危险因素的老年人患者使用他汀类药物。当最大剂量他汀类药物治疗未能达到 LDL-C 目标或不耐受大剂量他汀类药物,可联合使用依折麦布。如果 LDL-C 达标,而非 HDL-C 和 TG 水平明显升高,可加用贝特类药物、烟酸或高剂量的 n-3 脂肪酸。TG≥5.7mmol/L(500mg/dL),首先使用贝特类、鱼油制剂或烟酸,预防急性胰腺炎的发生。

4.老年人药物治疗的安全性　降脂药物较为常见的不良反应是胃肠道不适,少数的不良反应为肝功能异常和肌病,肾损伤、周围神经病变等也曾有报道。总体而言,随着老年人降脂治疗研究的深入,已经证明老年人患者使用降脂药物是安全有效的;但是无论是血脂紊乱还是药代药效动力学,老年人均有其独特的特点,老年人患者的降脂治疗应在遵循一般原则的前提下,进行个体化治疗,建议应从小剂量开始,并充分考虑到药物相关的不良反应,尽可能单药调脂,以避免药物相关疾病的发生,同时密切监测相关症状和生化指标,从而使调脂治疗的获益最大化。

七、预后

由于老年人罹患心血管病的绝对危险度高于一般成年人,其调脂治疗的收益可能较好。60岁以上老年人患者他汀类药物的治疗,无论是一级预防还是二级预防,总体是获益的。但目前已经公布的关于降脂治疗临床试验缺乏80岁以上人群研究的结果,对于80岁以上老年人存在是否还要进一步分层、制定新的他汀类药物的治疗目标及剂量选择的问题。

第三节 老年高尿酸血症和痛风

通常将正常嘌呤饮食状态下,非同日两次空腹血尿酸水平男性>420μmol/L(7.0mL/dL)、女性>360μmol/L(6.0mg/dL)定义为高尿酸血症,老年高尿酸血症目前采用同一标准。痛风是一种单钠尿酸盐沉积所致的晶体相关性关节病,与嘌呤代谢紊乱和(或)尿酸排泄减少所致的高尿酸血症直接相关。

尿酸是人体嘌呤代谢的终产物,正常情况下人体每天尿酸的产生和排泄基本上保持动态平衡。人体嘌呤来源有两种,内源性为自身合成或核酸降解,约占体内尿酸总量的80%,外源性为摄入嘌呤饮食,约占体内尿酸总量的20%,每天新产生尿酸共约750mg,30%从肠道和胆管排泄,70%经肾脏排泄,增加血尿酸生成和(或)抑制排泄的因素均可导致血尿酸水平升高。高尿酸血症使尿酸盐从超饱和细胞外液沉积于组织或器官,大部分高尿酸血症可无临床症状(无症状高尿酸血症),部分患者有痛风性关节炎反复发作、痛风石形成、痛风性肾病(包括慢性尿酸性肾病、急性尿酸性肾病、尿酸性肾结石)等。肾脏是尿酸排泄的重要器官,肌酐清除率减少5%~25%,即可导致高尿酸血症。老年人随增龄肌酐清除率降低,常见尿酸排泄障碍。随着人们生活水平的提高和寿命的延长,高尿酸血症及痛风越来越成为威胁老年人健康的主要疾病之一,常伴发高脂血症、高血压病、糖尿病、动脉硬化及冠心病等。

一、流行病学

1.高尿酸血症与痛风发作密切相关 高尿酸血症是痛风发作的重要因素。Campion等研究了血尿酸升高程度与患者5年内痛风发病的相关性,显示血尿酸≥600μmol/L(10mg/dL)时痛风的发生率为30.5%;而血尿酸<420μmol/L(7mg/dL)时痛风的发生率仅为0.6%。高尿酸血症的程度也与痛风的发作年龄密切相关,当血尿酸<420μmol/L时痛风发作的平均年龄为55岁,而血尿酸≥540μmol/L(9mg/dL)时发作的平均年龄降为39岁。

2.高尿酸血症患病率的变化趋势 我国缺乏全国范围痛风流行病学调查资料。但随着人们生活水平的提高,高嘌呤、高蛋白饮食增加,其尿酸水平呈增高趋势,高尿酸血症的患病率逐年增高。我国目前高尿酸血症患病率达5%~23.5%,接近西方发达国家水平,全国高尿酸血症患者超过1亿,其中5%~12%的高尿酸血症患者可发展为痛风。

3.高尿酸血症的流行特征 高尿酸血症的发病具有明显的年龄特征,中年人多见,且近年有明显年轻化趋势,尤以男性为甚。相同年龄段,男性血尿酸水平均明显高于女性,男性高尿酸血症患病率也明显高于女性。流行病学研究显示,75岁以上的高龄患者痛风的患病率男性为 7%，女性为 4%，而育龄期女性痛风罕见。据报道，65 岁以下男性高尿酸血症和（或）痛风患病率为女性的 4 倍，而>65 岁时，男性患病率则降为女性的 3 倍。高尿酸血症还存在遗传倾向和地区、种族差异，我国沿海地区高尿酸血症患病率高于内陆地区，与沿海地区经济较发达、生活水平及营养条件较好，又喜食海鲜、肉汤等高嘌呤、高蛋白食品有关。

二、病因与分类

临床上根据尿酸生成与排泄状况将高尿酸血症分为排泄不良型、生成过多型和混合型。实验室根据血和尿尿酸水平计算出尿酸清除率（尿酸清除率=尿尿酸×每分钟尿量/血尿酸），依据尿酸排泄和清除率确定高尿酸血症的类型。

1.尿酸排泄不良型　尿酸排泄<0.48mg/（kg·h），尿酸清除率<6.2mL/min，为尿酸排泄不良型，约占高尿酸血症的 90%。任何原因引起肾小球滤过减少，肾小管对尿酸盐重吸收增加，或者肾小管排泌尿酸盐减少时，均可引起尿酸排泄减少，从而导致高尿酸血症。临床上可能引起尿酸排泄减少的疾病或因素包括特发性、慢性肾功能不全、酸碱代谢失衡（常见的有乳酸性酸中毒、糖尿病酮症或饥饿性酮症）、内分泌疾病（如甲状腺功能减退症、甲状旁腺功能亢进症等）、理化因素（如乙醇中毒、铍中毒或铅中毒）及药物影响等。影响尿酸排泄的常用药物包括水杨酸盐、利尿剂、左旋多巴、乙胺丁醇、吡嗪酰胺、烟酸、环孢素和喹诺酮类、青霉素类药物等，这些药物大多数在老年人中更常使用。阿司匹林对尿酸代谢具有双重作用，大剂量阿司匹林（>3g/d）明显抑制肾小管对尿酸的重吸收，使尿酸排泄增多；小剂量阿司匹林（<325mg/d）可降低老年人尿酸清除能力。

2.尿酸生成过多型　尿酸排泄>0.51mg/（kg·h），尿酸清除率>6.2mL/min，为尿酸生成过多型，仅占高尿酸血症的 10%。摄食过多富含嘌呤的食物可能增加尿酸生成，但其影响有限，其临床意义在于可能成为痛风发作的诱因。大多数尿酸生成过多系内源性，嘌呤核苷酸是生成尿酸的重要中间产物，前者在多种重要酶的催化下逐步转变为尿酸，酶功能异常常见于某些遗传性疾病，如 X 伴性显性遗传性疾病、Lesch-Nyhan 综合征、Kelley-Seegmiller 综合征等。老年人较常见的血液系统疾病如骨髓增生性疾病、红细胞增多症、溶血性疾病，以及银屑病、Paget 病、横纹肌溶解症和剧烈运动等均可使内源性尿酸生成增加。

3.混合型　尿酸排泄>0.51mg/（kg·h），尿酸清除率<6.2mL/min，为混合型高尿酸血症，与尿酸内源性生成过多和肾脏排泄减少均有关。临床可见于葡萄糖-6-磷酸酶缺陷、果糖-1-磷酸醛缩酶缺陷的患者及饮酒、休克等状况。这类患者除酶缺陷导致尿酸合成增多外，常合并乳酸性酸中毒或肾小管酸中毒，从而肾小管对尿酸的分泌减少。

三、临床特点

痛风分为 4 个阶段：无症状高尿酸血症期、急性痛风性关节炎、临床缓解期、慢性痛风石性痛风。老年人高尿酸血症大部分可无临床症状（无症状高尿酸血症），少部分患者有痛风性关节炎反复发作。急性痛风性关节炎 90% 为单关节炎，50% 的首发症状为第 1 跖趾关节炎。但近期许多研究发现，目前非典型部位急性痛风性关节炎的发病率明显增高，包括下肢其他部位或上肢小关节，而老年女性甚至会出现多关节炎。对临床表现不典型的痛风疑似患者，可考虑使用 B 超或者双源 CT 检查受累关节及周围肌腱与软组织以辅助诊断。超声在痛风患者中能较敏感发现尿酸盐沉积征象，尤其是超声检查关节肿胀患者有双轨征和非均匀回声结节时，可有效辅助诊断痛风。必要时进行双源 CT 检查，也能特异性识别尿酸盐结晶,可作为另一种影像学筛查手段。根据痛风患者临床特征和影像学检查仍无法确诊时,可进行关节穿刺抽液,检查尿酸盐结晶。

老年人痛风有如下特点。①老年患者较少发生急性痛风性关节炎:<60岁的患者中80%~90%有急性单关节炎症状,而老年痛风患者只有50%有此症状;②老年患者往往以亚急性或慢性多关节炎的关节不适发病:症状通常比较隐匿,常为多关节受累,与中青年相比较多累及手的小关节;③老年女性患者的发病率明显增高:由于雌激素的作用,生育期妇女血尿酸水平明显低于同龄男性,发生痛风者罕见,而老年女性雌激素的保护作用显著下降,发生痛风者明显增多;④老年患者肾功能受损常见:由于增龄性肾功能下降、长期高尿酸血症、其他肾损害慢性疾病共存和服用非甾体抗炎药(NSAIDs)等原因,导致老年患者肾功能受损常见,较早期即可出现痛风石沉积,有时无急性痛风性关节炎发作病史;⑤老年患者骨关节炎和痛风石常共存:老年患者中常常同时存在 Heberden 结节、Bouchard 结节和痛风石沉积;⑥老年患者常合并多种慢性疾病:主要有高血压、冠心病、高脂血症和糖尿病等,治疗上既有一致性,也常常有矛盾冲突,必须兼顾或者分清主次、缓急而制订治疗方案,宗旨是有利于患者生活质量及重要器官功能的维持和改善。

四、与其他常见慢性疾病的关系

1.与糖尿病的关系　能引起嘌呤分解增加的糖有果糖和麦芽糖。一般每天摄入 100g 以内果糖并不影响血尿酸水平,如果持久大量摄入,会使血尿酸增加。一般人所摄入的食品中含有麦芽糖较少,其对血尿酸影响非常小。葡萄糖对嘌呤无影响,可是嘌呤合成要利用葡萄糖,所以葡萄糖和嘌呤代谢也有关系。蔗糖由葡萄糖和果糖组成,摄入过多会影响血尿酸代谢。许多研究表明基线高尿酸血症是 2 型糖尿病发生的独立预测因子,2 型糖尿病发病风险随着血尿酸水平的升高而增加。一些降糖药如二甲双胍可以降低血尿酸水平。

2.与代谢综合征的关系　代谢综合征的中心环节是胰岛素抵抗和肥胖,高尿酸血症患者中超过 60%存在胰岛素抵抗。老年人随着增龄胰岛素敏感性下降,老年高尿酸血症患者有更明显的胰岛素抵抗。研究还表明,肥胖、高脂血症都与高尿酸血症密切相关,而一些改善胰岛素抵抗的药物如二甲双胍等也可以降低血尿酸水平。

3.与肾脏疾病的关系　随增龄肾小管分泌尿酸不足和尿酸净重吸收增加时,血尿酸水平均可增高。美国心血管健康研究显示,年龄≥65 岁人群,校正年龄、性别、基线肌酐、代谢综合征、利尿剂应用后,血尿酸每升高 $60\mu mo/L(1mg/dL)$,肾脏病风险增加 71%,肾功能恶化风险[肾小球滤过率每年下降 $30mL/(min\cdot1.73m^2)$]增加 14%。血液中过多的尿酸盐结晶沉积于肾脏可产生间质性肾炎,沉积在肾脏的尿酸钙结石可导致肾绞痛和肾梗阻。肾结石在原发性痛风患者中的发病率为 10%~25%,高于一般人群。痛风患者发生肾结石的可能性随血清尿酸盐浓度升高和尿尿酸排泄增多而增加,50%以上的肾结石患者血清尿酸盐高于 $770\mu mol/L$,或 24 小时尿尿酸排泄率超过 1100mg。高尿酸血症与肾脏的关系不只是引起肾小管和肾间质尿酸结晶、间质炎细胞浸润等所谓慢性间质性肾炎的形态学特点,更重要的是参与肾小球内"三高",可直接引起肾小球微血管病变,并由此诱发无症状性高尿酸血症肾损害。20%~40%的痛风患者存在蛋白尿,通常轻微且间歇性出现,只有当尿酸盐浓度长期升高,高尿酸血症本身才可能成为引起慢性肾脏疾病的原因,直至进展为终末期肾衰竭。

4.与高血压的关系　长期高血压损害肾脏功能、降压药中噻嗪类利尿剂呈剂量依赖性抑制肾小管分泌尿酸,这些都会导致血尿酸水平升高,但高尿酸血症与高血压是否是因果关系目前并不能肯定。总结来说,现有的研究已经证实,在青少年和成年人中血尿酸增高是未来发展成高血压的独立危险因素,控制血尿酸水平可预防高血压。虽然仍需进一步的临床试验来予以验证,干预血尿酸水平联合降压也取得了一定的效果。但对多个高龄老年人群的研究表明,尿酸和高血压的相关度随着患者年龄及高血压病程的增加而降低。

5.与冠心病的关系　老年冠心病患者常伴有肾动脉硬化、肾灌注不足、肾小球滤过率下降及肾小管尿酸分泌功能降低,使血尿酸水平升高。众多研究表明,高尿酸血症是冠心病心血管事件和病死率的独立预测因子,但是,目前仍缺少大规模的研究证据证明降低血尿酸水平可以改善冠心病预后。

6.与心力衰竭的关系　心力衰竭患者往往伴有血尿酸水平的升高,高血尿酸血症是提示急性和慢性心力衰竭患者预后不良的独立指标。

五、预防和治疗

原发性高尿酸血症和痛风的防治目的是降低尿酸,预防尿酸盐在组织中沉积;迅速终止急性痛风性关节炎的发作;防止尿酸结石形成和肾功能损害。药物治疗应按照临床分期进行,并遵循个体化原则。

治疗高尿酸血症不仅可预防痛风的发生,同时有助于高血压、冠心病、糖尿病、代谢综合征等慢性疾病的防治。由于老年人患者容易发生药物相关不良反应,因此更强调非药物治疗。调整生活方式是基本治疗措施,有助于降低血尿酸及防治痛风。应遵循下述原则:①限酒;②减少高嘌呤食物的摄入(如肉类、海鲜、动物内脏、浓肉汤等);③防止剧烈运动或突然受凉;④减少富含果糖饮料的摄入;⑤大量饮水(每天 2000mL 以上);⑥控制体重;⑦增加新鲜蔬菜的摄入;⑧规律饮食和作息;⑨规律运动;⑩禁烟。

建议经过权衡利弊后去除可能造成尿酸升高的药物,如噻嗪类利尿剂、复方降压片、水杨酸盐、左旋多巴、乙胺丁醇、吡嗪酰胺、烟酸、环孢素和喹诺酮类药物等,小剂量阿司匹林($<325mg/d$)尽管升高血尿酸,但作为心血管疾病的防治手段不建议停用。应积极治疗各种影响尿酸代谢的疾病。

1.高尿酸血症的治疗　尿酸一直被认为是惰性的嘌呤代谢终末产物,对于已有痛风发作的高尿酸血症的处理基本上已有共识,但对于无高尿酸血症的处理意见却大相径庭。以往对于无症状高尿酸血症,仅在以下 3 种情况下建议降尿酸药物治疗:①持续高尿酸水平,男性 $780\mu moL/L$($13mg/dL$),女性 $600\mu mol/L$($10mg/dL$);②每天尿尿酸排泄$>1100mg$($6.5mmol$),有 50% 的风险产生尿酸结石,若经低嘌呤饮食控制后每天尿尿酸排泄仍$>1000mg$($6.0mmol$),应给予别嘌醇治疗,以达到排泄率$<800mg/d$($4.8mmol/d$);③接受放疗或化疗的患者,当血尿酸浓度男性$>720\sim780\mu mol/L$($12\sim13mg/dL$)、女性$>600\mu mol/L$($10mg/dL$)时,应积极使用药物来控制血尿酸水平。

然而,越来越多的证据表明,高尿酸血症除造成体内尿酸盐沉积外,是代谢综合征、慢性肾脏病与心血管疾病的独立危险因素,尿酸并非像以前认为的那样是一种惰性物质。因此,2012 年中国专家共识小组提出了比以往积极的建议,建议合并心血管危险因素或心血管疾病的无症状高尿酸血症患者,血尿酸值$>420\sim480\mu mol/L$($7\sim8mg/dL$)时给予药物治疗;而无心血管危险因素或心血管疾病者,血尿酸$>540\mu mol/L$($9mg/dL$)时先行生活方式改善 $3\sim6$

个月,无效则开始药物治疗。目前对痛风患者推荐的降低血尿酸目标值为<360μmL/L(6mg/dL),理想值为300~360μmol/L(5~6mg/dL)。老年患者均需先评估肾功能,再根据患者具体情况使用对肾功能影响小的降尿酸药物,并在治疗过程中密切监测不良反应。常用的降尿酸药物如下。

(1)促尿酸排泄药物:促进尿酸排泄的药物,苯溴马隆和丙磺舒均可用于慢性期痛风患者;若肌酐清除率>60mL/min、无尿酸性肾结石病时可应用此类药物,苯溴马隆在有效性和安全性方面优于丙磺舒。国内现有苯溴马隆,用法50mg/d,渐增至100mg/d,主要不良反应有可能促进肾结石和痛风的发生、消化道症状如腹泻,偶见皮疹、皮肤瘙痒、过敏性结膜炎和粒细胞减少等。用药期间需服用碳酸氢钠碱化尿液,维持尿pH 6.5~6.8,有利于尿酸盐结晶溶解和从尿液排出;pH>7.0易形成草酸钙及其他类结石,因此碱化尿液要监测尿pH,特别是肾结石患者;还应强调患者必须大量饮水,保证每天尿量在2000mL以上,避免治疗中可能出现的尿路或肾结石。应密切监测肝功能。尿酸性肾结石和重度肾功能不全的患者禁忌使用此类药物。

(2)抑制尿酸生成药物:抑制尿酸生成的药物,建议使用别嘌醇或非布司他,非布司他在有效性和安全性方面较别嘌醇更具优势。别嘌醇主要用于尿酸生成过多、痛风石沉积、肾结石、对促尿酸排泄药无效或禁忌的患者,使用别嘌醇时,应从低剂量开始,肾功能不全时剂量应更低,逐渐增加剂量,密切监视有无超敏反应出现。老年人患者的起始剂量通常为50~100mg,隔天1次,然后每两周增加50~100mg/d,直至血尿酸浓度低于360μmol/L(6mg/dL)。血肌酐水平≥177.0μmol/L(2mg/dL)或肌酐清除率<50mL/min,别嘌醇应减量使用,并避免应用NSAIDs,密切监视有无超敏反应出现。目前老年患者临床常用的别嘌醇剂量为200mg或者更少,可能对该药的临床疗效有影响。有部分患者服药后血尿酸水平不能降至360μmol/L,为难治性痛风,此时联合使用苯溴马隆,仍可有效降低尿酸水平。少数患者使用别嘌醇可发生危及生命的不良反应,包括出现麻疹样皮疹或斑丘疹、血管炎、肝炎及肾衰竭。

新型降尿酸药物非布司他为非嘌呤类黄嘌呤氧化酶选择性抑制药,具有比别嘌醇更强的特异性抑制作用。该药通过双通道排泄,主要通过肝脏氧化和糖酯化作用代谢,经肾脏排泄较少,对肾功能影响小,轻、中度肾功能损害的患者无须调整剂量。口服推荐剂量为40mg,每天1次。在其治疗初期,可能出现急性痛风发作,建议同时服用NSAIDs或小剂量秋水仙碱,无须终止非布司他治疗。常见不良反应主要有肝功能异常、恶心、关节痛和皮疹,非布司他禁用于正在接受硫唑嘌呤、巯嘌呤治疗的患者。

(3)尿酸氧化酶和聚乙二醇尿酸氧化酶:可以将尿酸降解为可溶性尿囊素,提高溶解性,易于排泄。尿酸氧化酶还可以有效预防和治疗肿瘤溶解综合征。聚乙二醇尿酸氧化酶可延长尿酸氧化酶作用时间但有潜在的免疫原性,输液反应也较常见,仅用于传统降尿酸治疗无效的成年难治性痛风患者。

2.急性痛风性关节炎的治疗 绝对卧床,抬高患肢,避免负重。痛风急性发作期,及早(24小时以内)有针对性地使用非甾体消炎药(NSAIDs)、秋水仙碱和糖皮质激素可有效抗感染镇痛,提高患者生活质量。急性发作期不开始降血尿酸治疗,已服用降尿酸药物者发作时不需停用,以免引起血尿酸波动,延长发作时间或引起转移性发作。

(1)非甾体抗炎药(NSAIDs):痛风急性发作期,推荐首先使用NSAIDs缓解症状,为一线用药。肾功能正常且无消化道出血危险的老年患者在急性痛风性关节炎发作时,越早使用

NSAIDs,缓解症状的效果越好,直至症状完全消失后 24 小时,2~3 天减量。非选择性 NSAIDs 常见的不良反应是胃肠道症状,也可能影响血小板功能、加重肾功能不全,在老年人患者中应用时需谨慎。必须用时尽量选择短效制剂,同时应监测血压、肌酐和电解质变化。选择性环氧化酶2(COX-2)抑制药更有针对性地抑制 COX-2,减少胃肠道损伤等不良反应,可用于有消化道高危因素的患者,但在老年患者应注意其心血管系统的不良反应。

(2)秋水仙碱:痛风急性发作期对 NSAIDs 有禁忌的患者,建议单独使用低剂量秋水仙碱。但其不良反应较多,以腹泻和呕吐最常见,可导致严重脱水,还可引起骨髓抑制、脱发、肝功能损害、过敏和神经毒性等。肝、肾、心功能不全及心律失常的患者更容易发生秋水仙碱中毒。低剂量秋水仙碱(1.5~1.8mg/d)与高剂量秋水仙碱相比,在有效性方面差异无统计学意义;在安全性方面,不良反应发生率更低。

(3)糖皮质激素:对急性痛风患者短期单用糖皮质激素(30mg/d,3 天)可起到与 NSAIDs 同样有效的镇痛作用,且安全性良好,特别是对 NSAIDs 和秋水仙碱不耐受的急性发作期痛风患者。主要有如下注意事项:①当肾功能不全的患者急性痛风发作时,不宜选用秋水仙碱或 NSAIDs,以免加重肾功能恶化,应选用糖皮质激素,有明显的疗效,但应除外感染;②对单个或两个关节受累者,关节腔内注射糖皮质激素可缓解症状,有利于减少全身不良反应,要注意使用前先排除细菌性关节炎;③老年人在使用糖皮质激素时应注意监测血糖、血压、电解质、精神神经症状等,如同时合并糖尿病,用药将十分棘手,更需密切关注血糖变化,必要时使用胰岛素控制血糖;④为避免停用激素后症状反跳,停药时可加用小剂量 NSAIDs 或秋水仙碱。

3.痛风性关节炎发作间歇期和慢性期的处理　每年发作 2 次以上的急性痛风患者,在间歇期开始降尿酸药物治疗最为经济合理。建议急性痛风性关节炎发作等控制症状治疗2~3周后开始加用降尿酸治疗,把血尿酸水平控制在 300~360μmol/L(5~6mg/dL)可以预防痛风性关节炎再次急性发作,控制在 300μmol/L(5mg/dL)以下有助于痛风石吸收。较大痛风石或经皮破溃者可手术剔除。

4.预防痛风性关节炎急性发作的治疗　指在降血尿酸治疗同时给予预防痛风急性发作的药物治疗。在降尿酸治疗初期,预防性使用秋水仙碱至少 3~6 个月可减少痛风的急性发作,小剂量秋水仙碱安全性高,耐受性好。

5.老年常见共病的治疗　老年患者常合并多种慢性疾病,主要有高血压、冠心病、高脂血症和糖尿病等,治疗上既有一致性,也常常有矛盾冲突,必须兼顾或者分清主次、缓急而制订治疗方案,宗旨是有利于患者生活质量及重要器官功能的维持和改善。

虽然对于合并高血压的老年高尿酸血症和痛风患者,最好避免使用噻嗪类利尿剂,但怎样使用利尿剂仍取决于病情的主次和缓急之需要,需密切关注尿酸水平和痛风发作的情况。降压药氯沙坦、氨氯地平兼有降尿酸作用,二甲双胍、阿托伐他汀、非诺贝特在降糖、调脂的同时,均有不同程度的降尿酸作用,建议可按患者共病情况适当选用。喹诺酮类、青霉素、头孢霉素等抗生素大多由肾脏排泄,会影响尿酸的排出,因此老年高尿酸血症患者应尽量避免使用此类抗生素,以防止诱发急性痛风性关节炎。

第七章　类风湿关节炎及其亚型

第一节　类风湿关节炎

类风湿关节炎(rheumatoid arthritis,RA)是一种以慢性进行性关节病变为主的自身免疫病,其特征是对称性多关节炎,以双手、腕、肘、膝、踝和足关节受累最为常见,但是,全身其他关节也可受累。患者可伴有发热、贫血、皮下结节、血管炎、心包炎及淋巴结肿大等关节外表现,血清中可检测到多种自身抗体。未经正确治疗的类风湿关节炎可反复迁延多年,最终导致关节畸形及功能丧失。近年来,对自身抗原、HLA-DRβ1、T细胞受体(TCR)及细胞凋亡的研究,为认识类风湿关节炎的病因、病理及发病机制提供了重要依据,并对类风湿关节炎的治疗产生了深远的影响。

一、流行病学

1.患病率　流行病学调查表明,类风湿关节炎患者分布于世界各地,所有种族均可患病。北美和欧洲的调查资料显示,类风湿关节炎的患病率为0.5%~1.0%,但在美国Pima和Chippewa地区的印第安人中的患病率高达5%。我国北京及广东、宁夏和黑龙江省个别地区调查的类风湿关节炎患病率为0.32%~0.38%。类风湿关节炎的患病率随地区和种族不同而显示出差异性,一般在经济不发达国家和地区的人群中患病率较低,而黑人、日本人、中国人和印度人的患病率低于白人。这些差别的原因尚不清楚,可能与遗传和环境因素有关。类风湿关节炎可以发生在任何年龄,但是随着年龄的增长其患病率也随之提高,如在65岁或以上年龄组的男性和女性的患病率分别达到2%和5%。同样,性别与类风湿关节炎的发病也有很大关系,女性患病为男性的2~3倍。

2.发病率　类风湿关节炎的年发病率为每10万成年人中为2040人。Linse等人按照罗马标准对美国罗彻斯特和密苏里达地区的调查表明,每10万男性人口中每年有28.5人发病,每10万女性人口中有67.5人发病,总发病率为29/10万。但在日本和芬兰的发病率为(4.2~4.5)/10万。我国尚缺乏这方面的资料。来自Mayo诊所的长期研究、英国的定期调查和美国对门Pima地区印第安人长达25年的随访资料显示,类风湿关节炎的总发病率呈现下降趋势,但老年人的发病率增高,这一变化可能与致病的感染因子的改变、避孕药物的应用及生活条件的改善有关。由于医疗条件的改善,类风湿关节炎患者的寿命延长,发病率的减少并未导致患病率的下降。

二、危险因素

1.遗传因素　家系调查表明类风湿关节炎有家族发病倾向,患者一级亲属中患类风湿关节炎的危险性是无关个体的2~4倍。同卵双生子为12%~15%,而双卵双生子为3%~4%。类风湿关节炎与主要组织相容性复合体(MHC)Ⅱ类抗原有相关性。在美国、加拿大、英国、法国、挪威和日本等许多国家进行的研究结果表明,HLA-DR4阳性率在类风湿关节炎患者为58%~71%,相应对照组为10%~40%,HLA-DR4阳性个体发生类风湿关节炎的相对危险度是 HLA-DR4 阴性个体的 2.9~5.8 倍。在我国汉族人类风湿关节炎患者 HLA-DR4 阳性率为 46%~53%,而正常人为 16.5%~25%。另外,美国、以色列和希腊等国家和地区的研究结果还表明,HLA-DR1、HLA-DR6 和 HLA-DR10 也与类风湿关节炎相关。Wallin 等对 5 个类风湿关节炎多发家族中的 33 例患者进行 HLA-DR1、HLA-DR4 和 HLA-DR10 的测定,结果显示 93% 的患者至少有上述一种抗原阳性。在 DR4 的 6 个亚型中,仅 Dw4、Dw14、Dw15 和 DwKT2 与类风湿关节炎相关。解放军总医院应用分子生物学技术对我国汉族人群中 DR4 亚型构成情况的研究表明,在我国 DR4 阳性正常人和类风湿关节炎患者均以 Dw15 亚型表现频率最高,分别占 50% 和 66.7%;其次为 Dw4 的亚型,分别占 16.7% 和 16.6%。Dw15 亚型频率在类风湿关节炎患者为 31.14%,显著高于正常人的 12%,而 Dw4、Dw14 和 DwKT12 亚型频率在类风湿关节炎患者和正常人组间均无显著差异,说明在我国汉族人群主要是 DR4 的 Dw15 亚型与类风湿关节炎相关。

2.环境因素　长期以来许多人认为,感染因子可能是启动类风湿关节炎的因素。E-Bringer 等用多种细菌抗原检测类风湿关节炎患者血清中抗体,发现仅抗奇异变形杆菌的滴度明显高于正常对照组,并在类风湿关节炎患者的滑液中检出了抗该菌的抗体。许多研究者则发现,类风湿关节炎患者血清抗 EB 病毒抗体滴度增高,但未能在患者的滑液细胞和滑膜组织中分离出该病毒。最近有作者报告 12.4% 的早期滑膜炎患者有细小病毒感染,并应用斑点杂交技术在合并细小病毒感染的类风湿因子患者滑液中检出了细小病毒 DNA。另外,分枝杆菌、巨细胞病毒及反转录病毒都可能与类风湿关节炎有关。但目前尚缺乏有力的流行病学证据来支持感染因子在类风湿关节炎发病中的作用。

3.其他因素　流行病学调查显示女性患者患类风湿关节炎的机会是男性的 2~3 倍,但服用避孕药物和妊娠的妇女发生类风湿关节炎的危险性明显下降,妊娠期间类风湿关节炎可自发缓解,在产后 3 个月内复发或发生类风湿关节炎者明显增多,男性类风湿关节炎患者血清睾酮浓度下降。这些结果提示性激素对类风湿关节炎的发病可能有一定的作用。

三、病因

类风湿关节炎的发病可能是一种受抗原驱动的"激发-链锁反应"的过程。感染和自身免疫反应是类风湿关节炎发病和病情迁延的中心环节,而内分泌、遗传和环境因素等则增加了类风湿关节炎的易感性。

1.感染因素　研究发现,类风湿关节炎的发病和分布不具有典型的传染性疾病的流行病学特征,但这并不能排除感染是类风湿关节炎诱因的可能性,因为感染因子可能通过介导自身免疫反应引起携带某种基因的易感个体患病。许多研究从滑膜组织中分离到了病原体或其基因,并已证实滑膜或软骨中有某些病原及其基因序列。另外,许多感染因子诱发的动物关节炎,如病毒性关节炎、反应性关节炎及莱姆病关节炎的事实均提示类风湿关节炎的发病也可能与感染有关。

(1)细菌:奇异变形杆菌和结核分枝杆菌是迄今发现的与类风湿关节炎最为相关的两类细菌。奇异变形杆菌的菌体表面抗原与 HLA-DR4 及 Ⅱ型胶原 Q1 链有相同序列。结核分枝杆菌的 65KD 热休克蛋白(HSP)的一段 9 个氨基酸片段与软骨中的一种糖蛋白序列相向。结核分枝杆菌的 65KD 热休克蛋白可与福氏佐剂一起诱发大鼠关节炎的发生。研究还发现,热休克蛋白与雌激素受体的功能关系密切,而后者也与类风湿关节炎发生有关。这些结果均提示奇异变形杆菌及结核分枝杆菌可能借助菌体蛋白与类风湿关节炎患者自身蛋白的交叉免疫反应而致病。这一点与细菌感染性疾病中的直接作用不同。此外,类风湿关节炎患者血清中检测到这些细菌蛋白的特异性抗体,以及实验性关节炎模型的研究,均支持奇异变形杆菌及结核分枝杆菌可能参与类风湿关节炎的发病。

(2)病毒

1)EB 病毒:在病毒感染与类风湿关节炎的关联中,以 EB 病毒的研究最多。主要集中在 EB 病毒抗体、基因检测及至 EB 病毒抗原与 HLA-DRβ1 共同序列的关系三个方面。国外的许多研究提示,EB 病毒感染可能通过分子模拟等机制在类风湿关节炎的发生及演变中发挥了作用。在国内,曾对 EB 病毒在类风湿关节炎发病中的意义进行了研究,发现 EB 病毒的感染率在正常人与类风湿关节炎患者中无明显区别,但与正常人相比,类风湿关节炎患者血清中的 EB 病毒抗体阳性率及平均血清滴度都明显升高,这一结论与国外研究的结果相同。对类风湿关节炎相关核抗原(rheumatoid arthritis associated nuclear antigen,RANA)的研究表明,这种与 EB 病毒有关的抗体的阳性率及滴度在类风湿关节炎患者中均明显高于其他身免疫病患者、正常人,以及与 EB 病毒感染明确有关的鼻咽癌和传染性单核细胞增多症患者。与 EB 病毒早期抗原(EA)、壳抗原(CA)、核抗原(EA)及膜抗原(MA)相比,RANA 与类风湿关节炎的关系尤为密切。这些研究提示,类风湿关节炎相关核抗原-RANA 很可能是一种与类风湿关节炎有交叉反应的 EB 病毒特异性抗原。

2)细小病毒:近年来对细小病毒 B19 与类风湿关节炎关系的研究较多。Naides 等人先后发现 77% 的类风湿关节炎患者滑液中有 B19 基因。100% 的活动性滑膜炎患者的滑膜组织表达 B19 抗原 VP-1,而骨关节炎及健康对照组无 VP-1 表达。这些结果表明 B19 可能在类风湿关节炎的致病中发挥作用。但是,目前尚未能证明 B19 感染是类风湿关节炎的诱因还是继发于类风湿关节炎。通过对早期类风湿关节炎及动物模型的研究可能有助于澄清这一问题。

2.遗传因素　对类风湿关节炎的家系及孪生子罹患同一种疾病的共患率的研究发现,本病具有复合遗传病的特征,如不完全外显率、遗传变异及多基因参与等,单卵双生子同息类风湿关节炎的概率为 27%,而双卵双生子同患类风湿关节炎的概率为 13%。这二组数据均远高于一般人群的类风湿关节炎患病率,提示遗传因素与类风湿关节炎的密切关系。与此同时,对 HLA-DRβ1 和 T 细胞受体等基因的研究发现,某些 HLA-DRβ1 和 T 细胞受体基因的表达与类风湿关节炎的免疫学异常有,由此可见,免疫及遗传因素在类风湿关节炎的发生和发展中有重要作用。

3.内分泌因素　更年期女性类风湿关节炎的发病率明显高于同龄男性及老年女性。类风湿关节炎患者体内雄激素及其代谢产物水平明显降低。这说明性激素水平与类风湿关节炎的发生及演变有关。几年前,Brooks 等曾研究 17-β-雌二醇、黄体酮及睾酮对类风湿关节炎患者外周血单个核细胞产生白介素 IL-1、IL-6 及肿瘤坏死因子 α(TNF-α)的影响。发现 17-β-雌二醇可促进这些炎性细胞因子的产生,而黄体酮和睾酮则起抑制作用。这些结果提示雌激素及雄激素平衡失调可能参与了类风湿关节炎的发病及炎症过程,但它们在类风湿关节炎如何发挥作用尚待研究。

有学者曾分析一组类风湿关节炎患者妊娠与发病及病情活动的关系,发现妊娠后大多数患者的病情明显好转,而分娩后 1~3 个月常有病情加重。也有不少病例是在分娩后 3 个月内发生类风湿关节炎,提示孕激素水平下降或雌-雄激素失调可能与类风湿关节炎的发病及病情进展有关。国外的研究还发现,男性类风湿关节炎患者的睾酮水平降低。但是,这种异常是否直接导致类风湿关节炎的发病有待研究,对于雌激素类避孕药对类风湿关节炎的影响并无一致的结论。早期的研究发现,避孕药可降低类风湿关节炎的发病率及减轻类风湿关节炎的病情。但是,后来的研究提示避孕药物并无这种作用。这些结果的差异可能与避孕药的类型、用量、病例的选择、是否绝经及病情轻重等的不同有关。由此可见,正确的结论需要更严格的对照研究。最近研究发现,类风湿关节炎滑膜组织可表达一种与雌激素受体相关的蛋白质 P29,而且类风湿关节炎滑膜的巨噬细胞及记忆 T 细胞均有雌激素结合蛋白。由此可见,雌激素可对滑膜产生直接影响。另有研究证明,雌激素尚可刺激热休克蛋白的表达,从而间接影响热休克蛋白的致病作用。

对性别与类风湿关节炎临床特点的关系进行研究证明:①发病年龄和类风湿因子阳性率在男女类风湿关节炎患者之间无明显差别,但是,女性类风湿关节炎发病率明显高于男性;②在男性类风湿关节炎患者中,关节破坏出现较早、程度重,类风湿肺多见。后者在男性的发生率为 27%,10 倍于女性患者;③在女性类风湿关节炎患者中,继发性干燥综合征相对常见,可占 14%;④类风湿关节炎相关 HLA-DRβ1 等位基因二倍体携带率在男性占 49%,高于女性患者的 29%。

综上所述,雌激素、孕激素、雄激素或其代谢产物可通过各自的结合蛋白、受体或介导蛋白对类风湿关节炎的发生和演变产生影响。由于性激素的作用,男女类风湿关节炎的临床特征有所不同。

4.其他因素　寒冷、潮湿、疲劳、外伤、吸烟及精神刺激均可能与类风湿关节炎的发生有关。但是,明确这些因素与类风湿关节炎发病的关系尚需严格而细致的流行病学研究。

四、发病机制

多年来,人们对类风湿关节炎的发病机制进行了大量研究。一般认为类风湿关节炎的发病是多种因素共同作用的结果,感染因子可能是发病的诱因,而内分泌、遗传及免疫因素等则是易感个体的内在因素。归纳起来,类风湿关节炎的发生可能基于下述的机制。

1.分子模拟假说　研究发现,许多与类风湿关节炎有关的细菌或病毒(如结核分枝杆菌、大肠杆菌、EB 病毒)的蛋白中含有一段共同序列 QK 或 RRAA,而该序列可见于关节软骨内的糖蛋白质、Ⅱ型胶原蛋白及 A 型滑膜细胞表面的 HLA-DRβ1 抗原等。当上述细菌或病毒蛋白进入机体后,其 QK 或 RRAA 多肽片段可诱导特异性抗体的产生,该抗体既可与外源性抗原多肽形成免疫复合物,又可与自体Ⅱ型胶原蛋白、软骨糖蛋白及 A 型滑膜细胞的 QK 或 RRAA 蛋白结合,引起病理性自身免疫反应。有研究证明,抗奇异变形杆菌溶血素 ESRRAL 序列的抗体既可与这段序列结合,又可与类风湿关节炎共同表位 EQKRAA 起交叉反应。反过来,抗 EQKRAA 抗体也同样可交叉识别 ESRRAL。进一步的试验发现,抗 EQKRAA 及抗 ESRRAL 抗体还可结合 HLA-DRβ1-0401 转基因细胞株上的 0401 抗原。由此可见,抗 ESRRAL 抗体既可与其特异性抗原结合,又可以通过分子模拟机制与 HLA-DRβ1 上的 EQKRAA 及其类似多肽发生反应。由于 HLA 的表达直接影响胸腺内 T 细胞的选择及发育,类风湿关节炎患者的 HLA-DRβ1 共同表位(QK/RRAA)表达增强,可能通过正选择机制决定了个体的 T 细胞亚群及与之相关的类风湿关节炎的易感性。研究证明,与 T 细胞受体有高亲合力的 HLA-DR4 或 HLA-DR1 抗原复合物诱导 T 细胞负选择(克隆清除),而低亲合力的 HLADR4 或 HLADR1 抗原复合物则导致 T 细胞正选择(克隆存活)。正选择的 T 细胞克隆进一步发育为成熟的 T 细胞。此时,HLA-DR4 或 HLA-DR1 和外源性结构类似的抗原复合物可使成熟 T 细胞激活。这样,活化的 T 细胞既可识别外源性抗原,又可识别与外源性抗原类似的自身抗原及 HLA-DR4/DR1 的抗原性片段,即所谓的"三重模拟"。由此可见,HLA-DR4/DR1 共向表位有可能作为抗原结合槽的关键氨基酸参与结合抗原,或作为自身抗原,或通过影响 T 细胞胸腺内选择的三个方向参与类风湿关节炎的发病过程。

2."模糊识别"假说 近年来,一些免疫学家的实验室从基础免疫学的角度对 HLA 及其结合物的结构和结合方式进行了大量研究,发现了 T 细胞与 HLA 抗原复合物结合时的模糊识别现象。即同一种抗原可被多个 HLA 表型识别,而单一 HLA 分子又可分别结合不同抗原。HLA 和抗原的结合在结构特异性上并不像过去认为的那样严格。而这种相对"宽松"的结合仍可被 T 细胞识别。如 HLA-DR4 或 HLA-DR1 及 MHC-IE 的抗原结合槽口袋 4 结构相同。可以结合 Ⅱ 型胶原、70KD 热休克蛋白及 HA 等多种抗原。这些多肽或蛋白抗原可能凭借各自的一段共同序列与抗原结合槽中的口袋 4 结合。最近,Doherty 通过对 HLA-DRβ1 转基因细胞株抗原提呈作用的研究证明,T 细胞受体、抗原及 HLA-DR 之间的相互作用既是特异性结合,又有模糊识别。HLA-DRβ1 的 67~71 位残基及其对应的口袋 4 可通过这种特异性和(或)非特异性(模糊)抗原结合特性介导自身免疫反应的发生。

综上所述,类风湿关节炎的发生可能通过 T 细胞受体及 HLA-DRβ1 之间的模糊识别,引起 HLA-DR4/DR1 或其他 Ⅱ 类 HLA 基因携带者发病。这一点与类风湿关节炎患者并非全部 HLA-DR4/DR1 阳性相符。临床上,类风湿关节炎患者可有不同的 HLA 遗传背景。同一 HLA 表型也可结合不同抗原的假说引起不同自身免疫病,如类风湿关节炎、药物性红斑狼疮、天疱疮、IgA 肾病及幼年型糖尿病多与 HLA-DR4 有关,而强直性脊柱炎、赖特综合征、银屑病关节炎及肠病性关节炎多与 HLA-B27 有关。

五、病理与病理生理学

类风湿关节炎以关节病变为特征,并可伴有关节周围软组织和其他器官的损害。早年对类风湿关节炎的病理研究一般采用晚期病例术后的滑膜组织,因而难以反映早期类风湿关节炎滑膜组织的变化。随着关节镜的应用,早期类风湿关节炎滑膜病变的特点才逐渐被认识。近年来,对类风湿关节炎患者外周血细胞和关节外组织的研究也为认识类风湿关节炎提供了不少线索。本节就类风湿关节炎滑膜及关节外组织的病理特点进行讨论。

1.滑膜的病理特点 类风湿关节炎的显著特点是滑膜的血管增生和炎性细胞浸润,后者进一步导致滑膜、软骨乃至软骨下骨组织的破坏。类风湿关节炎的临床症状及体征与这些病理改变密切相关。

(1)膜增生:滑膜细胞分为 A 型(类巨噬细胞)、B 型(类成纤维细胞)及 C 型。A 型在形态上类似巨噬细胞,由骨髓迁移而来,可表达 HLA-DR 抗原和 Fc 受体。B 型细胞构成正常滑膜的绝大部分,富含粗面内质网,形似成纤维细胞,是葡糖胺聚糖及透明质酸的主要细胞来源。部分 B 型细胞可表达 HLA-DR。C 型细胞在形态和功能上介于 A 型和 B 型之间。

组织学上很少见到滑膜组织细胞的有丝分裂现象,通过对动物关节炎模型的研究发现,滑膜细胞增生主要是由于从骨髓的迁移增加。因此,类风湿关节炎滑膜细胞的增多可能来自于两个方面:从骨髓和外周血迁移来的 A 型滑膜细胞增加及 B 型滑膜细胞在局部的增生。

本病最早期的滑膜病变为滑膜水肿和纤维蛋白沉积。随之而来的是滑膜衬里细胞的增生和肥大。正常滑膜仅有 1~2 层滑膜细胞,而在类风湿关节炎则可增厚达 3~7 层。在早期类风湿关节炎,滑膜的另一种变化是血管内皮细胞肿胀和向柱状细胞的化生。由此,可能更有利于白细胞由血管内向滑膜组织的转移。淋巴细胞迁移至滑膜后形成以血管为中心的炎性浸润,早期以 CD4 T 细胞为主,CD8 和 B 细胞较少,周围可有巨噬细胞。滑膜活检证实,滑膜细胞增生及内皮细胞柱状改变可随正规的抗风湿治疗向正常转变。但淋巴细胞浸润的缓解较慢。

(2)炎性细胞浸润:正常滑膜组织中仅有少量细胞成分。在类风湿关节炎患者中,外周血淋巴细胞、单核细胞及中性粒细胞等在细胞黏附因子及化学趋化因子作用下穿过血管内皮细胞间隙进入滑膜间质。早期滑膜活检的研究显示,血管周围的浸润细胞以 T 细胞为主,并有 B 细胞、浆细胞及巨噬细胞。T 细胞中 CD4 T 细胞较多,CD8 T 细胞较少。这种 T 辅助细胞增多及 T 抑制细胞减低可能与局部 B 细胞和浆细胞活性增强及自身抗体合成增多有关。

对 T 细胞亚群的进一步分析发现,滑膜内 T 细胞多有记忆 T 细胞及细胞黏附因子的表面标志,如 CD45Ro+、CD45RB+、CD29+、CCD44+ 和 CD11a/CD18+。CD45Ro/CD45RB 细胞为记忆细胞,并有较强的穿过血管内皮细胞的能力。CD29、CCD44 和 CD11a/CD18 为细胞黏附因子,与细胞的迁移有关。这些结果提示:①滑膜内的 T 细胞大多数曾受抗原驱动,处于"静止"或激活前状态,因此,支持类风湿关节炎受抗原诱导的观点;②上述细胞从外周血迁移至滑膜内,引起局部的免疫损伤。

近年来,有不少研究发现,类风湿关节炎滑膜内 granzyme A 和穿孔素表达明显增强。10%~50%的淋巴细胞表达这两种蛋白及记忆细胞标志。在骨关节炎滑膜中则无此现象。有研究表明,活化的细胞毒 T 细胞和 NK 细胞是 granzyme A 和穿孔素主要携带细胞。因此,类风湿关节炎滑膜内这两种蛋白的增加可能是细胞毒 T 细胞及 NK 细胞集聚的结果。由于这些细胞的主要功能之一是杀伤病毒,所以,有人推测病毒感染是类风湿关节炎滑膜病变的诱因。

与外周血相比,类风湿关节炎滑膜组织中的分化型 B 细胞,尤其浆细胞的比例增加。因此,一般认为滑膜组织是多种自身抗体,包括类风湿因子的产生部位;滑膜 B 细胞及浆细胞产生的自身抗体多为 IgG 和 IgM 两型,可能包括类风湿因子和抗 II 型胶原抗体等。滑膜组织中 B 细胞的另一功能是作为抗原提呈细胞呈递抗原。

单核细胞进入滑膜及其激活的方式并不十分清楚。一般认为单核细胞的迁移可能与炎症反应中的化学趋化因子及细胞因子有关。其中的单核细胞趋化和激活因子,以及巨噬细胞炎性蛋白 1α 可能发挥重要作用。单核细胞的活化可能与粒细胞巨噬细胞克隆刺激因子(GM-CSF)、IFN-γ、IL-1、肿瘤坏死因子 α(TNF-α)及 P 物质等的参与有关。单核细胞尚可产生前列腺素及氧自由基。这些细胞因子及致炎物质以不同方式参与滑膜的炎性病变。

(3)血管翳形成:血管翳的形成是类风湿关节炎滑膜的另一个病理特征。本病早期即有血管增生,随病变进展可形成血管翳。这种变化是类风湿关节炎与骨关节炎的主要病理区别。在组织学上,血管翳是一种以血管增生和炎性细胞浸润为特征的肉芽组织。电镜下可见增生的滑膜呈指状突起。血管翳和软骨交界处可见血管、单核细胞及成纤维细胞侵入软骨内,形成"血管翳-软骨结合区",局部基质金属蛋白酶增加、蛋白多糖减少或缺失及细胞因子分泌增加等,这些变化均可导致软骨的破坏。有研究提示,血管翳并非引起软骨破坏的唯一因素。因为,在无血管翳的软骨部分,同样可出现软骨细胞功能异常及软骨破坏。因此,软骨破坏可出现于血管翳之前,而血管翳可以加速软骨破坏的过程。

随病变进展,血管翳可逐渐覆盖软骨,导致其变性和降解。形成"血管翳-骨结合区",引起不同程度的骨侵蚀和破坏等。血管翳的早期多为细胞浸润和血管增生;晚期则以纤维化为主,标志着类风湿关节炎的中、后期变化。有人将血管翳的这种增生和侵入特点比喻为类肿瘤样病变。血管翳的生长有其自限性,其原因仍不清楚。

2.滑液的变化　正常情况下,关节腔只含有少量滑液。滑液的细胞数不超过 $200/mm^3$,而且多为"静止"的单核细胞及脱落的衬里细胞。除细胞外,滑液内有透明质酸,润滑素及血浆因子等物质。连接蛋白、α-2 巨球蛋白及 IgM 等大分子蛋白只有在滑膜炎症时才渗入滑液内。滑膜衬里细胞可消化滑液中碎裂的细胞及蛋白,而其中的淋巴细胞则可消除巨球蛋白。类风湿关节炎患者的滑膜组织可渗出及产生很多炎性滑液,引起关节腔积液增多。显微镜下可见滑液内含有大量中性粒细胞、淋巴细胞及少量单核细胞/巨噬细胞渗出,以及 IgG、IgA、IgM、免疫复合物、纤维蛋白及大量致炎因子。类风湿关节炎滑液内糖含量大多减低,达可能与滑液及滑膜细胞对糖的利用增加有关。

六、临床表现

类风湿关节炎是一种以关节滑膜炎及系统性血管炎为特征的全身性疾病,其临床表现多种多样,发病方式也各不相同。类风湿关节炎的诊断主要依据临床特点,免疫学指标及影像学检查对诊断有参考意义。本节着重对类风湿关节炎的临床表现及特征进行讨论。

1.发病方式　类风湿关节炎的发病可急可缓,但多数患者为缓慢发病。

(1)慢性发病型:超过半数的类风湿关节炎患者呈隐匿性发病。一般历时数周至数月。该型起病多以全身症状为主,如疲乏、不适或伴有全身肌肉疼痛。随后出现关节症状,如晨僵、关节疼痛和肿胀。最初多为非对称性,以后则表现为对称性关节炎。研究发现,类风湿关节炎的对称性关节受累可能与周围神经末梢分泌的神经多肽,如 P 物质等有关。关节肿痛可出现于多个部位,此起彼伏。但是,前一个关节的症状未完全缓解又出现另一个关节的受累。这一点不同于风湿热的游走性关节炎。慢性关节炎可导致关节周围肌肉的萎缩和肌无力等。部分患者可有低热、疲乏及体重减轻等全身表现。

(2)急性发病型:5%~15%的类风湿关节炎患者属急性发病型,尤其多见于老年发病的患者。关节肿痛等症状可在几天内出现,有的甚至可描述出准确的发病时间及诱因,如感染、外伤、分娩或寒冷刺激等。由于该型发病较急,在发病后的较短时间内,患者的关节受累数天、肿胀持续时间及晨僵特点等可能不符合类风湿关节炎的诊断标准。而且,关节炎的特点有时与感染性关节炎或反应性关节炎相似,应注意鉴别。

(3)亚急性发病型:该型占类风湿关节炎的 15%~20%,其关节受累特点与急性发病型类似。但一般在一周至数周内出现,全身表现相对较重。

2.关节受累的特点　本病最初受累的关节多为近端指间关节、掌指关节或腕关节,但是膝、踝和趾关节首先发病者也相当多见。就受累关节的意义而言,近端指间关节及腕关节在类风湿关节炎最具特征性。

(1)单关节炎:以单关节炎起病的类风湿关节炎并非少见。患者常无明显诱因或仅有轻微外伤,出现单个关节的疼痛和肿胀。可持续数周至数月,之后渐出现其他关节受累。有的患者中关节病变可迁延长达1年或更久。病初多无血清学改变,一般类风湿因子阴性和免疫球蛋白正常。此时,应注意与其他单关节发病的关节炎相鉴别,如银屑病关节炎、反应性关节炎、感染性关节炎或痛风性关节炎等。

(2)少关节炎:以少关节炎发病的类风湿关节炎多于单关节或多关节炎起病者,是类风湿关节炎发病的常见类型。一般先有2~4个关节受累,逐渐发展为多关节炎,并出现晨僵及全身症状。以少关节炎发病的类风湿关节炎多呈亚急性或慢性经过。血清学改变较单关节炎出现得早,但是,临床上需注意与少关节型血清阴性脊柱关节病区别。

(3)多关节炎:以多关节炎发病的类风湿关节炎一般起病较急,并多伴有疲乏、食欲缺乏或低热等全身症状,一般诊断不难。但是,在早期患者大多仅有关节周围软组织肿胀,并无明显关节腔积液或关节周围肌腱变性改变,加之全身伴随症状较多,需注意与其他弥漫性结缔组织病区别。

3.典型的关节表现

(1)晨僵:是指患者清晨醒后关节部位出现的发僵和发紧感,这种感觉在活动后可得到明显改善。晨僵是许多关节炎乃至风湿性多肌痛的表现之一,但是,在类风湿关节炎晨僵最为突出,多持续1小时以上甚至整个上午,而且程度较重。一般在慢慢活动关节后,晨僵减轻。有不少患者往往采用热水洗手的办法缓解晨僵,持续1小时以上的晨僵被认为对类风湿关节炎具有诊断意义,同时也提示病变的活动性。

晨僵发生的机制尚不清楚。一般认为可能与睡眠中滑膜及关节周围组织中组织液聚集增多有关。晨起后随关节及肌肉活动组织液回流入血,使滑膜及关节周围组织水肿减轻,晨僵缓解。这种变化在有正常睡眠的类风湿关节炎患者每天循环一次。因而,出现每天一次的晨僵现象。但是,也有少数患者的晨僵并不明显,可能是滑膜和周围组织病变程度,以及个体对疼痛或发僵的感受程度不同有关。

(2)疼痛及触痛:除关节软骨外,滑膜、骨膜、韧带及肌腱均受三种神经纤维的支配,包括$A\beta$、$A\delta$和C纤维。前者感受关节的运动(本体感觉),后两者则主要传导各种不良刺激。在类风湿关节炎患者,这种刺激可来自前列腺素E_2、前列腺素D_2、前列腺素I_2、缓激肽和P物质,以及由此而引起的关节滑膜和软组织水肿及细胞浸润。同时,神经细胞纤维对去甲肾上腺素及末梢去电荷的敏感性增强是类风湿关节炎关节疼痛及触痛的另一个原因。

类风湿关节炎的关节疼痛及触痛很难量化,其程度因人而异。在一定程度上与炎症部位、积液形成速度及量的多少均有关系。临床上关节滑液出现较慢及病程校长者疼痛及触痛较轻。除非短期内出现大量滑液,一般滑液多者疼痛及触痛反而较轻或仅感到关节发胀。多数患者有明显的关节疼痛及按压痛,严重者可有拒按等重度疼痛的表现。

(3)肿胀:类风湿关节炎患者的关节肿胀主要是由于关节腔积液、滑膜增生及组织间水肿而致。在炎症早期以滑膜关节周围组织的水肿及炎细胞渗出为主,在病变中后期则主要表现为滑膜的增生和肥厚。临床上,以双手近端指间关节、掌指关节及腕关节受累最为常见。滑膜增厚而致的关节周围囊性感最早表现在这些小关节。在晚期病例,膝关节周围的囊性感或"面团样"感觉比较常见。

关节腔积液是关节肿胀的另一个主要原因。膝关节的积液在体检时较易发现,是关液检查及关节腔治疗时常用的部位。

(4)关节畸形:早期未得到及时而合理治疗的患者大多数发展为关节破坏和畸形。由于关节软骨破坏、关节周围支持性肌肉的萎缩及韧带牵拉的综合作用可引起关节半脱位或脱位,导致关节畸形。其发生部位最常见于近端指间关节、掌指关节及腕关节。但肘及足关节也可出现畸形性改变。在临床上,有时尽管用药正确,但因患者缺乏应有的功能锻炼而遗留关节畸形者并不少见。这是因为功能活动减少或停止可促使关节粘连强直、关节周围肌肉萎缩,并导致关节偏移或脱位。

关节畸形的发生率随病程延长而增加。其发生起因于滑膜组织内蛋白酶、补体及激酶等引起的滑膜炎症,以及随后出现的软骨破坏。有资料证明,由于慢作用药的早期应用,近十几年来关节畸形的发生率已呈明显下降趋势。

(5)骨质疏松:类风湿关节炎患者的骨质疏松相当常见,而且随病程延长发生率上升。研究发现,在非激素治疗的类风湿关节炎者,骨量减低普遍存在。几年前,一项调查证明,类风湿关节炎患者的脊柱及股骨骨量减低主要与活动减少及体重增加有关,而小剂量激素的影响甚微。一项较严格的对照研究发现,关节处骨质的迅速丢失与甲状旁腺素、骨化三醇(1,25-二羟胆钙化醇)、前列腺素及细胞因子有关。类风湿关节炎患者的血清磷、碱性磷酸酶及骨钙素浓度增加,而尿中羟脯氨酸排出增多。这些指标均表明类风湿关节炎患者的骨代谢及更新加速。综合近年的研究,类风湿关节炎的骨质疏松可能和下述三方面的因素有关:成骨细胞功能减低、溶骨作用增加(可继发于甲状旁腺素增高等)、钙吸收减少。

4.不同部位关节的表现 绝大多数类风湿关节炎患者以关节疼痛和肿胀起病。首发关节的部位及数目因人而异,但随病程进展受累关节往往增多,病变程度也逐渐加重。与其他关节炎相比,类风湿关节炎受累的关节部位及临床表现有其特征性。

(1)手关节:手关节受累几乎见于所有的类风湿关节炎患者。近端指间关节、掌指关节及腕关节病变最为常见。而且,往往是类风湿关节炎最早出现症状的关节。表现为关节疼痛、肿胀、压痛、握拳不紧及晨僵。有些患者可出现"扳机指"或"铰链-解锁"现象,即关节在活动中突然"卡住",经慢慢活动后"松解",可伴有轻微或明显的局部疼痛。近端指间关节受累之初可表现为轻度肿胀,之后肿胀加重呈梭形。在病程较长者,可因关节半脱位及周围肌肉萎缩形成"纽扣花"或"天鹅颈"样畸形。前者是因为屈曲的近端指间关节穿过撕裂的伸肌腱和关节外侧骨间肌移位所致,表现为近端指间关节屈曲,远端指间关节过伸。而后者则是由于远端指间关节伸肌腱裂、下移至关节两侧引起远端指间关节屈曲,近端指间关节过伸之故。这两种关节畸形均发生于关节病变晚期,并伴有关节旁肌肉萎缩。此时,关节肿胀,滑膜增生期已过,关节局部以萎缩为主。"纽扣花"和"天鹅颈"畸形一般均伴有掌指关节的代偿性屈曲畸形。

类风湿关节炎患者最严重的一种畸形为"吸收性关节病"。其发生是由于指间关节软骨及骨质的广泛破坏和吸收所致。由于指骨短缩可见关节处有过多皮肤皱折。指骨可"嵌入"软组织内或被拉出,像"望远镜"样缩短或拉长,因此,称为"望远镜手"。由于此时的关节病变已处于晚期,无炎症表现。所以,关节局部多无疼痛。

类风湿关节炎患者的拇指畸形分三型。①Ⅰ型。类纽扣花畸形,由关节囊的炎症及指间关节畸形的代偿而致;②Ⅱ型。因腕掌关节炎及内收拇指肌挛缩引起的尺侧半脱位;③Ⅲ型。腕掌内收、掌指屈曲及指间关节过伸的"捏状"畸形。

此外,尺侧偏向畸形是类风湿关节炎的特征表现之一。由于尺侧伸腕肌的萎缩及伸指肌向尺侧移位,致使近端腕骨尺侧偏移及远端诸腕骨桡侧移位,而手指则在尺侧移位的伸指肌腱作用下向尺侧偏向,形成所谓的尺偏畸形。

(2)腕关节:伸侧软组织肿胀及压痛是类风湿关节炎的特征性表现,主要由于伸腕肌腱鞘炎及其邻近组织的炎症反应而致。在类风湿关节炎早期,腕关节伸侧有时可触及类腱鞘囊肿的囊性结构,是本病的另一提示性体征。尺桡关节滑膜或滑囊内渗出及酶类和炎性介质的共同作用,可导致滑囊内压力增高甚至因外力作用而破裂。临床上可见腕伸侧局限性隆起和"漂浮"感,按压后隆起可消失。在腕关节掌侧也可出现滑囊积液、组织水肿及囊性物。但是,腕横韧带限制滑囊向掌侧隆起。因此,滑囊及局部组织水肿则压迫正中神经,导致腕管综合征,腕关节病变进展的结果是腕骨关节间隙变窄或消失、骨破坏及强直。腕关节的畸形可有多种,最常见的是尺桡关节破坏而导致的尺腕背侧半脱位、腕骨桡侧移位伴月骨尺侧移位。腕关节破坏也促成掌骨尺侧偏移的形成。

(3)肘关节:在类风湿关节炎早期,肘关节较少受累。但是随病程进展,约半数患者可出现肘关节受累的表现。部分患者无明显疼痛,直至出现肘关节伸直受限时才引起注意、手和肩关节对肘关节的代偿作用可能是肘关节受累不被注意的另一个原因。笔者发现,这种"无痛性"肘关节炎受累在临床上相当常见。体检中可发现肘关节的压痛或在鹰嘴旁及肘后方触及增厚的滑囊。

(4)肩关节:类风湿关节炎患者的肩关节受累相当常见。X线检查发现,70%的患者有肩关节的侵蚀性病变,而25%有肩关节的半脱位或喙突下半脱位。临床上,盂肱关节、肩锁关节及喙锁关节均可受累。关节肿胀及压痛点依病变部位不同而异。全关节受累时可见整个肩部肿胀。

(5)足和踝:约30%的类风湿关节炎患者有足关节受累。跖趾关节滑囊炎是类风湿关节炎最早的表现之一。一旦出现跖趾关节病变就很容易发生跖骨小头向下半脱位,形成近端趾间关节"上翘"畸形。病程延长时可出现踇趾外翻、踇趾滑膜炎及足跖趾关节腱鞘炎。有些患者可出现跖趾关节半脱位或"锤状趾"外观。与手关节受累的情况相似,类风湿关节炎患者很少有远端趾间关节受累。本病足部疼痛的另一个原因可源于跖管综合征。跖趾关节滑囊炎及邻近软组织肿胀和渗出是跖管综合征形成的直接原因,在少关节型和轻症类风湿关节炎患者,踝关节很少受累。但是,在重症进展性类风湿关节炎,踝关节病变则比较常见。临床上表现为踝关节疼痛,内、外侧肿胀及囊性结构形成。晚期病例则出现踝关节旋前及外翻畸形。

(6)膝关节:类风湿关节炎患者的膝关节受累很常见,发生率可达90%,以膝关节为首发部位的占10%。临床上表现为膝关节疼痛、肿胀及活动受限。膝关节是最易发现关节腔积液的部位,半数以上膝关节受累者呈浮髌试验阳性。在积液较少者,轻轻按压髌上囊可提高膝关节积液检出率。膝关节受累者很易出现股四头肌萎。不少患者为减轻局部疼痛经常使膝关节保持在屈曲位置。殊不知,久而久之则出现膝关节伸直受限及屈曲挛缩。膝关节屈曲可使关节腔内压力骤然增加,在明显膝关节积液者,关节内压力可使积液挤入膝后滑囊,形成腘窝囊肿或称 Baker 囊肿。积液进入腘窝滑囊后则不易逆流,致使囊肿逐渐增大,严重者可出现囊肿破裂,使积液进入腓肠肌,而引起局部突然疼痛、肿胀或软组织包块。渗出积液增多时可压迫静脉,导致小腿肿胀和静脉曲张。甚至出现类似静脉炎的表现,如下肢肿胀、疼痛、发热及血白细胞升高。腓肠肌内聚积液体经穿刺、超声波或高分辨率 MRI 检查可明确诊断。与此相反,缓慢形成的 Baker 囊肿可无疼痛,仅表现为局部包块。

(7)髋关节:大约半数类风湿关节炎重者出现髋关节受累,以髋关节为首发症状者不足5%,临床上表现为髋关节活动时疼痛、内旋受限或腹股沟区疼痛。髋外侧的疼痛多提示大转子滑囊炎,而非髋关节滑膜炎的表现。髋关节滑膜炎或积液不易发现。关节活动时痛及"4"字试验阳性有助于诊断。X 线检查可发现股骨头囊性变、骨质吸收甚至塌陷;髋臼可有骨质侵蚀性改变及变形。

(8)脊柱关节:寰枢关节属可动滑膜关节,该关节的活动可控制声带张力,从而影响发声。它同时也是类风湿关节炎患者最常受累的脊柱关节。在类风湿关节炎早期,20%~30%的患者寰枢关节受累、出现声音嘶哑或咽痛。在中、重症类风湿关节炎患者,该关节病变发生率可达 54%。其实病变特点与其他滑膜关节相同,以滑膜炎、软骨乃至骨侵蚀性改变为主。临床上表现为颈(项)部疼痛,或放射至枕部、耳前、上背部甚至两臂,并随吞咽动作而加重。患者常有颈部无力或感觉异常。但是,出现气喘等呼吸困难症状者极少见。

重症病例可因侵蚀性关节破坏及周围肌肉和韧带萎缩,出现寰枢关节脱位。临床上,以向前半脱位最多,其次为向后脱位。在极少数病例中可发生向侧方脱位或寰枢侧移后齿突内上压迫枕骨大孔。根据寰枢关节半脱位的方向和程度可出现相应的症状,如一侧或双侧上肢麻木、肌力下降、眩晕、吞咽困难、构音困难、抽搐及偏瘫等。

七、实验室检查

如前所述,类风湿关节炎可累及全身的多个系统和器官,患者可出现多种实验室检查异常,包括自身抗体、补体系统、急性时相蛋白、血沉及影像学检查异常等。这些检查有助于诊断类风湿关节炎、评价疾病的活动性、评价病情程度、追踪发展及提示预后。

1.自身抗体 类风湿关节炎患者血清中可出现多种自身抗体。除传统的类风湿因子外,近年来又发现了对类风湿关节炎诊断乃至研究均有意义的多种自身抗体,它们包括抗核周因子、抗角蛋白抗体及抗 RA33/36 抗体等。

(1)类风湿因子(RF):类风湿因子是类风湿关节炎血清中出现的针对 IgG Fc 片段上抗原表位的一类自身抗体,它可分为 IgM、IgA、IgG 及 IgE 四型。各自对 Fc 片段的结合能力不同。其中的 IgM 及 IgA 类风湿因子易于检测,而 IgG 类风湿因子难于测出,约 50% 的 IgG 类风湿因子漏检,是"隐匿性类风湿因子"的原因之一。IgA 类风湿因子及 IgM 类风湿因对类风湿关节炎诊断有较好的参考价值。类风湿因子与类风湿关节炎的关节破坏程度和关节外表现有关。

1)阳性的意义:利用传统的乳胶凝集方法测定类风湿因子时,类风湿关节炎患者的 IgM 类风湿因子阳性率为 60%~78%,而其余患者均为 IgG、IgE 或 IgA 类风湿因子携带者。也可能四种类风湿因子均阴性。未测出类风湿因子的类风湿关节炎统称为血清阴性类风湿关节炎。应当指出,在其他风湿病、慢性细菌感染、病毒感染及正常老年人患者中,类风湿因子也可呈阳性反应,因此,应注意鉴别诊断,更不应将类风湿因子阳性等同于类风湿关节炎。

2)隐匿性类风湿因子:研究发现,当吸附自身 IgG 后,可在部分类风湿因子阴性的类风湿关节炎血清中测到 IgM 类风湿因子,此即隐匿性类风湿因子。这种隐匿性类风湿因子尤多见于幼年类风湿关节炎患者。利用放免或 ELISA 法可在 50% 的类风湿因子阴性类风湿关节炎患者测出此类类风湿因子。隐性类风湿因子的滴度一般较低。此外,测定 IgM 类风湿因子的方法可能漏检 IgA 或 IgG 类风湿因子,这是血清学检查阴性的另一个主要原因。

3)类风湿因子和 HLA-DR4/DR1:已经发现,HLA-DR4/DR1 可能是类风湿因子产生的遗传学基础。与 HLA-DR4 阴性者相比,该基因阳性者的类风湿因子阳性率明显升高。类风湿关节炎患者的一级亲属中 HLA-DR4 阳性者的类风湿因子检出率远高于 HLA-DR4 阴性者。对 DR4 阳性正常人的研究表明,表达该基因者中 IgM 类风湿因子的阳性率明显高于 DR4 阴性者。进一步的研究还提示 HLA-DR4 与类风湿因子的相关性比 HLA-DR1 与类风湿因子的相关性强。

4)类风湿因子和病情:临床研究发现,类风湿因子与患者的病情轻重密切相关。在类风湿关节炎发病 3 年内出现类风湿因子阳性的患者伴有较多的关节外表现,如皮下结节、血管炎、下肢溃疡、周围神经病及肺血管炎等。在类风湿因子阳性的类风湿关节炎患者中,HLA-DR4 双倍体阳性较单倍体阳性者更易发生皮下结节等关节外表现。在治疗上,若患者持续出现类风湿因子阳性,尤其出现 IgA 类风湿因阳性应及早应用慢作用抗风湿药物,甚至需要两种以上的药物联合应用。

5)滴度变化的意义:许多临床研究证明,类风湿因子滴度与类风湿关节炎病情轻重有密切的关系。类风湿关节炎的病程长短似乎与类风湿因子的阳性率及滴度无关,类风湿因子的患者大多数在发病的最初 3 年内出现。反之,如果最初 3 年内不出现类风湿因子者,以后也多不出现。类风湿因子滴度下降是提示病情好转的指标之一,但其变化远迟于临床症状、体征及血清中的急性时相蛋白。最初,有研究提示,非甾体抗炎药可因抑制类风湿因子合成使类风湿因子滴度下降。但是,后来的研究认为,类风湿因子的滴度降低是类风湿关节炎病情缓解后的继发性改变。

(2)抗核周因子(APF):抗核周因子是 Nienhuis 和 Mandema 于 1964 年发现的一种对类风湿关节炎有相对特异性的自身抗体。其靶抗原见于人类颊黏膜鳞状上皮细胞的胞核周围,呈颗粒状分布。核周因子可通过间接免疫荧光法在健康人颊黏膜涂片中测出。

类风湿关节炎患者中抗核周因子的阳性率为 48.6%~86%,血清滴度也远高于其他结缔组织病。该抗体诊断类风湿关节炎的特异性为 72.7%~90%。文献中该抗体阳性率的差异可能与底物制作技术、保存条件及阳性标准的设定有关。抗核周因子的阳性率可高于类风湿因子。大约 1/3 的类风湿因子阴性的类风湿关节炎患者可检出抗核周因子。因此,抗核周因子测定在一定的程度上可弥补类风湿因子的不足。研究证明,抗核周因子可出现于类风湿关节炎的早期阶段,而 HLA-DR4/DR1 阳性的类风湿关节炎患者有较高的抗核周因子阳性率。

(3)抗角蛋白抗体:20 年前,Young 等发现类风湿关节炎患者血清中含有一种抗大鼠食管上皮角质层的自身抗体,称为抗角蛋白抗体(AM)。在类风湿关节炎患者中,抗角蛋白抗体的阳性率为 60%~73%,共特异性达 87%~95%。抗角蛋白抗体可见于早期类风湿关节炎患者,发病 1 年内,38%的患者该抗体为阳性。多数研究认为,同时检查抗角蛋白抗体与抗核周因子可提高对类风湿关节炎的诊断水平。

(4)抗 SA 抗体:抗 SA 抗体是 Despres 于 1994 年鉴定出的另一种对类风湿关节炎较特异的自身抗体。SA 抗原来自于人脾或胎盘细胞提取物,其分子量为 50KD,抗 SA 抗体见于 42.7%的类风湿关节炎患者。在有关节破坏的类风湿关节炎患者中,该抗体的阳性率达 68.4%。SA 抗体对类风湿关节炎诊断的特异性为 78%~97%。在发病一年内的早期类风湿关节炎患者,SA 抗体的阳性率达 29%。在血清类风湿因子阴性的类风湿关节炎患者中,SA 抗体阳性率为 27%。可见,该抗体对血清阴性类风湿关节炎的诊断有一定意义。

(5)类风湿关节炎相关核抗原抗体:是在类风湿关节炎患者血清中发现的一种 EB 病毒相关抗体。类风湿关节炎相关核抗原抗体在类风湿关节炎的检出率为 62%～95%。我国及日本类风湿关节炎患者的检出率低于欧美的报道,可能与人群的不同及阳性标准设定的差异有关。有人对国内类风湿关节炎的研究结果提示,若以正常人对照 90% 单侧上界为正常范围,对照此值,40% 的类风湿关节炎患者的 RANA 抗体滴度达 1：128,正常人的阳性率仅 4.9%。而且,类风湿因子阳性和类风湿因子阴性类风湿关节炎患者的 RANA 抗体的阳性率接近,分别为 42% 和 39%,即 39% 的类风湿因子阴性的类风湿关节炎患者为 RANA 抗体阳性。研究还表明,RANA 抗体阳性多伴有关节外表现,而且关节损害往往较重。因此,RANA 抗体的测定可能有助于类风湿关节炎的诊断及预后的判断。但该抗体与类风湿关节炎发病及 EB 病毒感染的内在联系尚待进一步研究。

(6)Ⅱ型胶原抗体:已有不少研究提示,Ⅱ型胶原抗体可能在诱发类风湿关节炎的发生及病变演变中发挥了作用。因此,Ⅱ型胶原抗体不仅有助于类风湿关节炎的诊断,而且对研究类风湿关节炎的发病机制及治疗很有意义。Ⅱ型胶原皮内注射可引起大鼠和小鼠发生胶原性关节炎。将患病动物的 Ⅱ型胶原抗体或淋巴细胞注射到健康大鼠或小鼠也可导致关节炎的发生。进一步的研究还发现,Ⅱ型胶原抗体在与关节软骨内抗原(Ⅱ型胶原)结合后可激活补体,引起局部炎症反应。临床上,30%～42% 的类风湿关节炎患者血清及滑液均可测出 Ⅱ型胶原抗体。Cook 等通过一项仔细设计的研究证明,63% 的类风湿关节炎患者的天然 Ⅱ型胶原抗体阳性,以 IgG 型抗体占绝大多数。病程中这些抗体滴度基本保持不变,而该抗体阴性的类风湿关节炎患者始终阴性。在多数患者中,Ⅱ型胶原抗体见于发病之初,甚至在关节软骨破坏之前出现。

2.HLA-DR4/DR1 在类风湿关节炎发病机制的研究中,HLA-DR4/DR1 等基因表达与类风湿关节炎发生及迁延的关系已得到证实。对共同表位 QK/RRAA 结构和功能的研究,加深了人们对类风湿关节炎的病因和病理,乃至临床过程的认识。尽管类风湿关节炎 QK/RRAA 基因携带者的阳性率仅见于半数至 2/3 的患者,测定 HLA-DR4/DR1 等相关基因的表达,对类风湿关节炎的诊断及预后判断均有意义。

3.补体和免疫复合物 类风湿关节炎患者的补体水平随病情变化而波动。无关节外病变及非活动性类风湿关节炎患者的总补体、C3 和 C4 水平多正常,甚至略高。但是,在合并关节外表现,尤其类风湿关节炎血管炎,可出现总补体、C3 及 C4 水平下降。类风湿关节炎滑液内的补体、C2、C4 和总补体水平多降低。与此相反,滑液内 C3d 及补体激活的终末产物和 C5b、C6、C7、C8、C9 水平均升高。临床上,免疫复合物的水平尚难作为一种诊断或估价效果的指标。

4.急性时相反应物指标 类风湿关节炎活动期可有多种急性时相蛋白升高,其中,1-巨球蛋白和 C3 升高幅度最小,仅 1.5～2 倍于正常水平,主要影响血沉的纤维蛋白原可增加 2～4 倍,而 C-反应蛋白、淀粉样蛋白 A、淀粉样蛋白 P 及 α-2 巨球蛋白可增加几百倍甚至数千倍。而且,C-反应蛋白和淀粉样蛋白 A 的变化十分迅速,可在几小时内达高峰,在病情控制后,又可在 1～3 天恢复至正常。一般说来,变化快的时相反应物指标能更及时和更准确地反映病情的变化。目前,临床上应用较广的是 C-反应蛋白及血沉。

（1）C-反应蛋白：国内外的许多研究证明,C-反应蛋白是一种很好反映类风湿关节炎病情的指标。C-反应蛋白与病情活动指数、晨僵时间、握力、关节疼痛及肿胀指数、血沉和血红蛋白水平密切相关。病情缓解时C-反应蛋白下降,反之则上升。C-反应蛋白水平与类风湿关节炎骨质破坏的发生和发展呈正相关。这一点是血沉所不能比拟的。C-反应蛋白水平持续不降多预示关节破坏的进展,而在C-反应蛋白水平降至正常者,X线证实的关节破坏停止发展。但是,C-反应蛋白是否直接参与滑膜关节的破坏尚不清楚。目前临床上,C-反应蛋白是一项反映类风湿关节炎治疗效果的指标。

（2）血沉：已在临床上应用60年,迄今仍是一种操作简便和重复性好的一种急性时相反应指标。影响血沉的因素很多,在类风湿关节炎患者,带电荷的分子如纤维蛋白原、α-2和γ-巨球蛋白是血沉增快的主要因素。此外,贫血、红细胞体积减小。雌激素及妊娠等均可使血沉增快,而冷球蛋白血症可减缓血沉。一般说来,血沉与类风湿关节炎的活动性有关。病情加重则血沉增快,而病情缓解时血沉可恢复至正常。应当指出,血沉只是反映病情的指标之一,并受到多种因素的影响。而且,约有5%的类风湿关节炎患者在病情活动时血沉并不增快。因此,判断类风湿关节炎活动程度应以临床症状和体征为主,血沉及C-反应蛋白等作为参考指标。

5.滑液检查　滑液分析对关节炎的诊断与鉴别诊断具有重要意义。正常情况下,关节腔内仅有少量滑液以润滑关节,如膝关节内滑液量<3mL。类风湿关节炎患者关节内滑液量明显增多,滑液内细胞及无形成分均有改变。类风湿关节炎患者与其他关节炎患者的滑液在细胞成分、抗体和球蛋白等均有不同。但是,有时就某一项指标而言,如黏稠度、细胞数等,各类滑液并无严格界限,因此,应根据多项指标及临床特点才能做出诊断。

类风湿关节炎患者的滑液一般呈炎性特点,白细胞总数可达$10\,000 \sim 100\,000/mm^3$,甚至更多。但是,白细胞总数超过$50\,000/mm^3$,细胞分类中则以中性粒细胞为主,可达70%以上。其他白细胞的比例很难反映出来。中性粒细胞和单核细胞比例可由正常的$1:1$上升至$10:1$。因此,白细胞计数和分类对类风湿关节炎的诊断帮助不大。在个别早期类风湿关节炎患者,滑液内单个核细胞可占多数。类风湿关节炎滑液中有多种来自血液及滑膜局部合成的抗体,滑膜浆细胞是产生这些抗体的主要细胞。临床上可在类风湿关节炎滑液内测出类风湿因子、抗胶原抗体及含有类风湿因子的免疫复合物,另外,补体$C3$水平多下降,而$C3a$和$C5a$则可升高。

八、影像学表现

1.X线基本征象

（1）骨质疏松：本征象是类风湿关节炎早期的常见表现。骨质疏松的程度因人而异,病变常以邻近关节的骨端和局部骨质改变较为明显。其原因可能与疼痛、失用、充血、神经营养变化等有关,但可能主要是失用引起。轻度骨质疏松的X线表现为局部骨小梁变细和减少,骨质透亮度增加,骨皮质厚度仍正常,但常有哈氏管扩大。中度骨质疏松的X线表现为整个骨密度减低,骨小梁模糊和稀少,或出现骨小梁缺损区,骨皮质变薄,骨密度减低,并可有骨性关节面的骨板变薄及关节面模糊等改变。重度骨质疏松的常见表现为关节周围及邻近的骨密度显著减低,骨小梁已显示不清,骨皮质薄,关节面模糊或消失。关节炎多年的病例也可在原骨小梁缺损区出现新骨重建,从而表现为网状结构,骨皮质呈致密性改变。

（2）关节间隙变窄及关节面和关节面下骨质破坏：本病发展至关节软骨破坏时，出现关节间隙变窄。一般呈均匀一致性，常伴有关节边缘的骨质侵蚀和破坏。关节软骨坏死后可出现关节面模糊、中断及不规则缺损，一般常伴有相应骨端的小囊状破坏。关节面下骨质破坏表现为骨端骨板下的骨皮质有小块状骨质糜烂、缺损及凹凸不平，常见于关节囊附着的关节边缘，对本病具有一定的诊断意义。类风湿关节炎的晚期还可出现关节面骨质增生、硬化或部分骨性融合。

（3）骨膜反应：肌腱炎的刺激和关节腔积液可使骨膜抬起。在指（趾）骨中段肌腱和韧带附着处可出现羽毛状骨膜增生，与短骨骨干相平行的层状骨膜下出现新生骨。这些变化最后可与骨皮质融合而使骨干增粗。骨膜下新生骨也可被完全吸收而不遗留痕迹。

（4）韧带骨化及类风湿骨炎：韧带骨化是韧带或肌腱附着于骨处的纤维软骨增生，经软骨内成骨形成。类风湿关节炎引起的韧带骨化极其广泛，骨化的边缘常不规则，密度极不均匀，可呈菜花状、羽毛状、骨刺样或唇状，向软组织内突出，常伴有局部骨质硬化。这种变化称为类风湿骨炎，它好发于跟骨结节及坐骨结节等处。

（5）关节半脱位畸形及纤维性或骨性强直：类风湿关节炎晚期，由于关节软骨的广泛破坏，周围软组织肿胀的消退及肌肉萎缩，可出现关节半脱位畸形，尤其在掌指关节处出现手指尺侧偏移，为类风湿关节炎手的特征性表现之一。关节间隙消失，最后可导致关节的纤维性或骨性强直。

2.典型 X 线表现

（1）手：几乎所有本病患者的双手和腕关节均可受累，其中以掌指关节和近端指间关节的表现最具特征性。指间关节周围软组织呈对称性梭形肿胀，可有与骨下平行的层状骨膜反应，关节间隙呈一致性狭窄或消失，关节面下的骨端及腕关节出现骨质疏松。第二、第三掌指关节的桡侧和尺骨茎突最早先有边缘性骨质侵蚀，腕骨的骨质侵蚀呈虫蚀状改变，其中以舟骨的桡侧韧带附着处最为明显。随着病程的进展，手部可出现近端指间关节过度屈曲和远端指间关节过度背伸的"纽扣花"状关节脱位畸形，以及与之相反的近端指间关节过度背伸和远端指间关节过度屈曲的"鹅颈"样畸形。

（2）腕关节：腕关节可向尺侧偏斜，最后发展为指间关节和掌指关节的纤维性强直。腕关节相互融合而导致骨性强直，腕关节的骨性强直常发生于中腕关节，而桡腕关节尚存在关节的活动功能。

（3）肘关节：肘关节常为对称性受累，关节积脓和关节囊增厚使关节周围的脂肪垫常被推移，在肱骨的远端形成典型的"八"字征。关节面下骨质侵蚀呈小囊状改变及出现骨质缺损区，常伴有硬化边，多见于关节的两侧骨端边缘。

（4）足：病变主要累及跖趾关节和近端趾间关节。骨质侵蚀常位于跖骨头的内侧面，可有跖骨两侧的层状骨膜反应和跖骨端局限性骨质疏松。发展至病变的晚期，可出现跖趾关节脱位畸形，跟骨结节表现为骨质糜烂性侵蚀和硬化，跟腱附着处的软组织肿胀和密度增高，正常的脂肪垫消失。由于跟腱炎的刺激，跟骨后上方可出现反应性骨质增生，表现为骨刺样或羽毛状，即所称的类风湿骨炎。

（5）踝关节：可有踝后方软组织肿胀及与跟腱之间的间隙消失，关节积液，骨端骨质疏松，内踝关节面骨质侵蚀及关节间隙狭窄等表现。

（6）髋关节：早期可见关节囊和关节周围肿胀，关节面下的骨端局限性骨质疏松。随着病情的进展则出现关节间隙变窄或消失,软骨下骨质呈小囊状破坏,尤以关节边缘的骨质有骨质退行性改变,可出现股骨头蘑菇状改变、股骨头半脱位及股骨头向内上移位及髋臼内突。骨质侵蚀和囊变多位于股骨头及股骨颈之间,也可发生于髋臼和关节面下骨皮质,常合并出现局限性骨质疏松。

3.CT 检查　CT 检查的优点是对关节间隙的分辨能力优于 MRI,对软组织的分辨能力虽不如 MRI,但远高于常规 X 线。因此,对需要分辨关节间隙、椎间盘、椎管和椎间孔的类风湿关节炎患者可选用 CT 检查。此外,CT 对骶髂关节和股骨头塌陷的检查也有 X 线所不能替代的价值。

4.MRI 检查　MRI 对类风湿关节炎的应用价值在于其对软组织的分辨能力高,利用 T_1 加权检查,MRI 可很好地分辨关节软骨、滑液及软骨下骨组织,从而为判断血管损伤对关节的破坏程度提供客观依据。此外,MRI 对关节周围的软组织、肌腱、韧带损伤、半月板撕裂、缺血性骨坏死及新生物等均是理想的检查方法。

九、诊断与鉴别诊断

1.诊断标准　RA 的诊断主要依靠病史及临床表现,结合实验室检查及影像学检查。典型病例按 1987 年美国风湿病学会(ACR)的分类标准(表 7-1)诊断并不困难,但对于不典型及早期 RA 易出现误诊或漏诊。对这些患者,除 RF 和抗 CCP 抗体等检查外,还可考虑 MRI 及超声检查,以利于早期诊断。对可疑 RA 的患者要定期复查和随访。

表 7-1　1987 年美国风湿病学会类风湿关节炎分类标准

定义	注释
晨僵	关节及其周围僵硬感至少持续 1 小时(病程≥6 周)
3 个或 3 个区域以上关节部位的关节炎	医生观察到下列 14 个区域(左侧或右侧的近端指间关节、掌指关节、腕、肘、膝、踝、小腿及跖趾关节)中累及 3 个,且同时软组织肿胀或积液(不是单纯骨隆起)(病程≥6 周)
手关节炎	腕、掌指或近端指间关节炎中,至少有 1 个关节肿胀(病程≥6 周)
对称性关节炎	两侧关节同时受累(双侧近端指间关节、掌指关节及跖趾关节受累时,不一定绝对对称)(病程≥6 周)
类风湿结节	医生观察到在骨突部位,伸肌表面或关节周围有皮下结节
类风湿因子阳性	任何检测方法证明血清类风湿因子含量异常,而该方法在正常人群中的阳性率<5%
放射学改变	在手和腕的后前位相上有典型的类风湿关节炎放射学改变:必须包括骨质侵蚀或受累关节及其邻近部位有明确的骨质脱钙

注:以上 7 条满足 4 条或 4 条以上并排除其他关节炎即可诊断类风湿关节炎。

2009 年 ACR 和欧洲抗风湿病联盟(EULAR)提出了新的 RA 分类标准和评分系统,即至少 1 个关节肿痛,并有滑膜炎的证据(临床或超声或 MRI);同时排除了其他疾病引起的关节炎,并有典型的常规放射学 RA 骨破坏的改变,可诊断为 RA。另外,该标准对关节受累情况、血清学指标、滑膜炎持续时间和急性时相反应物 4 个部分进行评分,总得分 6 分以上也可诊断 RA(表 7-2)。

表 7-2　ACR/EULAR2009 年 RA 分类标准和评分系统

关节受累情况		得分(0~5 分)
受累关节情况	受累关节数	
中大关节	1	0
	2~10	1
小关节	1~3	2
	4~10	3
至少 1 个为小关节	>10	5
血清学		得分(0~3 分)
RF 或抗 CCP 抗体均阴性		0
RF 或抗 CCP 抗体至少 1 项低滴度阳性		2
RF 或抗 CCP 抗体至少 1 项高滴度(>正常上限 3 倍)阳性		3
滑膜炎持续时间		得分(0~1 分)
<6 周		0
>6 周		1
急性时相反应物		得分(0~1 分)
CRP 或 ESR 均正常		0
CRP 或 ESR 增高		1

2.病情的判断　判断 RA 活动性的指标包括疲劳的程度、晨僵持续的时间、关节疼痛和肿胀的数目和程度,以及炎性指标(如 ESR、CRP)等。临床上可采用 DAS28 等标准判断病情活动程度。此外,RA 患者就诊时应对影响其预后的因素进行分析,这些因素包括病程、躯体功能障碍(如 HAQ 评分)、关节外表现、血清中自身抗体和 HLA-DR1/DR4 是否阳性,以及早期出现 X 线提示的骨破坏等。

3.缓解标准　美国风湿病学会(ACR)提出的 RA 临床缓解标准:①晨僵时间低于 15 分钟;②无疲劳感;③无关节痛;④活动时无关节痛或关节无压痛;⑤无关节或腱鞘肿胀;⑥血细胞沉降率(魏氏法):女性<30mm/h,男性<20mm/h。

符合 5 条或 5 条以上并至少连续 2 个月者考虑为临床缓解;有活动性血管炎、心包炎、胸膜炎、肌炎和近期无原因的体重下降或发热,则不能认为缓解。

4.鉴别诊断　在 RA 的诊断中,应注意与骨关节炎、痛风性关节炎、血清阴性脊柱关节病(uSpA)、系统性红斑狼疮(SLE)、干燥综合征(SS)及硬化症等其他结缔组织病所致的关节炎鉴别。

（1）骨关节炎：该病在中老年人中多发，主要累及膝、髋等负重关节。活动时关节痛加重，可有关节肿胀和积液。部分患者的远端指间关节出现特征性赫伯登结节，而在近端指关节可出现布夏尔结节。骨关节炎患者很少出现对称性近端指间关节、腕关节受累，无类风湿结节，晨僵时间短或无晨僵。此外，骨关节炎患者的 ESR 多为轻度增快，而 RF 阴性。X 线显示关节边缘增生或骨赘形成，晚期可由于软骨破坏出现关节间隙狭窄。

（2）痛风性关节炎：该病多见于中年男性，常表现为关节炎反复急性发作。好发部位为第一跖趾关节或跗关节，也可侵犯膝、踝、小腿、肘、腕及手关节。本病患者血清自身抗体阴性，而血尿酸水平大多增高。慢性重症者可在关节周围和耳郭等部位出现痛风石。

（3）银屑病关节炎：该病以手指或足趾远端关节受累更为常见，发病前或病程中出现银屑病的皮肤或指甲病变，可有关节畸形，但对称性指间关节炎较少，RF 阴性。

（4）强直性脊柱炎：本病以青年男性多发，主要侵犯骶髂关节及脊柱，部分患者可出现以膝、踝、小腿、髋关节为主的非对称性下肢大关节肿痛。该病常伴有肌腱端炎，HLA-B27 阳性而 RF 阴性。骶髂关节炎及脊柱的 X 线改变对诊断有重要意义。

（5）其他疾病所致的关节炎：SS 及 SLE 等其他风湿病均可有关节受累。但是这些疾病多有相应的临床表现和特征性自身抗体，一般无骨侵蚀。不典型的 RA 还需要与感染性关节炎、反应性关节炎和风湿热等鉴别。

十、治疗

研究表明，类风湿关节炎滑膜炎在最初的两年内进展最为明显。50%的骨关节破坏在此时出现。如果治疗不当，一般会在一两年甚至几个月内发生关节侵蚀，致使关节功能受到明显影响。所以，应早期积极治疗，以抑制病情的发展。治疗目的主要是减轻关节的炎症反应，抑制病变发展及不可逆骨质破坏，尽可能保护关节和肌肉的功能及达到病情完全缓解。类风湿关节炎的治疗已从单纯抗感染镇痛的对症治疗，发展到使用改变病情的药物，以及目前对类风湿关节炎发病机制设计的免疫和生物治疗。治疗方案也从单一抗风湿药、经典的"金字塔方案"，向联合治疗的多元化发展，从而使临床疗效得到明显的提高，不少患者不仅症状减轻，而且关节功能也获改善。

1.治疗原则　综合近十几年来国内外的研究结果分析，类风湿关节炎的治疗原则应包括以下几个方面。①早期治疗：尽早应用二线或慢作用抗风湿药（slow acting antirheumatic drugs，SAARDs）或病变修饰抗风湿药（disease modifying antirheumatic drugs，DMARDs），以控制类风湿关节炎病变的进展；②联合用药：几种二线抗风湿药的联合应用可通过抑制类风湿关节炎免疫或炎症损伤的不同环节发挥治疗作用。由于每种药物剂量不增加、不良反应较少重叠，药物不良反应叠加现象并不明显。近几年，二线药物的联合应用日趋广泛；③功能锻炼：类风湿关节炎治疗的主要目的是保持关节的功能。笔者发现，国内的不少患者虽然已接受二线药物治疗多年，但由于缺少有功能锻炼的意识，最终仍出现关节屈伸受限、肌肉萎缩，致使关节功能丧失。因此，在全身治疗的同时，应强调关节的功能活动。

2.非甾体抗炎药（nonsteroid anti-inflammatory drug，NSAIDs）　又称一线抗风湿药，是类风湿关节炎治疗中最为常用的药物。此类药物只有缓解症状的作用，并不能阻止疾病的进展。因此，应用非甾体抗炎药的同时，应加用慢作用抗风湿药，以发挥既能很快控制症状和减轻患者痛苦又能逐渐控制病变进展的作用。目前，国内已有多种非甾体抗炎药可供选择，作用特点及不良反应各不相同。临床上,并不是每个患者对同一种非甾体抗炎药均有相同的反应,应强调用药的个体化。

(1)作用机制:试验证明,非甾体抗炎药主要通过抑制炎症介质的释放和由炎症及免疫介质诱导的炎症反应过程而发挥作用,如抑制溶酶体酶释放、抑制补体激活、降低环氧合酶、脂氧合酶、磷酸酯酶及自由基的活性,减低淋巴细胞反应性,以及抑制粒细胞和单核细胞迁移。非甾体抗炎药除影响环氧合酶外,还可以抑制脂氧合酶的活性。后者可影响白三烯生成,而白三烯在疼痛中起重要作用。例如,双氯酚酸和阿西美辛等可通过抑制环氧合酶及脂氧合酶活性减轻炎症反应。

(2)临床应用

1)水杨酸类药物:代表是阿司匹林,其他还有水杨酸钠、二氟尼柳、贝诺酯等。由于疗效更好的其他非甾体抗炎药的大量涌现,阿司匹林已很少用于治疗类风湿关节炎。

2)吲哚酸类衍生物:吲哚美辛(消炎痛)、舒林酸是最常用的两种吲哚类抗炎药。吲哚美辛在 NSAIDs 中镇痛作用最强。50mg 吲哚美辛相当于 600mg 阿司匹林的镇痛效力。但吲哚美辛只对炎症引起的疼痛有镇痛作用。抗感染作用较氢化可的松大 2 倍。作用机制与阿司匹林相似,除通过减少前列腺素的合成外,它还可以通过抑制炎症刺激物引起的细胞免疫反应及减少激肽的形成。

3)丙酸衍生物:丙酸类药物包括布洛芬、托美丁及氟比布洛芬等。布洛芬有较强的解热镇痛和抗感染、抗风湿作用。它抑制花生四烯酸代谢中的环氧酶,减少前列腺素的合成,与阿司匹林有相似作用。其消炎、解热、镇痛作用均较阿司匹林、异丁苯乙酸、保太松强。对胃肠刺激轻,不良反应小。

4)灭酸类:包括双氯酚酸钠的多种剂型,如扶他林、奇诺力、迪弗纳、戴芬及甲芬那酸等,其解热镇痛和抗感染、抗风湿作用比吲哚美辛强 2.5 倍,是阿司匹林的 30~50 倍。它通过抑制 COX-2 和酯氧酶(LOX)而起作用。

5)昔康类:吡罗昔康和萘丁美酮属昔康类抗风湿药。吡罗昔康又称吡罗昔康,有较强的抗感染作用,是一种长效抗风湿药物。抗感染作用与抑制前列腺素的合成、白细胞凝聚及钙转运有关。

6)吡唑酮类:保太松、氨基比林等吡唑酮类药物作用强,但毒性大,可致肝肾毒性和骨髓抑制,目前已很少使用。

上述第一代非甾体抗炎药的不良反应较多。临床上应强调用药选择、服药时间、剂量及不良反应的观察。常见的不良反应包括胃肠道反应如上腹部不适、腹痛、恶心、反酸及腹泻,过敏反应如皮疹及血管神经水肿,神经系统症状如头晕、头痛、耳鸣、失眠等,血液系统可见白细胞、血小板减低,部分患者可有肝酶升高、尿蛋白、镜下血尿等。极少数患者可出现黄疸、肾功能异常、再生障碍性贫血等严重不良反应。

7)COX-2 倾向性抑制剂:几种传统的 NSAIDs 具有倾向性抑制 COX-2 的作用,这些药物包括美洛昔康、尼美舒利及萘丁美酮等。

8)COX-2 选择性抑制剂:新合成的 COX-2 抑制剂较倾向性抑制剂的选择性更高,在高浓度下仍具有 COX-2 特异性。曾有人提议,COX-2 选择性抑制剂的定义应该是在治疗浓度的剂量范围内只抑制 COX-2 而不抑制 COX-1 的药物。因此,严格说来,目前的 COX-2 抑制剂并非仅仅抑制 COX-2,称选择性抑制剂并不确切。

3.慢作用抗风湿药　这类药物能抑制组织和关节的进行性损伤,延缓或阻止病情发展,但显效慢,常需数月起效。疗效因人而异,从主客观症状完全缓解到活动性病变持续发展都有,按 WHO 所下的定义,DMARDs 应能阻止或延缓关节侵蚀,减轻滑膜炎症,持久地改善功能。然而,目前还没有一种药物能真正达到这些要求。SAARDs 与 NSAIDs 不同,它起了改变病情的作用,它起效慢但停药后作用消除也慢。SAARDs 包括抗疟药、细胞毒药物,包括氯喹、羟氯喹、金制剂、青霉胺、柳氮磺胺吡啶、氨甲蝶呤、环磷酰胺、硫唑嘌呤等。此类药物能对 RA 的症状和体征产生逐渐的抑制作用,并能延缓或阻止病情发展

(1)抗疟药:在人体内代谢和排泄均较缓慢,一般在治疗 3~6 个月后才能起效。这类药物抑制类风湿关节炎滑膜破坏的作用肯定。临床上常与氨甲蝶呤、柳氮磺胺吡啶及金制剂合用。常用的抗疟药有两种:氯喹和羟氯喹。羟氯喹因易进入细胞核和溶酶体,其细胞内浓度高,所以治疗效果较氯喹好及不良反应较氯喹少。

(2)金制剂:可抑制或缓解类风湿关节炎的滑膜病变。长期使用金制剂治疗可使患者的关节疼痛、肿胀及晨僵好转,并可使血沉、血清类风湿因子及 C-反应蛋白水平下降,以及从 X 线观察可显示关节破坏性病变的发展速度减慢或停止,甚至有的患者有病变得到修复的表现。目前主张在类风湿关节炎早期时就使用金制剂,并常与氨甲蝶呤、D 青霉胺、柳氟磺吡啶或抗疟药联合应用。金制剂包括注射和口服两种制剂,注射金制剂最常用的有硫代苹果酸金钠和硫代葡萄糖金,两者临床效果相近。除非有明显的不良反应,金制剂可以长期使用。常见的口服金制剂是金诺芬。口服金制剂一般在 4~6 个月后起效。病情控制后仍需长期维持治疗,否则停药后易复发。

(3)青霉胺:是治疗铜代谢障碍所引起的肝豆状核变性的有效驱铜剂,1960 年开始用于类风湿关节炎,并取得了一定的疗效。青霉胺可使血浆中的巨球蛋白的二硫键断裂而发生解聚,使类风湿因子滴度下降,抑制淋巴细胞转化,使抗体生成减少,稳定溶酶体酶,并与铜结合而抑制单胺氧化酶及其相应酶的活性。青霉胺起效较慢,一般用药 2 个月左右见效,疗效与金制剂相似。但能维持这种较大剂量并长期治疗的患者有限,多因不良反应中途停用。

(4)柳氮磺胺吡啶:为磺胺类抗菌药。吸收部分在肠微生物作用下分解成 5-氨基水杨酸和磺胺吡啶。5-氨基水杨酸与肠壁结缔组织络合后较长时间停留在肠壁组织中起到抗菌消炎和免疫抑制作用,同时抑制前列腺素的合成及其他炎症介质白三烯的合成。柳氮磺胺吡啶的不良反应较常见,约有 1/4 的类风湿关节炎患者可因不良反应而停药。

4.免疫抑制剂　鉴于自身免疫异常在类风湿关节炎发病中的重要作用,多年来人们试图通过抑制免疫反应减缓或阻止类风湿关节炎的病变进展。已有多种免疫抑制剂被试用于类风湿关节炎的治疗,并取得了不同程度的疗效。同时,由于免疫抑制剂的不良反应,使其临床应用受到限制。经过近十几年的临床及实验室研究,免疫抑制剂在类风湿关节炎治疗中的机制、选择及用药特点已逐渐被认识。

(1)氨甲蝶呤:是二氢叶酸还原酶的抑制剂,可引起细胞内叶酸缺乏,使核蛋白合成减少,并因而抑制细胞增生和复制。由于氨甲蝶呤具有抑制白细胞的趋向性,有直接的抗感染作用。小剂量应用本品很少引起严重的不良反应,而且治疗类风湿关节炎的疗效确实是目前国内外治疗类风湿关节炎的首选药物之一。近年来的一些研究表明,氨甲蝶呤的长期治疗不仅有效,而且患者的耐受性好。单用氨甲蝶呤的疗效可能与柳氮磺胺吡啶合用羟氯喹的疗效相当。氨甲蝶呤与其他慢作用抗风湿药合并的效果优于单用。

（2）环磷酰胺：是一种周期特异性烷化剂，经肝细胞内 P450 氧化后，生成具有活性的代谢物。环磷酰胺对体液免疫反应的抑制作用比对细胞免疫的影响大，主要作用于 B 淋巴细胞而发挥免疫抑制作用。研究表明，环磷酰胺确可抑制类风湿关节炎的滑膜病变，并可阻止或延缓骨侵蚀的发展。但是，由于其不良反应明显，目前已较少作为类风湿关节炎的常规治疗，而对于一些难治性类风湿关节炎患者则常选用本品。

（3）硫唑嘌呤：是一种嘌呤拟似物，是巯嘌呤的衍生物。进入体内后可代谢为 6-MP，两者均可干扰嘌呤核苷酸的相互转化，并通过反馈抑制，减少嘌呤的生物合成。6-MP 还可抑制 RNA 的合成。

（4）苯丁酸氮芥：是一种芳香族氮芥衍生物，能抑制 G_1 和 M 期细胞，破坏 DNA 结构。该药自 20 世纪 60 年代被用于类风湿关节炎以来贬褒不一。研究发现，苯丁酸氮芥的起效时间在用药后 2~3 个月，可明显缓解关节症状及体征。一般每天 2~4mg 是较合适的剂量，疗程不超过 2 年。因为长期用药，尤其总剂量超过 2.0g 时可能增加致癌机会。

5.糖皮质激素　糖皮质激素是最强的抗感染药物，可谓类风湿关节炎治疗中的"双刃剑"。正确地选样本品的适应证及用法得当，激素可有效地减轻炎症，缓解病情。否则可引起明显的不良反应，甚至延误病情。目前，对于激素是否常规用于类风湿关节炎并无一致意见。但是，对于激素在类风湿关节炎的绝对适应证并无争议。在下述三种情况可选用激素。①类风湿关节炎血管炎。包括多发性单神经炎、Felty 综合征、类风湿肺及浆膜炎等；②过渡治疗。在其他药物（如改变病情药物）尚未起效前的重症类风湿关节炎患者，使用小量激素缓解病情，如给予泼尼松 10mg/d，症状缓解后逐渐减量；③局部应用。关节腔内注射可有效缓解关节的炎症。

对本品的观点尚存在观点不一致的情况有：①小剂量维持治疗；②中等剂量或大剂量冲击治疗；③作为其他治疗无效时的选择。激素对于这几种情况的治疗效果及不良反应众说纷纭，但是，无论哪一种用法，患者的选择、激素的剂量及用法无疑是治疗成功与否的关键。研究证明，激素在进入细胞内与其受体结合后才能发挥作用。一般认为，激素-受体复合物可转移至细胞核内并激活或抑制相关基因。激素在不同细胞内的作用各不相同，目前比较一致的结果可归纳为：①激素可减少中性粒细胞、嗜酸性粒细胞、嗜碱性粒细胞、肥大细胞及淋巴细胞在炎症部位的积聚；②激素可抑制巨噬细胞和淋巴细胞的 HLADR 抗原表达，抑制前列腺素和白三烯合成及抑制 IL-1、IL-6 和 TNF-α 的分泌；③激素可抑制内皮细胞及成纤维细胞内 PLA2、环氧合酶-2 及花生四烯酸的合成或表达。综合近年的研究，可以认为，小剂量（<7.5mg/d）泼尼松可缓解类风湿关节炎患者的关节症状，并减缓关节的侵蚀性改变，疗程可长至 2 年，之后可将激素减量，甚至低至 2.5mg/d。在类风湿关节炎治疗中，小剂量激素的剂量可能以<7.5mg/d 为宜。大量研究提示，在此剂量下患者因激素引起的不良反应的发生率明显低于 7.5mg/d 者。

6.生物治疗　生物治疗是针对类风湿关节炎的发病及致使病变进展的主要环节。其主要包括：①T 细胞表面分子、HLA 分子、黏附因子及细胞因子等的靶分子免疫治疗；②以去除血浆中异常免疫球蛋白及免疫复合物为主要目的血浆置换及免疫吸附；③以免疫重建为主的外周血干细胞移植。目前常用的生物制剂主要有如下几种。

（1）肿瘤坏死因子-α（TNF-α）拮抗剂：主要包括依那西普、英夫利西单抗和阿达木单抗。与传统的改善病情抗风湿药相比，主要特点是起效快、抑制骨破坏的作用明显、患者总体耐受性好。这类制剂可有注射部位反应或输液反应,可能增加感染和肿瘤的风险,偶有药物诱导的狼疮样综合征及脱髓鞘病变等。用药前应进行结核筛查,除外活动性感染和肿瘤。

(2)白介素-6拮抗剂:主要用于中重度类风湿关节炎,对 TNF-α 拮抗剂反应欠佳的患者可能有效。常见不良反应是感染、胃肠道症状、皮疹和头痛等。

(3)白介素-1拮抗剂:阿那白滞素是目前唯一被批准用于治疗类风湿关节炎的 IL-1 拮抗剂。主要不良反应是与剂量相关的注射部位反应及可能增加感染概率等。

(4)抗 CD20 单抗:利妥昔单抗主要用于 TNF-α 拮抗剂疗效欠佳的活动性类风湿关节炎。常见不良反应是输液反应,静脉给予糖皮质激素可将输液反应的发生率和严重度降低。其他不良反应包括高血压、皮疹、瘙痒、发热、恶心、关节痛等,可能增加感染概率。

(5)细胞毒 T 淋巴细胞相关抗原 4-免疫球蛋白:阿巴西普用于治疗病情较重或 TNF-α 拮抗剂反应欠佳的患者。主要不良反应是头痛和恶心,可能增加感染和肿瘤的发生率。

7.外科治疗　RA 患者经过积极内科正规治疗,病情仍不能控制,为缓解疼痛、纠正畸形,改善生活质量可考虑手术治疗。手术在处理关节严重破坏的患者中有一定的作用。尽管很多关节可以采用关节成形和全关节置换,但手术最成功的关节是髋、膝和肩。这些手术的目的就是缓解疼痛和减少残疾,但手术并不能根治 RA,故术后仍需药物治疗。常用的手术主要有滑膜切除术、人工关节置换术、关节融合术及软组织修复术等。

十一、预后

RA 患者的预后与病程长短、病情活动度及治疗有关。对有多关节受累、关节外表现较重、血清中有高滴度自身抗体和 HLA-DR1/DR4 阳性,以及早期就有关节侵蚀表现的患者应给予积极治疗。大多数 RA 患者经过规范内科治疗后可达到临床缓解。

第二节　成人斯蒂尔病

成人斯蒂尔病是指成人发生的斯蒂尔病,是一组病因与发病机制不明,临床以高热、一过性皮疹、关节炎(痛)为主要表现,伴有周围血白细胞增高、肝脾及淋巴结肿大等系统受累的临床综合征。它既包括成人发病的斯蒂尔病,也包括儿童期发生的斯蒂尔病至成年期复发的连续性病例,或在儿童期发病到成年期才出现全身症状的病例。儿童的斯蒂尔病与成人斯蒂尔病除发病年龄不同外,临床表现差异不大。其名称的来源可以追溯到一个世纪以前。1896 年 Bannatyne 首先描述了幼年类风湿关节炎全身型的症状和体征,1897 年英国的医生 Georger Still 报道在 22 例儿童 RA 中有 12 例为全身型,1924 年以全身型起病的幼年类风湿关节炎被称为 Sill 病,1971 年 Bywater 等系统报道了 14 例成人斯蒂尔病的临床特征与儿童斯蒂尔病相同,1973 年才正式命名为成人斯蒂尔病。但当时同时并用的名称有成人变应性亚败血症、超敏性亚败血症、Willer-Fanconi 综合征或 Wissler 综合征、成人发病的幼年类风湿关节炎及成人急性发热性幼年风湿性关节炎等,直到 1987 年国际上统一采用成人斯蒂尔病命名后,本病作为一种独立性疾病,已得到广泛的承认。由于本病无特异性诊断条件,诊断比较困难。

据铃木康夫报道,日本成人斯蒂尔病的发病率为平均每百万人口 10 例(7.3~14.7 例),

新发病例为每年每百万人口 2~3 例。法国每年每百万人口新发 2~3 例。发病年龄从 14 岁到 83 岁不等,好发于青壮年,其中 16~36 岁占 75%。欧美报道男女患病率基本相等,日本男性和女性的患病率则分别为 0.73/100 000 和 1.47/100 000。病程 2 个月到 14 年,无民族及地区聚集性,在世界各地都有发病。我国尚无大规模的流行病学数据。

一、病因与发病机制

本病的病因与发病机制尚不清楚,一般认为与感染、遗传和免疫异常有关。

1.感染 多数患者发病前有上呼吸道感染病史,70%患者发病时有咽炎、牙龈炎,化验检查血清抗"O"升高,部分患者咽拭子培养有链球菌生长,将其制备成自身疫苗,注射后病情缓解,提示成人斯蒂尔病与链球菌感染有关。另外,在部分患者血清中发现抗肠耶尔森菌抗体、抗风疹病毒抗体及抗腮腺炎病毒抗体,还有部分患者血清存在葡萄球菌 A 免疫复合物,故有人认为成人斯蒂尔病的发病与感染有一定关系。但除咽拭子培养外,在其他病变组织中从未分离出细菌和病毒,故尚不能确定感染在发病中的作用。

2.遗传 据报告,成人斯蒂尔病与人类白细胞抗原中 I 类抗原和 II 类抗原有关,包括 HLA-B8、BW35、B44、DR4、DR5 和 DR7 等,提示本病与遗传有关,但上述 HLA 位点与临床表现、诊断及对治疗的反应均未有明显的相关性。对支持临床诊断无特殊意义。

3.免疫异常 有研究认为,本病与免疫异常有关。其证据如下:①目前认为,成人斯蒂尔病患者 T 辅助细胞减少,T 抑制细胞增高及 T 淋巴细胞总数减少。在本病活动期患者血清中白细胞介素-6、白细胞介素 8、白细胞介素-18、白细胞介素-1β、肿瘤坏死因子 α、干扰素 γ、可溶性白细胞介素-2 受体及吞噬细胞集落刺激因子浓度增高,是成人斯蒂尔病主要临床征象如发热、关节病变、白细胞增加、急性期炎症蛋白增高等的重要原因。Choi 等发现成人斯蒂尔病患者血清白细胞介素-18、干扰素 γ 和白细胞介素-8 比健康对照者显著增高,但活动期与非活动期成人斯蒂尔病患者间无显著性差异。抗感染治疗后成人斯蒂尔病血清可溶性白细胞介素-2 受体水平显著减低。作者认为过度产生白细胞介素-18 可促进成人斯蒂尔病发病,血清可溶性白细胞介素 2 受体水平可作为成人斯蒂尔病疾病活动性检测的指标。Kawashima 等指出,白细胞介素-18 是一种促炎症反应的细胞因子,参与免疫介导的组织损伤。血清白细胞介素-18 水平与血清铁蛋白和成人斯蒂尔病的严重性有关。成人斯蒂尔病的活动性取决于白细胞介素-18 及其特异性抑制物(白细胞介素-18 结合蛋白)的相对水平。Chen 等报道,成人斯蒂尔病患者与健康对照者外周血比较:①干扰素 γ、Th 细胞百分数和 Th1/Th2 比值与临床活动性积分和血清白细胞介素-18 水平显著相关;②疾病活动时部分患者存在一些自身抗体,如抗组蛋白抗体和抗心磷脂抗体等,还有部分患者存在抗红细胞抗体和抗血小板抗体等;③血清总补体、C3 和 C4 可减低;④循环免疫复合物升高。在疾病活动时,血清中免疫球蛋白升高,并出现高球蛋白血症。

以上研究提示,成人斯蒂尔病可能是由于易感个体对某些外来抗原如病毒或细菌感染的过度免疫反应,造成机体细胞和体液免疫调节异常,从而出现发热、皮疹、关节痛和外周血细胞升高等一系列炎症性临床表现。

二、病理

本病无特异性病理改变,滑膜病理对诊断的意义不大。滑膜活检表现为非特异性滑膜炎,滑膜细胞轻到中度增生,血管充血,淋巴细胞和浆细胞浸润伴滤泡形成,滑膜内层细胞

IgG,IgM 和类风湿因子染色阳性。淋巴结活检显示非特异性炎症,部分淋巴结 T 淋巴细胞呈肿瘤样免疫原性增生,有时可表现为淋巴结炎。皮肤活检可见真皮毛细血管周围轻或中度的多形核白细胞或单核细胞浸润、胶原纤维水肿,偶见特异性脂膜炎。肌肉组织活检可见肌纤维水肿及非特异性炎症。肝活检显示为门脉区的炎症浸润,主要为淋巴细胞和浆细胞浸润,少数病例显示轻度间质性肝炎、局灶性肝炎样坏死或淀粉样变。心脏受累可表现为间质性心肌炎、纤维素渗出性心包炎和心瓣膜的炎症等病变。肾活检可见肾小球基膜增厚,肾小管萎缩和间质炎性细胞浸润,少数可合并淀粉样变性。

三、临床表现

本病临床表现复杂多样,常有多系统受累,表现为发热、皮疹、关节痛,其次为咽痛、淋巴结肿大、肝脾大及浆膜炎等。

1.发热　发热为本病的重要表现之一,几乎见于所有患者。以弛张热多见,也有不规则热和稽留热等。通常是突然高热,一天一个高峰,偶尔一天两个高峰,体温多超过 39~40℃,一般在午后或傍晚时达到高峰,持续 3~4 小时或更长时间后无须处理自行出汗,在次日早晨体温降至正常。也有患者开始为中低热,2~4 周后出现高热,部分患者体温不规则,全天任何时候都可出现高热。发热前约半数患者有畏寒,但寒战少见。热程可持续数天至数年,反复发作。多数患者虽然长期发热,但一般情况良好,热退后活动、饮食正常,无明显中毒症状。抗生素治疗效果不佳。

2.皮疹　皮疹是本病的另一主要表现,85%以上的患者在病程中出现皮疹,其表现为弥漫性充血性淡红色斑丘疹,多数无痒感,一般分布于颈部、躯干和四肢伸侧,也可出现于手掌和足跖,皮疹形态多变,同一患者之不同部位的皮疹形态不一,点状斑疹和成簇或融合成片的红斑往往混合存在;有时还可表现为荨麻疹、猩红热样皮疹、多形红斑、结节性红斑或瘀点、瘀斑。皮疹出现时间无规律性,多在午后或发热高峰时出现,并随清晨热退后而消失,这是本病的典型症状。大多数呈一过性,偶可持续 24 小时以上。皮疹消退后不留痕迹,但少数可遗留有大片色素沉着。部分患者在搔抓、摩擦等机械刺激后皮疹可加重或表现明显,称为 Koebner 征。皮疹活检为皮肤胶原纤维肿胀和毛细血管周围炎细胞浸润,极个别为非特异性脂膜炎。

3.关节和肌肉症状　关节痛和关节炎也是本病的主要临床表现之一,但可以很轻,故容易被忽略。一般起病较为隐匿,多为关节及关节周围软组织疼痛、肿胀和压痛。任何关节均可受累,最常侵犯的关节是膝关节,约占 85%;其次是腕关节,约占 74%。另外,有半数患者肘、踝、髋、肩、近端指间关节和跖趾关节受累,约 1/3 的患者有掌指关节受累及约 1/5 的患者影响远端指间关节。最初仅影响少数几个关节,随后可发展为多个关节。受累关节的外观和分布与类风湿关节炎相似,但本病患者的滑膜炎多轻微且短暂。关节症状和体征往往随体温下降而缓解。部分患者在发热数天或数月后才出现关节表现。一般而言,关节周围骨质侵蚀和半脱位现象少见,大多数患者热退后不遗留关节畸形。少数多关节和近端指间关节受累者也可发生慢性关节损害,腕掌和腕关节受累可在多年以后出现强直。少数颈椎、颞颌关节和跖趾关节受累者也可发生关节强直。关节液是炎性改变,中性粒细胞升高,一般在 $(2.0~75)×10^9/L$。多数患者发热时出现不同程度的肌肉酸痛,少数患者出现肌无力及肌酶轻度升高。

4.咽痛　咽痛见于 50% 的患者,常在疾病的早期出现,有时存在于整个病程中。发热时咽痛出现或加重,热退后缓解。咽部检查可见咽部充血,咽后壁淋巴滤泡增生,扁桃体肿大。咽拭子培养阴性,抗生素治疗对这种咽痛无效。

5.淋巴结肿大　本病早期往往有全身浅表淋巴结肿大,尤以腋下及腹股沟处显著,肿大淋巴结无粘连,大小不一,呈对称性分布,质软,有轻压痛。部分患者出现肺门及肠系膜淋巴结肿大,可造成腹部非固定性疼痛。肠系膜淋巴结坏死,可造成剧烈腹痛。体温正常后肿大的淋巴结缩小或消失。

6.肝脾大　约半数患者有肝大,一般为轻至中度,质软。约 3/4 的患者有肝功能异常,丙氨酸氨基转移酶升高。部分患者有黄疸,但碱性磷酸酶、γ-谷氨酰转肽酶、肌酸磷酸激酶一般正常。症状缓解后,肝脏可恢复正常。少数患者出现复发性胆汁淤积性黄疸、亚急性重型肝炎、急性肝衰竭,以致死亡。脾脏轻至中度肿大,质软,边缘光滑,疾病缓解后可恢复正常。

7.心脏损害　本病的心脏损害以心包病变为多见,其次为心肌炎,心内膜炎少见。临床表现为心悸、胸闷、心律失常和充血性心力衰竭等。心包炎一般起病隐匿,仔细听诊可闻及心包摩擦音,超声心动图可见心包积液,罕见心包压塞。部分患者可出现心包缩窄。心肌病变一般不影响心脏功能。

8.肺和胸膜病变　可出现咳嗽、咳痰、胸闷和呼吸困难等症状。肺部损害表现为浸润性炎症、肺不张、肺出血、间质性肺炎及淀粉样变性等,少数出现急性呼吸窘迫综合征,危及生命。胸膜病变为纤维素性胸膜炎、胸腔积液和胸膜肥厚等。痰培养及胸腔积液培养阴性。部分患者由于长期应用激素及免疫抑制剂,可出现肺部细菌感染或结核感染等。

9.腹痛　约 1/4 的患者出现腹痛或全腹不适、恶心、呕吐和腹泻等。腹痛往往由肠系膜淋巴结炎、机械性肠梗阻或腹膜炎所致,少数患者因剧烈腹痛被误诊为外科急腹症而行剖腹探查术,个别患者合并消化性溃疡、阑尾炎或胰腺炎等。

10.神经系统病变　本病神经系统病变少见,可累及中枢和周围神经系统,出现脑膜刺激征及脑病,包括头痛、呕吐、癫痫、脑膜脑炎、颅内高压等。脑脊液检查多数正常,偶有蛋白含量轻度升高,脑脊液培养阴性。

11.其他　肾脏损害较少见,一般为轻度蛋白尿,以发热时明显。少数出现急性肾小球肾炎、肾病综合征、间质性肾炎及肾衰竭等。其他损害包括乏力、脱发、口腔溃疡、虹膜睫状体炎、视网膜炎、角膜炎、结膜炎、全眼炎、停经、贫血、血栓性血小板减少性紫癜和弥散性血管内凝血等。少数患者病情反复发作多年后发生淀粉样变性。

另外,本病患者可对多种药物和食物过敏,出现形态不一的药疹,常造成误诊。

四、辅助检查

1.实验室检查　成年人斯蒂尔病的实验室检查可出现多种异常,但均为非特异性(表 7-3)。

表7-3 成年人斯蒂尔病实验室检查

化验项目	阳性例数/总例数	阳性百分率
血细胞沉降率增快	265/267	99%
类风湿因子阴性	259/280	93%
C-反应蛋白	76/82	92%
抗核抗体阴性	256/278	92%
白细胞计数		
$\geq 10 \times 10^9/L$	228/248	92%
$\geq 15 \times 10^9/L$	50/62	81%
$\geq 18 \times 10^9/L$	34/61	56%
中性粒细胞≥ 0.80	55/62	88%
高铁蛋白血症	38/44	86%
>正常5倍	31/42	74%
>正常60倍	4/10	40%
血浆白蛋白(g/L)		
<35	143/177	81%
<30	44/104	42%
肝脏酶谱升高	169/232	73%
补体C3升高	76/105	72%
血红蛋白<100g/L	159/233	68%
血小板计数$\geq 400 \times 10^9/L$	37/60	62%

(1)血常规:在疾病活动期,超过90%的患者外周血白细胞计数增高,一般在$(10 \sim 20) \times 10^9/L$,多数患者发病期白细胞计数在$15 \times 10^9/L$以上,也有报道呈类白血病样反应,高达$50 \times 10^9/L$。多数患者以中性粒细胞增高为主,占白细胞分类的90%以上,核左移现象明显。约有68%的患者在无胃肠道失血的情况下出现持续性和进行性贫血,多为正细胞正色素贫血,也可为小细胞低色素性贫血或大细胞正色素性贫血,个别患者表现为溶血性贫血。半数以上的患者血小板计数高达$300 \times 10^9/L$以上,病情稳定后可恢复正常。

(2)骨髓检查:骨髓穿刺病理显示,骨髓粒细胞增生活跃,核左移现象明显,可见中毒颗粒,与败血症骨髓象非常相似,常被报告为"感染性骨髓象",但不同之处在于成年人斯蒂尔病患者的骨髓中,核浆发育不平衡的粒细胞和巨幼变粒细胞比例较高,而细胞核分叶过多的粒细胞相对少见,巨核细胞数量较少且易见病态巨核细胞。此外,骨髓细菌培养呈阴性。

(3)血清铁蛋白:血清铁蛋白是一种多亚基蛋白,具有强大的铁结合和储备能力。在正常人,血清铁蛋白的高低可表明铁过多或缺乏,而某些其他因素如炎症和恶性疾病等可使其合成增加,如肝细胞损害可使铁蛋白释放入血增多导致血清铁蛋白升高;铁蛋白受体数量的下降也可导致铁蛋白的清除减少使其血中水平增高。自从 20 世纪 80 年代以来,人们就已发现血清铁蛋白的升高是成年人斯蒂尔病的特征性实验室检查之一,可作为本病诊断的主要参考点,其敏感性和特异性分别为 74.8% 和 83.2%。尤其在疾病的急性期更为明显,其水平常可超出正常值范围上限的 5 倍或更高,可作为观察疾病活动性和监测治疗效果的指标。成年人斯蒂尔病出现的血清铁蛋白升高可能与其巨噬细胞的高度活化相关。

最近的研究显示,在发热的患者中,如果血清铁蛋白超过 2500μg/L,则诊断成年人斯蒂尔病的可能性约为 83%;如果血清铁蛋白低于 750μg/L,则排除成年人斯蒂尔病的可能性为 91%。这一结果提示了血清铁蛋白在成年人斯蒂尔病诊断中的重要作用。

另外有报道发现,在成年人斯蒂尔病的患者中,血清糖基化铁蛋白(glycosylated ferritin, GF)可持续低下(<20%),如果结合血清铁蛋白的升高,则更有利于成年人斯蒂尔病与其他疾病(如感染和肿瘤)的鉴别。糖基化铁蛋白在成年人斯蒂尔病的活动期和非活动期均持续较低水平。

(4)细胞因子检测:患者血清中 TNF-α、IL-1、IL-6、IL-2、IL-2R、IL-8、IL-18 等水平可升高,并有研究证实,成年人斯蒂尔病患者血清中 IL-6 水平增高时,皮疹的发生率高;IL-8 水平与骨、关节的慢性病变密切相关;IL-6 和 IL-18 水平与疾病活动性相关,且 IL-18 明显升高者,发生肝功能损伤的概率增加。

(5)其他实验室检查:超过 90% 的患者血细胞沉降率(ESR)和 C-反应蛋白(CRP)升高,ESR 多在 100mm/L 以上,CRP 呈轻度或中度升高,且两者与疾病的活动性均相关。90% 以上患者的抗核抗体和类风湿因子阴性,少数患者可出现低滴度的抗核抗体和类风湿因子,类风湿因子阳性往往提示患者有发展为类风湿关节炎的可能。免疫球蛋白和 γ 球蛋白可以升高,血清丙氨酸氨基转移酶、直接胆红素和间接胆红素均可升高,有时会出现白蛋白降低,球蛋白升高,甚至血氨升高。在并发肝炎的患者肌酸激酶和乳酸脱氢酶等升高。血液和体液的病原学检查(血培养、OT 实验、肥达-外斐反应、抗"O"及乙型、丙型肝炎病毒外表面标志物、结核菌素纯蛋白衍生物试验和抗 HIV 抗体等)均为阴性。CEA 及 AFP 等肿瘤标志物阴性。可有病毒抗体水平的升高,包括抗风疹病毒抗体、EB 病毒抗体等,其中以副流感病毒抗体升高最常见。

关节积液检查通常为炎性积液,可有中性粒细胞升高,一般在 $(2.0 \sim 750) \times 10^9/L$。

2.影像学检查 影像学检查包括 X 线、超声、CT 或 MRI 等手段,通常会发现肝、脾和淋巴结增大,而无感染或肿瘤迹象。

在疾病的早期 X 线可见关节周围软组织肿胀和关节附近骨质疏松,少数反复或持续存在的关节炎则表现关节软骨破坏及骨坏死,受累关节附近骨膜下常见线状新生骨。比较有特征的放射学改变是腕掌和腕间关节非破坏性狭窄,可导致骨性强直。有研究发现,在诊断时约有 1/3 的病例已显示关节的放射学异常,如软组织肿胀、骨质疏松、关节间隙变窄和关节强直等,其中以骨质疏松最常见,其次是关节间隙狭窄,以腕、膝和踝关节多见。也有颈椎受累、掌指关节及趾跖关节变化的报道。

五、诊断与鉴别诊断

1.诊断要点 如出现下列临床表现及实验室检查异常,应高度疑为本病。

（1）发热是本病最突出的症状，可为首发表现。高热为主，一般每天1次。

（2）皮疹于躯干和四肢较多见，也可见于面部，多表现为橘红色斑疹和斑丘疹，通常与发热伴随，为一过性发作。

（3）关节疼痛和（或）关节炎，早期呈少关节炎，也可发展为多关节炎。肌痛症状也很常见。

（4）外周血白细胞显著升高，主要为中性粒细胞增高，血培养阴性。

（5）血清学检查：多数患者类风湿因子和抗核抗体均阴性。

（6）多种抗生素治疗无效，而糖皮质激素治疗有效。

2.诊断标准　目前尚无统一的诊断标准，比较一致的认识是，在出现高热、一过性斑丘疹、关节炎和白细胞及中性粒细胞升高时应高度怀疑成人Still病。多次血培养或骨髓培养阴性及血清铁蛋白的异常升高可作为支持本病诊断的重要依据。现将临床常用的成人Still病的两种诊断标准列举如下（表7-4、表7-5）。

表7-4　美国风湿病学会（ACR）成人Still病的诊断标准

主要标准	次要标准
1.持续性或间断性发热 2.易消失的橙红色皮疹或斑丘疹 3.关节炎 4.白细胞或中性粒细胞增加	咽痛、肝功能异常、淋巴结肿大、脾大，其他器官受累

注：具有4项主要标准可确诊。具有发热、皮疹中一项主要标准，加一项以上次要标准可怀疑本病。

表7-5　日本成人Still病研究委员会成人Still病的诊断标准

主要标准	次要标准	排除标准
1.发热≥39℃，并持续1周以上 2.关节痛持续2周以上 3.典型皮疹 4.白细胞增高≥$10×10^9$/L，包括中性粒细胞≥80%	1.咽痛 2.淋巴结和（或）脾大 3.肝功能异常 4.类风湿因子和抗核抗体阴性	1.感染性疾病（尤其是败血症和传染性单核细胞增多症） 2.恶性肿瘤（尤其是恶性淋巴瘤、白血病） 3.风湿病（尤其是多发性动脉炎，有关节外征象的风湿性血管炎）

注：具有以上5项或5项以上标准，其中至少应有2项主要标准，并排除上述所列疾病，即可确诊。

3.鉴别诊断　由于以上标准为临床诊断，缺乏特异性的诊断指标，因此在采用这些标准进行确诊的同时，必须排除其他伴有发热、皮疹、关节炎、白细胞增高的疾病，才能避免误诊。需要注意鉴别的有以下疾病。

（1）败血症：往往有感染中毒症状，血培养阳性，皮疹刺破处查菌可阳性，抗感染治疗有效。

（2）风湿热：以游走性大关节受累为主，非对称性，无晨僵，X线不见髓质损害，不累及指（趾）、脊柱和颞颌等处小关节，常伴有心肌和心瓣膜炎体征，发病前有链球菌感染史，ASO滴度增高。

（3）系统性红斑狼疮（SLE）：虽有发热、关节炎，大小关节均可受累，但不发生关节畸形，有典型的面部蝶形红斑及其他系统受累，尤其是肾脏累及率高，抗核抗体（ANA）、抗 ENA 及抗 ds-DNA 抗体等检查可资鉴别。

（4）结核性关节炎：有结核病史或其他部位结核病变和结核中毒症状，常为单关节病变，X 线检查以骨质破坏为主，有时可出现肠溃疡。

（5）化脓性关节炎：常为败血症的迁延病灶。单个关节发炎，局部红、肿、热、痛明显且伴全身中毒症状，白细胞总数及中性粒细胞高，关节腔液做细菌涂片或培养可资鉴别。

六、治疗

1.治疗目标及原则　本病的治疗目标是抑制全身的炎症反应、减轻受累脏器的病变、防止复发及保持关节功能。应根据炎症反应的程度，有无内脏病变及持续性关节炎等病情而制订相应的治疗方案。炎症反应的程度可参考患者的热型、血沉、C-反应蛋白、白细胞计数及血清铁蛋白的检测结果判断。其具体原则包括关节症状轻微、无脏器病变时可单独给予足量的非甾体抗炎药或阿司匹林（3~6g/d）。全身症状明显，伴有关节炎，但无内脏器官病变的患者，可应用非甾体抗炎药或中等剂量的糖皮质激素；对持续性进行性关节炎的患者可加用慢作用抗风湿药物，关节强直发生时可进行必要的关节外科手术；对糖皮质激素耐受或停药后复发，或不能减量的患者可加用生物制剂、丙种球蛋白或者其他传统免疫抑制药。伴有内脏受累者应尽早加用免疫抑制药，必要时可激素冲击治疗。

2.一般治疗　应尽早采取综合疗法。急性发作期宜卧床休息，必要时加用夹板或支架固定炎症关节，以减少肌肉挛缩，防止关节变形。体育疗法和物理疗法在整个治疗过程中都很重要，特别是对因病情活动，关节疼痛而被迫卧床的患儿。

3.药物治疗

（1）非甾体抗炎药

1）阿司匹林：每天 80mg/kg，但对年长儿及体重较重的患儿，总量不超过每天 3.6g。保持血浓度在 200~300μg/mL。待病情缓解后逐渐减量，以最低有效量长期维持，可持续数年。治疗过程中应注意有无阿司匹林的毒性反应，如胃肠道刺激症状、耳鸣、出汗、易激惹和换气过度等，严重者可出现呼吸性碱中毒和代谢性酸中毒。还有支气管痉挛、荨麻疹及肝功能异常等。因此，用药过程中应定期复查肝功能，长期用药者还应监测尿常规，注意有无肾脏功能损害。

2）萘普生：每天 15~20mg/kg，分 2 次使用。

3）布洛芬：每天 30~40mg/kg，分 4 次口服。对全身型患儿需要选用较大剂量，每天 40mg/kg 才能控制发热。对 JRA 安全有效，小儿易耐受。

4）托美丁：每天 25~30mg/kg，分 3 次口服。

5）双氯芬酸钠（扶他林）：每天 0.5~3mg/kg，分 3~4 次口服。

6）吲哚美辛：每天 1~3mg/kg，分 3~4 次口服。对全身型控制发热有效。但不良反应较大，不宜在小儿长期使用。

（2）缓解病情抗风湿药物：本类药物作用缓慢，常需数周至数月方能见效，毒性较大，故适用于长期病情未能得到控制，已有关节骨质疏松破坏者。

1）口服金制剂（瑞得）：每天 0.1~0.2mg/kg，1 次顿服。最大剂量不超过每天 9mg。不良反应为皮疹、口腔溃疡、腹痛和腹泻,偶见白细胞及血小板减少、蛋白尿及血尿等。故用药期间应定期查血、尿常规及肾功能。

2)青霉胺:每天 10mg/kg,最大量不超过每天 750mg,分 2 次口服,不良反应为发热、皮疹、白细胞减少和蛋白尿。

3)羟氯喹:每天 5~6mg/kg,最大量不超过每天 200mg,1 次顿服。长期用药应监测视力及定期查血常规,注意有无白细胞减少。

4)柳氮磺胺吡啶:每天 50mg/kg,最大量不超过每天 2g,开始时为避免变态反应宜从小剂量每天 10mg/kg 起始,在 1~2 周加至足量。其不良反应包括头痛、皮疹、恶心、呕吐、溶血及抑制骨髓等。故用药过程中应定期查血常规。

(3)肾上腺皮质激素

1)多关节型:对非甾体炎药和缓解抗风湿药物未能控制的严重患儿,加用小剂量泼尼松,每天 0.1~0.2mg,隔天顿服,可使原来不能起床或被迫坐轮椅者症状减轻,恢复基本正常的生活。

2)全身型:若发热和关节炎未能为足量非甾体抗炎药所控制时,可加服泼尼松每天0.5~1mg/kg(每天≤40mg)1 次顿服或分次服用。一旦体温得到控制时即逐渐减量至停药。合并心包炎者,则需大剂量泼尼松治疗,剂量为每天 2mg/kg,分 3~4 次口服,待控制后逐渐减量至停药,用甲基泼尼松龙冲击,每次 10~30mg/kg,每天 1 次,连续 3 天或隔天 1 次,连用 3 次,效果较好。

3)少关节型:一般不主张用激素全身治疗,对单个关节,如膝关节大量积液的患儿,除用其他药物全身治疗外,可在关节腔内抽液后,注入醋酸氢化可的松或地塞米松,以解除疼痛,防止再渗液,有利于恢复关节功能。

4)虹膜睫状体炎:轻者可用扩瞳药及肾上腺皮质激素类眼药水滴眼。对严重影响视力患者,除局部注射激素外,须加用泼尼松每天口服,继以隔天顿服。虹膜睫状体炎一般对泼尼松很敏感,无须服用大剂量,一些患儿服用每天 2~4mg 即可见效。

(4)免疫抑制药

1)氨甲蝶呤:每周 10mg/m^{2}体表面积,口服,如口服效果不好或出现恶心、呕吐及转氨酶增高,可改为皮下注射,对治疗多关节型安全有效。

2)环孢素:每天 3~5mg/kg,分 2 次服用。

3)其他免疫抑制药可选用环磷酰胺和硫唑嘌呤。

应用上述药物时应定期查血常规和肝功能。

4.其他治疗

(1)生物制剂:近年应用可溶性 TNF-α 受体 p75 融合蛋白及 TNF-α 单克隆抗体用于治疗多关节型 JRA 取得较好疗效。

(2)自体干细胞移植:对一些严重的自身免疫疾病对常规治疗效果不好者,可试用骨髓移植。

(3)中药:可应用尪痹冲剂和青藤碱制剂,如正清风痛宁、雷公藤多甙对本病的效果尚待进一步探讨,毒性大应慎用。

(4)矫正手术:为减少粘连性腱鞘炎和腕背肌腱破裂的危险,可进行腱鞘切除术。滑膜肥厚、关节疼痛而致关节活动受限者可行滑膜切除术,以改善关节活动功能。对严重髋和膝关节受累的患儿,至青春后期,骨骼生长发育停止后,可行关节置换术。

七、预后

多数患者的预后良好,1/2~2/3 的患者可完全缓解,1/5 患者在一年内缓解,不再复发。1/3 患者经一次或几次复发后彻底缓解,复发时间缺乏预测性。复发患者的病情通常较首次发作轻微,持续时间较短。约 1/3 的患者病情可持续活动。少数患者发展至严重的关节破坏,并可导致关节强直,甚至需行关节置换术。约 4%的患者有死亡的报道,致死原因包括病程中并发出现的急性呼吸窘迫综合征、重型心肌炎、继发性淀粉样变、急性肝衰竭、噬血细胞综合征及弥散性血管内凝血等。

近年有报道认为,提示预后差的因素包括:HLA-DR6 阳性且伴有近端大关节(肩和髋关节)受累,儿童时期发病(约占 1/6);持续类风湿因子和(或)抗核体阳性;需用全身性糖皮质激素治疗 2 年以上。而无皮疹者、HLA-B35 阳性者或仅用非甾体抗炎药即可控制病情者预后较好。

第三节　Felty 综合征

Felty 综合征又称关节炎-粒细胞减少-脾大综合征,首先由 Felty 于 1924 年报道,1932年 Hanrahan 把具有类风湿关节炎、脾大和粒细胞减少的三联征称为 Felty 综合征。它是类风湿关节炎(RA)的一种特殊类型,多发于 40~50 岁,已患类风湿关节炎 10 年以上,关节病变较严重的患者,男女患病率之比为 1:2,临床较少见,患病率约占类风湿关节炎患者的 1%。95%的患者 HLA-DR4 阳性,其发病率在不同地区种族有差异,在白种人的发病率较高,而在美洲黑人及亚洲人的发病率较低。

一、发病机制及病理

1.发病机制　Felty 综合征的发病机制不清,推测与多因素引起的免疫功能异常有关。此综合征引起粒细胞减少的机制如下。

(1)循环池中的粒细胞移走加速:①吞入或表面包裹免疫复合物导致粒细胞功能受损,被网状内皮系统移走的速度加快;②患者外周血中存在针对粒细胞表面抗原的特异性抗体,抗原与抗体结合,致粒细胞破坏增多;③通过黏附因子作用,中性粒细胞黏附于激活的内皮细胞表面,这种边缘池在所有的 Felty 综合征中均增加。

(2)粒细胞生成减少:①部分患者的骨髓对粒细胞减少无代偿性增生,因为体液和 T 细胞抑制了正常骨髓的克隆性生成;②脾脏内产生粒细胞生成抑制因子。其中 T 细胞骨髓抑制机制更常见。

2.发病病理　关节表现为类风湿关节炎的各个不同阶段的典型表现。脾大(240~2400g)的非特异性改变为具有大的生发中心脾淋巴滤泡过度增生,内有网状细胞和浆细胞。肝脏病变为间质淋巴细胞浸润与结节性增生,严重者引起肝静脉阻塞和门脉高压。

二、临床表现

1.关节症状　类风湿关节炎常为 Felty 综合征的首发症状,但其关节症状较一般类风湿关节炎严重,有明显的关节畸形和功能障碍,约 1/3 的病例有非活动性滑膜炎。该病病程较长，一般在其关节炎出现数年到数十年以上才出现脾大等症状，也有个别发生在关节炎之前。脾大与粒细胞减少相隔数年先后发生，目前研究显示两者无显著相关性。脾大程度不等，多数呈中度肿大，偶有巨脾，一般于超声检查时才发现。据研究报道，Felty 综合征患者的平均脾脏重量是正常人的 4 倍。白细胞减少以粒细胞减少显著，最低时可达 $0.1 \times 10^9/L$。当白细胞减少时患者的关节症状可缓解或静止。在感染或其他应激状态下，白细胞可恢复正常，但很少超过正常。

2.关节外表现　本病较类风湿关节炎有更多关节外表现。体重减轻、全身不适如发热、疲倦、厌食等较常见，可在确诊前数月即出现；皮肤病变可见身体远端暴露部位还可出现橘皮样黄色色素沉着、紫斑，尤其是胫骨前，可能与小血管病变致红细胞瘀滞及血管外渗有关。25%的患者出现下肢溃疡，可能是血管炎所致。其他的血管炎表现有巩膜外层炎、心包炎和周围神经炎。

3.继发感染　由于白细胞减少和激素的不恰当应用，使得该病患者感染的概率较大，约60%的患者有一处以上的继发感染。除非粒细胞低于 $1000/mm^3$，粒细胞减少的程度与感染的严重性并无明显关系。感染致病菌为普通的葡萄球菌、链球菌和革兰阴性杆菌。发生部位以皮肤和呼吸道常见，其他部位也可出现，表现为淋巴结肿大、胸膜炎、肺炎、骨髓炎、化脓性关节炎、口腔溃疡和败血症等，严重时可危及生命，抗生素治疗效果明显。

4.轻度肝大　约60%的患者出现，约 1/4 的患者伴有碱性磷酸酶和转氨酶的升高。组织异常包括结节性再生性增生、门静脉纤维化、肝窦淋巴细胞浸润、库普弗细胞增生，其中肝结节性再生性增生是 Felty 综合征特征性肝病变，在系统性红斑狼疮及其他结缔组织病中较少见。25%的 Felty 综合征患者有肝结节性再生性增生，常合并有门静脉高压、食管静脉曲张和胃肠道出血。

当本病患者的肝或脾明显肿大一年以上时，就要考虑肝或脾发生淀粉样变的可能。因肝脏极度肿大变硬者多见于肝淀粉样变和脂肪变性，此时患者出现发热、疲乏、食欲缺乏、明显消瘦、贫血、皮肤污灰色、舌呈漆色、肝掌现象、紫癜和出血、胆固醇降低、肝功能异常等表现。此外，Felty 综合征患者患肿瘤的危险性增高，尤其是非霍奇金淋巴瘤。

三、辅助检查

1.骨髓检查　多显示骨髓增生活跃，幼稚细胞相对增加，三系相对成熟障碍，HLA-DR4 T 细胞占 90%以上。少数情况下骨髓出现髓样活性抑制或淋巴细胞浸润增加。

2.血常规　呈中度低色素性贫血，红细胞寿命缩短。约38%的患者伴有血小板轻度减少，中性粒细胞显著减少，严重时可 $<1 \times 10^9/L$，淋巴细胞无明显变化。外周血中 $CD3^+$、$CD8^+$、$CD56^+$ LGLS（大颗粒淋巴细胞）和 CD57 T 细胞增多。

3.免疫检查　红斑狼疮细胞检查阴性，Coomb 试验阴性，R-F 乳胶凝集试验常阳性。RF 阳性率达 98%，且滴度较高，ANA 的阳性率 62%～80%，抗中性粒细胞胞质抗体阳性率为77%，其中大多数针对乳铁蛋白。HLA-DR4 阳性率 78%，血清中免疫球蛋白增高，A/G 倒置多见，补体水平正常，少数降低。大多数患者免疫复合物阳性，且阳性率远高于其他类风湿关节炎患者。

4.组织活检　下肢溃疡处活检显示动脉炎伴纤维蛋白样坏死和轻度炎症，血管闭塞。肝脏活检可能显示结节性再生性增生。

四、诊断与鉴别诊断

1.诊断标准 ①符合类风湿关节炎的诊断标准;②体检或 B 超发现脾大;③外周血白细胞少于 $4.0×10^9/L$ 或中性粒细胞减少至 $2.0×10^9/L$ 以下,血小板少于 $100×10^9/L$;④无其他原因解释的脾大或粒细胞减少。

如有淋巴结改变、贫血、体重下降、反复发热、易感染等非特异性改变,则更支持该病的诊断。若女性患者有类风湿关节炎病史,脾大、白细胞总数小于 $4.0×10^9/L$,骨髓象示粒细胞成熟受阻,声像图类似肝大脾大,并排除由白血病、肝硬化门脉高压、红斑狼疮、结核、药物反应、淀粉样变、疟疾、细菌性心内膜炎、恶性网状细胞增多症等原因引起的脾大及粒细胞减少症,应考虑本病的可能。

2.鉴别诊断 本病须与其他引起关节炎、脾大或粒细胞减少的疾病相鉴别,如系统性红斑狼疮,两者均有关节症状和血液系统的改变,但 Felty 综合征的中性粒细胞减少明显,而系统性红斑狼疮的淋巴细胞减少更为明显。当类风湿关节炎合并骨髓增生异常、肝硬化、恶性网状内皮肿瘤、淀粉样变、细菌性心内膜炎、药物反应、结节病、结核和其他慢性感染时也可出现 Felty 综合征的相关症状,在诊断 Felty 综合征前必须排除上述疾病。

五、治疗

Felty 综合征的治疗与 RA 类似,对其血液异常主要是治疗原发病,控制疾病活动度,血液学异常随原发病缓解而好转。所用的药物主要如下。

1.慢作用抗风湿药 治疗类风湿关节炎的改变病情药在 Felty 综合征中也广泛使用,可以改善粒细胞减少的程度。目前使用金制剂、来氟米特、柳氮磺胺吡啶、青霉胺、环磷酰胺(CTX)、氨甲蝶呤、羟氯喹等治疗均有报道。氨甲蝶呤是目前应用最多的药物,疗效明显,部分患者随访时间达 1 年以上,没有复发或继发感染。最近有报道用柳氮磺胺吡啶及氨甲蝶呤治疗后的患者血清中的白细胞水平显著下降,证实此类药物可直接抑制或杀伤激活的免疫活性细胞,对于缓解和控制病情具有积极的意义。

2.促粒细胞生成药 促粒细胞生长因子可以有效地高粒细胞数量,有助于防治感染。部分学者提出粒细胞集落刺激因子或粒单系集落刺激因子与泼尼松、环孢素的联合应用可成功逆转 Felty 综合征的粒细胞减少症并减轻感染的危险性,但也要注意不良反应,如潮红发热或发生中性粒细胞碎裂性脉管炎等。有资料显示,这些患者应用粒细胞集落刺激因子或粒单系集落刺激因子应控制在使中性粒细胞数目>$1000/mm^3$ 以上的最低剂量。

3.激素 激素在 Felty 综合征的治疗中较为常用。目前国内外学者对激素的应用持谨慎态度,认为小剂量对白细胞减少不能有效地改善,而大剂量可升高白细胞,但减量后会反跳,且易引起继发感染,故中等剂量的激素治疗 Felty 综合征可能有效。激素和免疫抑制剂(如环磷酰胺、氨甲蝶呤)联合用药,适用于淋巴细胞介导的骨髓功能受抑制的患者。

4.脾切除 用于药物治疗无效且病情较严重的患者。若合并反复感染和严重贫血伴发出血或重度的粒细胞减少,在粒细胞低于 $1000/mm^3$ 时可考虑行脾切除,能使80%的患者血常规、抗感染能力和关节症状得以改善,短期内有效,但长期缓解者仍不到 30% ~ 40%,其余病例多于数年内再度恶化或死于感染,可能是持续的免疫复合物介导粒细胞破坏所致。

此外,长期使用激素的患者脾切除危险性较大。国外已有报道成功运用腹腔镜进行 Felty 综合征的脾切除术,手术的损伤及风险较常规手术有所降低,但疗效还有待研究。近年 Nakamura 等以放射介入治疗引起部分脾梗死来治疗粒细胞减低,10 年随访的效果还比较令人满意,但只是小样本的研究,其具体疗效还有待进一步证实。

5.对症治疗　用抗原性尽可能小的抗生素控制感染,因为许多抗生素可加重体内已存在的免疫反应,因此应用抗生素治疗感染时应慎重选择。

六、预后

本症少数患者可自然缓解,在几年内可无症状,但自愈的可能性极小。Felty 综合征的寿命明显低于普通人群及无关节外表现者,猜测关节外表现是否与 Felty 综合征患者的死亡有关。如果不能及早诊断 Felty 综合征,常因白细胞过低不能或不敢使用 DMARDs 药而延误治疗,也是 Felty 综合征预后差的原因。因此,早期诊断和及时的治疗是改善本病预后的关键。

第八章　脊柱关节病

第一节　概述

脊柱关节病(spondy loarthropathies,SpA)又称血清阴性脊柱关节病,是以脊柱、外周关节及关节周围组织慢性进展性炎症为主要表现,并可有各种特征性关节外表现的一大组疾病。本组疾病以强直性脊柱炎为原型,包括反应性关节炎与赖特综合征、银屑病关节病、炎性肠病性关节病、幼年脊柱关节病及未分化脊柱关节病等。有学者将脓疱病性关节炎、SAPHO综合征、Whipple 病也归属这一组疾病范围,但尚有争议;贝赫切特病因与 HLA-B27 无关连已排除在外。

脊柱关节病有以下共同特点:①有家族聚集倾向;②与 HLA-B27 基因有不同程度的相关;③在临床表现上有很多共同之处和重叠;④外周关节炎常为病程中的突出表现;⑤类风湿因子阴性;⑥无类风湿皮下结节;⑦不同程度的骶髂关节炎;⑧病理变化以肌腱端周围和韧带附着于骨的部位为主(附着端炎),也可发生在眼、主动脉瓣、肺实质和皮肤,不同于以滑膜病变为主的类风湿关节炎。

以上的共同表现中,肌腱端病、骶髂关节炎和携带 HLA-B27 成为关注的重点。骶髂关节和肌腱端的受累是发病的关键部位,而感染的病原菌和 HLA-B27 基因是研究其发病机制的主要线索。

脊柱关节病与 HLA-B27 自 20 世纪 70 年代初发现强直性脊柱炎与 HLA-B27 密切相关以后,又相继发现其他一些脊柱关节病有同样特征。因此,有人将脊柱关节病及眼葡萄膜炎称为"HLA-B27 相关性疾病"。一方面,各种脊柱关节病与 HLA-B27 有不同程度的相关性,提示疾病的遗传因素,与临床上出现一定家族聚集性一致。研究证实 HLA-B27 阳性者,或有阳性家族史者,患脊柱关节病的可能性和危险性明显增加。反之,HLA-B27 本身既不是必须具备的发病因素,也不是必定诱发脊柱关节病的原因,临床上相当数量的脊柱关节病患者为 HLA-B27 阴性。脊柱关节病与 HLA-B27 相关性具体可见表 8-1。

表 8-1　脊柱关节病与 HLA-B27

疾病	HLA-B27 检出率
强直性脊柱炎	>90%,伴葡萄膜炎或主动脉炎者近 100%
反应性关节炎	伴骶髂关节炎或葡萄膜炎者 60%~80%(包括赖特综合征)
幼年脊柱关节病	80%
炎性肠病	伴外周关节炎者不增加,伴脊柱炎者 50%
银屑病关节炎	伴外周关节炎者不增加,伴脊柱炎者 50%
普通人	6%~8%

　　血清阴性脊柱关节病的主要病理改变有肌腱端炎、骶髂关节炎、外周关节滑膜炎、眼葡萄膜炎、皮肤和黏膜病变、主动脉瓣纤维化、肺上叶纤维化等。

　　肌腱端炎为本病最具特征性的病理改变。炎症起始于肌腱或韧带附于骨的部位，如脊柱骨突、椎间盘、耻骨联合、大转子、跟腱等。局部炎性渗出，炎性细胞浸润，肉芽组织增生，逐渐出现纤维组织增多。慢性及反复炎症的结果最终致局部纤维化、骨化和骨赘形成。椎间盘纤维环前外侧形成的纤维骨赘纵向延伸，在 X 线上呈现出连接相邻两个椎体的"骨桥"，成为这组疾病的独特改变。

　　20 世纪 90 年代以来，重新制定的脊柱关节病的诊断标准 ESSG 及 Amor 标准更为宽松，有利于早期或不典型患者的诊断。部分具有血清阴性脊柱关节病的某些共同特点，基本满足 ESSG 标准或 Amor 标准，但又不能满足已分类的脊柱关节病（如强直性脊柱炎、反应性关节炎及赖特综合征、银屑病关节炎、炎性肠病关节炎等）各自的诊断标准，成为未分化脊柱关节病。

第二节　强直性脊柱炎

　　强直性脊柱炎（ankylosing spondylitis, AS）是一种原因未明、以脊柱为主要病变的慢性进展性炎症性疾病，病变主要累及骶髂关节，引起脊柱强直和纤维化，并可伴有不同程度的眼、肺、心血管、肾、神经系统等多个脏器的损害。青壮年男性较多，发病年龄为 20～30 岁，40 岁以后发病较少，有明显家族聚集现象，与 HLA-B27 密切相关。

　　强直性脊柱炎在我国的患病率约为 0.3%，在欧洲为 0.05%～0.23%，在北美白人为 0.1%～0.2%，在荷兰和澳大利亚发现 1%～2% HLA-B27 阳性的成年人患有强直性脊柱炎，美国为 0.13%～0.22%，日本为 0.05%～0.2%。

　　普通人群的 HLA-B27 的阳性率为 6%～8%，强直性脊柱炎患者 HLA-B27 阳性率可高达 90%，并与种族有关。欧洲和北美白人患者 HLA-B27 阳性率为 71%～100%，对照组为 3%～12%，中国患者 HLA-B27 阳性率为 65%～100%，对照组为 4%～19%，美国黑人患者 HLA-B27 阳性率为 48%，对照组为 2%。

一、病因

　　强直性脊柱炎病因迄今未明，一般认为可能与遗传、环境因素和免疫学异常等有关系。

　　1.遗传易感因素　强直性脊柱炎是一种具有高度遗传性的疾病，最近关于强直性脊柱炎的家系和孪生研究显示了遗传易感性的多基因模式，并且有重要的数据证明 HLA-B27 直接参与了强直性脊柱炎的发病，一小部分 HLA-B27 阴性的强直性脊柱炎患者可以用强直性脊柱炎的遗传异质性来解释。强直性脊柱炎的易感性大部分是由遗传因素决定，其中大约 36% 的基因是 HLA 连锁基因，还有一些非 HLA 的基因参与。有研究发现，HLA-B27 阳性者患强直性脊柱炎的概率是 HLA-B27 阴性者的 200～300 倍。其他 HLA-Ⅰ类分子（如 B60）与Ⅱ类分子可能也参与发病。

　　2.环境因素和免疫学异常　由外源性因素引发强直性脊柱炎慢性炎症尚未被证实，尽管这种现象可能是普遍存在的，肺炎克雷伯杆菌可能是其中的候选因素之一。微生物可能通过肠道起作用，因为 60% 以上的强直性脊柱炎患者出现肠道的亚临床炎症改变。强直性脊柱炎患者血清 IgA 抗体水平明显升高,并且 IgA 血清浓度与 C-反应蛋白水平显著相关。还有关于强直性脊柱炎患者血清中抗肺炎克雷伯杆菌的 IgA 抗体和脂多糖的 IgA 抗体水平升高的报道,而抗克雷伯杆菌的抗体与强直性脊柱炎患者的肠道损害是密切相关的。有关微生物与关节炎之间的相关性在由衣原体、沙门菌、志贺菌、耶尔森菌和弯曲菌等诱发的 HLA-B27 相关的反应性关节炎中已经得到证实。尽管已有大量研究,但对该类疾病的分子和细胞学机制仍未完全研究清楚。

最近关于强直性脊柱炎骶髂关节活检的研究结果显示,在强直性脊柱炎骶髂关节部位存在明显的炎性 T 细胞浸润和 TNF-α 及 TGF-βmRNA,而非 IL-1 的表达水平升高。反应性关节炎患者的 Th1 细胞因子功能可能受损,并且与疾病持续存在相关。HLA-B27 阳性个体似乎呈 TNF-α 低分泌状态,这可能导致对抗某种微生物的免疫功能下降。对肌腱端部位的 MRI 研究结果显示,早期肌腱端部位常常有广泛的软组织和骨髓水肿。脊柱关节病患者的滑膜关节炎通常与临床不易识别的肌腱端炎有关,滑膜炎至少在某些关节似乎只是一个继发事件,可能与受损的肌腱端部位释放出来的促炎介质有关。有关进行性的新骨形成以至形成骨融合的机制仍不很清楚,可能与局部骨形成蛋白(bone morphogenetic proteins,包括 TGF-β)的过度产生有关。

二、病理

病变的部位主要见于滑膜、关节囊,肌腱、韧带的骨附着端,虹膜和主动脉根部也可出现炎症。关节的病理主要包括肌腱端炎和滑膜炎。

1.肌腱端炎　是关节囊、韧带或肌腱附着于骨的部位发生的炎症,多见于骶髂关节、椎间盘、椎体周围韧带、跟腱、跖筋膜、胸肋连接等部位。骶髂关节炎是强直性脊柱炎最早的病理标志之一,组织活检可见有淋巴细胞、浆细胞浸润,继而有肉芽组织形成。有研究发现,病变组织存在明显的炎性 T 细胞浸润、单核细胞增生和大量 TNF-αmRNA 表达。新骨形成部位附近可见 TGF-β,它可刺激软骨和骨的形成,是产生纤维化与强直的最主要的细胞因子之一。

脊柱最初的损害是椎间盘纤维和椎骨边缘连接处小血管增生和纤维化,受累部位钙化,新骨形成、骨化、韧带骨赘形成,脊柱呈"竹节样",椎体方形变。附着点端的炎症、修复,多次反复发生,使整个韧带完全骨化,形成骨桥和骨板,逐渐形成骨强直。

2.滑膜炎　关节病变主要表现为滑膜增生、淋巴样浸润和血管翳形成,但缺少类风湿关节炎常见的滑膜绒毛增生、纤维蛋白原沉积和溃疡形成。

三、临床表现

1.发病特点　本病好发于 10~40 岁,平均发病年龄为 25 岁。男性较女性多见,男女发病率之比为(2~3):1。有阳性 AS 家族史者发病率更高,起病隐匿。患者逐渐出现臀髋部或腰背部疼痛和(或)僵硬,尤以久卧(夜间)或久坐时明显,翻身困难,晨起或久坐起立时腰部僵硬明显,但活动后减轻。有的患者会感觉臀髋部剧痛,偶尔向周边放射。疾病早期疼痛多在一侧呈间断性,数月后疼痛多在双侧呈持续性。随病情进展病变由骶髂关节向腰椎、胸颈椎发展,则出现相应部位疼痛、活动受限或脊柱畸形。据报道,我国患者中大约45%的患者是从外周关节炎开始发病。

2.关节表现　早期症状是腰骶、下腰背或臀部酸痛,为难以定位的钝痛。初为单侧或间断性,数月内逐渐变成持续性,双侧受累,伴下腰区僵硬和疼痛。背部发僵,以晨起时为著,休息会加重,轻微活动或用热水淋浴后可减轻。维持一个姿势过久可加重腰痛和僵硬感。夜间疼痛明显,严重时可从沉睡中痛醒。晨僵为病情活动的指标之一。

外周关节炎为首发症状者占43%,表现为髋、膝、踝等大关节,非对称性,反复发作与缓解交替。晚期常出现髋关节的屈曲挛缩,并引起特征性的固定步态,直立位时双膝关节被迫维持某种程度的屈曲。关节外或近关节骨压痛,其部位有脊肋关节、脊柱棘突、肩胛、髂骨翼、股骨大转子、坐骨结节、胫骨粗隆或足跟,这些症状由肌腱端炎引起。典型表现为腰背痛、晨僵、腰椎各方向活动受限和胸廓活动度减少。随着病变的进展,整个脊柱发生自下而上的僵硬,逐渐出现腰椎前凸消失,腰椎变平,胸廓变硬,驼背畸形。其他症状有足跟痛、足掌、肋间肌痛等。

肋脊和横突关节受累引起扩胸和呼吸受限,呼吸渐变成主要靠膈肌运动维持,但很少出现肺通气功能明显受限。随着病变的发展,整个脊柱日渐僵硬,逐渐出现腰椎变平和胸椎过度后突。

3.关节外表现　本病的全身表现一般不重,少数重症者有发热、疲倦、消瘦、贫血或其他器官受累。跖底筋膜炎、跟腱炎和其他部位的肌腱末端病在本病常见。1/4的患者在病程中发生眼葡萄膜炎,单侧或双侧交替,一般可自行缓解,反复发作可致视力障碍。神经系统症状来自压迫性脊神经炎或坐骨神经痛、椎骨骨折或不全脱位及马尾综合征,后者可引起阳痿、夜间尿失禁、膀胱和直肠感觉迟钝、踝反射消失。极少数患者出现肺上叶纤维化。有时伴有空洞形成而被认为结核,也可因并发真菌感染而使病情加剧。因主动脉根部局灶性中层坏死可引起主动脉环状扩张及主动脉瓣膜尖缩短变厚,从而导致主动脉瓣关闭不全及传导障碍见于3.5%~10%的患者。强直性脊柱炎可并发IgA肾病和淀粉样变性。

本病常累及青壮年,患者往往都处于学习、工作的重要阶段,如果没有得到恰当的治疗,造成学习、工作能力下降,甚至残疾,对于患者会造成较大影响。本病在临床上表现的轻重程度差异较大,有的患者病情反复持续进展,1~2年就可以出现明显的脊柱强直及驼背变形等,更有个别髋关节受累严重者会导致长期卧床;而有的患者也可长期处于相对静止状态,可以正常工作和生活。但是,发病年龄较小,髋关节受累较早,反复发作虹膜睫状体炎和继发性淀粉样变性,诊断延迟,治疗不及时和不合理,以及不坚持长期功能锻炼者预后差。

四、辅助检查

1.体格检查　骶髂关节和椎旁肌肉压痛为本病早期的阳性体征。随病情进展可见腰椎前凸变平。脊柱各个方向活动受限,胸廓扩展范围缩小,颈椎后突。以下几种方法可用于检查骶髂关节压痛或脊柱病变进展情况。①枕壁试验:健康人在立正姿势双足跟紧贴墙根时,后枕部应贴近墙壁而无间隙。而颈僵直和(或)胸椎段畸形后凸者该间隙增大至数厘米以上,致使枕部不能贴壁;②胸廓扩展:在第4肋间隙水平测量深吸气和深呼气时胸廓扩展范围,两者之差的正常值不小于2.5cm,而有肋骨和脊椎广泛受累者胸廓扩展范围缩小;③Schober试验:于双髂后上棘连线中点上方垂直距离10cm处做标记,然后嘱患者弯腰(保持双膝直立位)测量脊柱最大前屈度。正常人移动增加距离在5cm以上,脊柱受累者则增加距离<4cm;④骨盆按压:患者侧卧,从另一侧按压骨盆可引起骶髂关节疼痛;⑤Patrick试验(下肢"4"字试验):患者仰卧,一侧膝屈曲并将足跟放在对侧伸直的膝上。检查者用一只手

下压患者屈曲的膝(此时髋关节在屈曲、外展和外旋位),并用另一只手压患者对侧骨盆,可引出对侧骶髂关节疼痛则视为阳性。有膝或髋关节病变者也不能完成"4"字试验。

2.实验室检查 血小板升高、贫血、血沉增快和C-反应蛋白升高都可能是AS病情活动导致,不过尚有一部分AS患者临床上腰背痛等症状较明显但上述指标正常。AS类风湿因子一般为阴性,免疫球蛋白可轻度升高。HLA-B27基因对于诊断AS起一定的辅助作用,我国AS患者的HLA-B27的阳性率为90%左右,而我国正常人群的HLA-B27阳性率为6%~8%,大约80%的HLA-B27阳性者并不发生AS,大约10%的AS患者为HLA-B27阴性。

3.影像学检查 X线表现的变化具有确定的诊断意义。AS最早的变化发生在骶髂关节。X线显示骶髂关节软骨下骨缘模糊,骨质糜烂,关节间隙模糊,骨密度增高,关节融合。通常按X线骶髂关节炎的病变程度分为5级:0级,正常;Ⅰ级,可疑;Ⅱ级,有轻度骶髂关节炎;Ⅲ级,有中度骶髂关节炎;Ⅳ级,关节融合强直。脊柱的X线表现有椎体骨质疏松和方形变,椎小关节模糊,椎旁韧带钙化及骨桥形成。病程晚期广泛而严重的骨化性骨桥表现称为"竹节样脊柱"。耻骨联合、坐骨结节和肌腱附着点(如跟骨)的骨质糜烂,伴邻近骨质的反应性硬化及绒毛状改变,可出现新骨形成。临床早期或可疑病例可选择CT或MRI检查。CT的辐射较普通X线的大,应仅作为诊断使用,不应反复做CT检查。

4.2020年EULAR2020的进展 在早期诊断方面,用MRI诊断骶髂关节炎时,MRI表现过于敏感,仅出现骨组织水肿(可能是其他原因引起的,如正常人、产妇的骨组织水肿)就可以通过MRI观察到,因此不能仅通过MRI表现来诊断骶髂关节炎。低剂量CT也许将改变SpA的诊疗方式,当然还有一些新技术,如磁共振3D-VIBE序列、双源CT、骨核磁、免疫闪烁显像等也应用于SpA的诊疗。

五、诊断与鉴别诊断

1.诊断标准 近年来较多用1984年修订的纽约AS诊断标准。对一些暂时不符合上述标准者,可参考有关脊柱关节病(SpA)的诊断标准。

(1)1984年修订的纽约AS标准:①下腰背痛持续至少3个月,疼痛随活动改善,但休息不减轻;②腰椎在前后和侧屈方向活动受限;③胸廓扩展范围小于同年龄同性别人群的正常值;④双侧骶髂关节炎Ⅱ~Ⅳ级,或单侧骶髂关节炎Ⅲ~Ⅳ级。如果患者具备④并分别附加①~③条中的任何一条,可确诊为AS。

(2)ESSG诊断标准:炎性脊柱痛或非对称性以下肢关节为主的滑膜炎,并附加以下任何一项:①阳性家族史;②银屑病;③炎性肠病;④患关节炎前1个月内有尿道炎、宫颈炎或急性腹泻病史;⑤双侧臀部交替疼痛;⑥肌腱端病;⑦骶髂关节炎。将符合条件者列入此类进行诊断和治疗,并随访观察。

(3)2009年ASAS推荐的中轴型SpA的分类标准:起病年龄<40岁和腰背痛持续时间≥3个月的患者,加上符合下述两项标准之一:①影像学提示骶髂关节炎,即MRI提示骶髂关节活动性(急性)炎症或明确的骶髂关节炎影像学改变(根据1984年修订的纽约标准),加上至少1个下述SpA特征;②HLA-B27阳性加上至少2个下述SpA特征。

SpA特征包括:①交替性臀区疼痛;②非对称性关节炎;③足跟痛(附着点炎);④眼葡萄膜炎;⑤指(趾)炎;⑥银屑病;⑦炎症性肠病(IBD);⑧对非甾体抗炎药(NSAIDs)反应良好;⑨SpA阳性家族史;⑩急性期反应物(ESR或CRP)水平升高;⑩HLA-B27阳性。

(4)2013 年 AS 修订版柏林诊断流程提及的策略

1)对于存在慢性腰痛(疼痛持续至少 3 个月)且发病时年龄<45 岁的患者,应行骨盆前后位 X 线检查骶髂关节。如果此类背痛患者的影像学表现符合骶髂关节炎标准(至少双侧 2 级或单侧 3 级),并且存在至少一种其他 SpA 典型特征,则可诊断为 AS。

2)如果骨盆 X 线检查显示骶髂关节炎阴性,应查明既往或当前是否存在 SpA 的 11 项特征。患者存在其中 4 项常可诊断为放射学阴性中轴型脊柱关节炎(nr-axSpA),但此类患者最好还需要影像学阳性表现和(或)HLA-B27 阳性,因为同时缺乏这两项指标会降低 SpA 诊断率。

3)如果尚未检测 HLA-B27,且 SpA 特征少于 4 项,无放射学骶髂关节炎,则应行 HLA-B27 检测。对于无放射学骶髂关节炎,具备 SpA 特征 2~3 项且 HLA-B27 阳性的患者,常可诊断为 nr-axSpA。对于只有 2~3 项 SpA 特征、HLA-B27 阴性且无放射学骶髂关节炎的患者,相对不太可能诊断为 nr-axSpA,通常应寻找除 SpA 之外的诊断。但对于临床仍然高度怀疑 axSpA 的患者,应行 MRI 检查,评估骶髂关节有关节炎证据。如果存在该证据,则支持 nr-axSpA 的诊断。此外,MRI 检查骶髂关节可能有助于证实治疗可获益的活动性炎症,或可能提供更多预后信息。

4)对于无放射学骶髂关节炎且没有或只有一项 SpA 特征但 HLA-B27 阳性的患者,应通过 MRI 检查来评估有无骶髂关节炎。MRI 显示此类患者骶髂关节炎阳性,则支持 nr-axSpA 的诊断,但仅凭 MRI 表现不能确诊,应结合患者症状和其他表现进行解读。

(5)2020 年 EULAR2020 的进展:建议通过 CT 检查来确诊 SpA,CT 对诊断 SpA 有很大的帮助;磁共振有一定的优势,但也有弊端。随着磁共振技术的发展,磁共振检查更容易鉴别不同类型的 SpA。

2.鉴别诊断

(1)非特异性腰背痛:大多数腰背痛都是此类患者,该类疾病包括:腰肌劳损、腰肌痉挛、脊柱骨关节炎、寒冷刺激性腰痛等,此类腰痛类疾病没有 AS 的炎性腰背痛特征,进行骶髂关节 X 线检查或 CT 检查、行红细胞沉降率、C-反应蛋白等相关化验容易鉴别。

(2)臀肌肌筋膜炎:本病常出现单侧臀上部疼痛,需要和 AS 进行鉴别。但该病疼痛程度不重,一般不引起行动困难,无久卧加重的特点,炎性指标均正常,骶髂关节不会出现病变。

(3)腰椎椎间盘脱出:椎间盘脱出是引起炎性腰背痛的常见原因之一。该病限于脊柱,无疲劳感、消瘦、发热等全身表现,所有实验室检查包括血沉均正常。它和 AS 的主要区别可通过 CT、MRI 或椎管造影检查得到确诊。

(4)髂骨致密性骨炎:本病多见于青年女性,其主要表现为慢性腰骶部疼痛和发僵。临床检查除腰部肌肉紧张外无其他异常。诊断主要依靠 X 线前后位平片,其典型表现为在髂骨沿骶髂关节之中下 2/3 部位有明显的骨硬化区,呈三角形者尖端向上,密度均匀,不侵犯骶髂关节面,无关节狭窄或糜烂,故不同于 AS。该病无明显久坐、久卧疼痛的特点,且接受非甾体抗炎药治疗时不如 AS 那样疗效明显也是两种疾病的鉴别点。对于一些女性 AS 早期的患者,和本病较难鉴别,骶髂关节 MRI 检查可能有一定帮助,但仍需综合临床情况判断,对于较难鉴别的患者建议随访观察。

(5)类风湿关节炎:在 AS 早期,单纯以外周关节炎表现为主时特别需要与类风湿关节炎进行鉴别:①AS在男性多发而类风湿关节炎女性居多;②AS无一例外有骶髂关节受累,类风湿关节炎则很少有骶髂关节病变;③AS为全脊柱自下而上地受累,而类风湿关节炎只侵犯颈椎;④外周关节炎在AS为少数关节、非对称性,且以下肢关节为主,并常伴有肌腱端炎,在类风湿关节炎则为多关节、对称性和四肢大小关节均可发病;⑤AS无类风湿关节炎可见的类风湿结节;⑥AS的类风湿因子阴性,而类风湿关节炎的阳性率占60%~95%;⑦AS以HLA-B27阳性居多,而类风湿关节炎则与HLA-DR4相关。

(6)痛风:部分本病患者下肢关节炎发作持续时间较长,且有时发病期血尿酸不出现升高,此时往往需要与AS引起的外周关节炎进行鉴别。此时需综合两种疾病的临床特点仔细鉴别。

(7)弥漫性特发性骨肥厚(DISH):又称强直性骨肥厚,或Forestier病。该病发病多在50岁以上男性,是一种非炎症性疾病,常有脊椎痛、僵硬感及逐渐加重的脊柱运动受限。其临床表现和X线所见常与AS相似。但是,该病X线可见韧带钙化,常累及颈椎和低位胸椎,经常可见连接至少4节椎体前外侧的流注形钙化与骨化,而骶髂关节和脊椎骨突关节无侵蚀,晨起僵硬感不加重,血沉正常及HLA-B27阴性。根据以上特点可将该病和AS进行区别。

(8)代谢性骨病:甲状旁腺功能亢进、钙磷代谢异常等代谢性骨病常出现脊柱疼痛变形、身高变矮、髋关节疼痛等表现,影像学可以见到骨质明显疏松或硬化,但骶髂关节面没有模糊、破坏。一些特征性的化验检查,如血尿钙、磷离子、血清碱性磷酸酶、甲状旁腺素等异常可与AS鉴别。

六、治疗

AS尚无根治方法,但是患者如能及时诊断及合理治疗,可以控制症状并改善预后。应通过非药物、药物和手术等综合治疗,缓解疼痛和僵硬,控制或减轻炎症,保持良好的姿势,防止脊柱或关节变形,以及必要时矫正畸形关节,以达到改善和提高患者生活质量的目的。

1.非药物治疗 对患者及其家属进行疾病知识的教育是整个治疗计划中不可缺少的部分,有助于患者主动参与治疗并与医生配合。长期计划还应包括患者的社会心理和康复的需要。其总则为:在工作、休息和睡眠中保持恰当的姿势;避免过度劳累,避免超重;避免抽烟;保持乐观向上的态度。

(1)劝导患者合理和坚持进行体育锻炼,以取得和维持脊柱关节的最好位置,增强椎旁肌肉力量及心脏功能,增加肺活量。以柔韧性、伸展性运动为主,保持良好姿势。游泳是很好且有效的辅助治疗方法之一。锻炼量为每天30~40分钟,以低负重运动为主。可分次,每周坚持几天,缓慢增加锻炼量,循序渐进。疼痛出现时应停止锻炼,避免炎症关节负重和扭转。

1)步行:使用尽量大的步伐,以防限制髋关节的伸展;穿有弹性后跟的鞋子,以防通过弯曲膝盖来承担行走在坚硬路面上引起的震动。

2)坐姿:取坐位时,注意放一个靠垫在背后,椅子必须有平坦和坚固的表面;避免久坐,特别是在低软沙发或倾斜靠背上;带有倾斜平面的桌子有助于阅读时保持垂直姿势。

3)站姿:站立时,尽量保持挺胸、收腹和双眼平视前方的姿势。取坐位时,应保持胸部直立。日间经常间断做深呼吸,特别是胸式呼吸。

4)睡眠:使用坚固平整的床来保持夜间良好的睡姿;使用质优的床垫,有坚固的框架,多取仰卧位,避免促进屈曲畸形的体位,以防脊柱变形。睡前及早上起床前,俯卧适量时间。枕头要低,一旦出现上胸或颈椎受累,应停用枕头。如果颈椎还未僵直,建议低枕(一拳高左右)。肩部以下避免使用垫枕或枕头,否则会迫使胸廓处于弯曲的姿势;避免在膝下放置枕头,以防下肢肌肉和肌腱缩短。

5)工作:检查自己工作时的姿势,如有必要,改良工作环境,以保持良好姿势;避免过长时间弯腰或屈曲与拉紧背部和颈部的体力活动;安排便于坐、站和行走交替的工作;过度弯曲、旋转、伸展或身体震动的工作不适合 SpA 患者。

(2)对疼痛或炎性关节与软组织给予必要的物理治疗。

(3)建议吸烟者戒烟。吸烟是功能预后不良的危险因素之一。

(4)SpA 通常与骨质疏松相关,因此,通过食物摄入钙和充足的维生素 D(接受日照,多食鱼类,必要时服用维生素 D 补充剂)及平衡饮食有助于预防骨质疏松。

(5)如果脊柱已经融合,应避免发生颈部、腰背损伤的风险。防止跌倒,注意路面有无障碍物、有无湿滑,消除安全隐患。避免大量饮酒或服安眠药。避免容易导致身体碰撞的运动,如踢足球、打篮球等。乘坐汽车时,无论前后排,均要系好安全带,以防急刹车带来损伤。避免骑电瓶车等危险性较大的交通工具。

2.药物治疗

(1)非甾体抗炎药:可迅速改善患者腰髋背部疼痛和僵硬,减轻关节肿胀和疼痛及增加活动范围,无论早期或晚期 AS 患者的症状治疗都是首选的。非甾体抗炎药种类繁多,但对 AS 的疗效大致相当。可选用的药物有:吲哚美辛栓剂 50mg 或 100mg,塞入肛门内,每天 1~2 次;阿西美辛 90mg,每天 1 次;双氯芬酸钠通常每天总剂量为 75~150mg;塞来昔布 200mg,每天 2 次;洛索洛芬钠 60mg 每天 3 次;美洛昔康 15mg,每天 1 次。因为 AS 大多夜间疼痛明显,因此睡前应用上述药物效果最为理想。此类药物的不良反应中最常见的是胃肠不适,少数可引起溃疡,而栓剂是通过直肠吸收,可以减少胃肠的不良反应,塞来昔布对胃肠的不良反应也较小。其他较少见的有头痛、头晕、肝、肾损伤,血细胞减少,水肿,高血压及过敏反应等。医生应针对每例患者的具体情况选用一种抗感染药物。同时使用 2 种或 2 种以上的抗炎药不仅不会增加疗效,反而会增加药物的不良反应,甚至带来严重后果。抗炎药通常需要使用 2 个月左右,待症状完全控制后减少剂量,以最小有效量巩固一段时间,再考虑停药,过快停药容易引起症状反复,如一种药物治疗 2~4 周疗效不明显,应改用其他不同类别的抗炎药,在用药过程中应始终注意监测药物的不良反应并及时调整。不应把本类药物简单理解为止痛药物而忽视其应用,本类药物具有抗感染作用而非单纯止痛,特别是近年发现长期持续应用本类药物可能会延缓疾病的进展更说明了该类药物治疗 AS 的重要性,因此,目前主张 AS 患者只要是出现腰髋背部疼痛就应不迟疑地应用此类药物,不应为防止出现不良反应而忍受疼痛,否则长期疼痛、僵硬很容易逐渐出现脊柱僵直、驼背等畸形。

(2)柳氮磺胺吡啶:可改善 AS 的关节疼痛、肿胀和僵硬,并可降低血清 IgA 水平及其他实验室活动性指标,特别适用于改善 AS 患者的外周关节炎,并对本病并发的前葡萄膜炎有预防复发和减轻病变的作用。至今,该药对 AS 的中轴关节病变的治疗作用及改善疾病预后的作用均缺乏证据。通常推荐用量为每天 2.0g,分 2~3 次口服。本品起效较慢,通常在用药后 4~6 周。为了增加患者的耐受性,一般以 0.25g,每天 3 次开始,以后每周递增 0.25g,直至 1.0g,每天 2 次,或根据病情,或患者对治疗的反应调整剂量和疗程,维持 1~3 年。为了弥补柳氮磺胺吡啶起效较慢及抗感染作用欠强的缺点,通常选用一种起效快的非甾体抗炎药与其并用。本品的不良反应包括消化系症状、皮疹、血细胞减少、头痛、头晕,以及男性精子减少和形态异常(停药可恢复)。磺胺过敏者禁用。

(3)氨甲蝶呤:活动性 AS 患者经柳氮磺胺吡啶和非甾体抗炎药治疗无效时,可采用氨甲蝶呤。但经对比观察发现,本品仅对外周关节炎、腰背痛、僵硬及虹膜炎等表现,以及 ESR 和 CRP 水平有改善作用,而对中轴关节的放射线病变无改善证据。通常以氨甲蝶呤 7.5 ~ 15mg,个别重症者可酌情增加剂量,口服或注射,每周 1 次,疗程 0.5 ~ 3 年不等。同时,可并用 1 种非甾体抗炎药。尽管小剂量氨甲蝶呤有不良反应较少的优点,但其不良反应仍是治疗中必须注意的问题。这些包括胃肠不适、肝损伤、肺间质炎症和纤维化、血细胞减少、脱发、头痛及头晕等,故在用药前后应定期复查血常规、肝功能及其他有关项目。

(4)来氟米特:本药对 AS 的外周关节炎疗效较佳,有个别报道也能减轻骶髂关节炎症的进展,该药在临床上主要用于 AS 的脊柱外表现的治疗。该药通常以 10mg/d 剂量应用,病情较重者可加至 20mg/d。该药的最常见不良反应是肝功能损害,建议应用该药期间同时并用护肝药物,且用药初期应每 2 ~ 4 周查肝功能,以后每 3 ~ 6 个月复查 1 次。食欲减退、瘙痒性皮疹(常于用药较长一段时间出现)、体重下降等也可在该药治疗过程中出现。

(5)糖皮质激素:临床上常简称为"激素"。少数病例在使用大剂量抗炎药也不能控制症状时,用甲泼尼龙冲击治疗,连续 3 天,可暂时缓解疼痛。对其他治疗不能控制的下背痛,在 CT 指导下行糖皮质激素骶髂关节注射,部分患者可改善症状,疗效可持续 3 个月左右。本病伴发的长期单关节积液,可行长效皮质激素关节腔注射。重复注射间隔 3 ~ 4 周,一般不超过 2 ~ 3 次。糖皮质激素口服治疗不仅不能阻止本病的发展,还会因长期治疗带来不良反应。

(6)生物制剂:所谓生物制剂即选择性地以参与免疫反应或炎症过程的分子或受体为靶目标的单克隆抗体或天然抑制分子的重组产物。生物制剂针对风湿病的发病机制,比传统免疫抑制治疗更具特异性,从理论上讲,有可能从根本上控制疾病的进展,而不对正常的抗感染免疫产生影响。该类药物的出现使 AS 等风湿性疾病的治疗进入到一个崭新的阶段。越来越多的证据及临床实践证实,抗肿瘤坏死因子(TNF)-α 类生物制剂对 AS 及脊柱关节炎具有很好的疗效,且发现该类药物对 AS 及脊柱关节炎的疗效要优于对类风湿关节炎的疗效。目前,国内已经上市了三种类型的抗 TNF-α 生物制剂。①依那西普:是将编码人 TNF-α75 受体可溶性部分的 DNA 与编码人 IgG1 Fc 段分子的 DNA 连接后在哺乳动物细胞系表达的融合蛋白,它能可逆性地与 TNF-α 结合,竞争性抑制 TNF-α 与 TNF 受体位点的结合。推荐用法:25mg,皮下注射,每周 2 次;或 50mg,皮下注射,每周 1 次,两种用法对 AS 的疗效相近。笔者经过临床对照研究尚发现,关节腔内注射 25mg 可有效缓解 AS 和类风湿关节炎等疾病的外周关节炎症状,起效迅速,疗效持续时间较长,且无明显局部不良反应。②英夫利西单抗:是人/鼠嵌合的抗 TNF-α 特异性 IgG1 单克隆抗体。其治疗 AS 的推荐用法为:5mg/kg,静脉滴注,首次注射后于第 2、第 6 周重复注射相同剂量,此后每隔 6 周注射相同剂量。③阿达木单抗:是一个全人源化的抗 TNF-α 特异性 IgG1 单克隆抗体。推荐用法为皮下注射 40mg,每 2 周 1 次。

上述三种抗 TNF-α 生物制剂均有起效快(几小时到 24 小时),疗效好的特点。大多数患者的病情可迅速获得显著改善,如晨僵、腰背痛、外周关节炎、肌腱端炎、扩胸度、ESR 和

CRP 等,应用一段时间后,患者的身体功能及健康相关生活质量明显提高,特别是可使一些新近出现的脊柱活动功能障碍得到恢复。抗 TNF-α 生物制剂自从 20 世纪末开始应用于治疗 AS 以来,其卓越的疗效获得广泛认可。特别是对于主要以中轴受累的活动性 AS 患者,一般药物往往治疗效果不佳,本类药物更是治疗的较好选择。前述药物的推荐用法都是 AS 病情活动期的足量用法,在足量使用该类制剂 2～3 个月病情得到控制后,可以逐渐拉长用药间隔时间,同时并用其他类型药物,很多患者的病情不会出现明显复发。笔者在临床上发现,一些患者连续几年每 2～4 周注射 25mg 依那西普,同时使用一些非甾体抗炎药,病情可得到有效控制。诚然,本类药物价格偏高,目前在国内部分地区尚未进入医疗保险报销范围,限制了其在国内的广泛应用,然而,对于国产制剂足量使用 3 个月后拉长用药间隔时间,相当多的患者尚可负担其费用。抗 TNF-α 生物制剂共同的一个主要缺点是可降低人体对乙肝、丙肝和结核杆菌等的抵抗力,因此在准备使用前必须对患者进行有关乙肝、丙肝和结核感染的筛查,包括询问是否有乙肝、丙肝和结核病史,肺部影像学检查和结核菌素纯蛋白衍化物试验(PPD 试验),有条件者可进行 TB-ELISPOT 检查。对于有结核病史、肺部发现陈旧性结核灶的患者应慎用抗 TNF-α 类生物制剂;对于单纯 PPD 试验反应为强阳性的患者应暂时避免使用,可经抗结核药物治疗一段时间使对 PPD 试验反应减弱后,与抗结核药物合并使用;对于单纯 PPD 试验反应为(++)的患者应慎重使用本类药物,必要时并用抗结核药物。在使用本类药物治疗期间应避免和活动性结核病患者密切接触。但总体来说,生物制剂还是比较安全的,其安全性与传统的病情改善类抗风湿药物相似,具有良好的临床应用前景。

3.外科治疗　髋关节受累引起的关节间隙狭窄、强直和畸形是本病致残的主要原因。对于髋关节间隙出现明显狭窄或股骨头坏死变形的患者,为了改善患者的关节功能和生活质量,可考虑行人工全髋关节置换术。

七、病程和预后

应强调指出的是,本病在临床上表现的轻重程度差异较大,有的患者病情反复持续进展,有的长期处于相对稳定状态。仅局部受累的轻度 AS 患者可以保持几乎全部的功能和就业能力。然而,部分患者会发展成严重的骨骼活动受限或危及生命的肌肉骨骼外并发症。疾病活动度通常存在个体差异。症状通常持续几十年。少数可出现疾病活动的"平息"期,并随后达到长期缓解。一项由美国、加拿大和欧洲 10 个国家 AS 患者参与的问卷调查评价了 AS 活动性与妊娠的关系,结果发现疾病活动性对生育、妊娠结局或新生儿没有不利影响。AS 罹患淋巴瘤的风险似乎没有显著增加。

有研究证明,多个指标对判断 AS 的预后有参考价值,包括髋关节炎、腊肠样指或趾、NSAIDs 疗效差、ESR 水平升高(>30mm/h)、腰椎活动度受限和发病年龄<40 岁。其他一些因素也可能与 AS 患者预后不良相关,如吸烟、进行性加重的放射学改变、活动性病变(由疾病活动指数评定)、功能障碍(自我报告评估)、受教育程度较低、存在其他与 SpA 相关的疾病(如银屑病、炎症性肠病)、男性、有葡萄膜炎病史和各种涉及动柔度(能够快速或反复弯曲、扭转和伸展)或身体震动的职业活动(如驾驶卡车或操作重型设备)。另外,诊断延误、治疗不及时和不合理,以及不能长期坚持功能锻炼者的预后差。AS 患者应在专科医生指导下接受长期随诊。

第三节　银屑病关节炎

银屑病关节炎(psoriatic arthritis,PsA)是一种与银屑病相关的炎性关节病,患者有银屑病皮疹并导致外周关节炎、中轴关节炎、腱鞘炎、附着点炎等表现。25%~75%的 PsA 患者有中轴关节累及,患者可有骶髂关节炎和(或)脊柱炎,病程迁延,易复发,多数呈良性进展,小部分表现为严重的甚至是残毁性关节炎。银屑病是一种异质性且可能导致预后不良的疾病。但目前对其认识有限,诊治有难度,需要多学科协同治疗。

约75%银屑病关节炎患者皮疹出现在关节炎之前,同时出现者约15%。皮疹出现在关节炎后者约10%。该病可发生于任何年龄,高峰年龄为 30~50 岁,无性别差异,但脊柱受累以男性较多。全球银屑病患病率为2%~4%,大约30%的银屑病患者最终发展为 PsA。美国的银屑病关节炎患病率为0.11%,5%~7%的银屑病患者发生关节炎。我国银屑病关节炎患病率约为 1.23%。银屑病在白种人中的患病率为 1%~2%,在非洲人、美国黑人及日本人则罕见。银屑病关节炎患者的男女比例为 1∶(1.04~1.4),平均发病年龄为 32~45 岁。

一、病因

银屑病关节炎的发病机制尚未明确,在皮肤和关节病变的发生上可能有相同机制起作用。遗传、免疫和环境因子被认为是参与发病的重要因素。有研究表明,银屑病关节炎与 HLA-B13、B16、B17、B27、B37、B38、Cw6、DR4 和 DR7 相关。另有证据提示,携带 B7 或 B27 的银屑病患者注定会发生关节炎,以及 B27 与银屑病关节炎的背部疾病明显相关。因此,支持银屑病关节炎归属于与 B27 相关的血清阴性脊柱关节炎一类。有证据表明,银屑病关节炎患者体液免疫机制过度活跃,补体系统也参与发病,T 细胞激活,来自皮肤和滑膜的成纤维细胞增生反应能力增强,分泌能力增强,增加白介素-1、白介素-6 和血小板来源的生长因子的分泌。某种病毒或细菌感染可能与银屑病及银屑病关节炎的发生或加重相关。同时创伤可能与银屑病关节炎的发病相关。

二、病理生理

银屑病关节炎的基本病变为滑膜炎,通常与类风湿关节炎不易区别。受累的大关节滑膜可见绒毛增生及淋巴细胞浸润。血管损伤为突出特点,包括内皮细胞肿胀、血管壁增厚及炎性细胞浸润。受累的指间关节早期病变为滑膜增厚及肿胀,稍后为纤维性反应、绒毛形成及炎性细胞浸润。过度的纤维组织反应引起关节融合,尤其在近端指间关节及腕关节。远端指间关节的晚期病变为关节破坏、骨吸收及在肌腱附着处的骨质增生。增宽的关节间隙由细胞纤维组织替代,不残留滑膜痕迹。用免疫学方法检查病变滑膜可发现 IgG 和 IgA 沉积。

三、临床表现

本病起病隐袭,约 1/3 的患者呈急性发作,起病前常无明显诱因。

1.关节表现　关节表现多种多样,除四肢外周关节病变外,部分患者还可累及脊柱。受累关节表现为疼痛、压痛、肿胀、晨僵和功能障碍。Wright 依据患者临床特点将 PsA 分为 5 种类型,60%的类型间可相互转化,合并存在。

(1)单关节炎或少关节炎型:该型占 70%。病变以手、足远端或近端指(趾)关节为主,膝、踝、髋、腕关节也可受累,分布不对称。因伴发远端和近端指(趾)间关节滑膜炎和腱鞘炎,受损指(趾)可呈现全指(趾)弥漫性肿胀,即典型的腊肠指(趾),常伴有指(趾)甲病变。此型患者1/3~1/2可演变为多关节炎类型。

(2)远端指间关节炎型:该型占5%~10%。病变累及远端指间关节,为典型的PsA,通常伴银屑病指甲病变。

(3)残毁性关节炎型:该型占5%,是PsA的严重类型,好发年龄为20~30岁。受累的指、掌、跖骨可有骨溶解,指节为望远镜式的套叠状,关节可强直、畸形,常伴发热和骶髂关节炎,皮肤病变严重。

(4)对称性多关节炎型:该型占15%。病变累及5个或以上的关节,以近端指(趾)间关节为主,可累及远端指(趾)间关节及大关节,如腕、肘、膝和踝关节等。该型患者的临床症状容易与类风湿关节炎的临床症状混淆,特别是部分患者血清中可能出现低滴度的类风湿因子。

(5)脊柱关节病型:该型约占5%。男性、年龄大者多见,以脊柱和骶髂关节病变为主,常为单侧,下背痛或胸壁痛等症状可缺如或很轻。脊柱炎表现为韧带骨赘形成,严重时可出现脊柱融合、骶髂关节模糊、关节间隙狭窄甚至融合,可影响颈椎导致寰椎和轴下不全脱位。其他类型可以同时出现脊柱受累。仅有脊柱炎而无外周关节炎者多见于男性,活动受限明显,甲营养不良少见,虹膜炎多见,HLA-B27常呈阳性。而脊柱炎伴远端指间关节炎者以女性稍多见,颈部韧带骨赘多见,40%的患者伴附着点炎,骶髂关节炎少见,HLA-B27常呈阴性。

5种类型可相互重叠,相互转换。有20%~60%的患者与初发时类型不同。多数由少关节炎型发展为多关节炎型,也有多关节炎型发展为残毁型,或少关节炎型转变为中轴型。

通过美国登记的1530名PsA患者数据分析显示:基线时有12.5%的患者有中轴受累,这些患者皮肤关节受累更明显,附着点炎更多,疾病活动度更高(BASDAI、BASFI值和CRP水平更高),更年轻,生活质量受疾病影响更大。

也有学者将PsA分为下列3种类型:①类似反应性关节炎伴附着点炎的单关节和寡关节炎型;②类似类风湿关节炎的对称性多关节炎型;③类似强直性脊柱炎的以中轴关节病变为主(脊柱炎、骶髂关节炎和髋关节炎),伴有或不伴有周围关节病变的脊柱病型。

严重PsA的表现:有骨侵蚀;ESR或CRP水平升高;长病程导致的关节功能障碍、畸形;疾病高度活动导致生活质量下降;指(趾)炎,附着点炎;疾病快速进展。

2009年,银屑病与银屑病关节炎研究评估协作组(GRAPPA)建议将银屑病关节炎分为5个主要临床表现类型,同时根据疾病严重程度将各型又分为轻、中、重三级(表8-1)。

表8-1　银屑病关节炎临床分型和疾病严重程度的分级

分类	轻度	中度	重度
周围关节炎型	1.受累关节数<5个 2.X线未见破坏 3.无躯体功能受损 4.生活质量轻度下降 5.患者自我评估轻度	1.受累关节数≥5个 (肿胀触痛) 2.X线可见破坏 3.躯体功能轻度受损 4.轻度治疗反应不足 5.生活质量中度下降 6.患者自我评估中度	1.受累关节数≥5个 (肿胀触痛) 2.X线可见严重破坏 3.躯体功能严重受损 4.中、重度治疗反应不足 5.生活质量重度下降 6.患者自我评估重度

（续表）

分类	轻度	中度	重度
皮肤损害型	BSA<5,PASI<5,无症状	局部用药无效,DLQI<10,PASI<10	BSA>10,DLQI>10,PASI>10
脊柱关节炎型	轻度疼痛,无功能受损	功能受损或 BASDAI>4	既往治疗无效

注:BSA 为体表面积;DLQI 为皮肤病生活质量指数;PASI 为银屑病面积与严重程度指数;BASDAI 为强直性脊柱炎病情活动指数。

2.关节外表现

（1）皮肤表现:根据银屑病的临床特征,皮肤表现一般可分为寻常型、脓疱型、关节病型及红皮病型 4 种类型。皮肤银屑病变好发于头皮及四肢伸侧,尤其肘、膝部位,呈散在或泛发分布。要特别注意隐藏部位的皮损,如头发、耳内、会阴、臀、脐等。皮损表现为丘疹或斑块,呈圆形或不规则形,表面有丰富的银白色鳞屑,去除鳞屑后为发亮的薄膜,除去薄膜可见点状出血(Auspitz 征),该特征对银屑病具有诊断意义。存在银屑病是 PsA 与其他炎性关节病的重要区别。皮肤病变的严重性和关节炎症程度无直接关系,仅有 35% 的 PsA 患者二者相关。

（2）指（趾）甲表现:80%~90% 的 PsA 患者有指（趾）甲病变,而无关节炎的银屑病患者指甲病变发生率为 20%,因此指（趾）甲病变是 PsA 的特征,并与远端指（趾）间关节病变相关,与皮肤和关节病变的程度相关。指（趾）甲受累患者出现关节受累的比例为 43%~70%,是银屑病患者关节受累最强的预测因素。常见指（趾）甲表现为顶针样凹陷,远端指间关节的指甲有多发性凹陷是 PsA 的特征性变化,其他表现有甲板增厚、混浊、色泽发乌或有白甲、表面高低不平、有横沟及纵嵴,常有甲下角质增生,重者可有甲剥离。有时形成匙形甲。

（3）其他表现

1）全身症状:少数患者有发热、体重减轻和贫血等表现。

2）系统性损害:7%~33% 的 PsA 患者有眼部病变,如结膜炎、葡萄膜炎、虹膜炎和干燥性角膜炎等,常常是慢性的、双侧的、累及眼球后部的病变;有骶髂关节炎或 HLA-B27 阳性的 PsA 患者发生虹膜炎的概率明显增加。接近 4% 的 PsA 患者出现主动脉瓣关闭不全,常见于疾病晚期,另有心脏肥大和传导阻滞等;PsA 患者肺部可见上肺纤维化;胃肠道可有炎性肠病,罕见淀粉样变;还可出现骨质疏松。

3）附着点炎:附着点炎特别易发生在跟腱和跖腱膜附着部位。足跟痛和足掌痛是附着点炎的表现。临床上仅 22% 的 PsA 患者表现为附着点炎,而应用超声检查可以发现 56% 的 PsA 患者肌腱端异常。

四、辅助检查

1.实验室检查　本病无特殊实验室检查。病情活动时,红细胞沉降率(ESR)增快,C-反应蛋白(CRP)、IgA、IgE 及补体水平增高等;滑液呈非特异性反应,白细胞轻度增加,以中性粒细胞为主;类风湿因子(RF)阴性,2%~10% 的患者可有低滴度 RF;5% 的患者可有 CCP 抗体阳性;14%的患者有抗核抗体低滴度阳性。中轴型、多关节炎型伴中轴关节受累及少关节炎型伴中轴关节受累患者 HLA-B27 阳性率分别为 56%、24% 及 31%,HLA-B27 与附着点炎、指(趾)炎和对称性骶髂关节炎的发病相关。

2.影像学检查 关节骨质既有破坏又有增生表现,是本病的特征性改变。2003 年爱尔兰学者报道,即使在早期采用 DMARDs 治疗 2 年,仍有 47% 的患者出现放射学进展。在评估关节病变时,X 线、CT、超声、MRI 均可应用,超声和 MRI 比 X 线和 CT 更敏感。为了早期发现 PsA 患者,Gisondi 等使用超声附着点评分系统比较银屑病患者和对照组的附着点,发现银屑病患者附着点的厚度高于对照组,在两年的随访后,他们发现 30 例患者中 3 例发展为 PsA。2019 年,为了找到新的 PsA 附着点炎超声评分系统,GRAPPA 超声工作组评估了 PsA 患者和对照组的附着点的超声图像。他们建立了一个最佳模型,曲线下面积为 0.93,包括赘生物、多普勒信号、侵蚀、增厚、低回声和 6 个附着点部位(髌韧带嵌入远端髌骨和胫骨粗隆处、跟腱、跖筋膜嵌入跟骨处、伸肌肌腱嵌入外上髁处、冈上肌嵌入肱骨上关节面处)。对脊柱关节炎型,建议选择 MRI 进行骶髂和脊柱检查,而周围关节炎型可选择 X 线、超声和(或)MRI 检查;超声和 MRI 检查更有助于附着点炎、指(趾)炎等炎症性病变的发现和评估。

(1)周围关节炎:末节指骨远端有骨质溶解、吸收,而基底有骨质增生;可有中间指骨远端因侵蚀破坏变尖和远端指骨骨质增生,二者可造成铅笔帽样畸形或望远镜样畸形;受累指间关节间隙变窄、融合、强直和畸形。长骨骨干绒毛状骨膜炎可能累及的关节有掌指关节(MCP)、近端指间关节(PIP)、远端指间关节(DIP)、腕关节等。

(2)中轴关节炎:表现为不对称骶髂关节炎,关节间隙模糊、变窄、融合。椎间隙变窄、强直,不对称性韧带骨赘形成,椎旁骨化。其特点是相邻椎体的中部之间的韧带骨化形成骨桥,并呈不对称分布。

五、诊断与鉴别诊断

1.诊断依据 银屑病关节炎无公认的诊断或分类标准。目前认为当患者有银屑病而又表现出炎性关节炎即可诊断。许多文献对于银屑病关节炎的诊断参考 Moll 和 Wright 的银屑病关节炎分类标准:①至少有一个关节炎并持续 3 个月;②至少有银屑病皮损和(或)一个指(趾)甲上有 20 个顶针样凹陷的小坑或甲剥离;③血清 IgM 型类风湿因子阴性(滴度<1:80)。

假如类风湿因子阴性则诊断很容易。如果类风湿因子阳性则需排除银屑病和类风湿关节炎的合并存在。一位银屑病患者仅表现为远端指间关节受累也可能造成诊断的麻烦,因为银屑病也可以和骨关节炎合并存在。在不知患者是否有银屑病的情况下做出银屑病关节炎的诊断则相当困难。这时临床和放射学表现,如关节炎类型、受累关节分布、存在脊柱关节病,可能有助于诊断。因此,关键是细致询问病史和查体,寻找隐蔽的银屑病皮损,特别是在耳内、发际、脐周、肛周和指甲。

以下特点常提示银屑病关节炎:①无原发性骨关节炎的远端指间关节受累;②关节受累不对称;③无类风湿因子和皮下结节;④屈肌腱鞘炎和腊肠指(趾);⑤银屑病家族史;⑥明显的指甲顶针样小坑;⑦中轴关节 X 线有以下一项以上表现:骶髂关节炎;韧带骨赘;椎旁骨赘;⑧外周关节 X 线示无明显骨质疏松的侵蚀性关节炎,特别是远端指间关节的侵蚀性破坏,表现为末端指节基底部的增宽和近端指节远端的溶解(形成特征性的"笔帽征")。

2.鉴别诊断

（1）骨关节炎：骨关节炎多见于老年人患者，以远端指间关节、近端指间关节及膝关节受累多见，常以疼痛为主，活动时重，休息可缓解，关节呈骨性隆起，膝关节有骨摩擦感，血沉和C-反应蛋白等炎性指标正常。X线多为增生性改变，无侵蚀性破坏，无指（趾）甲病变。这些特点有助于与银屑病关节炎的鉴别。

（2）类风湿关节炎：多关节炎型的银屑病关节炎与典型类风湿关节炎较难鉴别，但银屑病关节炎多无晨僵和皮下结节，可有远端指间关节受累，类风湿因子阴性，有银屑病家族史和指甲病变，X线无骨质疏松却有侵蚀性骨破坏等，有助于与类风湿关节炎的鉴别。

（3）强直性脊柱炎：银屑病关节炎的寡关节炎型和脊柱炎型与强直性脊柱炎之间难以鉴别，甚至当银屑病皮疹未出现或被忽略时，长期被误诊为强直性脊柱炎或某一种脊柱关节炎。此时多关节受累、远端关节受累、腊肠指（趾）、指（趾）甲病变、银屑病家族史、X线单侧骶髂关节炎和跳跃性椎体骨赘有助于银屑病关节炎的诊断。

（4）反应性关节炎：本病与急性发作非对称性寡关节炎型银屑病关节炎不易区别。反应性关节炎无银屑病皮损和指甲改变，也无末端指节基底部增宽和近端指节远端溶解而形成特征性"笔帽征"，多有前驱感染如尿道炎和腹泻史。

六、治疗

PsA治疗的目的在于控制炎症、缓解疼痛和延缓关节破坏，尽可能保存关节功能。目标是使患者获得最好的照顾，达到疾病缓解或低活动度，提高患者生活质量和社会参与度。应兼顾治疗关节炎和银屑病皮损，考虑到每一个肌肉骨骼症状，制订治疗方案应因人而异，考虑有效、安全、经济三方面。管理银屑病关节炎患者时，还应重视非肌肉骨骼（如皮肤、眼睛和胃肠道）的表现，以及代谢综合征、心血管疾病、抑郁症等共患病。

1.一般治疗　适当休息，避免过度疲劳和关节损伤，控制体重，注意关节功能锻炼，忌烟、酒和刺激性食物。

2.药物治疗　2015年英国学者提出了达标疗法，即采用最有效的方法控制炎症，使关节破坏最小化。达到疾病缓解或最小活动度（minimal disease activity，MDA）的目标应根据疾病严重性、病程、共患病的情况确定。

MDA包括：触痛关节数≤1；肿胀关节数≤1；银屑病面积及严重程度指数≤1或体表受累面积≤3%；患者疼痛视觉模拟量表（VAS）评分≤15；患者整体疾病活动VAS评分≤20；健康评估问卷得分≤0.5；肿胀的附着点数≤1。

（1）非甾体抗炎药（NSAIDs）：具有抗感染、止痛、退热和消肿作用，但对皮损和关节破坏无效，适用于轻、中度活动性关节炎者。治疗剂量应个体化；只有在一种NSAIDs足量使用1~2周无效后才可更换为另一种NSAIDs；避免同时服用2种或2种以上NSAIDs，因疗效不叠加，而不良反应增多；老年人宜选用半衰期短的NSAIDs药物，对有溃疡病史的患者，宜服用选择性环氧化酶（COX）-2抑制剂，以减少胃肠道的不良反应。对外周关节炎患者，如果单用NSAIDs治疗1个月后疾病仍活动，应考虑加用其他治疗方案。对中轴关节炎患者，如果用NSAIDs治疗在4周内已经诱导缓解，则治疗应延长至12周。NSAIDs的不良反应主要有：胃肠道反应，如恶心、呕吐、腹痛、腹胀、食欲缺乏，严重者有消化道溃疡、出血、穿孔等；肾脏不良反应，如水钠潴留、高血钾、血尿、蛋白尿、间质性肾炎，严重者发生肾坏死甚至肾功能不全。NSAIDs 还可以引起外周血细胞减少、凝血障碍、再生障碍性贫血、肝功能损害,少数患者会发生过敏反应(皮疹、哮喘)、无菌性脑膜炎、耳鸣、听力下降等。

(2)改善病情抗风湿药(DMARDs):能防止病情恶化及延缓关节组织的破坏。患多关节炎或者患单关节炎但有预后不良因素的患者应快速启动 DMARDs。如果单用 1 种 DMARDs 无效,也可联合用药,以氨甲蝶呤(MTX)作为联合治疗的基本药物。如果 1 种 DMARDs 治疗 3 个月没有达到病情减轻 50%或者 6 个月没有达到治疗目标时,应更换治疗方案。当患者病情持续缓解时间超过 6 个月时,可采用减小药物剂量或延长治疗间期的方法逐步减停 DMARDs,最终达到最小有效剂量。

1)MTX:对皮损和关节炎均有效,尤其适用于多关节型,可作为首选药。MTX 对指(趾)炎可能有效。用法:口服、肌内注射和静脉注射,开始 7.5~25mg,每周 1 次,宜从小剂量开始。病情控制后逐渐减量,维持量 5~10mg,每周 1 次。常见不良反应有恶心、口炎、腹泻、脱发、皮疹、肝功能受损,少数出现骨髓抑制、听力损害和肺间质病变,也可引起流产、畸胎而影响生育力。服药期间应定期查血常规和肝功能。可与生物制剂联用,适用于严重的 PsA、MTX 部分有效的患者或合并葡萄膜炎的患者。MTX 还可能延缓或阻止针对生物制剂的抗体产生。

2)柳氮磺胺吡啶(SSZ):对外周关节炎有效。从小剂量逐渐加量有助于减少不良反应。使用方法:从每天 250~500mg 开始,之后每周增加 500mg,直至 2.0g。如果疗效不明显,可增至每天 3.0g。主要不良反应有恶心、厌食、消化不良、腹痛、腹泻、皮疹、无症状性转氨酶增高和可逆性精子减少,偶有白细胞、血小板减少,对磺胺过敏者禁用。服药期间应定期查血常规和肝功能。

3)硫唑嘌呤(AZA):对皮损也有效,常用剂量为 12mg/(kg·d),一般 100mg/d,维持量 50mg/d。不良反应有脱发、皮疹、骨髓抑制(包括白细胞减少、血小板减少、贫血)、胃肠反应(恶心、呕吐),可有肝损害、胰腺炎,对精子、卵子有一定损伤,出现致畸作用,长期应用可致癌。服药期间应定期查血常规和肝功能等。

4)环孢素 A(CsA):美国食品和药品管理局(FDA)已通过将 CsA 用于重症银屑病治疗,CsA 对皮肤和关节型银屑病有效。FDA 认为 1 年内维持治疗,更长期使用对银屑病是禁止的。常用量为 3~5mg/(kg·d),维持量是 2~3mg/(kg·d)。CsA 的主要不良反应有高血压、肝肾毒性、神经系统损害、继发感染、肿瘤及胃肠道反应、齿龈增生、多毛等。不良反应的严重程度、持续时间均与剂量和血药浓度有关。服药期间应查血常规、血肌酐和血压等。

5)来氟米特(LEF):对于中、重度患者,可用 LEF 20mg/d。越来越多的国际资料显示,IEF 治疗 PsA 有较好疗效,使用方法同 RA。主要不良反应有腹泻、瘙痒、高血压、肝酶增高、皮疹、脱发和一过性白细胞下降等。服药期间应定期查血常规和肝功能。

(3)阿维 A 酯:属芳香维 A 酸类。开始剂量为 0.75~1mg/kg,病情缓解后逐渐减量,疗程 4~8 周。肝肾功能不正常、血脂过高者及孕妇、哺乳期妇女禁用。用药期间注意查肝功能及血脂等。长期使用该药可使脊柱韧带钙化,因此中轴病变者应避免使用该药。

(4)糖皮质激素:推荐局部注射糖皮质激素作为辅助治疗。全身应用于病情严重者及一般药物治疗不能控制时。糖皮质激素的不良反应大,突然停用可诱发严重的银屑病,且停用后易复发,因此一般不选用,也不长期使用。应谨慎使用最低有效剂量,且不推荐用于中轴型患者。但也有学者认为,小剂量糖皮质激素可缓解患者症状,并在 DMARDs 起效前起"桥梁"作用。

（5）生物制剂：近年来，用生物制剂治疗 PsA 已有大量报道，也取得了很好的疗效。生物制剂还可与 MTX 合用。常用的生物制剂包括肿瘤坏死因子抑制剂（TNFi）和以 IL-12/23、IL-17A、磷酸二酯酶-4（PDE-4）、JAKs 为靶点的合成类改善病情药。

1）应由诊疗经验丰富的，充分了解适应证、禁忌证、不良反应的专科医生决定生物制剂的使用和随访。

生物制剂治疗指征：氨甲蝶呤和环孢素治疗失败、不能耐受或有禁忌证；银屑病造成了很大的生理、心理或社会功能影响；银屑病累及皮肤超过全身体表面积的 10%；局部银屑病（如指甲、面部、手掌、足底、皱褶处、外阴等）皮损严重造成功能障碍或治疗困难；合并活动性银屑病关节炎；顽固性银屑病或治疗后 3 个月内快速复发，不能继续予以 B 波紫外线和环孢素治疗。使用前应进行血常规、尿常规、肝功能、肾功能、病毒性肝炎、结核、肿瘤指标筛查，使用中注意监测这些指标。

合并脱髓鞘病患者和一级亲属患脱髓鞘病的患者禁用 TNF-α 抑制剂。脱髓鞘病症状包括单眼视力下降或丧失、眼球活动时疼痛、复视、感觉过敏和（或）减弱、平衡障碍、Lhermitte 综合征。

2）应用生物制剂前应充分告知患者获益、风险和高质量的研究信息。详细告知患者治疗方案及坚持规律治疗的重要性，并允许患者进行充分考虑。治疗过程中给予支持和建议。

3）应用生物制剂后应从以下几个方面进行评估：①银屑病疾病严重程度与基线（如终点 PASI 和基线 PASI 评分）比较；②是否达到商定的治疗目标；③是否控制银屑病关节炎的活动和（或）炎症性肠病的活动；④疾病对患者的生理、心理和社会功能的影响；⑤继续治疗的获益和风险；⑥接受治疗的患者（及其家人）的意见；⑦治疗的依从性。

4）评估疗效是否满足最小治疗反应标准：疾病严重程度较基线降低≥50%（如 PASI 50 反应或 BSA 百分比）；生理、心理或社会功能的临床相关改善（如 DLQI 改善≥4 或情绪好转）。

5）下列情况下要改变治疗方案：疗效未能满足最小治疗反应标准；继发失效；不能耐受目前的治疗或出现禁忌证。

6）选择生物制剂时应考虑下列因素：①综合考虑皮肤和关节病变；②仔细评估有无关节炎；③关节炎为中轴型还是外周型。

7）个体化治疗时应考虑的因素：①银屑病因素，包括治疗目标、疾病表型和活动模式、疾病严重程度和对患者的影响、是否存在银屑病性关节炎、银屑病既往治疗的结果；②其他个体因素，包括患者年龄、既往和目前共患病情况（如炎症性肠病、心力衰竭）、妊娠计划、体重、患者的观点及其对给药途径和频率的要求、坚持治疗的可能性、治疗费用。

8）药物的选择：TNF-α 抑制剂和 IL-17 抑制剂均是一线药物。例如，依那西普为注射用重组人 II 型肿瘤坏死因子受体-抗体融合蛋白，用于中、重度或其他药物治疗疗效不佳或不能使用其他药物的 PsA 患者，每次皮下注射 25mg，每周 2 次。另一类为抗肿瘤坏死因子的单克隆抗体，包括注射用英夫利昔单抗，也用于重度或其他药物治疗疗效不佳或不能使用其他药物的 PsA 患者，首次 3~5mg/kg 静脉滴注后，第 2、第 6 周及以后每 8 周给予相同剂量各 1 次。注射用阿达木单抗，每 2 周 1 次皮下注射 40mg。常见不良反应主要有注射部位的局部反应，如红斑、瘙痒、疼痛和肿胀等，一般持续 3~5 天，其他有头疼、眩晕、皮疹、咳嗽、腹痛、血液系统受损、感染、过敏反应等。对于活动性感染、活动性结核、肿瘤、充血性心力衰竭及对本药成分过敏者应禁用。

如果患者有外周关节炎,使用至少一种合成类或生物类改善病情药疗效不佳,或者不能使用生物类改善病情药,可考虑使用 JAK 抑制剂。要求口服药物治疗或近期有念珠菌感染的患者可考虑托法替布。应用托法替布时,须注意感染(尤其是带状疱疹病毒感染)风险。有心血管风险的老年患者服用托法替布时,须注意发生下肢深静脉血栓的风险。

轻症患者(受累关节数≤4、疾病中低度活动、皮肤受累局限)使用至少一种合成类改善病情药疗效不佳时,可考虑 PDE-4 抑制剂。

应用 TNF 抑制剂后有严重或反复感染且银屑病不严重的患者,可考虑使用阿巴西普。

有附着点炎的患者,如果使用 NSAIDs 或局部注射糖皮质激素疗效不佳,可考虑生物类改善病情药。

对于活动性中轴型脊柱病患者,NSAIDs 治疗疗效不佳时,应考虑生物类改善病情药,根据目前的临床实践,首选 TNF 抑制剂;当有皮肤受累时,IL-12/23 或 IL-17 抑制剂可能更合适。肠道受累的患者,使用 TNF 抑制剂和 IL-12/23 抑制剂更合适,首先考虑 TNF 抑制剂。葡萄膜炎患者首选 TNF 抑制剂。

9)疗效不佳时,须考虑下列因素:①是否肥胖或依从性差;②血药浓度是否不足。排除上述因素后,可做出以下选择:①优化辅助治疗;②改为其他生物制剂;③住院治疗、光疗、系统治疗等。

10)转换生物制剂注意事项:①两种生物制剂转换时须考虑两种药物的药理机制;②患者的病情和对转换药物性价比的观点;③原生物制剂应停药 1 个月或 1 个治疗周期后再转换为另一种生物制剂;④当由标准全身治疗转换为生物制剂时,尽可能将氨甲蝶呤以外的免疫抑制剂停用 1 个月后再开始生物制剂治疗;⑤如果停药困难,应在生物制剂起效时立即停免疫抑制剂。

11)建议育龄期妇女使用生物制剂治疗期间有效避孕,并与主诊医生讨论妊娠计划。主诊医生应告知备孕和妊娠期患者下列注意事项:①控制严重或不稳定银屑病对维持产妇健康的重要性;②现有大多数风湿病或炎症性肠病患者妊娠证据与 TNF-α 抑制剂有关;③大多数孕妇在妊娠时暴露于 TNF-α 抑制剂已成功分娩;④妊娠期间暴露于 TNF-α 抑制剂可能增加产妇感染风险;⑤母体 IgG 及目前批准用于治疗银屑病的生物制剂(除赛妥珠单抗外)在妊娠中晚期可经过胎盘转运,对新生儿发育的影响和感染风险尚未得到充分研究;中晚期妊娠患者可考虑停用原生物制剂,改为环孢素或赛妥珠单抗;⑥赛妥珠单抗通过胎盘转运的量很少(可以忽略),可作为计划妊娠患者的一线选择;⑦妊娠 16 周以上接受生物制剂治疗的母亲,所生婴儿在出生后 6 个月内应避免接种活疫苗;⑧哺乳有益,可在哺乳期开始或重启生物制剂治疗,进入乳汁的生物制剂量很小,不可能被婴儿吸收。

12)活疫苗接种 4 周后可开始生物制剂治疗。生物制剂治疗期间避免接种活疫苗。根据每种药物的药代动力学和药效学特点,停用生物制剂 6~12 个月后可接种活疫苗。

13)患者手术注意事项:术前停用生物制剂 3~5 个半衰期或一个治疗周期;告知手术医生患者有较高的术后感染风险;术后无感染证据且伤口愈合良好时,再开始生物制剂治疗。

(6)局部用药

1)关节腔注射长效皮质激素类药物:适用于急性单关节或少关节炎型患者,但不应反复使用,1年内不宜超过4次,同时应避开皮损处注射。因为过多的关节腔穿刺除易并发感染外,还可发生类固醇晶体性关节炎。

2)局部治疗银屑病的外用药:以还原剂、角质剥脱剂及细胞抑制剂为主,可根据皮损类型、病情等进行选择。对于疾病急性期患者及皮损发生在皱褶处的患者,应避免使用刺激性强的药物;稳定期患者可以使用作用较强的药物,如5%的水杨酸软膏、焦油类油膏、0.1%~0.5%的蒽林软膏等;稳定期皮损可以选用的药物还有钙泊三醇(一种维生素D的衍生物)、他扎罗丁(维A酸类药)等。稳定期患者如果存在病情顽固的局限性皮损,可以配合外用类固醇皮质激素。外涂药物后加封包可以促进疗效,使皮损较快消退,但应注意激素的局部不良反应,以及在应用范围较广时可能发生的全身吸收作用。

3.物理疗法

(1)紫外线治疗:主要为B波紫外线治疗,可以单独应用,也可以在服用光敏感药物或外涂焦油类制剂后照射B波紫外线,再加水疗(三联疗法)。

(2)长波紫外线照射(PUVA)治疗:又称光化学疗法,包括口服光敏感药物(通常为8-甲氧补骨脂,8-MOP),再进行PUVA。服用8-MOP期间注意避免日光照射引起光感性皮炎。有人认为长期使用PUVA可能增加发生皮肤鳞癌的机会。

(3)水浴治疗:水浴治疗包括温泉浴、糠浴、中药浴、死海盐泥浸浴治疗等。水浴治疗有助于湿润皮肤、祛除鳞屑,以及缓解干燥与瘙痒症状。

4.外科治疗　对已出现关节畸形伴功能障碍的患者,考虑外科手术治疗,如关节成形术等。

七、预后

PsA患者一般病程良好,只有少数患者(<5%)有关节破坏和畸形。有银屑病家族史、20岁前发病、HLA-DR3或DR4阳性、侵蚀性或多关节病变、ESR或CRP水平明显升高、指(趾)炎、指甲受累、广泛皮肤病变等提示预后较差。

第四节　反应性关节炎

反应性关节炎(Reactive arthritis,ReA)指继身体其他部位发生感染后,在远处关节出现的一种无菌性炎性关节病,已知与风湿热与A组溶血性链球菌感染有关,赖特综合征常继发于志贺痢疾杆菌感染后,近20余年来发现,沙门菌、衣原体、细菌或病毒所引起的肠道或泌尿生殖系感染均可诱发反应性关节炎。因此,反应性关节炎一向通常用于描述肠道或泌尿生殖系感染后诱发的非化脓性关节炎。近年来,从文献上可见,反应性关节炎和赖特综合征似有等同或通用之势,但后者更具有典型的关节炎、结膜炎和尿道炎三联征,并可伴发口腔溃疡、溢脓性皮肤角化病、神经或心脏病变。本病有2种起病形式:性传播型和肠道型。前者主要见于20~40岁男性,因衣原体或支原体感染泌尿生殖系统后发生。后者男女发病率基本相等,肠道感染菌多为革兰阴性杆菌。鉴于反应性关节炎、强直性脊柱炎及其他一些疾病在临床和基础方面有一些重叠现象,故人们也将反应性关节炎列入血清阴性脊柱关节病类。

一、病因与发病机制

反应性关节炎的发病与感染、遗传标记(HLA-B27)和免疫失调有关。患者亲属中骶髂关节炎、强直性脊柱炎和银屑病发病数均高于正常人群。引起反应性关节炎的常见病原微生物包括肠道、泌尿生殖道、咽部及呼吸道感染菌群，甚至病毒、衣原体及原虫等。这些微生物大多数为革兰染色阴性，具有黏附黏膜表面侵入宿主细胞的特性。研究发现，许多反应性关节炎患者的滑膜和滑膜白细胞内可检测到沙眼衣原体的 DNA 和 RNA，以及志贺杆菌的抗原成分，而衣原体热休克蛋白（HSP）、耶尔森菌热休克蛋白-60 及其多肽片段均可诱导反应性关节炎患者 T 细胞增生。这些发现提示，患者外周血中的 T 细胞可能受到上述细菌的抗原成分的诱导而导致发病。与此同时，近期大量研究证明，乙型溶血性链球菌感染与反应性关节炎的发病也密切相关，乙型溶血性链球菌感染是反应性关节炎的另一个常见原因。Kocak 等将乙型溶血性链球菌感染后关节炎/关节痛，但不符合修订的 Jones 风湿热诊断标准者诊断为链球菌感染后反应性关节炎。

反应性关节炎的发病还与 HLA-B27 有密切的相关性，肠道及泌尿生殖道感染引起的反应性关节炎多与易感基因 HLA-B27 有关，而链球菌、病毒、螺旋体导致的反应性关节炎一般无 HLA-B27 因素参与。其理论基础主要为 HLA-B27 通过分子模拟学说，即在关节炎患者中存在针对 HLA-B27 与细菌多肽复合物的免疫反应而致病。研究发现，克雷伯肺炎杆菌与 HLA-B27 具有共同氨基酸序列，而且，这种序列并不仅限于致病菌。在体外，以致关节炎细菌感染 HLA-B27 靶细胞，从对该靶细胞特异的滑膜 T 细胞中已分离出 CD8+T 细胞克隆。在反应性关节炎患者，用分枝杆菌热休克蛋白-65 基因，或从相对应的热休克蛋白序列得到的多肽转染 HLA-B27 细胞，在其血清中可发现针对该细胞的特异性抗体。这些研究提示，针对导致关节炎细菌感染的细胞上表达的 HLA-B27，存在活跃的免疫反应。有趣的是，也存在一些未经体外细菌感染也能与 HLA-B27 靶细胞反应的 CD8+T 细胞。这些自主反应性淋巴细胞是自身免疫反应的潜在介质。

流行病学研究发现，反应性关节炎患者的 HLA-B27 阳性率达 65%~96%。HLA-B27 携带者发生反应性关节炎的机会增加 50 倍。但是，HLA-B27 基因既不是反应性关节炎的唯一致病原因，也不是其必需的条件，该基因阴性者同样罹患反应性关节炎。家系研究发现，感染痢疾的 HLA-B27 阳性家族成员中并未全部发生反应性关节炎，而出现反应性关节炎者也并非均为 HLA-B27 阳性。但 HLA-B27 阳性患者的临床症状明显重于该基因阴性者。而且，HLA-B27 阳性者易发展成慢性反应性关节炎。

二、临床表现

1.全身症状 全身症状常突出，一般在感染后数周出现发热、体质下降、严重的倦怠、无力和大汗。热型为中至高热。每天 1 个或 2 个高峰。多不受退热药物影响。通常持续 10~40 天，自行缓解。

2.关节表现 首发症状以急性关节炎多见，典型的关节炎出现在尿道或肠道感染后 1~6 周，呈急性发病，多为单一或少关节炎，非对称性分布。30% 的性传播 ReA 患者出现腱鞘炎导致活动时疼痛，16% 的患者出现伴有关节周围炎症的腊肠样指（趾）。关节炎一般持续 1~3 个月，个别病例可长达半年以上。

病变主要累及膝及踝等下肢大关节，肩、腕、肘、髋关节及手和足的小关节也可累及。受累关节出现发热、肿胀、剧痛和触痛。膝关节常有明显肿胀及大量积液。背部不适常放射到臀部和大腿，在卧床休息和不活动时加重。10% 的性传播 ReA 患者在急性期发生骶骨疼痛和骶髂关节炎症。

超过 40%的性传播 ReA 患者出现附着点炎和筋膜炎。肌腱端病的典型表现是跟腱附着点炎,表现为疼痛、僵硬、行走困难。

初次发病症状通常在 3~4 个月消退,并可恢复正常。但性传播 ReA 有 50%的复发倾向,17%的患者症状持续超过 1 年,更有可能发展为侵蚀性关节炎,尤其是 HLA-B27 阳性患者,常累及足部小关节,12%的患者出现畸形,但是除合并银屑病外,罕见严重的畸形。15%的性传播 ReA 患者出现跖趾、膝、踝关节和中轴关节侵蚀病变,导致持续性活动障碍。某些患者可在反复发作过程中发生关节畸形、强直、骶髂关节炎和(或)脊柱炎。目前尚不明确强直性脊柱炎是 ReA 的并发症还是在同样的遗传倾向下独立发展出的另一种疾病。

3.关节外表现

(1)泌尿生殖系统表现:典型患者是在性接触或痢疾后 7~14 天发生无菌性尿道炎。男性患者,有尿频和尿道烧灼感。尿道口红肿,可见清亮的黏液样分泌物,也可以出现自发缓解的出血性膀胱炎或前列腺炎。旋涡状龟头炎为阴茎龟头和尿道口无痛的浅表性红斑溃疡,见于 20%~40%的男性患者。龟头炎的发生与尿道炎的有无或轻重无关。龟头炎一般在几天或几周痊愈,极少数可持续几个月。女性患者可表现为无症状或症状轻微的膀胱炎和宫颈炎。有少量阴道分泌物或排尿困难。

(2)皮肤黏膜表现:超过 50%的患者可出现皮肤黏膜症状。溢脓性皮肤角化症为病变皮肤的过度角化,见于 10%~30%的患者,通常出现于足底和手掌,也可累及指甲周围、阴囊、阴茎、躯干和头皮。开始为红斑基底上清亮的小水疱,然后发展成斑疹、丘疹并形成角化小结节。这种皮损无论从临床表现还是从组织病理上都很难与脓疱性银屑病相鉴别。类似于银屑病的指甲角化也可见于 6%~12%的患者。10%的患者可出现一过性浅表口腔溃疡,溃疡多位于硬腭和软腭、牙龈、舌和颊黏膜,开始表现为水疱,逐渐发展成浅小、有时融合的溃疡,多为无痛性,16%的性传播 ReA 患者出现地图舌。结节红斑是耶尔森菌感染的临床表现,常见于女性、HLA-B27 阴性及缺乏胃肠道症状的患者。

(3)眼部症状:1/3 的 ReA 患者可出现结膜炎,通常症状较轻,常常在关节炎发作时出现,可以是单侧或双侧受累,伴有无菌性分泌物。多可 1~4 周自发缓解,但很容易复发。2%~11%的患者出现急性前葡萄膜炎(虹膜炎),表现为眼睛疼痛、发红和畏光,预后一般较好,但是如果不治疗,有 11%的患者可出现失明。角膜炎、角膜溃疡、表面巩膜炎、视神经和球后神经炎、前房积血也可见于持续性或慢性患者。

(4)心脏表现:可以包括主动脉病变和传导异常。主动脉环和升主动脉是通常受累的部位,少数患者由于主动脉中层病变和主动脉根部扩张,最终发生主动脉瓣关闭不全。5%~14%的患者可出现心电图异常,慢性病患者(病程超过 10 年)最常报道的为Ⅰ度房室传导阻滞,可能进展为Ⅱ度或完全性房室传导阻滞。性传播 ReA 还可出现无症状的心动过速、左室扩张和心包炎。

(5)其他表现:蛋白尿、镜下血尿或无菌性脓尿可见于大约 50%的性传播型 ReA,并且常常是无症状的。肾小球肾炎和 IgA 肾病可见于少数患者,严重的系统性坏死性血管炎、血栓性浅表性静脉炎、紫癜、淀粉样变性、颅神经和周围神经病也是慢性病患者少见的并发症。

三、辅助检查

1.实验室检查

（1）血液学检查：血沉及 C-反应蛋白在急性期反应性关节炎可明显增高，在进入慢性期者则可降至正常。血常规可见白细胞、淋巴细胞计数增高或出现轻度贫血。在部分患者可见尿中白细胞增高或者镜下血尿，很少出现蛋白尿。

（2）细菌学检查：中段尿、大便及咽拭子培养有助于发现反应性关节炎相关致病菌。测定血清中抗细菌及菌体蛋白质抗体对鉴定细菌类型十分重要。

（3）HLA-B27 测定：HLA-B27 阳性对反应性关节炎的诊断、病情判断乃至预后估计都有一定的参考意义。但是 HLA-B27 测定阴性不能除外反应性关节炎。

（4）自身抗体及免疫球蛋白：反应性关节炎患者的类风湿因子、抗核周因子及抗核抗体均阴性，而血清免疫球蛋白 IgG、IgA、IgM 可增高。这些指标测定有助于反应性关节炎的诊断与鉴别诊断。

（5）关节液检查：关节液检查对反应性关节炎诊断及与其他类型关节炎的鉴别具有重要意义。反应性关节炎的滑液中可有白细胞及淋巴细胞增高，黏蛋白阴性，关节液培养阴性。利用 PCR、间接免疫荧光及电镜技术可在部分患者的滑液中检测到菌体蛋白成分。

2.影像学检查　放射学检查虽然并非 ReA 诊断的必要条件，但是对于 ReA 患者的评价仍非常重要。在病程早期，放射学表现可以是完全正常的或仅显示软组织肿胀。当关节炎反复发作后，约 20% 的患者可以出现放射学异常。最具特征性的受累部位包括足小关节、跟骨、踝和膝关节，在中轴部位则包括骶髂关节、脊柱、耻骨联合和胸肋等。炎症部位非对称的骨化是具有诊断价值的放射学特征。肌腱附着点特别是在跟腱、足底肌腱和筋膜处可见骨膜反应和骨侵蚀。侵蚀性关节可累及足小关节，有 12% 的患者可出现足畸形，伴独特的边缘和绒毛状周围骨炎；沿着掌指、跖趾和指（趾）体部出现线形骨周围炎。10% 的患者在疾病早期即出现骶髂关节炎。最终约有 70% 的慢性 ReA 患者出现单侧（早期）或双侧（晚期）骶髂关节异常；非对称性椎旁逗号样骨化是 ReA 独特的影像学发现，多累及下 3 个胸椎和上 3 个腰椎，椎体方形变不常见。超声可以检查受累的外周关节和肌腱端。MRI 可检查受累的中轴关节。

四、诊断与鉴别诊断

1.诊断标准　ReA 是一种与特定部位感染相关的脊柱关节炎，因此诊断时需注意寻找泌尿生殖道或肠道前驱感染的证据，同时具备脊柱关节病常见的临床表现，如典型的外周关节炎为以下肢为主的非对称性寡关节炎，常有肌腱端炎、眼炎、炎性下腰痛、阳性家族史及 HLA-B27 阳性等，有以上表现者诊断并不困难，但由于各种表现可在不同时期出现，所以诊断有时需要数月时间。发展为慢性 ReA 患者，其关节炎和（或）皮损的表现类似银屑病关节炎、强直性脊柱炎和白塞病。

目前多沿用 Kingsley 与 Sieper 提出的 ReA 分类标准进行诊断。①外周关节炎：以下肢为主的非对称性寡关节炎。②前驱感染的证据：a.如果 4 周前有临床典型的腹泻或尿道炎，则实验室证据可有可无；b.如果缺乏感染的临床表现，则必须有感染的实验室证据。③排除引起单或寡关节炎的其他原因，如其他脊柱关节病、感染性关节炎、莱姆病及链球菌 ReA。④HLA-B27 阳性，ReA 的关节外表现（如结膜炎、虹膜炎、皮肤、心脏与神经系统病变等），或典型脊柱关节病的临床表现(如炎性下腰痛、交替性臀区疼痛、肌腱端炎或虹膜炎)不是确诊ReA 必须具备的条件。

2.鉴别诊断　ReA 须同多种风湿性疾病,如急性风湿热、痛风性关节炎和脊柱关节病的其他类型(银屑病关节炎、强直性脊柱炎、肠病性关节炎等)相鉴别。但最重要的是排除细菌性关节炎。

(1)细菌性关节炎:多为单关节炎,急性发病,常伴有高热、乏力、寒战等感染中毒症状,关节局部多有比较明显的红、肿、热、痛等炎症表现,滑液为重度炎性改变,通常白细胞计数>$50×10^9$/L,中性粒细胞多在 75%以上。滑液培养可以发现致病菌。

(2)急性风湿热:属于广义 ReA 的范畴。患者多为医疗条件较差地区的青少年,发病较急,起病前 2~3 周多有链球菌感染史。临床上患者常有咽痛、发热和以四肢大关节为主的游走性关节炎,关节肿痛消退后不遗留骨侵蚀和关节畸形。患者还常同时伴发皮肤环形红斑、心肌炎,检查外周血白细胞增高,抗"O"升高。

(3)痛风性关节炎:多发于中老年男性,最初表现为反复发作的急性关节炎,最常累及足第一跖趾关节和跗骨关节,表现为关节红、肿和剧烈疼痛。患者多有高嘌呤饮食史,血尿酸水平升高,滑液中有尿酸盐结晶。

(4)银屑病关节炎:好发于中年人,起病多较缓慢。ReA 主要与 PsA 5 种临床类型中的非对称性少关节炎型相鉴别。此型常累及近端指(趾)间关节、掌指关节、跖趾关节,以及膝和腕关节等四肢大小关节,少数患者可以遗留关节残毁。PsA 患者常有银屑病皮肤和指(趾)甲病变。

(5)强直性脊柱炎:好发于青年男性,主要侵犯脊柱,但也可累及外周关节,在病程的某一阶段甚至可以出现类似 ReA 的急性非对称性少关节炎,但患者常同时有典型的炎性下腰痛和 X 线证实的骶髂关节炎。

(6)肠病性关节炎:除可有类似 ReA 的急性非对称性少关节炎外,还伴有明显的胃肠道症状,如反复腹痛、脓血便、里急后重等。纤维结肠镜检查可以明确克罗恩病或溃疡性结肠炎的诊断。

(7)白塞病:基本病变为血管炎,全身大小动静脉均可受累。患者有反复口腔黏膜、生殖器溃疡并伴眼炎。患者虽可有关节病、关节炎,但通常症状较轻。本病有较为特异的皮肤损害,如针刺反应、结节红斑等。患者可有动脉栓塞和静脉血栓形成。

五、治疗

目前 ReA 尚无特异性或根治性治疗方法。和其他炎性关节病一样,ReA 的治疗目的在于控制和缓解疼痛,防止关节破坏,保护关节功能,使炎症快速缓解或达到低活动度。医生通常根据受累关节是中轴还是外周,疾病是急性还是慢性期,来决定个体化的治疗方案。

1.一般治疗　口腔与生殖器黏膜溃疡多能自发缓解,无须治疗。急性关节炎患者(尤其是下肢关节受累时)可卧床休息,但应避免使用固定关节夹板,以免引起纤维强直和肌肉萎缩。当急性炎症症状缓解后,应尽早开始关节功能锻炼。有中轴关节受累时,物理治疗和功能锻炼特别重要。

2.药物治疗

(1)非甾体抗炎药(NSAIDs):本类药物种类繁多,但疗效大致相当,选择因人而异。NSAIDs 可减轻关节肿胀和疼痛及增加活动范围,是早期或晚期患者症状治疗的首选。在考虑胃肠、肾脏、心脑血管不良反应的前提下,尽可能最短时间应用。高危患者应避免使用。NSAIDs 出现胃肠道不良反应的危险因素包括既往上消化道疾病或出血史,年龄>65 岁,男性,吸烟,酗酒,以及口服糖皮质激素、抗凝剂、小剂量阿司匹林。NSAIDs 与胃黏膜保护剂或质子泵抑制剂联用可降低胃肠道不良反应风险。

(2)抗生素:抗生素的治疗仍有争议。早期有效的抗生素治疗可以阻止 ReA 启动和持续。对于获得性 ReA,短期使用抗生素(氧氟沙星或大环内酯类抗生素)治疗并发的尿道感染可能降低有 ReA 病史患者的关节炎复发风险。有一项随机双盲研究,比较联用两种抗生素(多西环素加利福平和阿奇霉素加利福平)与安慰剂治疗 42 例感染衣原体(PCR 阳性)后慢性反应性关节炎患者,显示联用抗生素组优先达到治疗终点(63% vs. 20%)。可以认为,联合抗生素治疗对伴有活动性感染的反应性关节炎患者,尤其是沙眼衣原体和肺炎衣原体感染后的 ReA,似乎有益。而对于肠道型 ReA,抗生素治疗常常是无效的,并不推荐在 ReA 发生之后使用抗生素。

(3)糖皮质激素:使用 NSAIDs 不能缓解症状的个别患者可短期使用中小剂量糖皮质激素,但口服治疗不仅不能阻止本病的发展,还会因长期治疗带来不良反应,适用于多关节严重受累者。外用糖皮质激素和角质溶解剂对溢脓性皮肤角化症有用。关节内注射糖皮质激素可暂时缓解膝关节和其他关节的肿胀。对足底筋膜或跟腱滑囊引起的疼痛和压痛可局部注射糖皮质激素治疗,使踝关节早日活动,以免跟腱变短和纤维强直。必须注意避免直接跟腱内注射,否则会引起跟腱断裂。

(4)改善病情抗风湿药(DMARDs):当 NSAIDs 不能控制关节炎,关节症状持续 1 个月以上或存在关节破坏的证据时,可加用改善病情抗风湿药。应用最广泛的 DMARDs 是柳氮磺胺吡啶(SASP)。Clegg 进行了相关对照研究,入组 134 例非甾体抗炎药治疗失败患者,SASP 组有效率(63%)优于安慰剂组(47%)。SASP 对于肠黏膜的作用使其尤其适用于消化道感染导致的 ReA,可以减轻病情、缩短病程,可通过逐步加量至 2g/d 的治疗量。对于重症不缓解的 ReA 可试用氨甲蝶呤(MTX),常用剂量为每周 7.5~15mg,口服;或硫唑嘌呤 1~4mg/kg。但 MTX 和 SASP 对中轴病变疗效不显著。

(5)生物制剂:近 10 年来,TNF-α 抑制剂的应用是治疗策略上最显著的改变。但是 ReA 的发病率很低,缺乏对照研究数据。只有一些孤立性观察或回顾性研究,结果差异大,因此证据不充分。另外,还必须考虑自发病程通常局限于几个月内对疗效评估的影响。

生物制剂适用于 NSAIDs、合成类 DMARDs 治疗 12 周和抗生素疗效不佳的患者。据报道,起始治疗的时间从几周到几年,主要应用的药物有阿达木单抗、英夫利昔单抗和依那西普,按常规剂量使用,总体治疗效果满意,能减少受累关节数,降低疼痛评分和炎症指标水平,对关节外表现尤其是皮肤病变有效。可能在用药 1.5~10 个月后停药。疗效与引起 ReA 的感染源无关。治疗的安全性良好,不会加重初始感染。有少量用司库奇尤单抗治疗有效的报道。

3.附着点炎的治疗　包括休息、理疗和超声治疗,鞋垫矫正,应用 NSAIDs,关节局部注射糖皮质激素。对严重的持续性足跟肿痛,可予放疗、手术治疗和应用生物制剂。

4.皮肤病变的治疗　轻症患者无须治疗,中到重症患者可外用水杨酸或糖皮质激素或骨化三醇,重症患者可应用 MTX 和维 A 酸。

第九章　红斑狼疮

第一节　系统性红斑狼疮

红斑狼疮(lupus erythematosus,LE)是一种由机体自身免疫介导的慢性、反复迁延的自身免疫病。该病为一病谱性疾病,系统性红斑狼疮(systemic lupus erythematosus,SLE)和皮肤型红斑狼疮(cutaneous lupus erythematosus,CLE)分别位于病谱的两端。本章介绍系统性红斑狼疮。

SLE 的全球患病率为(30~50)/10 万人,美国患病率为(14.6~50.8)/10 万人(其中黑种人女性的患病率比白种人高 3~4 倍),调查显示,我国 SLE 的患病率为 70.41/10 万人。SLE 的年发病率随地区、种族、性别和年龄等而异。有色人种显著高于白种人,女性显著高于男性,儿童男女比为 1:(1.5~6),育龄年龄男女比为 1:(7~9),老年男女比为 1:2。发病年龄以青壮年为主,多见于 15~45 岁。

一、病因

系统性红斑狼疮的病因至今尚未肯定,大量研究显示,SLE 的发病与遗传、内分泌、环境因素(如感染、紫外线、药物)、表观遗传学及免疫异常有关。

1.遗传 SLE　遗传 SLE 是一种多基因遗传性疾病,其发病常需要多个基因的共同作用。单一基因(如补体 C1q 和 C4)的缺陷仅见于极少数病例。目前认为 HLA-Ⅱ类基因较Ⅰ类基因与 SLE 的相关性更为明显。SLE 相关的单核苷酸多态性位点主要位于免疫反应相关基因的非编码区。研究发现:①一些基因如 STAT4 和 PTPN22 同时参与 SLE、类风湿关节炎、糖尿病的发病;②CD3-ζ 和 PP2Ac 基因多态性导致的表达产物改变能够引起 SLE 患者 T 细胞功能异常;③TNIP1、PRDM1、JAZF1、UHRF1BP1 和 IL-10 是 SLE 的易感基因;④C4、FCGR3B 和 TLR7 基因拷贝数改变与病情相关。

2.内分泌因素

(1)性激素及其代谢异常:在 SLE 患者中,育龄期女性的患病率比同龄男性高 9~15 倍,而青春期前和绝经期后的女性患病率略高于男性,这与育龄期女性雌激素/雄激素比值显著增高有关。实验表明雌激素能增加抗 dsDNA 抗体生成并使其从 IgM 型转化为 IgG 型;降低巨噬细胞的吞噬功能,影响免疫复合物的清除;并可诱导 Ro/SSA 和 La/SSB 在角质形成细胞膜上的表达增强,还可诱导树突状细胞、T 细胞和 B 细胞炎性细胞因子的产生。

(2)雌激素受体:现证实,胸腺组织和非胸腺淋巴样组织、骨髓组织、巨噬-巨红细胞系统、内分泌系统、中枢神经系统和具有免疫调节功能的下丘脑腹侧核等处均具有丰富的雌激素受体。复旦大学附属华山医院发现活动期患者雌激素受体容量显著高于静止期患者,也有报道示 SLE 患者外周血 CD4+T 细胞 Era 表达水平较正常人升高。

(3)催乳素(PRL)和生长激素(GH):免疫学研究显示,胸腺、骨髓、脾、淋巴结和外周血单个核细胞上表达 PRL 和 PRL 受体。GH 为非生殖激素,与 PRL 在一级结构和免疫调节功能等方面具有非常多的相似性。复旦大学附属华山医院皮肤科的研究显示:①PRL 和 GH 可刺激 SLE 患者的 B 淋巴细胞分泌抗-dsDNA 抗体,其 IgG 型抗体水平显著高于正常人;②体外试验显示,活动期 SLE 在 PRL 和 GH 干预后分泌 Th2 型细胞因子的能力增强。

3.环境因素 多种病毒感染尤其是 EB 病毒、细小病毒 B19、内源性反转录病毒和巨细胞病毒可能与 SLE 发病相关。研究发现,EB 病毒核抗原 1 和狼疮自身抗原 Ro 和 Sm 在分子结构上具有相似性,EB 病毒核抗原 1 来源多肽可诱导小鼠产生狼疮样反应。SLE 患者的 CD8+T 细胞存在功能缺陷,不能有效清除被 EB 病毒感染的 B 细胞。细小病毒 B19 感染可模拟狼疮样临床和血清学特征,针对磷脂抗原的自身抗体与细胞病毒 B19 抗原 B19-VPlu 具有交叉反应性。SLE 患者和小鼠体内存在多种抗反转录病毒抗体,这种反转录病毒的序列插入 FAS 基因,导致淋巴细胞凋亡异常,凋亡小体作为抗原刺激机体产生大量自身抗体。紫外线照射可诱发或加重 SLE 患者的皮肤损害和系统累及。吸烟者发生狼疮的危险性是不吸烟者的 7 倍,但早期被动吸烟并不增加女性成年后发生 SLE 的风险。

药物也可以诱发狼疮。有报道认为药物性狼疮与药物的乙酰化水平和剂量有关。此外,药物还可能通过表观遗传学机制诱导红斑狼疮发生。目前已有多种药物报道可诱发 SLE。①高危类药物:普鲁卡因胺、肼屈嗪(肼苯达嗪);②中危类药物:奎尼丁、异烟肼、柳氮磺胺吡啶;③低危类药物:甲基多巴、卡托普利、醋丁洛尔、氯丙嗪、米诺环素、卡马西平、丙硫氧嘧啶、D-青霉胺、氨苯磺胺和 5-氨基水杨酸。

4.基因表达的表观遗传学调控 环境因素如紫外线和药物(肼苯达嗪和普鲁卡因胺)可能通过抑制 DNA 甲基化诱导红斑狼疮发生。SLE 患者 T 细胞中存在多种 miRNA 表达异常,已初步证实 miR-21、miR-48a、miR146 和 miR-29b 可能通过直接或间接抑制 DNM T_1 导致 DNA 低甲基化。

5.免疫异常 ①巨噬细胞清除凋亡物质障碍,大量自身 DNA 或 RNA 作为抗原释放入血液中,诱导机体产生多种炎症因子和自身抗体;②树突状细胞过度激活,释放大量 IFN-α;③B 细胞过度增生和活化,自发产生多克隆免疫球蛋白和多种自身抗体;④T 细胞亚群比例和功能失平衡,相关的细胞因子表达紊乱;⑤细胞因子表达异常:比较明确的有 IL-17A、IFN-α、Blys 和 IL-6。

二、发病机制

SLE 的发病机制极为复杂,远未阐明,包括免疫耐受缺损、淋巴细胞凋亡障碍、T 细胞和 B 细胞及 NK 细胞等功能调节障碍、补体缺陷、免疫复合物清除障碍、细胞因子分泌调节障碍等。几乎免疫系统的所有成分都参与了自身免疫和组织病理,因此,SLE 又被称为自身免疫病的原型。

由于遗传、性别和环境因素等影响抗原递呈和免疫应答,造成 SLE 易患性不同,具有足量易患因素的个体因其免疫系统的异常可以发展为持续存在的抗原表达,随后活化 T 淋巴细胞及 B 淋巴细胞,并分泌自身抗体,大量致病性自身抗体和免疫复合物的形成最终导致组织损伤,出现 SLE 的各种临床症状。致病性自身抗体针对包括核小体、双链 DNA,Ro,NR2,红细胞带 3 蛋白及磷脂等在内的不同抗原的抗体亚群,通常为 IgG 型且能结合补体,致病性自身抗体的产生可以在 SLE 临床症状出现前数年发生。

B 细胞的激活在其免疫发病机制中起重要作用。在 SLE 患者体内发现浆细胞、成熟 B

细胞及记忆性 B 细胞增多,初始 B 细胞减少,同时 B 细胞凋亡的诱导和调节存在缺陷。CR2 通路异常可能是 B 细胞过度活化的一个重要原因,CR2 是包括 CD21、CD19 和 CD81 在内的细胞表面多聚体,细胞表面分子交联造成信号应答增强及抑制信号通路的活性降低,促进了 B 细胞活化。此外,B 细胞的异常还包括其细胞因子的产生增多,并对细胞因子反应增强。

T 细胞在 SLE 发病中作用也越来越受到重视,SLE 患者体内存在多种 T 细胞异常现象,如 T 辅助细胞增多,外周血中表达激活标志(如 IL-2R,DR,DPI,Fas)的 T 淋巴细胞增多,血清 IL-2,SIL2R 及 IFN-α 水平增高,CD4+,CD25+Foxp3+,调节性 T 细胞和 CD8+抑制性 T 细胞数量及功能缺陷等。T 细胞功能异常的主要特征是辅助性细胞活性过强和调节性/抑制性 T 细胞活性减弱。SLE 患者体内还存在细胞因子网络的失衡,如 IFN-α、IFN-γ、IL-6 和 IL-10 水平增高,IL-2 和 TGF-β 降低等。

当具有产生致病性自身抗体和免疫复合物的能力并伴随调节机制的异常时,疾病持续进展。在健康个体,自身高反应性 B 淋巴细胞和 T 淋巴细胞可以经由免疫耐受被清除或抑制。而 SLE 患者存在免疫耐受缺陷、免疫复合物清除缺陷、调节性 T 细胞功能降低、凋亡缺陷等。凋亡细胞和免疫复合物清除的缺陷可以活化免疫细胞表面和内部的 Fc 受体或 TLR 受体,激活以 I 型干扰素为代表的先天免疫系统,导致免疫调节的异常,参与 SLE 的发病。免疫耐受的打破,抗原负荷的增加,T 细胞的过度活化,B 细胞抑制的缺失、长效自身免疫性记忆细胞和浆细胞的持续存在则导致 B 细胞的过度活化及病理性自身抗体的持续产生。最终的结果是致病性自身抗体的合成与调控失衡,免疫复合物沉积并激活补体等途径造成组织损伤。多种机制参与了靶器官的损伤。自身抗体沉积触发补体活化或激活相关受体,导致局部组织的炎症。由于不同器官的细胞免疫反应不尽相同,不同个体的易患性也相差甚远,所以不同 SLE 患者的靶器官受累范围和严重程度差异很大。

三、病理

SLE 的基本病理变化包括结缔组织黏液样水肿、纤维蛋白样变性和坏死性血管炎。

皮肤病理以基膜带免疫球蛋白和(或)补体的沉积(即狼疮带形成)为特征性表现。

肾脏主要表现为肾小球毛细血管壁纤维蛋白样变性或局灶性坏死,内有透明血栓和苏木素小体;或毛细血管袢基膜分节状增厚,形成"铁丝圈"样损害。肾小球囊壁上皮细胞可增生形成新月体。晚期病例肾小球纤维组织增多,血管闭塞,甚或与囊壁粘连而纤维化。国际肾脏病学会/肾脏病理学会(ISN/RPS)和世界卫生组织(WHO)将狼疮性肾炎分为六型:I 型正常或微小病变型,II 型系膜增生型,III 型局灶节段增生型,IV 型弥漫增生型,V 型膜型,VI 型肾小球硬化型。

心脏及心包结缔组织发生纤维蛋白样变性伴淋巴细胞、浆细胞、组织细胞和成纤维细胞的浸润。心内膜炎为心内膜的结缔组织先后发生局灶性纤维蛋白样变性、淋巴细胞和成纤维细胞增生及纤维形成等所致。如此反复发生,形成疣状心内膜炎,若累及瓣膜和乳头肌可影响瓣膜功能(以二尖瓣损害率最高),称 Libman-Sacks 综合征。

肺病变初起为肺小血管炎和小血管周围炎,以后波及肺间质和实质,为间质肺泡壁和毛细血管的纤维蛋白样变性、坏死和透明性变,伴有淋巴细胞和浆细胞浸润。

神经系统可见小血管、毛细血管内皮细胞增生和淋巴细胞等浸润。有广泛的微血栓和局限性软化灶等。已发现脉络膜丛上可有免疫球蛋白和补体免疫复合物的沉积,脑脊液中可有 DNA 和抗 DNA 免疫复合物。

脾脏常有包膜纤维增厚,滤泡增生,红髓内浆细胞增多,中心动脉出现特殊纤维化(即动脉周围出现又厚又密的同心状胶原纤维硬化环,称洋葱脾)。

四、临床表现

SLE 的临床表现复杂多样。多数呈隐匿起病,开始仅累及 1~2 个系统,表现为轻度的关节炎、皮疹、隐匿性肾炎和(或)血小板减少性紫癜等。随着疾病的进展,多数患者逐渐出现多系统损害,仅有少数患者长期稳定在亚临床或轻型狼疮状态。SLE 的自然病程多表现为病情的加重与缓解交替。

1.皮肤和黏膜　80%~85% 的 SLE 患者有皮疹。鼻梁和双侧颧颊部呈蝶形分布的水肿性红斑是 SLE 特征性的改变。其他皮肤损害包括光过敏、脱发、甲周红斑和指(趾)甲远端弧形斑、盘状红斑、结节性红斑、脂膜炎、网状青斑和雷诺现象等。颜面部蝶形红斑、甲周红斑和指(趾)甲远端弧形斑具有特征性,是早期诊断 SLE 的重要依据。另一种损害为斑丘疹,有疼痛或瘙痒感,多见于面部和其他暴露部位,日光暴晒是主要促发因素。有时可见瘀点、瘀斑、网状青斑、结节(约 10%)等表现。此外,还可有指(趾)坏疽、足背坏疽等结节性多动脉炎表现。皮疹有时可呈荨麻疹样,持续数天不消退,不伴瘙痒,是白细胞破碎性血管炎的一种。少数患者还可有红斑肢痛症、弥散性血管内凝血等,多见于终末期。其他尚有杵状指、雷诺现象和脱发。黏膜损害累及唇、颊、硬腭、齿龈、舌和鼻腔,约占 20%。

2.发热　发热是 SLE 常见的全身症状,占 92% 以上。SLE 的热型不一,以长期低热较为多见,既可为首发症状,也可为伴发症。

3.骨、关节、肌肉　90% 以上患者有关节症状,主要为对称性多关节炎,常累及指趾关节。有关节肿胀和疼痛,但一般不引起骨质破坏。5%~40% 的患者可发生无菌性骨坏死,其中以股骨头坏死最为常见,单侧或双侧肱骨头、胫骨头和胫骨嵴等也可累及。此外,SLE 患者还可有肌肉疼痛和显著的乏力感。

4.肾　50%~70% 的 SLE 患者在病程中会出现肾脏受累,主要表现为肾炎或肾病综合征。肾炎时尿内出现红细胞、白细胞、蛋白和管型,肾活检显示几乎所有 SLE 均有肾脏病理学改变。因此,有条件的狼疮性肾炎患者均应做肾活检。肾活检的价值在于:①依病理分型特征进行鉴别诊断与预后判断;②协助判断狼疮性肾炎活动性及病变程度,制订个体化治疗最佳药物、配伍和剂量;③重复肾活检可判断疗效,以指导进一步调整治疗方案。狼疮性肾炎对 SLE 预后影响甚大,肾衰竭是 SLE 的主要死亡原因之一。

5.心血管　约 70% 的患者有心脏病变。心包炎最多见,主要为干性纤维素性心包炎,若壁层和脏层心包相互粘连,可造成缩窄性心包炎。心包炎也可有少量积液,但心脏压塞少见。行超声心动图检查可明确诊断。

其次是心肌炎,患者可有气短、心前区疼痛、心动过速、心音减弱、奔马律、脉压小等,继之出现心脏扩大,导致心力衰竭。心电图可有相应改变,如低电压、ST 段抬高、T 波低平或倒置、PR 间期延长等。也可无症状而在某种诱因下突然发生心肌炎。SLE 还可发生心内膜炎,常与心包炎并存。典型的疣状心内膜炎(Libman-Sacks 心内膜炎)症状一般不明显,目前临床上较少见。当病变累及瓣膜时,最常见二尖瓣受累,偶尔可同时累及主动脉瓣和三尖瓣,引起瓣尖乳头肌粘连变形,造成瓣膜狭窄或闭锁不全。心内膜血栓可脱落引起栓塞。心内膜炎还可并发感染性心内膜炎。

心律失常常见,可呈房性、室性期前收缩(又称期前收缩)、快速心率及各级房室传导阻滞。主要由于心肌炎或全心炎症扩展侵犯房室束或左右束支或冠状动脉炎,使窦房结、房室结和房室束附近动脉管腔变窄,促使传导系统产生局限性退行性变所致。

约 50% 病例可发生动脉炎和静脉炎。比较常见的为锁骨下静脉的血栓性静脉炎,少数可出现冠状动脉炎,表现为心绞痛和心电图 ST-T 改变,甚至出现急性心肌梗死。除冠状动脉炎外,长期使用糖皮质激素加速动脉粥样硬化,以及抗磷脂抗体导致动脉血栓形成可能是冠状动脉病变的另外两个重要原因。

部分病例还可有周围血管病变,如血栓闭塞性脉管炎和游走性静脉炎等。

6.呼吸系统　常见胸膜炎,有时可合并胸腔积液,多为渗出液。狼疮性肺炎的影像学特征是阴影较广且易变;若伴发肺间质病变,可有肺间质毛玻璃样改变和慢性肺间质纤维化。患者常有活动后气促、干咳和低氧血症。肺功能检查显示肺泡弥散功能下降。肺动脉高压和弥漫性出血性肺泡炎是重症 SLE 表现。

7.神经系统　往往在急性期或终末期出现。轻者仅有偏头痛、性格改变、记忆力减退或轻度认知障碍;重者可表现为脑血管意外、昏迷或癫痫持续状态等,病情严重者可导致死亡。在除外感染、药物等继发因素的情况下,结合影像学、脑脊液、脑电图等检查可诊断神经精神狼疮。以弥漫性高级皮质功能障碍为表现的神经精神狼疮,多与抗神经元抗体、抗核糖体 P 蛋白抗体相关;有局灶性神经定位体征的神经精神狼疮,又可进一步分为两种情况:一种伴有抗磷脂抗体阳性;另一种常有全身血管炎表现和明显病情活动。在治疗上应有所侧重。横贯性脊髓炎在 SLE 不多见,主要表现为下肢瘫痪/无力伴病理征阳性。脊髓的磁共振检查有助于明确诊断。

8.消化系统　约 40% 病例有消化道症状,常见食欲减退、吞咽困难、恶心、呕吐、腹痛、腹泻、腹腔积液、便血等。腹痛可能与肠系膜血管炎、蛋白丢失性肠炎、急性胰腺炎等有关。多为脐周隐痛,严重时可出现外科急腹症。10%~30% 的病例有肝脏病变,表现为肝大、黄疸和肝功能异常等。Runyon 认为,SLE 患者的 ALT、AST、r-GT、AKP 和胆红素水平高于正常值两倍时提示有肝脏炎症。

9.造血系统　贫血常见,多为正细胞正色素性贫血。短期内出现重度贫血常是自身免疫性溶血所致,多有网织红细胞升高,Coombs 试验阳性。SLE 可出现白细胞减少,一般为粒细胞和(或)淋巴细胞减少。活动期 T、B 淋巴细胞的绝对数和相对数显著下降,并且 T 淋巴细胞的下降程度与疾病活动度平行。T 淋巴细胞的减少与细胞免疫功能减退或抗淋巴细胞抗体有关。B 淋巴细胞虽数目下降,但其功能反而增强。此外,治疗 SLE 的细胞毒药物也常引起白细胞减少,这点在临床实践中需特别注意。血小板减少与血清中存在抗血小板抗体、抗磷脂抗体及骨髓巨核细胞成熟障碍有关。

10.淋巴网状系统　约半数患者有局部或全身淋巴结肿大,以颈、腋下浅淋巴结肿大较多见。肿大淋巴结一般无压痛,质软,病理检查示慢性非特异性炎症。约 1/3 患者有肝大,极少引起黄疸和肝硬化。1/5 病例有脾大。

11.眼　包括结膜炎、葡萄膜炎、眼底改变、视神经病变等。20%~25% 的患者有眼底改变,包括眼底出血、视盘水肿。继发于小血管闭塞引起的视网膜神经变性灶,一般是可逆转的。其他可有眼底出血、玻璃体内出血和巩膜炎等。

12.其他　SLE 常继发干燥综合征,表现为口、眼干燥,部分患者可有腮腺肿胀,血清抗 Ro/SSA 和抗 La/SSB 抗体常阳性。SLE 可以与皮肌炎、硬化症和类风湿关节炎等重叠。还可以合并其他自身免疫性疾病如重症肌无力症、桥本甲状腺炎、天疱疮、类天疱疮和白塞病等。

五、特殊类型的狼疮

1.药物性狼疮　与自发性 SLE 的区别在于:①发病年龄较大;②临床症状较轻,以全身症状、关节炎、浆膜炎为主要表现,肾脏、皮肤和中枢神经系统很少累及;③抗组蛋白抗体阳性率可高达 95%,而抗 dsDNA 抗体和抗 Sm 抗体阳性率<5%;④血清补体水平不低;⑤相关药物停用后病情自行缓解。

2.新生儿红斑狼疮　多见女性新生儿,常在出生后 3 个月内发病。皮损主要表现为环状红斑,好发于头、颈和眶周等暴露部位,有时非暴露部位也可受累。部分新生儿可伴完全性或不完全性房室传导阻滞,此外,还可有血小板减少、白细胞减少、溶血性贫血、肝脾大和肾小球肾炎等。患婴抗 Ro/SSA 抗体阳性为本病的血清学标志。本病通常为一过性,若仅有皮肤损害,多数病例在 6~12 个月皮损自然消退,只有少数病例渐发展成活动性 SLE,伴有房室传导阻滞者预后较差。

3.SLE 合并抗磷脂综合征(antiphospholipid syndrome,APS)　抗磷脂(包括抗心磷脂、抗 β_2 糖蛋白 1 和狼疮抗凝物质)抗体(antiphospholipid antibodies,aPL)见于 30%~40% 的 SLE 患者,约 50%aPL 阳性的 SLE 患者在 10~20 年随访过程中进展为 APS。aPL 水平与狼疮肾炎预后、妊娠并发症和血栓栓塞事件风险升高密切相关。伴 APS 的狼疮患者常具有以下临床特点,即血小板减少、网状青斑、心瓣膜病、肺动脉高压、中枢神经系统及肾脏病。APS 肾病,其组织学特征为血栓性微血管病和慢性血管损害,积极的免疫抑制和抗凝治疗可缓解病情。灾难性抗磷脂抗体综合征表现为多发血栓形成、多脏器衰竭和血小板减少,常危及生命。

4.妊娠与 SLE　活动期 SLE 患者妊娠存在流产、早产、死胎和诱发母体病情加重的风险。因此,应避免怀孕。若患者不伴重要脏器损害、病情稳定 1 年或 1 年以上,细胞毒药物及免疫抑制剂(环磷酰胺、氨甲蝶呤等)停药半年,小剂量激素(≤10mg/d)维持时可考虑怀孕。通常,在妊娠后期至产后 6 周内,患者较易出现病情加重,因此,患者在妊娠期内应适当用药,并且在分娩前适当增加激素剂量。有关妊娠用药见本篇相关章节。伴 aPL 阳性的 SLE 患者妊娠期间,习惯性流产、早产、胎儿宫内发育停滞、先兆子痫和妊娠高血压综合征等并发症的发生率显著升高,妊娠期间及分娩后口服小剂量阿司匹林(50~100mg/d)和(或)小剂量低分子量肝素可使妊娠失败率(包括流产和死产等)降低 54%。此外,血清抗 Ro/SSA 阳性的患者,在妊娠开始时至分娩后的 6 个月内需注意连续监测胎儿及新生儿,以便及早发现和处理新生儿狼疮。

六、实验室检查

1.血常规　红细胞减少,可发生溶血性贫血,白细胞和血小板往往也降低。

2.血沉增快。

3.血白蛋白　白蛋白降低,α_2 和 γ 球蛋白升高,纤维蛋白原升高,冷球蛋白和冷凝集素可升高。

4.免疫球蛋白 活动期血 IgG、IgA、IgM 均增高,以 IgG 为著,非活动期患者可正常或轻度升高。有大量蛋白尿的慢性患者,血中 IgG 值可降低。

5.类风湿因子 20%~40%阳性。

6.梅毒生物学假阳性反应 2%~15%阳性。

7.抗磷脂抗体 主要针对磷脂和磷脂结合蛋白的一组自身抗体。临床开展的检测抗体包括抗心磷脂抗体、β_2-GP1 和狼疮抗凝物三种。有抗磷脂抗体的 SLE 患者常有不典型的表现,抗核抗体常阴性,多有大小动静脉栓塞、狼疮性脑病、肺动脉高压、血小板减少、反复自发性流产等。

8.狼疮细胞(LE 细胞) 活动性 SLE 中 40%~70%阳性。硬化症和类风湿关节炎约10%阳性。慢性活动性肝炎和普鲁卡因胺、肼苯达嗪所致药疹等也可为阳性,因敏感性差,临床很少开展该项检查。

9.抗核抗体(ANAs) 滴度≥1∶80 者临床意义较大。抗核抗体滴度与疾病活动度并非完全平行,而取决于患者抗核抗体谱的组成。

(1)抗脱氧核糖核酸(DNA)抗体:包括抗双链 DNA(dsDNA)和抗单链 DNA(ssDNA)两种。抗 dsDNA 抗体为 SLE 特有,与疾病活动度相关,荧光核型示周边型,提示肾损害,预后差,特异度为 95%,敏感度为 70%。

(2)抗脱氧核糖核酸核蛋白(DNP)及组蛋白抗体:两者免疫荧光核型均为均质型。前者与 LE 细胞形成有关,SLE 阳性率约为 70%;后者 SLE 阳性率为 30%~50%,但药物性狼疮阳性率可达 95%以上。

(3)抗核小体抗体(AnuA):为近年来新发现的抗体,在 SLE 中,特别是在活动性狼疮和狼疮性肾炎的诊断中敏感度可达 69.9%~71%,特异度达 97.3%~99%,对于抗 dsDNA 和抗Sm 抗体均阴性者具有重要意义。

(4)抗生理盐水可提取性核抗原(ENAs)抗体:是一组针对细胞内可提取核抗原的自身抗体。由于该类核抗原可溶于生理盐水中,故将其称为生理盐水可提取的核抗原。实际上ENA 也包括了一部分胞质抗原,既在核内又在胞质内的抗原。临床上应用较多者如下。

1)抗 Sm 抗体:作用的抗原是 U 族小分子细胞核核糖核蛋白粒子(UsnRNP)。检测敏感性仅为 25%,但特异度高达 99%,因此被认为是 SLE 的标记性抗体。抗 Sm 抗体与疾病活动度和脏器损害无明显关联。

2)抗 U1RNP 抗体:作用的抗原为 U1snRNP,可在多种炎症性风湿病中出现,SLE 阳性率约为 40%。高滴度的 U1RNP 是诊断混合结缔组织病的重要血清学依据。

3)抗 Ro/SSA 和 La/SSB 抗体:抗 Ro/SSA 抗体作用抗原为小分子细胞质核糖核蛋白粒子(scRNP);抗 La/SSB 抗体作用抗原也为小分子核糖核蛋白粒子,存在于胞核和胞质内。前者在 SLE 中的阳性率为 30%~40%,在 SCLE 中阳性率为 63%,由于该抗体能通过胎盘,因而可用于新生儿狼疮的筛查;后者在 SLE 中的阳性率为 10%~20%。抗 Ro/SSA 和抗 La/SSB 抗体可引起新生儿狼疮及房室传导阻滞等先天性心脏病。抗 Ro/SSA 和抗 La/SSB 阳性的患者多有干燥综合征、光敏感、血管炎、紫癜、淋巴结肿大、白细胞减少和类风湿因子阳性等。

4)抗核糖体 RNP(rRNP)抗体:作用抗原是核糖体大亚基上的 3 条分子量分别为 38kD、16.5kD 和 15kD 的磷酸化蛋白。其是 SLE 的另一个标记性抗体,阳性率为 24%。

5)其他:包括抗 Ku 抗体、抗内皮细胞抗体、抗中性粒细胞胞质抗体、抗神经元抗体、抗生素和抗纤维结合蛋白抗体、抗Ⅶ型胶原抗体和抗神经节苷脂抗体等。这些抗体的灵敏度、特异度及其与疾病活动度的关联等仍有待进一步研究。

10.狼疮带试验(LBT)　皮肤直接免疫荧光显示表皮和真皮连接处局限性免疫球蛋白沉积带。慢性萎缩性或角化过度皮损的荧光带呈团块状,新发的 SLE 皮损呈颗粒状或细线状,而在 SLE 正常皮肤呈点彩状。此免疫荧光带为免疫球蛋白(主要为 IgG,其次为 IgM)与补体(C3 和 C4)在表皮和真皮连接处沉积所致,它存在于 76%~92% 的 SLE 和 90% 的 DLE 皮损中,也存在于 60% 的 SLE 正常皮肤中,但不见于 DLE 正常皮肤中。

11.血清补体测定　75%~90% 的 SLE 患者血清补体减少,以 C3、C4 为主。活动期患者更为显著。类风湿关节炎、皮肌炎和硬化症一般不出现补体水平下降,可借此与 SLE 区别。

七、诊断与鉴别诊断

1.诊断　目前普遍采用美国风湿病学会(ACR)推荐的 SLE 分类标准(表 9-1)。

表 9-1　美国风湿病学会(ACR)修订的 SLE 分类标准

1.颊部红斑　固定红斑,扁平或高起,在两颧突出部位红斑

2.盘状红斑　片状高起于皮肤的红斑,黏附有角质脱屑和毛囊栓;陈旧性病变可发生萎缩性瘢痕

3.光过敏　对日光有明显的反应,引起皮疹,从病史中得知或医生观察

4.口腔溃疡　经医生观察到的口腔或鼻咽部溃疡,一般为无痛性

5.关节炎　非侵蚀性关节炎,累及 2 个或更多的外周关节,有压痛、肿胀或积液

6.浆膜炎　胸膜炎或心包炎

7.肾脏病变　尿蛋白>0.5g/24h 或+++,或管型(红细胞、血红蛋白、颗粒或混合管型)

8.神经病变　癫痫发作或精神病,除外药物或已知的代谢紊乱

9.血液学疾病　溶血性贫血或白细胞减少,或淋巴细胞减少,或血小板减少

10.免疫学异常　抗 dsDNA 抗体阳性,或抗 Sm 抗体阳性,或抗磷脂抗体阳性
(包括抗心磷脂抗体或狼疮抗凝物或至少持续 6 个月的梅毒血清试验假阳性三者中具备一项阳性)

11.抗核抗体　在任何时间和未用药物诱发"药物性狼疮"的情况下,抗核抗体滴度异常

该诊断标准的 11 项中,符合 4 项或 4 项以上者,在除外感染、肿瘤和其他结缔组织病后,可诊断系统性红斑狼疮,同时具备第 7 条肾脏病变者,可诊断为狼疮性肾炎。

临床上可能会遇到诊断依据不足 4 项的早期不典型 SLE 病例,可表现为:原因不明的反复发热,抗感染退热治疗往往无效;反复发作的关节痛和关节炎,持续多年而不产生畸形;持续性或反复发作的胸膜炎、心包炎;抗生素或抗结核治疗不能治愈的肺炎;不能用其他原因解释的皮疹(如面部及肩背部的 DLE 损害、指趾间出现红斑、瘀点或瘀斑等),网状青斑,雷诺现象;肾脏疾病或持续不明原因的蛋白尿;血小板减少性紫癜或溶血性贫血;不明原因的肝炎;反复自然流产或深静脉血栓形成或脑卒中发作等。对于以上不典型表现,需提高警

惕,必要时可进一步查血清补体 C3 和 C4、抗磷脂抗体,甚至狼疮带试验等以辅助诊断。

需要特别强调的是,在 ACR 修订的分类标准中,免疫学异常和高滴度抗核抗体更具有诊断意义。因此,对于出现免疫学异常的患者,即使不够诊断 SLE,也应密切随访,以便及早明确诊断便于治疗。

2009 年美国风湿病学会年会上,发布了 SLE 分类标准的修订版。该分类标准包括以下临床标准 11 条:①急性或亚急性皮肤狼疮;②慢性皮肤狼疮;③口腔或鼻咽部溃疡;④非瘢痕形成引起的脱发;⑤炎性滑膜炎,医生观察到的 2 个或 2 个以上肿胀关节或者伴有晨僵的压痛关节;⑥浆膜炎;⑦肾脏,尿蛋白/肌酐异常(或 24 小时尿蛋白>500mg)或红细胞管型;⑧神经系统,癫痫发作、精神异常、多发性单神经炎、脊髓炎、外周或脑神经病及脑炎(急性精神错乱状态);⑨溶血性贫血;⑩白细胞减少(<4×10^9/L,至少 1 次)或淋巴细胞减少(<1×10^9/L,至少 1 次);⑪血小板减少(<100×10^9/L,至少 1 次)。

免疫学标准包括以下 6 条:①ANA 高于实验室正常参考值范围;②抗 dsDNA 抗体高于实验室正常参考值范围(ELISA 方法则需 2 次均高于实验室正常参考值范围);③抗 Sm 抗体;④抗磷脂抗体包括狼疮抗凝物、梅毒试验假阳性,抗心磷脂抗体至少 2 次异常或中高滴度及抗-β_2-GP1 抗体;⑤低补体包括低 C3、低 C4、低 CH_{50};⑥直接 Coombs 试验阳性(非溶血性贫血状态)。

确定 SLE 需符合:肾活检证实为狼疮肾炎且 ANA 阳性或抗 dsDNA 阳性;或满足 4 条标准,包括至少 1 条临床标准和至少 1 条免疫学标准。

2.鉴别诊断 SLE 的临床表现多种多样,鉴别诊断主要取决于患者的具体表现。

(1)类风湿关节炎:关节症状与 SLE 关节症状相似,均为对称性,好发于双手小关节。但 SLE 患者的关节症状如疼痛、肿胀、晨僵通常较类风湿关节炎患者为轻持续时间较短。类风湿关节炎患者关节改变为侵蚀性,存在骨侵蚀骨破坏,而 SLE 患者的关节改变通常为非侵蚀性的,症状缓解后关节畸形少见。影像学可以鉴别。此外,SLE 患者除关节症状外,可有特征性皮疹,肾累及多见,ANA 及抗 ds-DNA 抗体阳性,类风湿关节炎患者这些表现较少。

(2)多发性肌炎和皮肌炎:SLE 患者可出现肌无力、肌痛、肌酸激酶升高等表现,临床类似多发性肌炎和皮肌炎。但 SLE 肌痛症状通常较轻,肌酸激酶通常仅轻度升高,面部皮疹以蝶形皮疹为特征;而多发性肌炎和皮肌炎肌电图可有正锐波、纤颤电位等较特异性表现,通常缺乏肾系统、神经系统等其他多系统损害证据,皮肌炎可有 Gottron 皮疹、眶周皮疹等特征性皮疹,自身抗体阳性率也远较 SLE 为少。少数患者可同时具有 SLE 和多发性肌炎或皮肌炎的特征性表现,通常诊断为重叠综合征。

(3)混合型结缔组织病(MCTD):临床表现有雷诺现象、关节痛、肌炎及肾、心、肺、神经系统等受累表现,ANA 高滴度阳性,有时与 SLE 较难鉴别。但 MCTD 双手肿胀、肌炎、食管受累更多见,抗 UIRNP 抗体高滴度阳性,而缺乏抗 Sm 抗体和抗 ds-DNA 抗体。严重的肾受累和神经系统受累少见。

(4)血液系统恶性疾病:临床可表现为发热,肝脾大,淋巴结肿大,血液系统的异常改变,根据肿瘤细胞所在部位不同而有不同的系统受累表现,临床表现有时与 SLE 相似,也可出现 ANA 等自身抗体和免疫球蛋白升高,给鉴别诊断带来困难。但 SLE 患者淋巴结肿大通常很少超过 2cm,免疫球蛋白为多克隆性升高。鉴别最主要的证据是组织病理检测。对临床不能排除血液系统恶性疾病的患者应及早进行骨髓检测和淋巴结及受累组织的活检,有时需反复进行。

（5）药物相关性狼疮：指服用某些药物后临床上出现关节痛、皮疹、发热、浆膜炎，血中出现抗核抗体、抗组蛋白抗体的一种临床综合征。近50年来陆续发现多种可诱发狼疮样症状的药物，常见的有肼屈嗪、普鲁卡因、异烟肼、硫安布新（二苯硫脲）与细胞因子、氯丙嗪、卡马西平、保泰松、呋喃妥因、米诺环素、青霉胺、左旋多巴、谷氨酸、IFN-α及碳酸锂、可乐定、维拉帕米等。诊断时需确认用药和出现临床症状的时间（如几周或几个月）。药物性狼疮的发病机制不明。它的出现与所用药物、遗传素质和免疫异常等多种因素有关。

常见症状有发热、不适、消瘦、多关节痛、肌肉痛、皮疹、胸膜炎、心包炎、肝脾大。但通常较系统性红斑狼疮患者的病情为轻，中枢神经与肾损害罕见，但可存在药物的神经毒性，伴发脑卒中、老年痴呆等。面部红斑、光过敏、口腔溃疡、脱发均少见。药物性狼疮可出现自身抗体，但抗核抗体谱相比SLE更局限，抗组蛋白抗体是药物性狼疮常见的特异性抗体，单链DNA抗体也常出现，有时有抗磷脂抗体阳性，而抗ds-DNA抗体、Sm抗体、抗SSA及抗SSB和补体减少罕见。对于药物性红斑狼疮应及早诊断，及时停药。一般无须特殊治疗，停药数天或数周后狼疮症状即可消失，但血清学异常可持续较长时间甚至数年。对极少数停药后临床症状不消退者，可以采用阿司匹林、吲哚美辛、布洛芬等非甾体抗炎药，对有胸膜炎及心包炎等病情严重者，可采用适量肾上腺皮质激素治疗。

八、疾病活动性评估

SLE呈慢性病程，目前尚无根治方法，绝大多数SLE患者需要进行长期治疗和随访。在SLE病程中，常出现不同程度的病情加重和复发，因此，评估SLE疾病活动性对判断患者的长期预后和临床治疗十分重要。及时进行病情评估以选择恰当的治疗方案可以避免延误治疗而造成组织损伤或是过度治疗而诱发的药物相关并发症。

SLE临床和发病机制的复杂性造成了对SLE活动性的监测困难，尤其是在并发感染、治疗药物相关影响、电解质紊乱等情况时。一些指标的变化与SLE活动性相关如抗双链DNA抗体、补体水平、尿蛋白定量增加或下降等，但任何单一的指标均不能全面反映SLE的活动性。因此，需要结合多种指标构成一个评估系统，才能更准确全面的评估SLE活动性。评估某一特定患者疾病活动度时还需要考虑该患者既往活动时的表现和检查结果。目前国际上常用的几个SLE活动判定标准包括SLEDA，LSLAM及BILAG等。这些评估工具各有侧重，其中我国以SLEDAI最为常用（表9-2），其总分为105分，其优点是临床操作简单易行，缺点是可能忽略轻中度的临床症状而影响敏感性。

表9-2　SLEDAI-2000（系统性红斑狼疮疾病活动性指数）

临床表现	定义	积分
癫痫发作	近期发作的，除外代谢、感染、药物因素	8
精神症状	严重的认知障碍，因而正常活动能力改变，包括幻觉，思维无连贯性、不合理，思维内容缺乏，无衔接，行为紧张、怪异、缺乏条理。除外尿毒症和药物影响	8
器质性脑病综合征	大脑功能异常，定向力、记忆力及其他智能障碍临床表现突出并有波动性，包括意识模糊、对周围环境注意力不集中，加上以下至少两项：认知障碍、语言不连贯、嗜睡或睡眠倒错、精神运动增加或减少。需除外代谢性、感染性和药物因素	8

（续表）

临床表现	定义	积分
视力受损	SLE 视网膜病变，包括絮状渗出、视网膜出血、严重的脉络膜渗出或出血及视神经炎。需除外高血压、感染及药物因素	8
脑神经异常	新发的包括脑神经在内的感觉或运动神经病	8
狼疮性头痛	严重持续的头痛，可以为偏头痛，但必须对镇痛药无效	8
脑血管意外	新出现的脑血管意外，应除外动脉硬化	8
血管炎	溃疡、坏疽、痛性指端结节、甲周梗死。片状出血或经活检或血管造影证实存在血管炎	8
关节炎	2 个以上关节疼痛和炎性表现，如压痛、肿胀及积液	4
肌炎	近端肌肉疼痛或无力，并发肌酸激酶或醛缩酶升高，或肌电图或肌活检证实存在肌炎	4
管型尿	出现颗粒管型或红细胞管型	4
血尿	红细胞>5/HP，除外结石、感染和其他因素	4
蛋白尿	>0.5g/d	4
脓尿	白细胞>5/HP，除外感染	4
皮疹	炎症性皮疹	2
脱发	异常片状或弥散性脱发	2
黏膜溃疡	口腔或鼻黏膜溃疡	2
胸膜炎	胸膜炎性胸痛，有胸膜摩擦音或胸腔积液或胸膜肥厚	2
心包炎	心包疼痛，加上以下至少 1 项：心包摩擦音、心包积液或心电图或超声心动图证实	2
低补体	CH50，C3，C4 低于正常值底限	2
抗 ds-DNA 抗体增加	>25%（Farr 法）或高于检测范围	2
发热	>38℃，需除外感染因素	1
血小板减少	<100×10⁹/L	1
白细胞减少	<3×10⁹/L，需除外药物因素	1

注：总体评估后，若患者得分为 0~4 分，表示系统性红斑狼疮病情稳定不活动，5~9 分表示病情轻度活动，10~14 分为中度活动，≥15 分为重度活动。此评分体系对于指导治疗有一定帮助，但也有不足之处，其中并不包括患者主观症状记录，也不能对已经存在症状的恶化及好转进行体现。

九、治疗

(一)患者宣教

鼓励患者树立乐观情绪,正确认识疾病,消除恐惧心理,建立战胜疾病的信心;生活规律化,注意劳逸结合,适当休息,预防感染;教育患者理解规则用药和长期随访的意义和必要性,学会自我认识疾病活动的征象,遵从医嘱,配合治疗;嘱咐患者避免各类诱因刺激,如急慢性感染、紫外线暴露、肼苯达嗪、普鲁卡因胺、青霉胺、抗生素和磺胺类药物等口服药物和刺激性外用药等,坚持使用防晒霜和遮光衣物,女性患者还应注意避孕,特别是活动期或伴严重脏器损害的患者。

(二)药物治疗

SLE 目前没有根治的办法,但合理有效的治疗方案可使大多数患者达到病情缓解。早期诊断和早期治疗,可以避免或延缓组织脏器发生不可逆性损害,有助于改善预后。强调个体化,同时权衡风险/效果比。

1.轻型 SLE 的药物治疗　患者病情活动,但无明显内脏损害,仅有发热、皮疹、光过敏、关节炎或轻度浆膜炎等,可选用以下药物。

(1)局部用药:对于少量局限性皮损,可使用中效至超强效的糖皮质激素软膏和钙神经素抑制剂(如 0.1%他克莫司软膏和 1%吡美莫司霜剂)。面部皮疹应尽量避免使用强效激素类外用药,一旦使用,疗程不应超过 1 周。

(2)抗疟药:可控制皮疹和减轻光敏感,可用羟氯喹 200mg,每天 2 次;维持剂量 100mg,每天 2 次。

(3)沙利度胺:对抗疟药不敏感的顽固性皮损可选择,常用量 50~300mg/d。用药期间患者应注意避孕,1 年内有生育意向的患者忌用,同时应注意该药对神经系统的不良反应。

(4)非甾体抗炎药(NSAIDs):如布洛芬缓释胶囊、双氯芬酸钠和美洛昔康等,并可根据需要选用选择性 COX-2 抑制剂,可用于控制关节炎。应注意消化道溃疡,出血,肾、肝功能等方面的不良反应。

(5)小剂量激素:泼尼松(≤10mg/d)有助于控制病情。

(6)免疫抑制剂:硫唑嘌呤、氨甲蝶呤和吗替麦考酚酯等免疫抑制剂对大量浆膜腔积液有效,可权衡利弊考虑使用。

2.中度活动型 SLE 的治疗

(1)糖皮质激素:个体化糖皮质激素治疗可显著抑制炎症反应,对淋巴细胞有直接细胞毒作用,抑制抗原抗体反应。通常泼尼松剂量为 0.5~1mg/(kg·d)。初始剂量必须用足。

(2)免疫抑制剂:若激素效果不好,可考虑联用。

1)氨甲蝶呤:剂量为 7.5~15mg,每周 1 次。主要用于关节炎、肌炎、浆膜炎和皮肤损害为主的 SLE。其不良反应主要包括胃肠道反应、口腔黏膜糜烂、肝功能损害和骨髓抑制,偶见药物性肺炎和药物性肺纤维化,可致肝纤维化。

2)硫唑嘌呤:是嘌呤类似物,通过抑制 DNA 合成抑制淋巴细胞的增生,具有抗感染和免疫抑制双重作用。硫唑嘌呤起效缓慢,多在 3 个月后起效,但作用持久,可阻止 SLE 病情进展。使用剂量为 1~2.5mg/(kg·d),常用剂量 50~100mg/d。其不良反应主要包括骨髓抑制、胃肠道反应和肝肾功能损害等。少数对药物特别敏感的患者可在用药初期即出现严重脱发和骨髓抑制,甚至发生严重的粒细胞缺乏和血小板缺乏症。对于后者,多数患者的血常规可在停药后 2~3 周恢复正常,而少数病情严重者需按粒细胞缺乏或急性再生障碍性贫血处理,这类患者应终生禁用该药。

3.重型 SLE 的治疗　对于重型 SLE 患者的治疗可分为两个阶段。首先,在急性期需迅速控制病情,防止或延缓内脏损害,此即诱导缓解阶段;其次,在病情完全缓解后需继续治疗,以巩固疗效,防止病情反跳,即巩固治疗阶段。在诱导缓解阶段,临床医生需谨慎评估治疗的风险和效果,在追求疗效的同时,还应注意免疫抑制剂的不良反应,特别是要注意预防感染。

(1)糖皮质激素:是目前治疗重型 SLE 的首选药物。泼尼松(强的松)的剂量为 1~1.5mg/(kg・d)。待病情稳定后可开始减量,以每 1~2 周减 10% 为宜,减至 0.5mg/(kg・d)后应按病情适当延长减量间隔时间,维持量应尽可能小于 10mg。减量前需确认患者病情持续稳定,对于病情不稳定者,可暂时维持原剂量不变或酌情增加剂量,也可考虑加用环磷酰胺、硫唑嘌呤、氨甲蝶呤等联合治疗。联合用药不仅能提高疗效,还可减少激素用量及其不良反应。地塞米松等长效和超长效激素应避免使用,因其对下丘脑-垂体-肾上腺轴的影响较大。对于长期激素治疗的患者,需积极预防感染,此外,还应密切监测血压、血糖、血脂、血钾和骨密度等。

上述剂量糖皮质激素效果不明显或发生狼疮危象时,可改用脉冲疗法,具体用法详见狼疮危象的治疗。

(2)免疫抑制剂适用情况包括:单独用糖皮质激素无效者;不能耐受长期大量糖皮质激素治疗者;狼疮性肾炎;狼疮危象(与甲泼尼龙冲击疗法合用);急性症状控制后需进一步减少激素维持量或更顺利地逐渐递减激素者。主要药物如下。

1)环磷酰胺(cyclophosphamide,CTX):属于细胞周期非特异性药物。干扰 DNA 和 RNA 的功能,与 DNA 发生交叉联结,阻抑 DNA 的合成,对 S 期作用较为明显。CTX 抑制 B 细胞增生和抗体生成,对体液免疫具有强而持久的抑制作用。CTX 对重症 SLE,特别是狼疮性肾炎和血管炎有效,联合应用环磷酰胺和激素可以有效地诱导疾病缓解,阻止病变进展,改善远期预后。目前普遍采用的是大剂量 CTX 冲击疗法:0.5~1.0g/m^2 体表面积,加入生理盐水 250mL 中静脉滴注,每 3~4 周 1 次;也可采用小剂量冲击治疗:500mg 静脉滴注,每 2 周 1 次,连续 3 个月。通常在用药 6~12 月后可达到病情缓解,而后续应用硫唑嘌呤、吗替麦考酚酯等药物的巩固治疗维持 1~2 年。由于患者对治疗的敏感性和耐受性存在个体差异,因此具体方案应视具体情况因人而异。

常见不良反应还包括性腺抑制(特别是在女性,可引起卵巢功能衰竭)、胃肠道反应、脱发和肝功能损害等,少见远期致癌(主要是淋巴瘤等血液系统肿瘤)、出血性膀胱炎、膀胱纤维化和长期口服 CTX 导致的膀胱癌。

2)环孢素:是一种非细胞毒的免疫抑制剂,可特异性抑制 T 淋巴细胞产生 IL-2,发挥选择性的细胞免疫抑制作用。环孢素对 V 型 LN 有效,常用剂量为 3~5mg/(kg・d),分两次口服。用药期间注意监测血压、肝肾功能(包括尿酸)和血钾等,有条件者可监测血药浓度以便于调整剂量。若血肌酐水平较用药前升高 30%,需要减药或停药。环孢素对 LN 的总体疗效不及 CTX 冲击疗法,但它对血液系统受累患者的疗效较其他免疫抑制剂安全。

3)吗替麦考酚酯:为次黄嘌呤单核苷酸脱氢酶抑制剂,可抑制嘌呤合成途径,从而抑制淋巴细胞活化。目前推荐作为增生性狼疮性肾炎(LNⅢ型、Ⅳ型)首选用药之一。吗替麦考酚酯肝肾毒性小,对卵巢功能抑制作用小,不增加恶性肿瘤发生率,不良反应总体低于CTX,常用剂量为1~2g/d,分2次口服;病情缓解后药物减量,维持期用量为250~500mg/d。需注意,随着药物剂量的增加,患者继发感染的风险也增加。

4)硫唑嘌呤和氨甲蝶呤:见前述。

5)来氟米特:是一种嘧啶合成抑制剂,通过活性代谢产物A77 1726抑制二氢乳清酸脱氢酶而发挥作用。它抑制B细胞增生,延缓细胞周期,有效阻断各种炎症刺激诱导的NF-κB激活及基因表达,抑制Th1细胞活化,促进Th2细胞分化,抑制外周血单核细胞外渗。国内临床试验提示,来氟米特对增生性狼疮性肾炎有效,每天剂量20~40mg。来氟米特主要不良反应包括胃肠道功能紊乱、高血压、脱发、粒细胞减少和转氨酶升高等。对HBsAg阳性且Child分级B级以上,酒精性肝硬化患者需慎用。单纯HBsAg阳性,需检测HBV-DNA和肝功能,必要时服用抗病毒药物治疗。

(3)大剂量静脉输注免疫球蛋白(IVIG):适用于狼疮危象、激素或免疫抑制剂治疗无效、合并全身严重感染和SLE患者妊娠伴有抗磷脂综合征等情况者。方法为400mg/(kg·d)静脉滴注,连续3~5天为1个疗程。

4.狼疮危象的治疗 通常采用大剂量甲泼尼龙(methyl prednisolone,MP)冲击治疗,同时辅以对症支持治疗。目的在于挽救生命,阻止或延缓疾病进展,改善预后。在患者顺利度过危象期后,应按重型SLE进行后续治疗。甲泼尼龙冲击疗法的具体用法为:MP 500~1000mg,每天1次,连续3天为1个疗程,冲击后/间隔期需给予泼尼松0.5~1mg/(kg·d),冲击次数和间隔期长短应视具体病情而定。同步联合其他药物(如CTX冲击疗法、血浆置换等)共同治疗。用药前后需注意预防感染。

5.合并抗磷脂综合征的治疗 伴aPL阳性但无APS临床症状的SLE患者,通常给予羟基氯喹(200~400mg/d)和(或)小剂量阿司匹林(75~100mg/d)口服,预防动、静脉血栓形成。羟基氯喹可减少aPL的生成,抗血小板聚集,近期有研究显示其可保护APS患者不发生血栓。对曾有血栓形成者,应使用华法林防止复发,首次剂量为5~20mg,此后每天维持量为2.5~7.5mg,开始可与肝素或低分子量肝素合用,待华法林发挥作用后可停用肝素或低分子量肝素,用药期间定期检测出凝血功能,调整用量,目标是使患者的凝血酶原时间延长>50%,活动度降至20%~30%,INR维持在2.0~3.0。对于合并灾难性抗磷脂抗体综合征的SLE患者,常给予抗凝剂、大剂量糖皮质激素联合丙种球蛋白静脉注射或血浆置换治疗,也有报道显示环磷酰胺、利妥昔单抗治疗有效。

6.生物制剂治疗 生物制剂的靶向位点目前主要包括靶向B细胞、抑制T-B细胞间相互作用、抑制炎性细胞因子等。靶向B细胞的生物制剂有抗CD20和CD22单抗、抗BAFF单抗等,抑制T-B细胞相互作用的生物制剂包括杀伤T细胞相关因子4和抗CD40L单抗。抑制炎性细胞因子的生物制剂包括TNF-α、IFN-α/7、IL-1、IL-6的拮抗剂。疗效较为肯定的有抗BAF-F和抗CD20单抗。

(1)抗BAFF单抗:贝利木单抗是一种针对B细胞激活因子(BAFF)的全人源化IgG1-λ单克隆抗体,可与血清中可溶性BLyS以高亲和力结合,从而抑制B细胞增生分化为浆细胞,诱导自身反应性B细胞凋亡。2011年,美国FDA批准belimumab用于治疗活动性、自身抗体阳性且正在接受标准治疗的成年 SLE 患者。研究显示 belimumab 对肾脏病情缓解率更高,且出现第一次缓解需时间更短、复发率更低、耐受性良好。最常见的不良反应包括关节痛、上呼吸道感染、头痛、疲劳和呕吐,严重的输液和超敏反应少见,严重感染发生率随时间而降低。

(2)抗 CD20 单抗:利妥昔单抗是针对 B 淋巴细胞表面 CD20 的人鼠嵌合型单克隆抗体,可与成熟 B 细胞表面的膜蛋白 CD20 特异性结合,通过补体依赖的细胞毒作用及抗体依赖性细胞介导的细胞毒作用诱导细胞凋亡。近年来,国内研究也证实利妥昔单抗对难治性狼疮,尤其是狼疮性脑病、自身免疫性血小板减少有效,有望成为新的 SLE 诱导缓解药物。应用利妥昔单抗前,需排除患者有无乙肝感染,若 HBsAg 阳性,建议合并应用抗病毒药物,或密切监测 HBV-DNA 复制率和肝功能。目前推荐剂量为 $375mg/m^2$,联合 CTX $500\sim1000mg$,每周 1 次,共 4 次;参照药物应用说明书应用整个治疗过程需静脉输液泵,观察有无过敏反应和监护血压、心率与呼吸频率;根据患者病情和一般情况可以调整剂量。需预防感染,既往报道临床应用最重要的不良事件是严重感染,包括颅内、肺部等部位,为真菌、组织胞质菌病、耐药细菌的感染,最终导致患者死亡。

(三)辅助治疗

1.血浆置换 其原理是除去机体特异性自身抗体、免疫复合物及参与组织损伤的非特异性炎症介质(如补体、C-反应蛋白和纤维蛋白原等),一般在多脏器损害、激素疗效不明显、器质性脑病综合征、全血细胞减少及急进性肾炎等重症病例进行。一般每次置换 $1\sim1.5L$,每周 $2\sim6L$,分 $2\sim3$ 次进行,持续 $2\sim3$ 周。该法对急重症 SLE 患者效果显著,但疗效持续时间短,且价格昂贵。

2.自体干细胞移植 选择对象为难治性患者,部分重症患者或难治性患者经自体干细胞移植病情获得缓解或减轻。目前不推荐为常规治疗方案,有条件时可视患者具体情况选择应用。

3.透析疗法与肾移植 晚期肾损害病例伴肾衰竭者,如一般情况尚好,可进行血液透析或腹膜透析,以改善氮质血症等情况。肾移植需在肾外损害静止时进行,用亲属肾做移植,2 年存活率为 $60\%\sim65\%$,尸体肾移植为 $40\%\sim45\%$。

4.缺血性骨坏死的治疗 早期患者应尽量减少糖皮质激素用量,保护关节不受各种重力,并可试用骨髓减压术。股骨头坏死的晚期病例需手术治疗。

5.中医中药 本病可分为热毒炽盛、阴虚血虚、毒邪攻心、肝郁血瘀等,临床辨证后施治。此外,雷公藤制剂、红藤制剂及复方金荞麦片均可应用。雷公藤对关节痛、血管炎性皮损及狼疮性肾炎疗效较好,但不良反应包括闭经、月经减少、月经周期紊乱、子宫和卵巢萎缩、胃肠道症状、肝功能损害、白细胞低下等,育龄期妇女需慎用。

6.内分泌疗法 尚有试用环丙孕酮、溴隐亭、达那唑及三苯氧胺治疗的先例,具有一定疗效。

十、SLE 与感染

虽然近年来 SLE 的预后已有显著的改善。然而 SLE 的病死率仍维持在较高的水平。各种并发症导致的死亡已经高于 SLE 的直接病死率,各种感染是其中最主要的原因。一方面 SLE 患者可存在多方面的免疫功能异常,包括免疫球蛋白缺陷、趋化功能、吞噬功能缺陷、补体消耗、细胞免疫功能异常等使 SLE 患者对感染的抵抗力下降,更容易患各类感染。另一方面糖皮质激素和其他免疫抑制药增加了 SLE 患者的感染发生率,并加重了感染的严重程度。

SLE 患者的常见感染部位包括泌尿道、呼吸道及皮肤感染。一些特殊部位虽不常见,但临床危害较大,诊断也较困难,应受到重视,如心包感染、感染性心内膜炎、中枢神经系统感染等。病毒感染也很常见,通常为带状疱疹和巨细胞病毒感染。

SLE 并发结核感染的发病率显著高于普通人群,病死率也明显高出普通人群。多器官受累及进行甲泼尼龙冲击的患者感染结核杆菌的危险更高。由于 SLE 患者免疫功能低下及治疗药物的因素,除肺结核感染外,其他部位的结核也不少见,如肠结核、结核性脑膜炎、皮肤和骨结核等等。SLE 患者结核杆菌感染的临床症状可以不典型,给诊断带来困难。

真菌感染近年来发病率逐渐升高,其对 SLE 患者的危害也逐渐受到重视。常见的如念珠菌感染包括鹅口疮,食管念珠菌感染。SLE 患者并发隐球菌性脑膜炎通常起病隐匿,表现为持续头痛并逐渐加重,大多有发热,如不能及时予以特异性抗真菌治疗则病死率极高。SLE 患者并发毛霉菌感染时常有中枢神经系统累及,预后极差。SLE 患者并发曲霉病时可出现发热与咳嗽,痰液中可发现菌丝,应通过组织学检查寻找菌丝以确诊。肺孢子虫病感染在 SLE 患者并不少见,严重感染者甚至直接危及生命。

由于感染的首要症状乃是发热,而 SLE 原发病本身就以发热为基本特征,因而感染的相关症状与 SLE 活动的相关临床表现常常难于区分。贸然增加激素剂量和给予免疫抑制治疗常常会加重感染,甚至危及生命。临床医生常常困扰于是考虑 SLE 疾病活动而强化免疫治疗还是考虑并发感染而给予抗感染治疗。对反复发热,常规激素剂量疗效不佳的患者应警惕感染的存在,不宜贸然增加激素剂量。

确立 SLE 患者并发感染的诊断关键是找到病原体。尽早进行微生物的相关检测,如细菌涂片和培养,以及其他检测如结核菌相关的 T-SPOT 检测、隐球菌相关的乳胶凝集试验等。有时微生物检测需要反复进行,必要时应当结合 X 线、CT 等影像学检查结果。

十一、预后

SLE 患者的预后与多种因素有关,包括重要脏器是否受累及其损伤程度、药物治疗的种类及时机,患者的依从性,等等。应注意轻型 SLE 可因过敏、感染、妊娠生育、环境变化等因素而加重,甚至可进入狼疮危象。早期诊断和合理规范的治疗是改善预后的关键。肾活检病理检查对于判断预后非常重要。

SLE 需要终生治疗,不定期随诊、不遵循医嘱、不规范治疗是致死的重要原因。近年来,由于加强了对患者的教育,以及诊疗水平的提高,SLE 的预后与过去相比已有显著提高。经正规治疗,10 年存活率已超过 75%。回顾文献报道,在亚太地区,SLE 患者主要的死亡因素是感染和与疾病活动相关的脏器严重损害。肾损害和严重的神经精神狼疮是 SLE 主要的导致死亡的累及脏器。心血管系统相关的病死率可占到总病死率的 6%~40%,已成为 SLE 远期死亡的主要原因,应引起临床医生的重视。

第二节 亚急性皮肤型红斑狼疮

1979 年 Sontheimer 等正式提出亚急性皮肤型红斑狼疮是红斑狼疮的一个特殊类型。这种皮肤病变介于活动狼疮的短暂性颧部红斑与慢性盘状狼疮之间,是一种非固定性的无瘢痕形成的复发和缓解交替出现的皮损。该病多见于女性,平均发病年龄为40岁。30%~50%的患者有系统病变,满足ACR对系统性红斑狼疮的诊断标准。

一、发病机制

目前亚急性皮肤型红斑狼疮的发病机制不明。但现已观察到以下几点:①存在以T细胞为主的炎性细胞浸润;②常与抗SS-A抗体并存;③新生儿狼疮中常存在亚急性皮肤型红斑狼疮,因此推测可能是由抗体依赖性细胞毒机制所致。

二、临床表现

亚急性皮肤型红斑狼疮的皮肤病变有两种形式,一种为丘疹鳞屑形,另一种为环形、多环形病变。病变开始为红色丘疹或小斑片,常带有鳞屑,以后可进一步发展成丘疹鳞屑型,类似银屑病或扁平苔癣,也可发展为多环的环形皮疹,类似离心性环形红斑皮疹在曝光部位易出现,如肩、前臂伸侧、上背和上胸部。面部和头皮偶见,腰以下部位更少见。事实上光过敏是亚急性皮肤型红斑狼疮的一个特征,一些患者注意到长波紫外线可诱发或加重他们的皮肤病变。

亚急性皮肤型红斑狼疮可有系统性表现,但临床表现较轻,肾脏受累、关节炎或关节痛、浆膜炎少见。约70%患者有抗SS-A抗体,但抗ds-DNA抗体、抗Sm抗体、抗U1RNP抗体均为阴性。亚急性皮肤型红斑狼疮与HLA-DR3强相关。临床表现与盘状狼疮不同,皮损通常是非硬结性的,无毛细血管扩张或毛囊角栓,很少形成瘢痕,但可引起永久性的色素改变。组织病理上与盘状狼疮相似。然而亚急性皮肤型红斑狼疮角质层增生和毛囊栓塞较少,上皮萎缩常见,基底细胞液化变性很显著,炎性浸润与盘状狼疮不同,弥散在真皮网状层,与盘状狼疮相同的是浸润均由活化的T细胞构成。

患者总体预后一般较系统性红斑狼疮好,虽然皮疹有时很顽固。

三、治疗

治疗包括一般防护、外用激素、皮损内注射激素和抗疟物。

1.一般防护　嘱患者避免日光照射,穿长袖衣物,戴遮阳帽,涂广谱防晒霜。

2.局部外用　糖皮质激素为避免皮肤萎缩,根据不同部位选用不同强度的糖皮质激素制剂。面部用低强度的,躯干和四肢用中等强度的,手掌和足部可用高强度的。推荐用0.05%丙酸氯倍他松软膏或0.05%二丙酸倍他米松软膏,每天2次,用2周,休2周,或0.1%曲安奈德软膏治疗面部皮损,用2周,休1周。

局部应用激素对亚急性皮肤型红斑狼疮作用有限,因为如果皮损面积大,使用太多会有全身性不良反应。

3.抗疟药　抗疟药在治疗许多狼疮皮肤损害中很有效,它还对骨骼肌肉症状、轻微全身症状如发热、疲乏有效,因此常为首选药物。

常用制剂是硫酸羟氯喹及氯喹。服用前者6周可达到血浆稳态浓度,服用后者4周可达到稳态浓度。组织中浓度是血浆浓度的20 000倍,停药后5年仍可测得相当的浓度。抗疟药一般均可耐受,不良反应少。对视网膜可能有不良反应,但当羟氯喹在每天6mg/kg以下,氯喹在每天4mg/kg以下时,临床很少有明显后遗症出现。治疗前及治疗后每6个月应进行一次眼科检查(包括视力、裂隙灯、眼底、视野等检查),以便发现早期可逆性视网膜病变。皮肤不良反应较轻微,但应告知患者曝光部位皮肤可能变成蓝黑色,浅色头发可能变白。偶尔会出现苔藓样药疹,这时应及时处理,因为它很可能是严重骨髓中毒的信号。抗疟药诱发神经病变极少,但在鉴别诊断中也应考虑到。

(1)氯喹:每天服500mg,通常一个月内可起效。此后减为每天250mg,再服一个月,然后隔天250mg。服用氯喹期间应每3个月进行一两次眼科检查。对氯喹反应良好者,应改服羟氯喹,以减少不良反应(不可逆视网膜病、皮肤色素沉着、神经肌肉病和溶血)。

(2)羟氯喹:每天服600~800mg,在4周内可起效,由于其对视网膜的毒性,服用这个剂量不能超过6周。病情控制后,剂量应减为200~400mg/d。

4.视黄酸　对抗疟药或激素反应不好的亚急性皮肤型红斑狼疮,用视黄酸治疗可能奏效,但停药后易复发,需长期维持治疗。这样就增加了该药的不良反应。常见的不良反应包括皮肤黏膜干燥、瘙痒、日光性唇炎、脱发及光过敏加重,减量后可缓解。合成视黄酸可诱发肝炎和高三酰甘油血症,应定期检在肝功能和血脂。视黄酸有致畸作用、服前作妊娠试验,服药间及停药后1~2年采用避孕措施是必要的。

5.沙利度胺　沙利度胺是一种抗麻风制剂。最近研究显示,它可选择性抑制肿瘤坏死因子的生成,减少周围血中淋巴细胞的数天。对治疗亚急性皮肤型红斑狼疮有效。一般每天服100~200mg,2周内显效,1~2个月可完全缓解。停药后易复发,故需维持治疗,维持量为25~50mg/d。尽管它有较好疗效,但有明显致畸作用。另一主要不良反应为非剂量依赖性多神经病,其他不良反应有疲乏、眩晕、体重减轻。

6.氨苯砜　氨苯砜用于治疗各种狼疮皮肤病,包括盘状狼疮、亚急性皮肤型、大疱型和狼疮脂膜炎病变。起始剂量为50mg/d,逐渐增至最大量150mg/d,血液不良反应常见,需密切观察。在大部分患者中有剂量依赖性溶血性贫血,高铁血红蛋白血症伴乏力、心悸、恶心、头痛和腹痛均可出现。

7.细胞毒类药物　常用来治疗有内脏受累的系统性红斑狼疮,用于亚急性皮肤型红斑狼疮要权衡益处/风险,但在其他药物无效时可试用。

8.体外光化学疗法　体外光化学疗法是指在患者服用光敏药物甲氧沙林后,体外低能量UVA照射循环白细胞。最近显示它是有效的免疫调节方法。每个月连续2天,6个月后每4个月治疗2天,连续12个月。可使头发新生,皮肤免疫荧光消失,系统病变活动减少,但实验军指标不变,最常见的不良反应为恶心,阳光照射后可加重光过敏。

第三节　药物性狼疮

药物性狼疮是指服用某种药物后所致的狼疮样疾病。1945年Hoffmnann首先报道了一个19岁的男孩,服用磺胺嘧啶后出现发热、皮疹、肌痛、肾炎和血沉增快等狼疮样症状。1952年肼屈嗪问世不久,Morrow等注意到在服用该药的患者中,7%最终会出现狼疮样疾病。至1975年,文献报道的肼屈嗪诱导的狼疮已超过180例。1955年发现青霉素可引起狼疮样疾病。1957年发现抗癫痫药物可引起药物性狼疮,1962年报道了第一例普鲁卡因胺诱导的狼疮。1966年首次发现异烟肼可引起药物性狼疮,此后又发现它可使25%的患者出现抗核抗体(ANA)阳性。至今已发现80多种药物可引起狼疮样疾病,或加重业已存在的狼疮,其中相关性较强的药物有氯丙嗪、肼屈嗪、异烟肼、中基多巴、青霉胺、普鲁卡因胺和奎尼丁。但上述药物有些已不再常用,最近米诺环素、COL-3(基质金属蛋白酶抑制剂)、半伐他汀、胺碘烟、赖诺普利、扎鲁司特,特别是生物制剂依那西普、英夫利昔单抗等诱导狼疮样疾病的报道不断增多。随着新药物的出现,引起狼疮样疾病的药物数目可能会进一步增加。

一、发病机制

药物性狼疮的发病机制不明。它的出现与所用药物、遗传素质和免疫异常等多种因素有关。

1.乙酰化表型　人对药物反应的差异是由遗传决定的。根据对肼屈嗪、普鲁卡因胺、异烟肼的代谢快慢不同,人群可分为快乙酰化和慢乙酰化两个表现型,慢乙酰化的基因型是乙酰转位酶隐性基因的纯合子。慢乙酰化者在白种人中占 50% ~ 60%,在黄利人中占 5% ~ 20%。虽然肼屈嗪、普鲁卡因胺诱导的药物性狼疮在两种表现型中均可见到,但慢乙酰化者出现 ANA 及药物性狼疮更快,所需药物累积剂量更低,所以大部分药物性狼疮患者是慢乙酰化者。

2.DNA 低甲基化　研究显示 T 细胞 DNA 甲基化在调节基因表达和细胞分化中起关键作用。通常 DNA 调节序列的甲基化伴随基因抑制,而低甲基化伴随其因表达。普鲁卡内胺或肼屈嗪可抑制 T 细胞 DNA 的甲基化,在体外活化的人 CD4+T 细胞用普鲁卡因胺或肼屈嗪处理后可变成自我反应细胞。阿扎胞苷是一个有效的 DNA 甲基化抑制剂,它对 T 细胞也有同样作用,自我反应 T 细胞可杀伤自身在噬细胞,分泌 IL-4 和 IL-6,促使 B 细胞分化成抗体分泌细胞,提示药物修饰的 T 细胞在诱发药物性狼疮中起重要作用。

3.补体　经典补体途径在清除免疫复合物中起重要作用。肼屈嗪、青霉胺、异烟肼、普鲁卡因胺的代谢物均可抑制补体 C4 与 C2 的其价结合,从而抑制补体 C3 的活化,导致免疫复合物清除障碍。有报道药物性狼疮患者的循环免疫复合物增加。

4.药物-DNA 相互作用　肼屈嗪与 DNA-组蛋白复合物相互作用,使得组蛋白不易被蛋白酶消化,因而能保持其抗原性。与这一假说相一致的是:组蛋白的核心部分正是药物狼疮自身抗体所识别的对象。

5.其他　近期资料表明,当活化的中性粒细胞的髓过氧化物酶把药物或其代谢物转换成活化产物时,这种产物可直接通过细胞毒作用或引起免疫紊乱,导致药物性狼疮的组织受损。

二、临床表现

1.一般症状　半数患者可有发热和体重减轻。发热无特殊热型,可高达 41℃体重减轻各不相同,但可以很严重。

2.皮肤　盘状狼疮、蝶形红斑及其他非特异性斑疹和斑丘疹均可出现,但不如系统性红斑狼疮常见。口腔溃疡、雷诺现象和严重脱发也较系统性红斑狼疮少见。

3.肌肉骨骼系统　很常见,可影响 80% 的患者。药物性狼疮的关节炎与系统性红斑狼疮相似。通常为非畸形性的,累及多个关节,呈对称分布。单关节炎不常见。手的小关节最易受累,其次为腕、肘关节,肩、膝、踝关节受累较少。明显关节渗出不常见。滑液通常为非炎症性的(WBC<2×10⁹/L),偶可发现狼疮细胞(LE 细胞)。肌痛见于 50% 的药物性狼疮,国以很严重。肌痛常为弥散性的,影响近端和远端肌群。长期服用普鲁卡因胺的患者可有肌

无力,而无药物性狼疮的其他表现。

4.胸膜炎 胸膜炎和胸腔积液常见。IE 细胞和 ANA 可在胸腔积液中测到,有诊断价值。肺浸润和肺实质病变在普鲁卡因胺诱导的狼疮中比在肼屈嗪诱导的狼疮和系统性红斑狼疮中多见。

5.心包炎 心包受累在普鲁卡因胺诱导的狼疮中比在肼屈嗪诱导的狼疮中多见,通常症状较轻,但缩窄性心包炎、大量心包渗出、心包压塞也有报道。在某些病例中 LE 细胞可在心包积液中检出。

6.肾脏 肾脏受累不常见,但轻度血尿或蛋白尿并不少见。在极少情况下可有明显肾功能受损。肾活检的病理发现与系统性红斑狼疮无区别。局灶型、膜型和伴有或不伴有新月体形成的增生性肾小球肾炎可见到。补体、免疫复合物沉积也可见到。

三、实验室检查

血液异常较系统性红斑狼疮中少见。可有轻度贫血、白细胞减少,偶见血小板减少。普鲁卡因胺、甲基多巴和氯丙嗪诱导的狼疮中可有 Coombs 试验阳性,但明显溶血少见。

均质型 ANA 阳性是最常见的血清异常。抗 Sm 抗体、抗 ds-DNA 抗体较系统性红斑狼疮少见。

药物性狼疮中的 ANA 主要针对组蛋白,但抗组蛋白抗体对药物性狼疮不是特异性的,50%~80% 的系统性红斑狼疮中有抗组蛋白抗体,类风湿关节炎、Felty 综合征、幼年特发性关节炎和未分化结缔组织病中也可检得抗组蛋白抗体。

系统性红斑狼疮中抗组蛋白抗体可针对所有的组蛋白,主要针对 H1 和 H2B。不同药物诱导的狼疮抗组蛋白抗体的特异性也不同。普鲁卡因胺诱导的狼疮中的抗组蛋白主要是 IgG,针对(H2A-H2B)-DVA 复合物和染色质。服普鲁卡因胺而无症状的患者的抗组蛋白抗体为 IgM,针对无 DNA 的 H2A-H2B 二聚体。肼屈嗪诱导的狼疮的抗组蛋白抗体针对更广泛的表位,这些抗体常常针对无 DNA 的组蛋白,包括 H3 和 H4,还有 H3、H4、H2A-H2B 和 H1。在青霉胺、奎尼丁、柳氮磺吡啶诱导的狼疮中可测定(H2A-H2B)-DNA 抗体。

四、诊断与鉴别诊断

目前无特异的诊断标准,如患者过去无系统性红壤狼疮,在服某种药物的过程中出现狼疮的临床和血清表现,停药后临床症状很快缓解,血清异常也缓慢好转,则可诊断为药物性狼疮。

药物狼疮与系统性红斑狼疮相似,但有很大区别,主要表现在以下几个方面:①药物性狼疮不一定满足 ACR 的狼疮诊断标准;②药物性狼疮患者有其他疾病的表现,为治疗该疾病,患者正在服用某种药物,如类风湿关节炎患者服用青霉胺,高血压患者服用肼屈嗪或甲基多巴;③药物性狼疮患者的年龄较系统性红斑狼疮患者年龄大;④在药物性狼疮患者中无女性占优势的现象;⑤药物性狼疮的症状较轻,以全身症状、关节炎、胸膜炎、心包炎为主,与老年性系统性红斑狼疮相似,这些症状是可逆性的,停药后逐渐消失;⑥药物性狼疮和系统性狼疮均可有 ANA、LE 细胞阳性,但抗 ds-DNA 抗体、抗 Sm 抗体在药物性狼疮中少见。

在有其他风湿病的患者中,药物性狼疮的症状可被误认为是原发病加重,从而加强原发病的治疗力度,使病情更加严重。因此在鉴别诊断中应考虑到该病。

五、治疗

治疗的原则是早诊断,及时停用诱发狼疮的药物。但血清 ANA 从阴性转为阳性不是停药的指征,因为其中只有一小部分患者出现临床症状发展成药物性狼疮。自身免疫病患者在服用致狼疮药物的过程中若出现 ANA 或抗组蛋白抗体,因为药物性狼疮的症状与原先的自身免疫病症状不易区别,这时应立即停止可疑药物。一旦停用致病药物,大部分药物性狼疮的症状是自限性的,无须特殊治疗。

肌肉骨骼症状可用非甾体抗炎药控制。对难治病例或易出现肾、胃肠不良反应的老年人,可采用短程低剂量(5~10mg/d)泼尼松治疗。通常浆膜炎可用非甾体抗炎药治疗。但对严重的心包渗出,需要大剂量泼尼松(20~60mg/d)治疗。肾脏受累轻微,一般不需要治疗,但在少数情况下,肾功能进行性坏死,活检证实有狼疮肾炎,则治疗应与系统性红斑狼疮相同。

某些药物诱导的狼疮缓解后,再用该药物可引起狼疮复发。因此,医生应选择其他药物。

一般认为,系统性红斑狼疮患者应尽量避免使用易诱发药物性狼疮的药物,但鉴于至今发现可引起药物性狼疮的药物有 70 多种,药物作用涵盖各个方面,如全面禁用,则几乎无药可用。一般的做法是,当需要时这些药物仍可使用,因为出现药物性狼疮的毕竟是极少数。

第十章 干燥综合征

干燥综合征(Sjögren's syndrome,SS)是一种以淋巴细胞增生及进行性外分泌腺体损伤为特征的慢性炎症性自身免疫病。SS 患者血清中存在多种自身抗体,除有涎腺、泪腺功能受损外,可出现多脏器多系统受累。SS 属全球性疾病,我国人群的患病率为0.29%~0.77%,在老年人群中患病率为3%~4%。本病女性多见,男女发病人数之比为 1∶(9~20)。发病年龄多在 40~50 岁,也见于儿童。本病的诊断除口眼干的表现外,更有赖于免疫学检测,其治疗也须结合个体临床情况。

第一节 病因与发病机制

一、病因

干燥综合征病因尚不明确,可能由多种因素导致,遗传基因、环境因素、性激素等相互作用诱发。

1.遗传因素 SS 患者的家庭成员较正常人群更易患自身免疫病或有血清学免疫异常。在自身抗体阳性和有外分泌腺外表现的患者中 HLA-B8,DR2 和 DR3 的频率高达 50%~80%。和 DRw52 也有一定的相关性。不同种族人群其相关的 HLA-Ⅱ 位点不尽相同。希腊报告与 SS 相关的 HLA-DR 位点多为 DRB1*1101 或 DRB1*1104,且与 DQA1*0501 有连锁不平衡。美国 SS 中也发现较高频率的 DQA1*0501。

研究发现和 SS 相关的可能是一些特定的单倍体型,而非某一位点,如 HLA-DRB1*0301-*1501 单倍体型。与抗 R052 抗体相关的基因有 HLA-DQA1*0501、DQB1*0201、R052 基因的第 3 内含子 C/T 基因型和 TAP2*Bky2 基因型,Fas 基因 670 位核苷酸的多态性与 SS 显著相关。此外,Caspase3、Cathepsin、Ly-6C、Mel-14 等基因的多态性和 SS 的相关性也引起了重视。应用芯片研究与 SS 相关基因不少于 20 个,有明显过度表达也有向下表达的。其中部分与系统性红斑狼疮相关基因相重叠,IFN-inducible 即是代表。

总之,SS 的易感性是由多基因组成。而且不同种族 SS 患者,其易感基因可能也不同。

2.环境因素 在易感人群中,环境因素(如病毒或反转录病毒的感染等)可激发本病。目前环境因素的促发机制尚未明确,但至少已有 3 种病毒即 EB 病毒、巨细胞病毒、HIV 病毒被认为与 SS 有关。研究证实 EB 病毒能刺激 B 细胞增生及产生免疫球蛋白,并在原发性 SS 患者的涎腺、泪腺、肾脏标本上检出 EB 病毒及其 DNA 基因;巨细胞病毒也能感染涎腺和其他组织;部分患艾滋病的患者可出现继发性 SS。

3.免疫因素 SS 有复杂的体液免疫与细胞免疫异常。

(1)细胞免疫:局部器官腺管中淋巴细胞浸润,以 T 细胞占优势。T 细胞亚群的异常,常有抑制性 T 细胞减少,淋巴细胞转化率低下和自然杀伤细胞毒性降低。

(2)体液免疫:过度的体液免疫反应表现在高球蛋白血症,如 IgG、IgM、IgA 升高,有多种抗体,如类风湿因子、抗核抗体、抗 SSA/SSB 抗体、抗甲状腺自身抗体、抗心磷脂抗体、抗线粒体抗体、抗平滑肌抗体、抗胃壁细胞抗体、抗腮腺管抗体。

4.性激素 因为女性发病率较男性高 15 倍以上,故认为雌激素可能在干燥综合征的发生发展中发挥重要作用,但确切作用机制并不明确。

二、发病机制

干燥综合征是在遗传、病毒感染和性激素异常等多种因素共同作用下,导致机体细胞免疫和体液免疫的异常反应,通过细胞因子和炎性介质造成组织损伤。以 T-B 淋巴细胞为中心,相互作用而引起一系列异常免疫反应;其上皮细胞、内皮细胞及细胞因子均参与,构成本病持续发展的网络。

1.细胞免疫病理 外分泌腺淋巴细胞浸润是干燥综合征免疫异常的主要表现。小唾液腺和泪腺病理呈现一特殊模式:其他方面正常的腺体导管周围有灶性淋巴细胞浸润,称为"灶性淋巴细胞性涎腺炎"。在疾病初期,唾液腺浸润的淋巴细胞中 75% 是 T 淋巴细胞,B 淋巴细胞约占 20%,单核/巨噬细胞和自然杀伤细胞等不足 5%。

组织浸润的 T 淋巴细胞 2/3 为 CD4+辅助性 T 淋巴细胞,其中大部分是记忆/诱导 T 细胞(CD45RO+);1/3 为 CD8+细胞毒性 T 淋巴细胞。几乎所有浸润的 T 淋巴细胞均表达 $\alpha\beta$-T 细胞受体(TCRap);浸润的 T 淋巴细胞处于激活状态,细胞表面表达 HLA-Ⅱ类抗原和 IL-2 受体等。SS 中浸润的 T 辅助(Th)细胞产生 Th1 和 Th2 细胞因子,SS 早期以 Th2 细胞因子为主,进展期则向 Th1 细胞因子转化。在 SS 患者唇腺中 Th1 细胞因子为主导环境促使了炎症向慢性化发展,而在外周血中 Th2 细胞因子为主导的环境有利于 B 淋巴细胞的激活并促进了自身抗体的产生。

B 淋巴细胞活化增生是本病的特点。受损组织中不仅有大量 B 细胞,尚有由 B 细胞演变而来的浆细胞和生发中心。B 细胞活化因子(BAFF/BLyS)促进 B 细胞生存和成熟,参与 B 细胞多克隆活化。SS 患者外周血 BAFF 水平增高,且与循环自身抗体水平相关,可能在淋巴瘤发展中起长期作用。B 细胞尚有单克隆性增生异常的特点,可能的发生机制为:淋巴组织长期慢性炎症刺激导致 B 细胞由多克隆激活突变为单克隆增生,在此基础上发生染色体变异(如三倍体形成)而形成低分化的 B 细胞淋巴瘤,其他原因(如 p53 基因突变)促使其演变为高分化的 B 细胞淋巴瘤,而自身抗原则驱动了整个过程。

唾液腺体上皮细胞在 SS 的免疫反应中起着抗原递呈的重要作用,其细胞膜上表达丰富的 HLA-DR 分子和 SSB 抗原,可启动自身免疫反应。腺体上皮细胞凋亡加速,可能是通过 Fas 和 FasL、Bax 或协同刺激分子 CD80 和 CD86(B7.1 和 B7.2)介导的不同途径。腺体上皮细胞本身还大量表达细胞黏附因子和细胞因子,从而主动、积极地参与了外分泌腺的损伤。

2.自身抗体 大多数 SS 患者出现多克隆免疫球蛋白增高和自身抗体。这些自身抗体包括高度非特异的抗核抗体(ANA)和类风湿因子(RF)及较为特异的抗 SSA(Ro)和抗 SSB(La)抗体。抗 SSA(Ro)和抗 SSB(La)抗体与原发性干燥综合征(primary Sjögren syndrome,PSS)和系统性红斑狼疮的发病高度相关,它们在 SS 发病机制中作用仍不清楚。该抗体阳性的女性妊娠可能导致特殊的并发症:妊娠 20 周后,抗 SSA(Ro)和(或)抗 SSB(La)抗体可以通过胎盘,在胎儿心脏的传导系统导致炎症,1%~2% 出现先天性心脏传导阻滞。

胞衬蛋白 A 存在于人体多种细胞,早期研究认为,抗 α-胞衬蛋白抗体在 SS 的阳性率高于抗 SSA 抗体,有助于 SS 的诊断,目前尚有争议。

在 PSS 患者血清中检测到针对 M3 型毒蕈碱样受体(M3R)的抗体,抗 M3R 抗体是一种自身抗体,它和 M3R 结合,使 M3R 敏感性下降阻断了 M3R 接受乙酰胆碱能神经的介质,降低唾液腺分泌细胞的功能。水分子通道蛋白是细胞膜上存在的对水分子具有高度通透性的特异性水分子转运蛋白,在 SS 患者外分泌腺中的分布和转运异常也起作用。

三、病理

1.特征性表现　在柱状上皮细胞组成的外分泌腺有大量淋巴细胞浸润(主要是针对 SSA 相关肽的有限制抗原受体的 CD4+T 细胞),形成淋巴滤泡样结构,并有浆细胞及巨噬细胞浸润。可出现在唾液腺、泪腺、肾间质、肺间质、消化道黏膜、肝汇管区及淋巴结等,最终导致局部导管和腺的上皮细胞增生,继以退化、萎缩、破坏,代之以纤维组织,丧失其应有的功能。

2.血管炎　往往因冷球蛋白血症、高球蛋白血症,或免疫复合物沉积而引起。它们是本病并发肾小球肾病、周围及中枢神经系统病变、皮疹、雷诺现象的病理基础。

3.假性淋巴瘤　除唾液腺和泪腺外的组织出现淋巴细胞增生活跃,淋巴细胞、浆细胞和免疫母细胞弥漫性浸润,但无细胞学恶变,少部分可发展为恶性淋巴瘤(多以高度分化不良的 B 细胞增生为主)。

第二节　临床表现

干燥综合征患者多隐匿起病,临床表现轻重不一。部分患者仅有口眼干等局部症状,就诊于口腔科、眼科,而另有部分患者则以重要脏器损害为首发症状。80%以上的患者会出现干燥、疲乏和关节疼痛等表现。

一、口干

干燥综合征患者唾液腺和口腔的表现以唾液分泌量减少、唾液及口腔菌丛质量改变为特点,称为唾液腺功能减低或功能异常。成人以口干为主,儿童以唾液腺肿大为主。口干是最常见的症状之一,常常是首发症状。少数患者可无症状,80%患者因唾液减少而自觉口干,舌干痛,有口臭,甚至丧失味觉。严重者即使食物刺激或咀嚼也不能相应增加唾液分泌,进干食必须用水送下;有时夜间需起床饮水;随身携带着水瓶,频饮水以保持口腔的湿润和舒适。但口干症状往往被患者自己或医生所忽略。唾液分泌量减少,口腔抗菌能力减弱,患者出现多个难以控制的龋齿,表现为牙齿逐渐变黑,继而小片脱落,最终只留残根,被称为"猖獗性龋齿",是 SS 患者的典型表现之一。SS 患者中约 40%有唾液腺肿大,以腮腺为多见,颌下腺也可见,舌下腺少见。一项对反复出现成人腮腺炎的患者的前瞻性随访 5 年后发现,其中 50%以上患者最终发展为 SS。对有腮腺持续性肿大、变硬或呈结节状者应警惕有恶性淋巴瘤的可能。舌部则表现为舌痛、舌面干、裂、舌乳头萎缩而光滑。口腔黏膜可出现溃疡或继发感染,尤其是反复出现念珠菌感染,表现为口腔黏膜烧灼感。

应注意的是,任何因素所导致的外分泌腺组织被取代,都会导致腺体分泌减少,出现干燥症状,如淋巴瘤、淀粉样变、结节病等。还有一些疾病也可导致口干、眼干,如丙型肝炎、艾滋病、未控制的糖尿病、移植物抗宿主病患者。长期服用抗抑郁药物、抗胆碱能药物和安定药可出现干燥症状。接受头颈部放射治疗的患者也可出现逐渐加重的干燥症状。因此,在诊断 SS 时应注意排除上述因素。

二、眼干

引起长期渐进性加重的泪液减少和泪液膜质量改变而出现泪液膜稳定性减低,是干燥综合征另一个突出表现。患者往往主诉为眼部有摩擦、沙砾、激惹等异物感;另一个早期表现为患者不能耐受角膜接触镜(俗称"隐形眼镜")。其他常见的眼干症状还包括眼干涩、痒痛、畏光、"红眼"、烧灼感或眼前幕状遮蔽感、眼疲乏或视力下降、泪少等症状,严重者伤心时或眼部受到刺激时流不出眼泪。眼部分泌稠厚的黏膜带可引起视物模糊,甚至影响眼睑的活动。症状持续而未经治疗者可出现眼痛、严重畏光等提示角膜磨损的症状。部分患者出现眼睑缘反复化脓性感染、结膜炎、角膜炎、虹膜脉络膜炎、全眼炎等,少数患者可有泪腺肿大。

常见体征为泪液黏稠,可以拉出一条黄色或白色的长丝,结膜囊泪液极少,有时可见结膜充血;角膜表面的泪膜不稳定、易破裂,严重时角膜混浊、溃疡或穿孔。特殊检查如 Schirmer 试验可部分定量判断眼干的程度。裂隙灯检查则可明确角膜是否存在损伤。结膜角膜检查使用的染料有荧光素、丽丝胺绿及孟加拉红。

三、外分泌腺外表现

PSS 是一系统性自身免疫病,可累及其他器官出现多种临床症状和体征,文献报道 SS 相关的腺体外表现见下文。

发热见于 40%~50% 的 SS 患者,有时为主要或首发表现。长期疲劳乏力也是 SS 常见的主诉之一。

关节痛或关节炎见于 25%~85% 的 PSS 患者,通常表现为多个外周关节压痛或肿胀。雷诺现象见于 13%~62% 患者。SS 患者可出现肌无力、肌痛,但极少见到血清肌酶持续、显著升高。但在两项研究中发现,PSS 患者肌活检异常者可高达 72% 及 73%,其表现包括肌炎、血管周围淋巴细胞浸润和包涵体,但只有 11% 的患者出现多发性肌炎的临床症状,肌活检的结果与肌痛并不平行。约 1/3 的患者符合美国风湿病学会(ACR)纤维肌痛的诊断标准。

自身免疫性甲状腺炎见于 10%~24% 的 PSS 患者,通常表现为桥本甲状腺炎,以甲状腺肿大和出现抗甲状腺球蛋白抗体为特点。SS 患者的甲状腺分泌情况通常为甲状腺功能减低或正常,甲状腺功能亢进罕见。

至少 1/3 的 SS 患者有肾脏病变,肾小管功能受损为主,表现为远端肾小管受损而出现的 I 型肾小管酸中毒(dRTA)。有资料表明,PSS 中合并肾脏损害者达 50%,大部分为亚临床型肾小管酸中毒。临床上有肾小管酸中毒、低血钾、肾性骨病和肾性尿崩等表现。少数因肾小球受损出现肾功能不全。①酸化障碍(I 型 RTA)。远端肾小管,尤其是集合小管是分泌 H^+ 的主要部位,其细胞的管腔侧有 H^+-ATP 泵,在 ATP 供能时,可将 H^+ 从细胞内泵到管腔中,并伴随 Na^+ 从管腔中被重吸收。所以远端肾小管受损后泌 H^+ 功能受损,尿液 pH 常在 6.0 以上,晨尿可达 7.4,血 pH 则降低。典型临床表现为食欲缺乏、呕吐,严重者有深大呼吸及神志改变。需要指出,约 50% 患者呈亚临床型肾小管酸中毒,即临床无全身酸中毒的表现,而只显示肾小管不能酸化尿液。其特征是血 pH 及 HCO_3^- 浓度正常,尿 pH 增高(≥6)。

若行 NH_4Cl 负荷试验则可诱发血 pH 的降低和临床酸中毒症状。②低钾血症:因 H^+ 排泌阻碍导致肾小管大量排泌 K^+,使血钾降低,最低者可达 1mmol/L。临床表现为乏力、肢体麻木、周期发作性软瘫性麻痹等。③高尿钙、肾结石与肾钙化、肾性骨病:酸中毒时骨骼中钙磷释放增加,尿钙的排出增加,所以会出现高尿钙症,而大量钙自尿中排放,尿液又偏碱,促使钙盐沉着导致肾脏钙化和形成肾结石。严重者因骨钙离子下降而表现为肾性骨病。表现为逐渐加重的负重部位疼痛。严重者 X 线表现为骨盆、脊柱畸形。④肾性尿崩:因远端肾小管受损而对抗利尿激素失去敏感,原尿中的水分不能被正常重吸收,导致尿浓缩功能障碍,出现多尿、烦渴、多饮、夜尿增多,尿比重固定。SS 引起近端肾小管病变者少见,发生者表现有尿糖或尿氨基酸阳性,极少出现范可尼综合征。肾小球受损时出现大量蛋白尿、血尿和肾功能不全。

呼吸道黏膜外分泌腺体功能受损后,气管干燥,黏膜表面纤毛功能受损,气道分泌物黏稠且不易咳出,40%～50%的 SS 患者有慢性干咳。PSS 患者的肺部改变以间质性病变为主(15%～30%),早期常无临床症状,仅显示肺功能受损。小部分严重者出现气短并演变为纤维性肺泡炎、多发性肺大泡,是 SS 患者死亡的主要原因之一。约 75%的 SS 患者有肺功能异常,主要是限制性通气障碍和弥散功能下降。65%～92%的患者肺部高分辨 CT(HRCT)可见异常表现,主要为毛玻璃样改变、支气管扩张、肺泡间隔增厚、蜂窝样变、多发性肺大泡、小结节等肺间质病变。

SS 患者的胃肠道症状比较常见。由于唾液减少而引起咽和食管干燥,约 75%的患者出现吞咽困难;少数患者因环状软骨后食管狭窄,或食管肌肉功能异常而致吞咽困难更为明显,即使饮用大量的水也不能改善症状;约 1/3 的患者经食管测压可证实存在食管运动障碍。PSS 患者合并萎缩性胃炎者比较常见。当患者出现持续的胃部不适、胀满、易饱等可能提示严重萎缩性胃炎或黏膜淋巴组织相关性淋巴瘤时,应及时行胃镜检查。SS 患者的肝脏病变主要为肝脏增大、肝细胞酶及胆管酶升高,病理活检可见与原发性胆汁性肝硬化或自身免疫性肝炎相似的病变。近期一项 PSS 患者选择性行肝活检研究显示,47%为自身免疫性肝炎,35%为原发性胆汁性肝硬化,18%为非特异性慢性或急性肝炎。SS 患者出现胰腺外分泌功能异常者并不多见,当反复出现腹痛及脂肪泻时,要考虑慢性胰腺病变。20%的患者有小肠吸收功能低下。

皮肤血管炎见于 9%～32%的 PSS 患者,通常表现为紫癜样皮疹、荨麻疹损害或红色斑丘疹。主要与高球蛋白血症或冷球蛋白血症相关。紫癜样皮疹最为常见,往往因高球蛋白血症导致血管脆性增加,进而发生血管壁渗血出现,形成皮肤红色皮疹。临床表现为反复出现紫癜,略高出皮面,多见于下肢,重者可见于臀部、腹部及上肢,为米粒大小边界清楚的红丘疹,一般直径在 0.1～0.4cm,散在分布或融合成片,压之不退色,分批出现,每批持续时间约为 10 天,可自行消退而遗留有褐色色素沉着。这些紫癜是由血液高黏滞性和免疫复合物介导的皮肤血管炎共同作用的结果。活检病理显示:大多数是仅累及小血管的白细胞破碎性血管炎,有中等大小血管受累的皮肤血管炎在 SS 不常见。成人紫癜样皮疹对 SS 诊断及预后均有密切相关性;在一组 SS 合并皮肤血管炎、紫癜及淋巴结肿大的患者中,84%抗 SSA 抗体阳性;有研究指出,紫癜、冷球蛋白血症及低补体血症,是 SS 患者发生淋巴瘤的危险因素。

神经系统病变是由血管炎引起的,可累及脑神经、周围神经、中枢神经系统及自主神经。22%~76%的 SS 患者具有不同形式的神经系统受累的表现,以周围神经系统病变多见,主要累及感觉神经纤维,表现为对称性周围神经病和多发性单神经炎,前者较为多见,常有下肢麻痹、疼痛,肌电图显示周围神经传导速度减慢。对称性周围神经病常与高球蛋白血症相关。SS 患者合并神经病者,行腓神经活检可见血管周围炎性浸润,提示血管炎性改变。进行性周围神经病,特别是运动功能受累者(如足下垂),可能存在较严重的坏死性血管炎。周围神经异常也可以是背根神经节炎引起。约 1/4 合并周围神经病变的患者,同时还合并自主神经或脑神经病变。脑神经病,特别是三叉神经病,是 PSS 合并神经系统病变时最突出的类型。感觉神经性听力丧失,特别是高频受累,可见于约 1/2 的干燥综合征患者。SS 患者自主神经功能受累者的临床症状并不多见,极少数患者表现体位性低血压,需通过客观检查证实,如直立倾斜试验、肢端血流、深呼吸等。中枢神经系统临床表现多样,累及脑、脊髓和视神经。脑部病变包括局灶性和弥漫性病变,局灶性病变主要表现为偏盲、偏瘫、失语、癫痫发作、构音障碍等;弥漫性病变主要表现为亚急性或急性脑病、无菌性脑膜脑病、心理障碍和认知障碍等。脊髓受损少见。在病程早期,通常病程短并可自然缓解,随着病情发展,病变趋于反复发生、多灶性和慢性进展性,在两次发作间期病情可以长期稳定,需注意与多发性硬化、梗死后痴呆、阿尔茨海默病及狼疮脑病相鉴别。

淋巴瘤是本病的特点之一。5%~10%的患者有淋巴结肿大,至少 50% 在病程中内脏出现大量淋巴细胞浸润。无论患者此前是否患有假性淋巴瘤(淋巴组织团块,但不具有恶性肿瘤的组织学特征),都可能在 SS 出现的 5 年内形成淋巴瘤。国外资料提示,SS 合并恶性淋巴瘤的概率比正常人群高 16~40 倍,是弥漫性结缔组织病中发病率最高的。但国内观察表明,我国 SS 合并淋巴瘤的发病率低于国外。最初多发生于唾液腺或颈淋巴结,随后可在淋巴结以外的区域如腮腺、胃肠道、甲状腺、肺、肾、眼眶等处出现。SS 患者在出现淋巴瘤前往往出现巨球蛋白血症,并且由多克隆高球蛋白血症转为单克隆高球蛋白血症,而且原有的血清自身抗体消失。因此,应密切随诊患者注意其演变为淋巴瘤的可能。当出现腮腺、脾、淋巴结的持续肿大,紫癜样皮疹,多系统损害,实验室检查有单克隆高球蛋白血症,巨球蛋白血症,冷球蛋白血症,C4 补体下降,抗 SSA、抗 SSB 抗体由阳性转阴,均提示潜在的恶性淋巴瘤的可能。与 SS 相关的淋巴瘤为 B 淋巴细胞来源的非霍奇金淋巴瘤、多发性骨髓瘤等。通常会累及淋巴结外部位,包括唾液腺本身(50%)、胃肠道、肺等。

第三节　诊断与鉴别诊断

一、辅助检查

1.血常规及血沉检查　约 1/4 的 SS 患者有贫血,多为轻度的正细胞正色素性贫血;30% 患者的白细胞低于正常值,25% 患者的嗜酸性粒细胞或淋巴细胞增多;14% 患者的血小板低于 $7.0×10^9$/L,严重低下者可出现出血现象。两个系统同时低下者比较少见。引起血小板降低的病因多与血小板自身抗体有关。而白细胞降低首先要除外药物性引起可能。90%的患者出现血沉增快。

2.免疫学检查

(1)高球蛋白血症:为本病的特点之一。50%的 SS 患者血清球蛋白增高,白球比倒置;三种主要免疫球蛋白均可增高,往往是一种以上的免疫球蛋白同时增加,以 IgG 最为明显和常见,IgA 和 IgM 增高较为少见,且程度也较轻。因为血清 IgG 水平与口腔病变、唾液腺肿大、肺部病变、紫癜、口眼干燥指标、自身抗体及急性期反应物的相关性十分明显,所以国外有学者建议将血 IgG 水平列为判断干燥综合征活动性的指标。巨球蛋白或混合性冷球蛋白血症较为少见,如有则应警惕恶性淋巴瘤发生的可能,此类患者临床上常出现高黏滞综合征。

(2)抗核抗体谱:80%~90%患者间接免疫荧光法测定的抗核抗体阳性(多为斑点型),以抗可溶性酸性核蛋白 SSA(Ro)和 SSB(La)抗体的阳性率最高,分别为 60%~75%和 40%~52%。其中抗 SSB 抗体的特异性较高。目前抗 SSA 抗体、抗 SSB 抗体被列为 SS 的诊断标准之一。由于抗 SSA 抗体可出现于 SLE 及其他结缔组织疾病,偶见于健康者,所以抗 SSB 抗体对诊断更具意义。当二者均为阳性时,应首先考虑干燥综合征的可能,但这两种抗体与疾病活动性无关。

(3)抗 α-胞衬蛋白抗体:是近十年来在 SS 患者血清中测到的一种自身抗体。有人认为本抗体有助于 SS 的诊断,此后多家验证对上述看法有异议。目前认为 α-胞衬蛋白是 SS 的一个自身抗原,抗 α-胞衬蛋白抗体在 PSS 的敏感性和特异性方面并不理想,因此它对 SS 的诊断的帮助不大。

(4)器官特异性抗体:抗唾液腺导管上皮细胞抗体的阳性率在 PSS 患者中为 25%,在干燥综合征合并类风湿关节炎的患者中高达 70%~80%。抗甲状腺球蛋白抗体和抗胃壁细胞抗体阳性率各为 30%,抗线粒体抗体和 Coombs 试验(抗人球蛋白抗体试验)的阳性率各为 10%。

(5)类风湿因子(RF):约 60%的患者血清 IgM 型 RF 阳性,大部分 PSS 患者的 RF 都是一种可以被单克隆抗体 17-109 所识别的独特构型。

3.唾液腺及泪腺检查

(1)唾液流量测定:是测定口干燥症的敏感指标之一。唾液量的检查常根据患者舌下口底唾液积聚的总量来估计,受检者在静止状态唾液分泌少于 1mL/10min;在活动状态让受检者咀嚼白蜡片 5g 6 分钟,唾液少于 6mL/10min 者,均为唾液分泌减少。

(2)腮腺造影:在腮腺导管内注入造影剂(40%碘油),可见各级导管不规则、僵硬,有不同程度的狭窄和扩张,碘液可淤积于末端导管腺体呈葡萄状。有人将本病的腮腺造影分为肿大型、感染型、占位型和向心性萎缩型四类,以反应腮腺病变情况。

(3)唾液腺核素检查:常用的放射性核素为 ^{99m} 锝(^{99m}Tc),静脉注射后作唾液腺正侧位扫描,根据腮腺、颌下腺显影程度,反映唾液腺摄取及排泌的功能。

(4)唇腺活检:此法对于诊断 SS 敏感且特异。由于小唾液腺如唇、硬腭、鼻黏膜等处的腺体与腮腺、颌下腺相似,因此小唾液腺的活检能反映主要唾液腺的情况,且操作简易,损伤性小。取表面正常、至少包含四个腺体小叶的下唇黏膜活检,有病变者可见成簇的淋巴细胞、浆细胞浸润。记录腺泡组织内淋巴细胞聚集程度:细胞数在 50 个以上记为一个病灶,若在 4mm² 唇黏膜组织内能见到 1 个以上病灶即为阳性。此外,还可见到腺泡萎缩、导管狭窄等。

（5）唾液蛋白检查：血清和唾液中 β_2-微球蛋白（β_2-M）水平增高，唾液中 β_2-M 的增高更为明显。而且二者均与唾液腺病变程度和疾病活动性呈正相关，可作为监测指标。

4.泪腺检查

（1）Schirmer Ⅰ试验（滤纸试验）：本实验假阳性和假阴性结果都很多见。用一片 5mm×35mm 的滤纸，距一端 5mm 处折成直角，将该端置入下眼睑结膜囊内，闭眼 5 分钟后取下滤纸，自折叠处测量潮湿部分的长度，少于 10mm 为阳性。此试验目前应用较多。

（2）角膜染色试验：用荧光素或孟加拉红或丽丝胺绿溶液滴入双侧结膜囊内，随即用生理盐水洗去，裂隙灯下检查角膜和球结膜，染色点不少于 10 个提示有损坏的角膜和结膜细胞。本试验对诊断干燥性角结膜炎价值较高。

（3）泪膜破碎时间测定（BUT 试验）：凡裂隙灯检测泪膜破碎时间短于 10 秒者为阳性。

二、诊断

PSS 诊断有赖于口干燥症及干燥性角结膜炎的检测、抗 SSA 和（或）抗 SSB 抗体、唇腺的灶性淋巴细胞浸润。后 2 项检查特异性较强。

目前国际上有多个分类标准用于诊断 PSS，由于制定年代不一，内容差异大。1965 年 Bloch 等总结 62 例 PSS 后提出了诊断标准，以后各国风湿病学家先后推出各自的诊断标准，如 1976 年哥本哈根标准、1977 年日本标准、1986 年希腊标准、1986 年 Fox 标准、1993 年欧洲标准、2002 年欧美合议标准及 2012 年 ACR 新修订的分类标准。各个标准都包括口、眼干的客观检查，即测眼干燥的 Schirmer 试验、角膜染色试验、泪膜破碎时间，口干燥的唾液流率的测定、腮腺造影、唾液功能同位素检测、唇腺活检。20 世纪 80 年代以后由于抗核抗体谱在临床的广泛应用，在 1986 年 Fox 标准开始把抗 SSA 及抗 SSB 抗体、ANA 和类风湿因子（RF）作为本病的一项诊断指标，至 1993 年欧洲标准中则从中选出其中特异性较强的抗 SSA 及抗 SSB 抗体作为诊断指标。唇腺的病理活检因其重要性和患者接受能力的提高于 1986 年以后列为主要诊断项目之一。我国自 20 世纪 80 年代初开始 PSS 的研究，起初阶段参考哥本哈根标准，以后也采用过圣地亚哥标准。国内也曾有作者提出自己几经修改的分类标准，如 1996 年董怡标准。下面是几个在国内外曾经被采用比较广泛的分类标准。

1.干燥综合征的哥本哈根分类标准（表 10-1）

表 10-1 干燥综合征哥本哈根分类标准（1976—1977 年）

1.干燥性角结膜炎 下述 3 项中至少 2 项阳性：①Schirmer 试验；②泪膜干裂时间；③孟加拉红角膜染色：用 Van Bijsterveld 半定量计分法

2.口干燥症 下述 3 项中至少 2 项阳性：①非刺激性唾液流量；②腮腺造影异常；③唇黏膜活检

注：按上述标准凡具备干燥性角结膜炎及口干燥症者可诊为 PSS。

1976 年哥本哈根标准诊断 SS 主要依靠口眼干燥的症状和客观的检查，未涉及自身抗体。该标准判断有无客观的口干，要求在 3 项检查中必须至少 2 项不正常（3 项中包括唇黏膜活检，如另 2 项含唾液流量不正常即可不行活检）；同样判断眼干也要求 3 项检查中至少 2 项不正常。由于正常人唾液流量差异很大，并且每个中心需定出其正常值，故其特异性差。

2.干燥综合征圣地亚哥分类标准(表 10-2)

表 10-2 干燥综合征圣地亚哥分类标准(1986 年)

1.原发性干燥综合征
(1)眼干症状及客观体征:Schirmer 试验<8mm 滤纸湿 15 分钟,加孟加拉红角结膜染色示有干燥性角结膜炎
(2)口干症状及客观体征:腮腺唾液流量减低(用 Lashley 杯或其他方法),加唇黏膜活检异常(4 个小叶平均计算),淋巴细胞浸润灶≥2。一个灶等于≥50 个淋巴细胞的聚集
(3)系统性自身免疫病证据:类风湿因子≥1∶320,或抗核抗体≥1∶320,或存在抗 SSA(Ro)或抗 SSB(La)抗体
2.继发性干燥综合征 具备如上述的干燥综合征特征,并有足够的证据诊断并有类风湿关节炎或系统性红斑狼疮或多发性肌炎或硬化症或胆汁性肝硬化
3.除外 结节病,已存在的淋巴瘤、获得性免疫缺陷病及其他已知原因引起角膜干燥或唾液腺肿大

1986 年 Fox 等提出圣地亚哥分类标准,着重强调了本病的自身免疫性质,要求诊断必须具备与自身免疫相关的血清学指标及组织病理学结果除 2 项眼科检查异常及唾液流量减低外,必须包括唇黏膜活检异常(且定为 4 个腺小叶平均灶数为 2 个),且必须 RF≥1∶320 或 ANA≥1∶320 或抗 SSA 或抗 SSB 抗体阳性,可以看出人们已经注意到 PSS 的自身免疫特性。Fox 把有上述口干、眼干及自身抗体但未行唇黏膜活检者,定为 PSS 的临床诊断标准(即很可能是 SS)。将只有口眼干燥检查阳性而无自身抗体者(唇黏膜未活检或做后不支持)称之为"干燥症状复合体",而不诊为 SS。

3.干燥综合征的欧洲联盟标准(表 10-3)

表 10-3 干燥综合征的欧洲联盟标准(1993 年)

原发性干燥综合征:具备以下至少 4 项
①眼症状(至少 1 项存在)
每天持续性、不适地眼干,已超过 3 个月
反复地有沙进入眼中摩擦的感觉
需用眼泪代用品超过每天 3 次
②口腔症状(至少 1 项存在)
每天感觉口干、至少已 3 个月
反复唾液腺肿大
进干食物时需喝液体帮助送下
③眼干燥客观证据(至少 1 项存在)
Schirmer 试验
孟加拉红角膜染色
泪腺活检示淋巴细胞浸润灶分≥1

（续表）

④唾液腺被累及的证据（至少1项存在）

唾液腺扫描

腮腺造影

非刺激性唾液流量≤1.5mL/15min

⑤实验室异常（至少1项异常）

抗 SSA 或抗 SSB 抗体

抗核抗体

IgM 类风湿因子（抗 IgG Fe）

    PSS 的欧洲联盟标准于 1993 年最初报道，其后验证的报道于 1996 年发表，欧洲标准从圣地亚哥标准中选出其中特异性较强的抗 SSA 及抗 SSB 作为诊断指标。该分类标准的特点是首次将患者主诉症状纳入标准中，另一特点是它既不要求血清学条件，也不要求组织病理学条件。以欧洲标准对照圣地亚哥标准，后者特异性虽达 100%，但敏感性只 31.4%，符合欧洲分类标准的患者仅有 15% 符合圣地亚哥诊断标准，相对于圣地亚哥标准而言，欧洲联盟标准较宽松。

    4.干燥综合征的董怡标准（表 10-4）

表 10-4　干燥综合征的董怡标准（1996 年）

1.原发性干燥综合征

（1）主要指标：抗 SSA 或 SSB 抗体阳性

（2）次要指标：眼干和（或）口干（持续 3 个月以上）；腮腺肿大（反复或持续性）；猖獗齿；Schirmer 试验≤5mm/5min 或角膜荧光染色阳性；自然唾液流率≤0.03mL/min 或腮腺造影异常；唇腺活检异常；肾小管酸中毒；高球蛋白血症或高球蛋白血症性紫癜；类风湿因子阳性或抗核抗体阳性

2.除外　其他结缔组织病、淋巴瘤、艾滋病、淀粉样变和移植物抗宿主反应

    诊断 PSS 患者需符合标准中的 1 项主要指标及至少 3 项次要指标，或符合标准中的至少 5 项次要指标。

    1996 年董怡等结合我国患者的特点和基层医院的实际情况，制定了针对国人的分类标准。该标准把特异性较强的抗 SSA 和抗 SSB 抗体列为主要指标，由于唇腺活检在较基层医院条件下很难进行而且容易遭到患者的拒绝，因此，选为次要指标。另外，由于我国 SS 患者的系统性受损较西方文献报道的多且重，将特异性较强的肾小管酸中毒和高球蛋白血症性紫癜列为诊断指标。

    5.2002 年干燥综合征国际分类（诊断）标准（表 10-5）

表 10-5　2002 年干燥综合征国际分类（诊断）标准

1.口腔症状　3 项中有 1 项或 1 项以上

①每天感口干持续 3 个月以上

②成年后腮腺反复或持续肿大

③吞咽干性食物时需要水帮助

2.眼部症状 3 项中有 1 项或 1 项以上
①每天感到不能忍受的眼干持续 3 个月以上
②有反复的沙子进眼或沙磨感觉
③每天需用人工泪液 3 次或 3 次以上

3.眼部体征 下述检查任 1 项或 1 项以上阳性
①Schirmer 试验(+)≤5mm/5min
②角膜染色(+)≥4Van Bijsterveld 计分法

4.组织学检查 下唇腺病理活检示淋巴细胞灶≥1
(指 4mm² 组织内至少有 50 个淋巴细胞聚集于唇腺间质者为 1 个灶)

5.涎腺受损 下述检查任 1 项或 1 项以上阳性
①唾液流率(+)(≥1.5mL/15min)
②腮腺造影(+)
③涎腺同位素检查(+)

6.自身抗体 抗 SSA 或抗 SSB(+)(双扩散法)

(1)原发性干燥综合征:无任何潜在疾病的情况下,符合下述任 1 条则可诊断:①符合上述 4 条或 4 条以上,但必须含有条目(4)组织学检查和(或)条目(6)自身抗体;②条目(3)(4)(5)(6)4 条中任 3 条阳性。

(2)继发性干燥综合征:患者有潜在的疾病(如任一结缔组织病),而符合(1)和(2)中任 1 条,同时符合(3)(4)(5)中任 2 条。

(3)必须除外:颈头面部放疗史,丙型肝炎病毒感染,艾滋病(AIDS),淋巴瘤,结节病,移植物抗宿主(GVH)病,抗乙酰胆碱药的应用(如阿托品、莨菪碱、溴丙胺太林、颠茄等)。

目前应用最广的是 2002 年修订的国际分类标准。该标准仍保留了患者主诉症状,相对于圣地亚哥标准,不再要求唇腺活检及血清学检查皆阳性,肯定的 PSS 诊断必须具备自身免疫表现即唇黏膜局灶性涎腺炎及抗 SSA 和(或)抗 SSB 抗体阳性两者至少必具其一。欧洲多中心的研究表明,该标准的敏感性为 89.5%,特异性为 95.2%;北京协和医院对该标准在中国 SS 患者中的验证表明,其诊断的敏感性为 88.30%,特异性为 97.8%,结果令人满意。2002 标准在我国进行的 PSS 患者临床试验中,抗 SSA 抗体的敏感性 79.7%,特异性 91.4%,唇腺活检病理的敏感性 74.6%,特异性 82.7%;抗 SSA 抗体(+)而唇腺病理(-)者仅出现在 0.5% 的非 SS 的对照组;而抗 SSA 抗体(-),唇腺病理(+)者出现在 1.6% 的非 SS 组。提示 2002 标准中这两项关键项目中第(6)项较第(4)项敏感性和特异性均更高,且有简易可行的优点。因此,根据 2002 年 PSS 分类标准,在日常医疗工作中对有涎腺和泪腺功能低下者可以进行血清抗 SSA/SSB 抗体检测,阳性者可确诊为 PSS,阴性者必须在有条件的医疗机构进行唇腺活检并作病理检测。如果血清和唇腺病理均(-),则不能诊断 PSS。

6.2012 年 ACR 干燥综合征分类(诊断)标准(表 10-6) 近年来,随着生物制剂逐渐应用于临床,其诱发肿瘤、结核、乙型肝炎等的不良反应也越来越为人们所重视。考虑到生物制剂应用于干燥综合征患者的可能性,不管是在治疗上还是临床试验上,都需要有一个更为严格且特异的分类标准。在这种情况下,ACR 于 2012 年公布了新的干燥综合征分类标准,用可靠的客观检查,更加严格地限定了干燥综合征的分类,不论对实际临床工作抑或是临床试验,都有重要的指导意义。

表 10-6　2012 年 ACR 干燥综合征分类(诊断)标准

1.具有 SS 相关症状/体征的患者,以下 3 项客观检查满足 2 项或 2 项以上,可诊断为 SS

(1)血清抗 SSA 和(或)抗 SSB 抗体(+),或者类风湿因子 RF 阳性同时伴 ANA≥1∶320

(2)唇腺病理活检示淋巴细胞灶≥1 个/4mm²(4mm²组织内至少有 50 个淋巴细胞聚集)

(3)干燥性角结膜炎伴 OSS 染色评分≥3 分(患者当前未因青光眼而日常使用滴眼液,且近 5 年内无角膜手术及眼睑整形手术史)

2.必须除外　颈头面部放疗史、丙型肝炎病毒感染、艾滋病(AIDS)、结节病、淀粉样变、移植物抗宿主(GVH)病、IgG4 相关性疾病

三、鉴别诊断

1.系统性红斑狼疮　多见于中老年妇女,发热尤其是高热的不多见,无额部皮疹,口眼干明显,肾小管酸中毒为其常见而主要的肾损害,高球蛋白血症明显,低补体血症少见,预后良好。

2.类风湿关节炎　SS 的关节炎症状远不如类风湿关节炎明显和严重,极少有关节骨破坏、畸形和功能受限。而类风湿关节炎患者很少出现抗 SSA 抗体和抗 SSB 抗体。

3.非自身免疫病的口干　例如,老年性外分泌腺体功能下降引起的口干、糖尿病性或药物性口干均有赖于病史及各个病的自身特点加以鉴别。

第四节　治疗及预后

一、治疗

1.治疗目标

(1)缓解症状和体征:消除症状或最大限度地减轻症状,如口眼干燥、关节痛等。

(2)提高患者生活质量:包括社会经济学因素、病退、退休等。

(3)防治并发症:防止肾小管酸中毒、肺纤维化等。

2.既往治疗方案及原则　由于 SS 尚无令人满意的治疗措施,无论是干燥、疲乏、疼痛还是内脏器官损害,均缺乏经循证医学论证的有效药物,现使用的药物治疗多为经验性治疗或者借鉴类似病变的治疗。不同的内脏损害又因其部位、病理改变、病变范围及对药物治疗反应的不同而疗效不一,因此,在阶段治疗后应根据 ESSPRI 和 ESSDAI 进行评估,以利于长远治疗。

3.局部症状的治疗　目前的治疗干预尚不能达到逆转腺体功能紊乱及治愈疾病的目的,对口眼干的首选治疗是通过局部治疗来缓解症状。应教育患者认识疾病,保持健康生活方式及愉悦心情。

（1）口干燥症：推荐患者定期进行口腔健康检查和护理，预防牙周病。首先依据唾液流率将唾液腺受损程度分为轻、中、重度，然后根据不同损伤程度制订相应的治疗方案。轻度腺体功能受损者可使用非药物刺激唾液腺分泌，如无糖的酸性糖片、木糖醇，或机械刺激（无糖口香糖）；可外用氟化物预防龋齿。国外推荐，中至重度腺体功能受损但具有残余唾液腺功能的患者在无禁忌证（如消化道溃疡、支气管哮喘或闭角型青光眼）的情况下，首选口服毒蕈碱激动剂，如毛果芸香碱或西维美林（此类药物国内应用不广泛）。毛果芸香碱的不良反应包括出汗、尿频、肠激惹。此外，茴三硫、溴己新片和 N-乙酰半胱氨酸等可促进分泌，所以也可以考虑使用这些药物。对重度腺体功能受损导致无残留唾液腺分泌功能的患者，建议使用人工涎液替代治疗。人工涎液有多种制剂，含羧甲基纤维素、黏液素、聚丙烯酸、黄胶原或亚麻仁聚多糖等成分。

（2）眼干燥症：眼干燥的评估通常依赖于三个特征：泪液功能、泪液成分及眼表改变。与口干燥症相同，干眼症的治疗依据眼干的严重程度和对每种治疗的反应不同进行调整。预防性措施包括避免使用减少泪液产生的全身性药物，保持良好的睑缘卫生。患者干眼症状明显时，每天至少使用两次人工泪液。一般建议使用含有透明质酸盐或羧甲基纤维素且不含防腐剂的人工泪液。润滑油膏通常只在睡前给药，以免长期使用损害视力。难治性或严重眼干燥症患者可局部使用含有免疫抑制剂（如环孢素）的滴眼液及经过处理的小牛血清或血清替代物。糖皮质激素类滴眼液应在眼科医生指导下短期（不超过 4 周）使用。

4.系统症状的治疗　半数以上 SS 患者会出现疲劳和疼痛症状。首先推荐通过锻炼来减轻疲劳症状，部分患者可考虑应用羟氯喹。对乙酰氨基酚可作为治疗疼痛的一线药物。患者有神经痛时可应用加巴喷丁、普瑞巴林、杜洛西丁等药物。存在系统受累特别是活动性内脏器官受累的患者，可使用糖皮质激素、免疫抑制剂和生物制剂治疗。糖皮质激素的应用原则是，在有效控制病情的前提下，尽可能短疗程、低剂量。免疫抑制剂有助于激素减量并减小激素的不良反应。目前，免疫抑制剂治疗 SS 的疗效尚缺乏高水平循证医学证据，特别是缺乏不同种类免疫抑制剂间直接对比的有效性和安全性的研究数据，因此，尚不能确定常用的免疫抑制剂何种更优，建议使用时结合患者的年龄、病情、并发症、耐受情况等而定，具体用法可参照系统性红斑狼疮和其他结缔组织病的指南推荐。常用免疫调节/免疫抑制药物包括羟氯喹、氨甲蝶呤、来氟米特、吗替麦考酚酯、硫唑嘌呤、环磷酰胺、环孢素、艾拉莫德等。定期进行 ESSDAI 评估，以调整用药。

（1）皮肤症状：有环状红斑者可短期局部使用糖皮质激素，也可应用羟氯喹。全身使用糖皮质激素主要针对广泛或严重的皮肤病变，如血管炎样皮疹。还可联合使用硫唑嘌呤、吗替麦考酚酯或氨甲蝶呤等免疫抑制剂进行治疗。

（2）关节痛/关节炎：对关节疼痛者，可用非甾体抗炎药、羟氯喹进行治疗。对出现关节炎者，可用氨甲蝶呤、来氟米特、硫唑嘌呤、艾拉莫德等进行治疗。少数情况下需要短程使用小剂量糖皮质激素。

（3）肌肉受累：ESSDAI 评估是根据肌无力及血清肌酸激酶水平对 SS 合并肌肉受累进行分级的。SS 患者有低疾病活动度的肌痛，不伴肌无力及肌酸激酶水平升高时，应用非甾体抗炎药对症治疗。而对于中、高疾病活动度肌炎患者，糖皮质激素可作为一线药物，病情严重者可联合使用免疫抑制剂，如氨甲蝶呤（每周 7.5～15mg）等。

（4）间质性肺炎：SS 合并间质性肺病的病情通常较其他结缔组织病引起的肺间质病轻。

对于胸部高分辨 CT 确诊的肺病变范围<10%,且无呼吸系统症状、肺一氧化碳弥散量占预计值百分比>65%的患者,建议密切监测,每隔 6 个月左右评估一次。病情严重和进展较快的患者可使用口服或静脉注射糖皮质激素治疗,免疫抑制剂可选择环磷酰胺、吗替麦考酚酯等。用于治疗特发性肺纤维化的抗纤维化药物吡非尼酮和尼达尼布等对 SS 合并肺间质纤维化的疗效有待进一步证实。另外,局部吸入型糖皮质激素和 β_2 肾上腺素受体激动剂(如沙丁胺醇)可用于支气管病变者,乙酰半胱氨酸可作为辅助治疗药物。

(5)肾脏受累:患者发生肾小管酸中毒时须补钾并长期使用枸橼酸合剂纠正酸中毒,预防可能危及生命的并发症。对肾小管间质性肾炎患者,如果有条件,可进行肾穿刺,根据病变活动程度予以相应治疗。对膜增生性肾小球肾炎,可参考狼疮性肾炎进行治疗。

(6)神经系统受累:对中枢神经系统受累者,可使用大剂量糖皮质激素[1~2mg/(kg·d)]治疗,严重者进行激素冲击治疗,同时联合使用免疫抑制剂,如环磷酰胺、吗替麦考酚酯或硫唑嘌呤等,以提高诱导缓解疗效并减少维持期的复发。也可采用地塞米松联合氨甲蝶呤鞘内注射。此外,根据疾病严重程度可选择其他治疗方式,包括血浆置换、利妥昔单抗等。利妥昔单抗对视神经脊髓炎谱系疾病疗效较好。对周围神经受累者可采用激素和免疫抑制剂治疗,同时联合维生素 B_1、维生素 B_{12}、金纳多等对症治疗,但部分患者疗效不佳。

(7)血液系统受累:患者出现血小板严重减低、溶血性贫血时,须予糖皮质激素治疗,治疗原则与系统性红斑狼疮合并此情况时类似。可联合免疫抑制剂,如环孢素、他克莫司等进行治疗。对经反复治疗效果仍不佳者,可使用大剂量免疫球蛋白(IVIG)0.4g/(kg·d),连用 3~5 天。利妥昔单抗可用于治疗难治性血小板减少。

(8)冷球蛋白血症:冷球蛋白血症的治疗取决于病情的严重程度,可使用糖皮质激素(必要时可使用冲击疗法)、免疫抑制剂(如环磷酰胺、硫唑嘌呤或吗替麦考酚酯)、血浆置换、利妥昔单抗等进行治疗。后两者联合应用于冷球蛋白相关的系统性血管炎可获得良好疗效。

(9)其他:对合并胆汁性胆管炎患者,推荐使用熊去氧胆酸治疗。对常规治疗效果不佳者,如有严重关节炎、严重血细胞减少、周围神经病变等,可考虑使用 B 细胞靶向的生物制剂,如利妥昔单抗和贝利尤单抗,以改善病情。

(10)植物药:白芍总苷和雷公藤等中药制剂在我国也常用于 SS 的治疗,或作为其他治疗方案的组合。白芍总苷多用于轻症患者,对改善干燥症状、减轻关节炎等病情的疗效有待观察。雷公藤可用于治疗关节炎或其他临床并发症,其主要不良反应为性腺抑制等。

二、预后

本病预后较好,特别是病变仅局限于唾液腺、泪腺、皮肤黏膜外分泌腺体者。有内脏损害者经恰当治疗后大多可以控制病情。预后不良因素包括进行性肺纤维化、中枢神经病变、肾功能不全、合并恶性淋巴瘤者。

第十一章 硬化症

第一节 系统性硬化症

系统性硬化症(systemic sclerosis,SSc)又称硬化症,是一种累及皮肤和内脏的多系统结缔组织病。临床上以弥漫性或局限性皮肤增厚和纤维化为典型临床表现。SSc是一种病因不明确、发病机制复杂的少见病。其病理生理特征是自身免疫反应、炎症、小血管功能异常和结构异常、皮肤和内脏的间质和血管纤维化。

一、流行病学

该病发病率为每年(18~20)/100万,患病率为(100~300)/100万。在亚洲(尤其是日本,中国台湾)患病率是(3.8~5.6)/10万。SSc平均发病年龄在35~50岁,女性发病更多见[女/男为(3~7):1],随着年龄增长发病率增加。多系统损害风险增加与发病年龄相关,特别是肺动脉高压(pulmonary arterial hypertension,PAH)。据报道,SSc在乔克托族美洲印第安人中发病率最高,并且病情更严重。美国的几项调查显示与白种人相比,美国黑人在特定年龄段有较高的发病率。

二、病因

1.遗传因素 SSc病因及遗传因素尚不明确。有证据表明病原体、环境毒素、药物及微嵌合是该病潜在的触发因素。SSc一级亲属患病率高于普通人群。一项研究显示SSc发病与HLA DRB1*1104、DQA1*0501和DQB1*0301单倍型高度相关。目前发现,表观遗传修饰也与SSc发病有关。

2.病毒感染 EB病毒(EBV)、人巨细胞病毒(hCMV)、微小病毒B19均是本病潜在诱发因素。最近研究证实,EBV遗传物质可表达于SSc患者硬化皮肤的成纤维细胞和微血管。而且,EBV可以诱导TLR样受体介导的成纤维细胞应答。抗hCMV抗体可诱导内皮细胞凋亡和成纤维细胞活化。

3.环境因素 已经发现多种化学物质可以引起SSc,包括二氧化硅、聚氯乙烯、甲苯、二甲苯、三氯乙烯、有机溶剂等。某些药物包括博来霉素、喷他佐辛、多西紫杉醇、紫杉酚、可卡因等也可引起SSc。另外,乳腺硅胶填充及肿瘤放疗也与SSc发病有关。

4.微嵌合 健康女性怀孕多年后体内仍存在起源于胎儿的免疫干细胞,被称为微嵌合状态。一些研究发现,SSc女性患者循环中胎儿细胞数较健康女性高。据推测,持续存在的胎儿细胞可通过移植物抗宿主反应触发或通过母体产生对胎儿细胞(自身)的免疫应答参与SSc的发展。

三、发病机制

SSc发病机制复杂,整体来说包括三个主要特征:血管损伤和破坏,免疫系统固有免疫或适应性免疫激活,成纤维细胞活化导致广泛组织纤维化。目前认为在某些环境因素影响下,具有遗传易感性的个体免疫系统功能失调,分泌多种自身抗体、细胞因子,引起血管内皮细胞(endothelial cell,EC)损伤和活化,刺激成纤维细胞合成胶原增多,导致血管壁和组织纤维化。

1.血管内皮细胞损伤 血管 EC 损伤和活化,伴有可逆性功能变化、黏附分子表达增高和白细胞渗出增加导致的血管炎症。损伤的 EC 促进血小板聚集和血栓素释放,血管舒张剂如一氧化氮(NO)产生减少,血管收缩剂如内皮素 1(ET-1)产生增加,并释放活性氧(ROS)。血管收缩和舒张功能不全加重血管病变,引起进行性不可逆性血管壁重塑、管腔闭塞、血小板聚集、原位血栓形成和组织缺血。EC 凋亡导致血管生成减少,进一步加剧血管丧失。

2.炎症和免疫失调 感染、氧化损伤、坏死/凋亡细胞碎片或环境毒素都可能通过 Toll 样受体(TIR)导致树突状细胞活化,活化的树突状细胞产生 Ⅰ 型干扰素(IFN),引起 T 细胞向 Th2 型分化,单核细胞分化为一个旁路激活表型(M2),以及 B 细胞的活化伴浆细胞产生自身抗体,自身抗体形成免疫复合物,从而通过 TLR 信号进一步诱发 Ⅰ 型 IFN 的产生。向 Th2 分化的 T 细胞和 M2 型巨噬细胞分泌促纤维趋化因子,诱导成纤维细胞活化。其他 T 细胞亚群如调节性 T 细胞和 Th17 细胞也参与发病机制。

3.自身免疫和 B 细胞 SSc 自身抗体具有高度的特异性且相互独立,并与个体的疾病表型和免疫基因背景高度相关。血清自身抗体(特别是抗拓扑异构酶 Ⅰ 抗体)水平可能与皮肤和肺纤维化程度相关,并随疾病活动而波动。研究显示,SSc 患者体内存在具有生物活性并直接抗 ECM 成分、细胞膜 PDGF 受体、成纤维细胞和 EC 的自身抗体。这些抗体可诱导靶细胞活化或凋亡。B 细胞除能产生自身抗体外,还具有多种免疫调节功能,包括抗原递呈、细胞因子生成和 T 细胞活化。

4.纤维化 在 EC 损伤、免疫紊乱的体内环境中,促纤维化因子(TGF-β)和趋化因子分泌,成纤维细胞激活,肌纤维母细胞聚集。循环中的间质祖细胞转运并积聚在损伤组织中转化为成纤维细胞,促进细胞外基质聚集。组织缺氧、基质重塑及血管收缩进一步促进成纤维细胞活化,从而损伤组织结构,并影响器官功能。

四、病理

SSc 特征性病理学表现为血管床中小动脉和微动脉的非炎性增生/闭塞性血管病,以皮肤、肺和心脏最为明显的脏器间质和血管纤维化。疾病早期在血管周围可见炎症细胞浸润,以 CD4+T 淋巴细胞、树突状细胞、单核细胞/巨噬细胞为主。血管病理改变的特征性是小动脉和中等动脉的内膜增生。组织纤维化特征是纤维胶原、纤连蛋白、弹性蛋白、蛋白聚糖、软骨寡聚基质蛋白和其他结构性细胞外基质分子过度聚集。

五、临床表现

1.早期表现 初发症状是非特异性的,包括雷诺现象、乏力、肌肉骨骼受累等症状。SSc 患者中 90%以上有雷诺现象,随之造成手组织纤维化、指(趾)硬化及溃疡、偶发的局部缺血。雷诺现象可先于其他症状 5~10 年甚至更长时间出现。SSc 早期特异性的临床表现是手指皮肤肿胀、增厚。

2.皮肤受累 SSc 最明显的临床表现是皮肤病变。几乎所有 SSc 患者均出现皮肤增厚和硬化。皮肤病变分布具有特征性,最常累及手指、手、前臂、小腿、足和面部,其次累及近端肢体和躯干前部。

皮肤病变分为水肿期、硬化期和萎缩期三期。水肿期表现为手指成腊肠样,皮肤变厚、绷紧、皱纹消失,呈非凹陷性或可凹陷性水肿,指间脂肪垫消失。此期可持续数周或数月。硬化期表现为皮肤增厚变硬如皮革,并与深部组织粘连,发生纤维化。手指、手背发亮、紧绷,表面有蜡样光泽,不出汗,毛发稀少,皮肤不易捏起。面部皮肤受累是可出现面部紧绷,正常面纹消失,面容刻板,口唇变薄,口周出现放射性皱褶,张口受限,鼻尖变小,称为"面具脸",是本病的特征表现之一。萎缩期为发病 5~10 年后。皮肤萎缩变薄如羊皮纸样,皮纹消失,毛发脱落,皮肤光滑而细薄,紧贴于骨骼。还可出现皮肤色素脱失(白癜风样)和(或)色素沉着("胡椒盐"样外观)。

3.胃肠受累　SSc 患者普遍存在胃肠道功能障碍,可影响胃肠道的任何部分,从轻微的胃食管反流病到危及生命的严重胃肠道功能障碍。

90%患者食管受累导致吞咽困难是最常见的胃肠道症状,其他常见症状包括胃灼热、反流、吞咽药丸和固体食物困难。

SSc 患者胃排空延迟(胃轻瘫)常引起早饱、胃食管反流病症状加重、厌食、腹胀感和恶心。SSc 患者可发生胃炎或胃溃疡。有些患者可以出现胃黏膜的微血管扩张,这种表现也被称为胃窦血管扩张。广泛丛集的动静脉畸形导致胃内纵向红色条纹,聚合于幽门,内镜下描述为"西瓜胃"。

下消化道常见症状包括因小肠和大肠的运动功能障碍引起的胃胀、腹胀、腹泻和便秘。腹泻主要由肠道功能障碍导致细菌过度繁殖。反复发作假性肠梗阻是 SSc 最严重的并发症,是肠道平滑肌功能丧失的一种表现。肠壁纤维化和萎缩导致无症状性广口憩室,是 SSc 的特征性表现。

4.肺部受累　间质性肺疾病(interstitial lung disease,ILD)是 SSc 最常见的肺部表现,约80%弥漫型 SSc 患者和 20%局限型 SSc 患者可发生一定程度的 ILD。弥漫性皮肤受累,美国黑人、印第安人、抗拓扑异构酶 I (SCL-70)抗体、抗 U3RNP 抗体或抗 Th/To 抗体阳性患者,发生严重进展性 ILD 风险更高。ILD 早期阶段,潜在的活动性纤维性肺泡炎可以无任何症状。呼吸困难(最初表现为劳力性呼吸困难)和疲劳是 SSc 相关肺疾病的最常见症状。不典型胸痛和干咳是晚期常见并发症。ILD 典型体征是双肺底吸气相细小爆裂音(即"Velcro"啰音)。ILD 的典型表现为肺容量下降、肺实质纤维化与网状间质增厚,以肺底最为明显。病理研究表明,SSc 相关纤维性肺泡炎最常见的组织病理类型是非特异性间质性肺炎。

肺动脉血管病变是 SSc 的常见临床表现,合并 PAH 是一种危及生命的临床征象,PAH 依靠超声心动图筛查,通过右心导管检查确诊。如果以超声心动图作为诊断工具,PAH 发生率为 30%~50%,而运用右心导管(RHC)检查发生率为 8%~12%。肺血管病变可以隐匿和无临床症状,也可以由于严重 PAH 与右心衰竭导致呼吸困难。PAH 的典型症状包括呼吸困难、疲劳和相对少见的胸痛或昏厥。随着病情的进展,可以出现三尖瓣反流引起的收缩期杂音、S2 亢进、S3 奔马律和右心衰竭的体征(右侧胸骨旁隆起、颈静脉怒张、肝大、周围水肿等容量负荷过重的体征)。晚期出现缺氧和充血性心力衰竭可以突发昏厥或猝死。SSc 相关肺血管病变可以表现为三种形式:①孤立的 PAH,无其他明显肺部病变;②重度肺纤维化相关肺血管病变;③肺微血管病变,无 ILD 体征的孤立一氧化碳弥散量(DLCO)下降。PAH 属于 SSc 晚期并发症,局限型 SSc、发病年龄晚、大量毛细血管扩张、DLCO 降低、抗 U3RNP 抗体阳性患者发生 PAH 风险高。

5.心脏受累　SSc 心脏受累的临床表现多样,可从无症状到心力衰竭。文献报道心脏受累的发生率从 10%～50%不等,取决于采用的检查方法。大部分患者有左心功能不全的迹象,可出现劳累后呼吸困难、心悸,偶有胸痛。SSc 相关心脏病变可为心内膜、心肌和心包单独受累或并存。心包积液、房性和(或)室性心律失常、心脏传导阻滞、瓣膜反流、心肌缺血、心肌肥厚、心力衰竭均有报道。透壁性的斑片状心肌纤维化是 SSc 的特征,它决定着心脏病变的性质和严重程度。20%～50%的 SSc 患者通过超声心动图检查可发现心包积液。大量心包积液是预后差的指征。

6.肾脏受累　75%患者可出现肾脏受累,临床主要表现为高血压、蛋白尿和氮质血症。SSc 最严重的肾脏损害是硬化症肾危象,发生率为 5%～10%,主要发生于弥漫型 SSc 患者,特别是皮肤病变快速进展者,通常发生在发病初期的 2～4 年。疾病晚期很少发生硬化症肾危象。硬化症肾危象典型临床特征包括:突发高血压(恶性高血压)、血浆肾素水平升高和血肌酐进行性上升,伴有头痛、乏力、高血压性视网膜病变、脑病和肺水肿等一系列症状。硬化症肾危象危险因素包括早期弥漫性皮肤受累、糖皮质激素应用和抗 RNA 多聚酶Ⅲ抗体阳性。

肾脏病变以叶间动脉、弓形动脉及小动脉为主,特别是小叶间动脉,表现为血管内膜成纤维细胞增生,血管平滑肌细胞透明变性、血管外膜及周围间质纤维化,肾小球基膜变厚。

7.骨骼肌肉受累　SSc 患者几乎均存在肌肉骨骼症状,最常见症状是非特异性疼痛、僵硬和弥漫性肌肉不适,特征性表现为手活动性和灵活性下降,肌力减弱。弥漫型 SSc 早期可以出现侵袭性关节炎伴有关节间隙狭窄。晚期患者可以发生手指远端骨吸收、骨溶解和关节周围钙化。晚期出现关节挛缩,常见于近端指间关节和掌指关节,是严重 SSc 的标志。关节挛缩与纤维化和关节强直有关,主要由皮肤、筋膜、关节强直和肌腱病变所致。

15%～30%弥漫型 SSc 患者可出现肌腱摩擦音。这些摩擦音是关节周围或在前臂或小腿与相邻的关节运动时感到的粗糙摩擦音,是由轻度腱鞘炎、局部水肿,以及腱鞘、筋膜和关节结构纤维化引起。常见于弥漫皮肤型和抗拓扑异构酶、RNA 聚合酶或 U3RNP 抗体阳性患者。

80%患者出现手部、上臂和下肢的肌肉无力感,可以突发或表现严重。肌肉无力原因包括关节病变和皮肤纤维化导致伸展不利进而引起肌肉萎缩,还有 SSc 直接的肌肉病变,SSc 肠道疾病导致营养不良等。5%～10%的 SSc 患者可以出现与多发性肌炎或其他类型的特发性炎性肌病相同的炎性肌病表现。

8.内分泌受累　SSc 最常见的内分泌问题是甲状腺疾病,发病率是 10%～15%。甲状腺纤维化和自身免疫损伤的证据并存。与弥漫皮肤型患者相比,具有 CREST 综合征表现的患者更易出现甲状腺功能减低。此外,有文献报道 CREST 综合征患者易合并自身免疫性甲状腺功能减低和原发性胆汁性肝硬化,提示这些患者可以出现多种自身免疫性靶器官损害。

9.其他相关临床表现　对于 SSc 患者需要格外关注一些少见和已被忽视的并发症,如骨质疏松,由于疾病的慢性炎症、肠道吸收不良和缺乏阳光照射导致钙摄入减少和维生素 D 缺乏所致。由于 SSc 周围血管病变所致无菌性骨坏死。SSc 较少累及中枢神经系统,但部分患者可以出现单侧或双侧三叉神经痛。约 25%患者出现眼干(干燥性角膜炎)和(或)黏膜干燥(口干)症状。大部分数据显示 SSc 患者生育能力正常,但是妊娠期间发生高血压、硬化症肾危象或不成熟胎儿丢失风险增加。超过 80%的男性 SSc 患者可发生勃起功能障碍和性无能。

10.社会心理方面　SSc 是一种潜在威胁生命的疾病,并且改变躯体功能和容貌。因此,患者会出现疼痛、抑郁和对容貌改变、生理功能和社会功能的焦虑。

六、实验室检查

1.一般检查　部分患者有贫血,最常见的是与慢性炎症有关的增生低下性贫血,也可因胃肠道受累导致铁、叶酸、维生素 B_{12} 吸收障碍而继发缺铁性贫血或巨幼红细胞性贫血。微血管性溶血性贫血常与肾脏受累有关。

可有血嗜酸性粒细胞增多,血小板升高。有肾脏受累时出现蛋白尿、血尿、白细胞尿和各种管型。血肌酐、尿素氮升高,肌酐清除率下降。尿 17-羟、17-酮皮质醇测定值偏低。

另外,可有血沉增快,但 C-反应蛋白一般正常。血白蛋白降低、球蛋白增高,可有 γ 球蛋白血症,冷球蛋白升高。血中纤维球蛋白含量增高。

患者受累或未受累皮肤感觉时值测定均较正常明显长,可达正常的 5~12 倍。

2.免疫学检查　以人类喉癌细胞(Hep-2)作为底物检测抗核抗体,约 95% 的患者可为阳性。荧光核型可为斑点型、核仁型和抗着丝点型。其中斑点型和核仁型对 SSc,特别是对弥漫型 SSc 的诊断较有意义。自身抗体检测有助于确定 SSc 患者临床表型及预后判断(表 11-1)。SSc 特异性抗体是判断疾病预后和器官并发症的重要预测指标。最常见的三种 SSc 特异性自身抗体包括抗着丝点抗体、抗拓扑异构酶 I 抗体(anti-Scl-70)和抗 RAN 聚合酶Ⅲ抗体。

表 11-1　SSc 自身抗体和相关表型

抗原	亚型	临床表型
拓扑异构酶 I (Scl-70)	弥漫型	肺纤维化,心脏受累
着丝点(蛋白 B、C)	局限型	严重肢端缺血、PAH、Sicca 综合征、钙质沉积
RNA 聚合酶Ⅲ	弥漫型	严重皮肤病变,肌腱摩擦音,肾危象(±无皮肤硬化)
U3RNP(纤维蛋白)	弥漫型或局限型	原发性 PAH,食管、心脏和肾受累,肌肉病变
Th/To	局限型	肺纤维化,很少肾危象,下消化道功能障碍
B23	弥漫型或局限型	PAH,肺病
心磷脂,$β_2$GPI	局限型	PAH,指端缺失
PM/Scl	重叠	肌炎,肺纤维化,肢端溶解
U1RNP	重叠	SLE,炎性关节炎,肺纤维化

抗着丝点抗体可见于 50%~90%CREST 综合征、60%~80% 局限型 SSc 及 10% 弥漫型 SSc 患者。该抗体阳性发生指(趾)端坏疽和截肢风险高,伴 PAH 和右心衰竭发生比例较高,ILD 不常见。

抗拓扑异构酶 I 抗体(anti-Scl-70)出现于 20%~40% 弥漫型 SSc 患者,被称作是 SSc 的标记抗体。该抗体与 ILD 高度相关,与皮肤病变程度无关。患者通常在发病最初几年内已出现弥漫皮肤受累,皮肤病变快速进展且发生硬化症肾危象风险高。该抗体阳性与预后不良和 SSc 相关高病死率相关。

抗 RAN 聚合酶Ⅲ抗体与快速进展性弥漫型皮肤病变和肾受累有关。这些患者同时伴有关节、肌腱和肌肉等深部组织纤维化的症状和体征。发病几个月内即可发生手指、腕、肘、肩、髋、膝、踝关节屈曲挛缩。该抗体阳性患者一般无严重胃肠道受累,较少出现 ILD 和肺血管疾病。但是患者发生硬化症肾危象风险(25%~40%)增高,尤其在疾病早期。

抗 Th/To 抗体和抗 PM/Scl 抗体与局限型皮肤受累相关,而抗 U3RNP 抗体与弥漫性皮肤受累相关。抗 Th/To 抗体阳性者出现严重 ILD 和 PAH 风险增加。U3RNP 抗体阳性是预后不良的另一个指标,易发生内脏受累,包括 ILD、PAH 和硬化症肾危象。抗 PM/Scl 抗体、抗 Ku 抗体和 U1RNP 抗体主要见于重叠综合征患者。抗 PM/Scl 抗体阳性患者易出现炎性肌病引起的肌无力和 ILD。抗 Ku 抗体与肌肉和关节受累密切相关。抗 U1RNP 抗体多见于混合性结缔组织病。

3.病理检查　SSc 特征性病理学表现为血管床中小动脉和微动脉的非炎症性增生/闭塞、毛细血管消失和以皮肤、肺、心脏最为明显的脏器间质和血管纤维化。

(1)皮肤病理:早期皮肤活检显示真皮间质水肿,胶原纤维肿胀。皮肤深部血管周围有 CD4+T 淋巴细胞、树突状细胞、单核/巨噬细胞浸润。晚期,真皮和皮下组织胶原增生,真皮明显增厚、纤维化,弹性纤维破坏,血管壁增厚,管腔狭窄,甚至闭塞。以后出现表皮、皮肤附属器及皮质腺萎缩,汗腺减少,真皮深层和皮下组织钙盐沉着。

(2)肺脏病理:SSc 早期肺泡壁上有淋巴细胞、浆细胞、巨噬细胞和嗜酸性粒细胞的斑片状浸润。肺泡灌洗液中炎性白细胞比例增高。晚期肺间质纤维化和血管损害成为主要表现,在同一病变区域共存。肺动脉内膜增厚是 PAH 的病变基础,尸检中发现该病变与多发肺栓塞和心肌纤维化共存。肺活检标本的典型组织病理学表现为非特异性间质性肺炎。

(3)肾脏病理:肾以血管损害为主,罕见肾小球肾炎。硬化症肾危象血管病变在小叶间动脉和弓形动脉最明显,光镜下表现为弹力层增厚、内膜明显增生(洋葱皮样)和小动脉壁的纤维素样坏死。严重时可部分或完全阻塞血管腔。肾小球常呈缺血性改变,出现毛细血管腔萎缩、血管壁增厚、皱襞甚至坏死。肾小管萎缩、肾间质纤维化。免疫荧光检查发现血管壁存在纤维蛋白原,有免疫球蛋白,主要是 IgM 及补体 C3 沉积。

(4)心脏病理:尸检中 80% 的 SSc 患者有心脏受累。中等量心包积液较常见,而纤维性和缩窄性心包炎偶见。微血管病变主要出现在心内膜。病理学特征为心肌收缩带坏死,反映心肌反复缺血-再灌注损伤,也可能是"心肌雷诺现象"表现。显著的间质及血管周围纤维化也可出现于没有心脏受累临床表现患者。

七、影像学检查

1.放射学检查

(1)双手 X 线可有不规则的骨侵蚀,关节间隙变窄,少数 SSc 患者有末端指骨吸收,常伴有软组织萎缩和皮下钙质沉着,偶尔有末节指骨完全溶解。

(2)高分辨 CT(HRCT)是检测和随访 ILD 的一种敏感、有效的非侵入性检查方法。HRCT 显示的肺纤维化程度与肺功能异常的程度密切相关,可用于评估预后。HRCT 显示的肺纤维化见于 55%~60% 的 SSc 患者,几乎见于所有肺功能异常患者。最早和最常见的

HRCT 异常见于肺的后下部,呈现边界不清的胸膜下模糊影。随着病情进展出现"毛玻璃影",典型纤维化表现为网状小叶间质增厚,牵拉性支气管扩张和气管扩张;晚期表现为蜂窝囊、囊性气腔。

(3)食管钡餐检查早期即可发现食管下端 1/2 或 2/3 轻度扩张,蠕动减弱。钡餐在食管内滞留时间延长,严重者蠕动完全消失,扩张严重。

(4)近年来心肌磁共振成像(MRI)已用于 SSc 心肌病变的研究,与传统的超声心动图相比,可以更早发现心肌异常,并且准确性更高。

(5)RHC 检查是确诊 PAH 的"金标准",也是指导、制订科学治疗方案必不可少的手段。RHC 必须测定右房压、肺动脉压、混合静脉血氧饱和度、肺动脉楔压、心排血量、肺血管阻力。PAH 血流动力学指标:在海平面静息状态下,平均肺动脉压(mPAP)≥25mmHg,肺动脉楔压≤15mmHg,肺血管阻力>3Wood,而心排血量正常或下降。

2.其他检查

(1)甲襞毛细血管镜是一种常用的检查工具,可用于鉴别原发雷诺现象和 SSc 或其他风湿性疾病继发的雷诺现象。原发性雷诺表现为正常、纤细、栅栏样甲襞毛细血管袢。继发性雷诺现象典型表现为毛细血管袢扩张/增大和消失。毛细血管异常表型与系统性病变相关。SSc 患者早期表现是:毛细血管扩张(巨大毛细血管)、微出血、毛细血管网破坏;晚期表现:毛细血管消失、出现无血管区和结构扭曲的新生血管。20%~30%合并甲襞毛细血管异常的雷诺患者在 2~3 年发展为典型的 SSc。

(2)经胸超声心动图(TTE)、肺功能检查(PFT)、心电图(ECG)是筛查早期 PAH 的客观检查。TTE 是被公认的筛查 PAH 的无创检查方法。目前国际推荐 TTE 疑诊 PAH 的标准为:三尖瓣最大反流速度>2.8m/s,肺动脉收缩压>36mmHg。同时 PAH 的征象还包括右心房扩大、室间隔形状及功能异常、右心室增厚及肺动脉扩张等。

(3)DLCO 下降而无阻塞性或限制性肺疾病的证据(低用力肺活量或 FVC 下降)提示肺血管疾病或 PAH 继发气体交换受损。PAH 在确诊几年内 DLCO 可逐渐下降。PFT 是 ILD 最常用的检查方法。最早的 PFT 异常是 DLCO 减少。

(4)PAH 时 ECG 可出现右心室肥大和电轴右偏。SSc 心肌受累可见心脏传导异常或无症状的心律失常,室性期前收缩最常见。

八、诊断及临床亚型

长期以来,SSc 的诊断主要依据 1980 年美国风湿病学会(ACR)分类标准,但该标准对早期的 SSc 和局限型 SSc 缺乏敏感性,在疾病的临床分类中存在一定的不足。2013 年 ACR 和欧洲抗风湿联盟(EULAR)联合发布了最新的 SSc 分类标准(表 11-2)。1980 年 ACR 制定的 SSc 分类标准,敏感性为 91%,特异性为 99%。

凡具备以下一个主要标准或两个次要标准可诊断为 SSc。

1.主要标准 近端皮肤硬化,即手指、掌指或跖趾关节近端皮肤的对称性增厚、绷紧、肿胀和硬化。这类变化可同时累及四肢、面部、颈部和躯干(胸部和腹部)。

2.次要标准

(1)指端硬化:上述硬皮改变仅限于手指。

(2)手指凹陷性瘢痕或指垫变薄:缺血所致的指间凹陷或指垫组织消失。

表 11-2　2013 年美国风湿病学会/欧洲风湿病联盟制定的 SSc 分类标准

项目	亚项	权重/分数
向掌指关节近端延伸的双手 手指皮肤增厚(充分条件)	—	9
手指皮肤增厚(只计算较高分)	手指肿大	2
	指端硬化(掌指关节远端, 但近端指间关节近端)	4
指尖病变(只计算较高分)	指尖溃疡	2
	指尖凹陷性瘢痕	3
毛细血管扩张	—	2
甲襞毛细血管异常	—	2
肺动脉高压和(或)间质性肺 疾病(最高得分是 2 分)	肺动脉高压	2
	间质性肺疾病	2
雷诺现象	—	3
SSc 相关自身抗体、抗着丝点抗体、 抗拓扑异构酶 I(anti-Scl-70)抗体 抗核糖核酸聚合酶Ⅲ抗体(最高得分 3 分)	抗着丝点抗体、抗拓扑异构 酶 I 抗体、抗核糖核酸聚合 酶Ⅲ抗体	3

(3)双肺底部纤维化:无原发性肺疾病患者双肺底部出现网状、条索状或结节状密度增高影,也可呈弥漫性斑点状或蜂窝状。

新标准适用于任何可疑患有 SSc 的患者,但不适用于除手指外皮肤增厚或临床表现以硬化症样病变解释更为合理的患者(如肾源性硬化性纤维化、结节性硬斑病、嗜酸性筋膜炎、硬化病性渐进性坏死、硬化性黏液性水肿、红斑肢痛症、卟啉症、苔藓样硬化症、移植物抗宿主疾病、糖尿病、手关节病变)。

总分是每项目中最高得分的累计。患者总分≥9 诊断为 SSc。

根据皮肤受侵犯的程度、临床和实验室预后相关指标,专家委员会一致认为将 SSc 分类为局限型和弥漫型两种亚型。局限型 SSc 定义:皮肤增厚局限在面部和四肢远端至肘和膝部。包括无皮肤改变(早期 SSc 或无皮肤硬化的 SSc),和纤维化局限于指(趾)端或纤维化由肢体远端累及至肘关节或膝关节。弥漫型 SSc 定义:广泛皮肤增厚,包括近端肢体和躯干。该型患者有多系统损害风险和预后差。CREST 综合征包括:钙质沉积、雷诺现象、食管功能障碍、指(趾)端硬化和毛细血管扩张。该综合征处于争议中,部分专家认为,CREST 综合征应该被摒弃,这些患者应该被分类为局限型 SSc 亚类中。其他专家认,为 CREST 是局限型 SSc 中独特的亚类。

九、鉴别诊断

1.嗜酸性筋膜炎 多见于成年人患者,紧张的体力活动或劳累之后发病。表现为躯干和四肢肿胀、触痛,为皮下组织增厚所致,皮肤表面呈橘皮样外观。手、手指和面部常不受累,无雷诺现象,无内脏病变,ANA 阴性,血嗜酸性粒细胞增加。病理表现为筋膜嗜酸性粒细胞浸润及纤维化。

2.硬肿症 发病前有急性感染史,皮损从面部、颈部或背部开始,表现为皮肤水肿、发硬,界限不清,呈对称分布。手足不常受累,无雷诺现象。病理表现为真皮层增厚,胶原纤维肿胀并分隔。

3.嗜酸性粒细胞增多-肌痛综合征 早期表现为流感样症状,伴有明显的肌痛和肌肉痉挛,无雷诺现象。嗜酸性粒细胞增高,病理表现为嗜酸性粒细胞增多和成纤维细胞活化。

十、治疗

尚无有效治疗 SSc 的特效药物。需根据病情调整治疗方案,并且应注意治疗的个体化。2017 年 EULAR 对 SSc 的治疗推荐进行了更新。推荐针对免疫反应、血管病变、潜在的组织纤维化进行联合治疗。

1.免疫治疗 糖皮质激素可减轻早期或急性期皮肤水肿,但不能阻止皮肤的纤维化,对炎性肌病、间质性肺部疾病的炎症期有一定疗效。但糖皮质激素与硬化症肾危象的风险增加有关,因此,泼尼松剂量一般为 30~40mg/d。糖皮质激素治疗过程中应该严密监测血压、血脂、血糖等。

非选择性免疫抑制剂用来治疗 SSc 特异性器官损害,例如早期进展的皮肤病变、活动性 ILD 和潜在的炎性关节炎或肌肉病变。一项随机安慰剂对照试验显示,环磷酰胺(CTX)对 SSc 相关 ILD 有一定疗效。目前治疗方案是 CTX 每天口服或每月静脉应用,直至病情控制。CTX 治疗后续贯以硫唑嘌呤或吗替麦考酚酯(MMF)维持治疗,这些药物可以抑制炎症细胞增生,尤其是活化的 T 和 B 淋巴细胞。非对照研究显示 MMF 对 ILD 和活动性 SSc 皮肤病变有效。氨甲蝶呤(MTX)常用于治疗 SSc 相关的炎性关节炎和肌炎。基于两项安慰剂对照试验研究显示,MTX 对治疗活动性皮肤病变有效。选择性免疫治疗也应用于 SSc 治疗,如环孢素 A、西罗莫司、抗胸腺细胞球蛋白。

2.血管病变治疗

(1)雷诺现象和指(趾)端溃疡:首要治疗目标是通过非药物治疗和药物治疗防止指(趾)端缺血。最重要的非药物治疗是避免寒冷环境,发生急性缺血事件的患者最好在温暖的环境中休息,隔绝寒冷环境。其他潜在治疗包括减少情绪困扰和避免加重因素,如吸烟、拟交感神经药物、偏头痛的药物和非选择性 β 受体拮抗剂。

二氢吡啶类钙离子拮抗剂(通常是口服硝苯地平)为一线治疗药物。这类药物主要通过直接抑制血管平滑肌细胞收缩来扩张血管;还通过降低氧化和抑制血小板活化而发挥额外作用。其他可使用的血管扩张剂,包括硝酸盐、5-磷酸二酯酶(PDE-5)抑制剂(如西地那非)、静脉注射前列腺环素和交感神经阻断剂(如哌唑嗪)。

经静脉用血管扩张剂前列腺环素(前列地尔、伊前列醇、伊洛前列素、曲前列腺环素)对持续危险性缺血有益,可用于治疗指(趾)端溃疡。也可考虑使用 PDE-5 抑制剂。SSc 患者使用钙通道阻滞剂、PDE-5 抑制剂或伊洛前列素治疗后仍有多处溃疡,应考虑使用波生坦以减少新发溃疡。

三羟基三甲基戊二酸单酰辅酶 A（HMG-CoA）还原酶抑制剂（他汀类药物）可以通过多种机制调控血管损伤的进展，防止缺血，包括改为血管内皮细胞功能障碍，减少凝血和抗感染作用。

急性缺血危象可以考虑应用肝素，但不推荐 SSc 患者长期抗凝治疗。药物治疗无效的雷诺现象可以选择交感神经阻滞，并作为危险性缺血事件的急性干预措施。缺血性肢端病变应外用抗生素，并每天用肥皂水进行清洁。

（2）肺动脉高压（PAH）：患者教育和锻炼有助于改善生活质量。常规治疗包括利尿剂（袢利尿剂和保钾利尿剂）和氧疗。如果无出血风险，可以给予抗凝治疗。

应用靶向药物内皮素受体拮抗剂（安利生坦、波生坦、马西替坦）、PDE-5 抑制剂（西地那非、他达那非）和利奥西呱治疗 PAH；前列腺环素类似物也可考虑用于治疗 PAH，经静脉用依前列醇可考虑用于治疗严重的 PAH。目前尚无证据显示某一种药物优于其他药物。早期干预非常重要，联合治疗可使患者获益。对于病情严重（Ⅲ或Ⅵ）和单药治疗无效的患者，通常给予静脉或吸入前列腺环素或联合一种或两种口服药物。可以联合西地那非和波生坦。

3.抗纤维化治疗　目前尚无有效逆转纤维化进程的药物。

（1）皮肤纤维化：氨甲蝶呤被推荐用于改善早期弥漫型 SSc 的皮肤硬化，但对其他脏器受累无效，剂量为每周 10~15mg。以往认为 D-青霉胺和秋水仙碱在 SSc 中有一定的治疗作用，但国外近年研究提示，该两种药物对皮肤硬化的治疗并无疗效。其他药物如 CTX、MMF 等也可用于皮肤硬化治疗。

（2）间质性肺疾病（ILD）：CTX 被推荐用于治疗 SSc 间质性肺炎，CTX 冲击治疗对控制活动性肺泡炎有效。近期非对照性试验结果显示抗胸腺细胞抗体和 MMF 对早期弥漫性病变包括间质性肺疾病有一定疗效。此外，乙酰半胱氨酸对肺间质病变可能有一定的辅助治疗作用。吡非尼酮（5-甲基-1-苯基-2[^{1}H]-吡啶酮）是一种新型抗纤维化和抗感染药物，对特发性肺纤维化有效，治疗 SSc-ILD 临床试验正在进行中。尼达尼布是一种酪氨酸激酶抑制剂，是新型治疗特发性肺纤维化药物。对 SSc-ILD 治疗已经进入Ⅲ期临床试验。鉴于两个 RCT 研究结果，造血干细胞移植治疗可用于有急剧进展呼吸器官衰竭风险的 SSc 患者。

4.硬化症肾危象　一经诊断尽快使用血管紧张素转换酶抑制剂（ACEI）治疗。先给予短效 ACEI 卡托普利，允许增加剂量直至收缩压下降 20mmHg/24h，同时避免低血压。当足量 ACEI 药物仍不能控制血压，可加用其他降压药物，包括钙通道阻滞剂、内皮素抑制剂和前列腺环素或血管紧张素Ⅱ受体拮抗剂。

肾衰竭可行血液透析或腹膜透析治疗。即使患者已经开始透析治疗，仍应继续使用 ACEI。糖皮质激素治疗是硬化症肾危象风险因素，应用激素期间需密切监测患者的血压及肾功能。

5.硬化症相关消化道疾病　对反流性食管炎要少食多餐，餐后取立位或半卧位。应考虑使用质子泵抑制剂、促动力药物（如甲氧氯普胺、多潘立酮）治疗胃食管反流、预防食管溃疡和狭窄。下消化道受累治疗包括摄入足够的膳食纤维，使用大便软化剂，预防便秘，腹泻交替。如果便秘严重可间断使用渗透性泻药（聚乙二醇）。促胃动力药物对下消化道病变治疗效果不佳。周期性使用抗生素和（或）益生菌可用于治疗腹胀、腹泻反复发作或假性肠梗阻。严重的 SSc 相关胃肠道病变，需应用全肠外营养。

十一、预后

SSc 预后差异较大,生存率与疾病亚型、内脏受累程度和共存疾病有关。预后不良因素包括肺部疾病(特别是 PAH)、肾脏和心脏受累,严重的消化道衰竭,多系统疾病,高龄发病和贫血。一项调查发现 284 例死于 SSc 的患者中,有弥漫性皮肤病变患者从雷诺现象发生到死亡的中位数病程为 7.1 年,局限性皮肤病变患者中位数病程为 15 年。非 SSc 相关的死因包括感染、恶性肿瘤和心血管事件。

近年来该病患者生存率提高归功于器官特异性并发症有效的治疗。既往硬化症肾危象患者的 1 年生存率小于 15%。最近病例对照研究显示,应用 ACEI 后患者 1 年生存率大于 85%。ILD 和 PAH 药物预防和治疗对生存率也有影响。队列研究证明 SSc 整体生存率已有改善。

第二节　局限性硬化症

局限性硬化症的皮肤表现和组织病理改变与系统性硬化症相似,但无内脏受累表现。

一、硬斑病

诊断标准如下。

1.皮肤呈斑块样变硬、萎缩。初起时该处有红肿,周围有紫红色隆起的边缘,逐渐扩大,最大的直径达数个厘米,可以是一个或数个。约数年后斑块停止进展,局部皮肤则变硬,呈蜡样光滑萎缩,同时可有色素沉着或减退。

2.皮肤改变可发生于任何部位,但以躯干腹、背部多见,其次为四肢及面颈部。

3.斑块若很广泛并有融合者称为全身性硬斑病,罕见。虽无脏器受累,但患者可出现关节痛、腹痛、偏头痛、神经痛和精神障碍等。可引起全身各部位的挛缩。

二、带状硬斑病

诊断标准如下。

1.见于儿童和青年。

2.好发于额部,可累及面部和头部。

3.皮肤硬化呈线条状或带状分布,局部皮肤明显萎缩、凹陷,可从正中线偏向一侧的额部向上蔓延到头顶部,而发生带状永久性秃发斑,向下蔓延可达鼻翼及口角,而发生萎缩、凹陷。边界清,最后皮肤菲薄萎缩,似贴于骨面上。有时皮损下的肌肉骨骼也受累,出现骨脱钙、疏松、变细,附近关节可因挛缩而影响功能。

三、硬斑病伴偏侧面萎缩

发生于面部的一种节段性硬斑病,是偏侧面萎缩的原因之一。诊断标准如下。

1.中线为界,常发生于一侧面部。

2.一侧面部皮肤硬化、萎缩、凹陷使面、眼、鼻及口角歪斜,患侧眼裂缩小、鼻翼可塌陷。

3.患侧面部萎缩。

四、点滴状硬化症

1.诊断标准

(1)较少见,可发生于颈、胸、肩、背等处。

(2)通常皮损为绿豆或黄豆大小,但偶有 5 分硬币大,呈簇集性或线状排列,是一种表面光滑发亮,呈象牙色的略凹陷且发硬的小斑点,周围绕以紫红色晕或色素沉着,时间久可发生萎缩。

2.鉴别诊断

(1)斑状萎缩:好发于躯干部,皮损早期为 1cm 左右的圆形或椭圆形淡红色斑片,以后渐出现萎缩,皮损可单发、多发或聚集,表面皮肤可正常或青白色,明显凹陷,但触之不硬,患者无自觉症状。青年多见,病因不明。

(2)进行性特发性皮肤萎缩:本病好发于青壮年躯干部,也可见于四肢。病因不明。早期皮损为界限不清的不规则斑片,直径为 1~10cm 不等,表面为灰色或棕褐色,皮肤菲薄,触之柔软,渐萎缩,略凹陷,以后可在萎缩斑中央出现硬化。组织病理学改变为真皮深层胶原纤维变粗及玻璃样变性。这种组织学改变及皮肤先萎缩后硬化的特点易与硬斑病鉴别。

(3)萎缩硬化性苔藓:也称白色苔藓或白点病。好发于外阴部,也可见颈、胸、乳房及背部。皮损为光滑、轻微发皱的灰白色或象牙白色斑块,周围有紫红色晕,有的斑块为散在白色斑点状,可伴有轻度硬化。组织病理学改变为表皮萎缩,真皮浅层均一化改变,有炎症细胞浸润。

3.治疗　无特效治疗,仅对症治疗。

(1)锻炼,防止和减少病变组织的挛缩。

(2)大剂量维生素 E、复方磷酸酯酶片或苯海索等治疗。

(3)皮损部位可外用各种皮质类固醇激素,或曲安西龙作局部皮损内注射治疗,每周 1 次,4~6 周为 1 个疗程,如有皮肤萎缩,则停止注射。

(4)物理治疗:水疗、蜡疗、音频、电疗、推拿、按摩等。

(5)对关节挛缩者,必要时可行手术治疗。

4.预后　局限性硬化症因无内脏受累,故预后较好。患者的硬斑经治疗可消退或自行缓解,留有色素沉着或萎缩性瘢痕。

第三节　硬化症样疾病

一、嗜酸性筋膜炎

这是一种主要以筋膜发生弥漫性肿胀、硬化为特点的疾病,又叫"伴嗜酸性粒细胞增多性弥漫性筋膜炎"。现认为它是硬化症的一个亚类。嗜酸性筋膜炎病因不明,其主要表现特点是真皮、皮下组织和深筋膜的炎症及随后发生的硬化。该病不常见,与嗜酸性粒细胞增多-肌痛综合征有共同的血液和皮肤改变,但器官受累不常见。

1.临床表现　此病主要见于成人,多在秋冬季发病。常发生于紧张的体力活动或劳累之后。皮肤病变是最常见的表现,从水肿进展到纤维化、硬化改变。起病较急,患者常突然出现肢体皮肤的对称性肿胀,触痛,接着在皮肤和皮下组织很快出现硬结。手臂和腿最常受累,病变部位以下肢、小腿多见,其次是前臂、大腿,从足背腰部起病者较少。病变主要在筋膜,由于筋膜中增生的胶原组织将皮下的部分脂肪小叶包裹在其硬化组织中,使皮肤触之凹凸不平或有圆形硬块。由于病变位置较深,其皮肤受累较轻,皮肤颜色、质地基本正常,可捏起,患者无雷诺现象。病变可累及腱鞘,出现胶原增生和纤维化。如前臂屈肌肌腱受累,可导致腕管综合征。病损处关节可出现挛缩和功能障碍。常有轻度肌炎,表现为肌肉酸痛和压痛,以腓肠肌常见。一般认为本病不累及内脏器官,但近年来有研究者发现本病可累及肺、食管、甲状腺、骨髓、浆膜腔等。有报道认为该病可与几种免疫异常疾病伴发,如再生障碍性贫血、骨髓增生异常综合征、血小板减少症和干燥综合征等。有报道称 3～5 年后病情可自然减轻,偶有患者病情完全缓解,但也有病情持续迁延者。

2.实验室检查

(1)一般检查:嗜酸性筋膜炎患者红细胞和血小板计数可轻度减少,48%的患者早期有嗜酸性粒细胞增高,以后下降,血沉可增快,偶有蛋白尿,免疫复合物和免疫球蛋白多克隆增高,血肌酸激酶(CK)水平正常。

(2)组织病理检查:嗜酸性筋膜炎的主要病变在筋膜,但也可累及皮下组织及下层肌肉,表现为血管周围有组织细胞、嗜酸性粒细胞、淋巴细胞和浆细胞浸润。晚期可有筋膜胶原纤维增生、纤维化和硬化改变。

3.诊断 主要依据皮下深部组织的弥漫性肿胀、硬化,伴肌肉、关节疼痛,血中嗜酸性粒细胞增多及组织病理检查显示的病变组织胶原纤维增生、纤维化改变。

4.治疗 50%的患者对糖皮质激素治疗有反应,可采用糖皮质激素 0.5～1mg/(kg·d),用药 1～3 个月,可改善关节、肌肉症状,消除水肿,使嗜酸性粒细胞增多及肺内浸润性病变好转。也可根据病情选用抗疟药(氯喹)、免疫抑制剂(氨甲蝶呤、D-青霉胺)和血浆置换等治疗。有报道用 H_2 受体阻滞药,西咪替丁治疗有效,可每 8 小时口服 0.8g 或静脉滴注11.2g,用药 1～3 个月。或用雷尼替丁,每天口服 0.45g 或静脉滴注 100mg,用药 1 个月。有人采用丹参注射液或低分子右旋糖酐静脉滴注也有一定疗效。

5.预后 本病进展缓慢,内脏受累少,经治疗可缓解,一般预后较好。15%的患者可以完全缓解。该病可能是一种副肿瘤现象,可出现于血液系统恶性肿瘤患者。当潜在的恶性肿瘤被成功治疗后,该病变可以消退。

二、嗜酸性粒细胞增多-肌痛综合征

1.病因 本病病因尚不明。1989 年有人报告一组患者表现为硬化症样皮肤改变,同时伴有肌痛和嗜酸性粒细胞增多。这些患者中绝大多数曾摄入日本一家公司生产的 L-色氨酸。研究发现这批 L-色氨酸中含有微量色氨酸二聚物,这种化学物质是否就是嗜酸性粒细胞增多-肌痛综合征的致病因子或者还有另一种尚未识别的物质在起作用,目前还不清楚。1990 年 L-色氨酸产品被取消销售。

该综合征与 1981 年提出的西班牙毒油综合征(与菜籽油中的毒素有关)有相似的临床特点。两种综合征与嗜酸性筋膜炎都具有嗜酸性粒细胞增多和筋膜炎的临床特点。只是嗜酸性筋膜炎的相关毒素没有被发现。

2.临床表现 嗜酸性粒细胞增多-肌痛综合征的发病可以是突然的,或隐袭的,女性多见。早期表现为流感样症状,如低热、乏力、虚弱、关节痛/关节炎,患者可有明显肌痛和肌肉痉挛。患者还可出现局限性肺炎,5%的患者可出现肺动脉高压。临床可表现为呼吸困难、咳嗽、肺内可出现浸润性病变。躯干可出现弥漫性红色斑疹,消失很快。2～3 个月后出现水肿继发硬化症样皮肤改变,但无雷诺现象。患者可有心肌炎和心律失常,另有消化系统症状,如吞咽困难、吞咽痛(咽下时有痛感)、腹泻、肝大等。有的患者会出现神经系统症状,表现为持续性周围神经萎缩,上行性多神经萎缩可导致麻痹和呼吸衰竭。还有患者可有认识、识别能力下降,表现为记忆力减退,不能集中注意力等。约 1/3 的患者有嗜酸性筋膜炎的表现特点。

停用 L-色氨酸后,嗜酸性粒细胞增多-肌痛综合征的临床症状不能马上消失。需经过一个慢性过程。对患者随访 2 年,发现除识别能力下降外,多数症状和体征均可改善或消失。但有 1/3 患者病情加重,周围神经病变无改善。

3.实验室和影像学检查　患者早期有血白细胞增多,嗜酸性粒细胞明显增高,计数大于 $500 \times 10^9/L$。血沉可增快。血肌酸激酶(CK)和醛缩酶水平升高。患者可有肝功能异常。

胸部 X 线检查可出现肺内浸润性病变。

嗜酸性粒细胞增多-肌痛综合征有与嗜酸性筋膜炎相似的组织病理改变。表现为嗜酸性粒细胞增多和成纤维细胞活化,引起组织损伤和纤维化。

4.诊断　诊断同嗜酸性筋膜炎。主要依据皮下深部组织的弥漫性肿胀、硬化,伴肌肉、关节疼痛,血中嗜酸性粒细胞增多及组织病理检查显示的病变组织胶原纤维增生、纤维化改变。

5.治疗　治疗同嗜酸性筋膜炎。主要是对症和支持治疗。有肺部病变的患者可使用糖皮质激素治疗。

6.预后　本病经治疗可缓解,除少数患者可遗有周围神经病变外,一般预后较好。

第十二章　骨关节炎

骨关节炎为最常见的关节疾病之一,是进行性的关节软骨消失及关节边缘和软骨下骨质反应性改变,表现为发展缓慢的关节痛、僵硬、骨性肥大伴活动受限为特征的一种风湿病。骨关节炎常伴发继发性的滑膜炎。此病多见于老年人,尤其65岁以上的人几乎普遍存在。女性发病率高出男性10倍。

第一节　病因与发病机制

对于骨关节炎的病因与发病机制,许多学者从关节软骨结构、营养、理化性能与病理等角度及机械和生物学等方面因素进行分析研究,尽管目前对关节软骨的生理、生化及软骨细胞代谢有一定了解,但骨关节炎的病因、发病机制至今尚不十分明确。

一、病因

骨关节炎的发病是多因素相互作用的结果,主要危险因素包括年龄、性别、遗传、关节位置、肥胖、关节力线不良和创伤等。

1.年龄　在所有危险因素中,年龄是与骨关节炎发病最相关的危险因素。骨关节炎的患病率、骨赘形成出现率随年龄的增长而呈增高趋势。从中年到老年常发生关节软骨退变,关节多年积累性劳损是重要因素,老年人软骨基质中的黏多糖含量减少,基质丧失硫酸软骨素,纤维成分增加,软骨韧性减低,因而容易遭受外力伤害而产生退行性改变。随着年龄的增加,关节保护性神经和机械因素可能遭受损害,伴随细胞的增生能力减退,甚至完全停滞,使功能细胞难以更新,功能减退。值得注意的是,尽管骨关节炎是一种与年龄极度相关的疾病,但并不是老化的必然结果,而且年龄也不一定与临床症状或残疾相关。

2.性别　骨关节炎患者以女性多见,发病率大约是男性的2倍。此外,女性患者更易出现晨僵、关节肿胀和夜间痛等临床症状。究其原因,可能是关节软骨细胞有功能性雌激素受体,更容易受到雌激素的影响。近期的流行病研究还发现,雌激素替代治疗的绝经后妇女膝关节和髋关节骨关节炎发病率明显低于预期。在FRAMINGHAM的骨关节炎队列研究中,对831名女性参与者(平均年龄73岁)的承重关节进行了观察,结果显示,影像学阳性的骨关节炎患者雌激素水平低于影像学阴性组,提示雌激素有轻度但不显著的保护作用。另外也有研究显示,长期进行雌激素替代治疗的妇女膝关节的软骨量明显高于对照组,而且对卵巢摘除术后患有严重骨关节炎的猴子用雌激素进行干预也同样有效。

3.遗传　骨关节炎是内在遗传因素和外在环境共同作用的结果,并可能最终决定发病年龄和病情严重程度。最近一项双胞胎研究显示,股骨、胫骨、髌骨和总体软骨体积的遗传度分别为61%、76%、66%和73%。另一项同胞兄弟姐妹子一代的纵向队列也显示,做过全膝关节置换术的骨关节炎患者,内侧和外侧软骨体积的遗传度分别为73%和40%,内侧和外侧胫骨尺寸的遗传度为20%和62%,内侧软骨缺陷的遗传度为98%,肌力的遗传度为

64%。而且,家族、双胞胎和种族研究证实,不同的遗传因素还决定了骨关节炎的好发部位(髋关节、膝关节、手或脊柱)。近年的研究认为,骨关节炎的这种遗传表现是基因变异、功能蛋白信号分子表达异常 MicroRNAs、lncRNAs、DNA 甲基化修饰等共同作用的结果。

4.肥胖　肥胖是骨关节炎的另一个重要危险因素,无论男性还是女性,高体重指数都与膝骨关节炎密切相关。负重关节的机械应力增加,可能是导致退行性改变的首要因素。肥胖不仅会增加负重关节的受力,也增加了损害关节软骨的机会,还可能会引起姿势、步态和体力的改变,这一系列的变化都可能进一步导致关节的生物力学改变。不仅如此,肥胖者体内的脂肪组织能增加一些细胞因子如瘦素、脂联素、抵抗素等的活性,引起软骨或骨代谢异常、炎症等。越来越多的研究证实,肥胖基因及其产物瘦素的发现对骨关节炎的发生发展具有重要意义。事实上,女性的总体脂率明显高于男性,故有着更高的瘦素来源,这也可能是引起性别差异的原因之一。当然瘦素不只是由脂肪组织产生,成骨细胞和软骨细胞也能合成,研究人员在骨关节炎的骨赘中检测到了高浓度的瘦素,而正常对照组软骨中瘦素却很少,提示局部产生的瘦素可能在骨关节炎的发生发展中有重要的作用。

5.关节位置　尽管骨关节炎最常见的发生部位是负重关节如膝关节,但年龄对不同关节有着不同的影响。研究显示,股骨头和距骨的软骨拉伸断裂应力明显不同,股骨头会随着年龄的增加而下降,而距骨不会,这也许是骨关节炎为什么常见于髋关节和膝关节,而不是踝关节的原因。另外,关节的稳定性也很重要。关节周围的肌肉、本体感觉及神经对肌肉运动的控制和对关节稳定起着极重要的作用。随着年龄的增长或受疾病的影响,神经系统对关节周围的肌肉和感觉的控制支配能力下降,关节周围肌力也下降,出现关节不稳,进而导致骨关节炎的发生风险增加。

6.关节力线不良和创伤　有可能导致骨关节炎的快速进展,或启动最初的病理过程。关节对位不佳(如关节内骨折复位不良、髋关节发育不良、复发性髌骨脱位)可导致早发性骨关节炎。重复性、高强度的运动与关节损伤紧密相关,同时也增加了下肢骨关节炎的发生风险。反复的亚骨折水平的关节损伤会加速软骨钙化带的重塑,伴有潮线增厚、非钙化带变薄,从而导致软骨下骨硬化,上层软骨的磨损增加,最终导致骨关节炎。成熟的关节软骨再生能力很差,一旦损伤一般不会愈合。关节面上局限的软骨破坏或缺损足以导致整个关节的退行性改变。

二、发病机制

骨关节炎的发病机制尚不十分明确,但经研究与软骨因素、滑膜因素、血循环因素等相关。

1.软骨因素

(1)软骨生理和退变:正常关节软骨呈浅蓝白色,半透明,光滑而有光泽,具有耐磨、传导关节负荷、吸收振荡和润滑关节等功能。关节软骨是一种特殊形式的结缔组织,主要由软骨细胞和软骨基质组成。从超微结构形态上可分为表浅层、移形层、辐射层和钙化层,其中移形层新陈代谢活跃,辐射层新陈代谢较少,钙化层呈现出衰老状态。成人的软骨内缺乏血管、神经及淋巴系统,其营养运输有赖于关节滑液的扩散,关节运动时产生的压力有助于这些营养物质在滑膜和软骨基质内的扩散。软骨基质成分改变,软骨细胞功能减退,胶原纤维的网状结构破坏,蛋白聚糖的降解,软骨力学性能的改变、衰退均与软骨退变相关。软骨细胞和基质的修复是有限而并非恒久不变的。随着年龄增长,软骨细胞与基质功能衰退,则修复功能终将衰竭而消失,退变继续发展。造成软骨退变的因素很多,如自身免疫反应、炎症介质、自由基、创伤等因素均能造成关节软骨的损害。

(2)关节创伤和制动:透明软骨损伤后修复形成的软骨类型为纤维软骨,在强度、弹性抗压、抗张能力及摩擦系数上都与透明软骨不同,使得局部生物力学发生改变,从而导致软骨退变,甚至坏死。较大的暴力可造成关节软骨损伤,但更重要的是日常生活经常遇到的钝性、重复性损伤。高能量损伤可破坏关节组织完整性,直接导致软骨组织坏死,机制可能是关节软骨基质由胶原纤维网状拱形结构与多聚半乳糖醛酸(PG)有机结合构成,可承受撞击而不发生损伤,但软骨基质承受5MPa压力负荷作用1小时后,软骨细胞即出现坏死,组织中PG降解丢失增加,且这种改变由软骨浅层逐渐向纵深发展;24小时后浅层胶原纤维断裂,基质金属蛋白酶(WIMP-3)在软骨浅层的表达明显升高,而WIMP-3可降解PG并激活其他胶原酶,进一步加重软骨基质和胶原的损耗。但若关节软骨深面受损,将影响软骨下骨及其血运,直接导致血肿、肉芽组织及新生骨形成和软骨纤维硬化。

另外,创伤会直接导致关节表面不平整,不但可造成关节运动时摩擦增大,而且会引起不同区域软骨承受负荷的差异,结果出现软骨胶原纤维的塑形、高应力侧的软骨变薄,以致骨关节炎形成。关节软骨受到损伤后能否发生骨关节炎也与关节的活动、制动等因素有关,损伤后过度活动或过度制动均会造成关节软骨退行性变。大量观察研究显示,如果关节固定超过4周时,软骨即发生不可避免的退行性变。创伤性骨关节炎的发生不仅取决于负荷强度,还取决于作用时间,而且与自体免疫反应和细胞因子引起的炎症反应有关:创伤后随着滑膜中性粒细胞产生的弹性蛋白酶逐渐升高和滑液中润滑素逐步降低,关节软骨界面润滑能力下降,软骨基质降解增加,使关节软骨遭到破坏。

(3)炎症介质和自由基:正常情况下,关节软骨细胞的凋亡和增生及细胞外基质降解和合成处于一种动态平衡,从而保持关节软骨结构和功能的稳定,这种动态平衡是由多种细胞因子参与和完成的。细胞因子是参与免疫应答、介导炎症反应、调节细胞生理功能的小分子糖蛋白或多肽。细胞因子参与骨代谢可分为三类:分解代谢的细胞因子有IL-1、TNF-α、IL-6、IL-17、IL-18等;抑制代谢的细胞因子有IL-4、IL-10、IL-11、IL-13、IFN-γ;合成代谢的细胞因子有TGF-β、FGF、IGF、BMP等。

IL-1在骨关节炎发病机制中具有重要作用。IL-1是具有广泛生物学活性的炎症介质,是主要的促炎因子。正常关节液中含有微量的IL-1,且以IL-1β为主。在骨关节炎中IL-1可使Ⅱ型、Ⅳ型胶原纤维的合成受到抑制,它们是透明软骨特征性胶原,并可促进Ⅰ型、Ⅲ型胶原纤维的合成,抑制蛋白多糖的合成,导致软骨细胞变性,抑制软骨细胞增生。除了IL-1,TFN-γ也可导致巨噬细胞激活后分泌IL-1和TNF-α,骨表面表达HLAⅡ类分子,并促使软骨细胞胶原合成率降低。TNF-α能促进PGE产生,而且可诱导软骨细胞产生过氧化反应,与IL-1共同促进软骨吸收,从而介导骨关节炎的软骨破坏。IL-6则与软骨损害迅速进展有关。

自由基在骨关节炎的发病中也起着重要作用。自由基可使脂质过氧化,破坏细胞膜,损伤DNA等生物大分子,破坏碳水化合物,影响花生四烯酸的代谢,从而破坏软骨。氧自由基不仅影响软骨的代谢,过量的氧自由基可破坏关节软骨表面胶原纤维,损伤软骨细胞,攻击透明质酸分子使其解聚和降解,从而导致软骨的损伤。羟自由基可使结缔组织中的透明质酸降解,从而失去黏性,破坏了细胞间的填充黏合质,滑液糖蛋白质解聚,致使微血管的通透性升高,失去黏弹性,丧失了对软骨的机械保护作用,加剧软骨磨损创伤和因增龄发生的退行性改变,软骨破坏释放的碎片刺激滑膜吞噬细胞的细胞膜,形成大量氧自由基,形成恶性循环。一氧化氮(NO)是典型的氧自由基,可通过多种途径促进关节软骨降解:①抑制胶原和蛋白聚糖的合成代谢;②活化基质金属蛋白酶家族;③增加对氧化剂损伤的敏感性;④增加凋亡率。

(4)自身免疫反应:Donohue 等发现在胚胎及个体发育时期,软骨组织处于自身免疫系统隔绝状态,当关节软骨损伤后,可使软骨细胞、蛋白多糖及胶原蛋白的抗原决定簇显露,引起抗自体软骨成分的自身免疫反应,产生的抗原、抗体可抑制软骨细胞、蛋白多糖和胶原的合成,进一步加重软骨退变,使软骨进一步显露,再次激发自身免疫反应,使病情进行性加重,造成关节软骨的继发性损害。有学者曾在病变关节软骨部位检测到抗型胶原免疫球蛋白和补体沉着。动物研究中,骨关节炎大鼠关节腔内也发现大量辅助 T 细胞浸润,而这种 T 细胞又激活了单核细胞炎性蛋白(MIP-1γ)的表达,该蛋白可促进破骨细胞的生长,加快软骨的破坏。

2.滑膜因素   Sakkas 等在 50%以上的骨关节炎患者的关节滑膜中观察到单核细胞(MNC)的浸润,其中包括 T 细胞和巨噬细胞。Heiner Appel 等用免疫组化方法在骨关节炎患者关节软骨下也找到 CD3+T 细胞的浸润灶,这些 MNC 浸润是抗原趋化的结果。骨关节炎患者关节滑膜组织中聚集的 T 细胞表面不仅有 CD25 和 CD38 等淋巴细胞激活中期的表面标志物和 CD45RO 及 HLA Ⅱ类晚期激活标志物,还有 CD69 这一 T 细胞激活早期的表面标志物,说明 T 细胞是在滑膜局部激活的,即局部炎症微环境的形成,促进了滑膜炎的加重和软骨细胞的破坏。有研究发现,在骨关节炎患者滑膜中 T 细胞浸润、T 细胞激活抗原、Th1 细胞因子的产生和寡克隆 T 细胞的出现,以及滑膜中 CD3-ζ 链表达减少、MNC 浸润等在软骨破坏中均起了重要的作用。T 细胞分泌 Th1/Th2 两类细胞因子,前者包括 IL-2、TNF-β 和 IFN-γ,介导细胞免疫应答;后者包括 IL-4、IL-5、IL-10 等,介导体液免疫应答。机体 Th1/Th2 平衡失调后,可导致自身免疫病的发生。50%的骨关节炎患者滑膜中存在 IFN-γ、IL-2 和 IL-10 转录产物的增加,提示骨关节炎患者的滑膜中呈现的主要是 Th1 细胞介导的免疫应答模式。研究进一步用流式细胞计量法在骨关节炎患者滑膜中找到 Th1 细胞因子 IFN-γ 转录产物,并发现 Th1 细胞数量与血清 C-反应蛋白、关节炎疾病活动度评分及滑膜衬里层的增生程度都密切相关。

Th1 细胞可能是被抗原和(或)IL-12 趋化进入骨关节炎患者滑液中发挥作用的。在大多数骨关节炎患者的滑膜中,无论是 mRNA 水平(IL-12p40),还是蛋白质水平(IL-12p70),都与 Th1 细胞数量相关,提示 IL-12 是 Th1 细胞因子的主要诱导物。IL-12 是一种由巨嘴细胞产生的惰性物质,可能驱使骨关节炎滑膜液中细胞因子以 Th1 模式发挥作用。

另有学者研究发现,活化的 T 细胞可能通过诱导滑膜中胶原酶的产生来促成骨关节炎的关节破坏。血清基质金属蛋白酶-1(MMP-1)主要由 T 细胞产生,MMP 是一族锌离子依赖性内源性蛋白水解酶,以水解细胞外基质为主要功能,可以促进软骨基质的降解。活化的 T 细胞在骨关节炎滑膜液中可能通过上述几种机制诱导软骨细胞的凋亡和破坏软组织。总之,增生性炎性细胞因子如 IL-1、TNF-β、IFN-γ 和 IL-12 在骨关节炎患者的关节滑膜中表达都增加,是滑膜炎和淋巴细胞软骨浸润的重要原因,其在骨关节炎的发病和进展中起到重要作用。

3.血循环因素　血液循环障碍引起的骨内高压是形成骨关节炎的重要因素,也是导致本病一系列临床症状如关节痛、休息痛的直接原因。骨内高压的本质病理变化是骨内静脉瘀滞,而骨内微循环的病理改变是引起骨内高压持续存在的主要原因。

由于骨内压升高后动静脉压力差缩小,营养血管的血流减少,血氧分压下降及乳酸含量升高,局部营养障碍而引起骨小梁坏死。坏死的骨小梁在修复改造过程中可引起骨质硬化。这一假设已经在骨关节炎的动物模型中得到证实。此外,骨内静脉瘀滞将导致微循环的某些理化改变,进而不可避免地影响到滑膜,致使滑膜分泌酸性滑液,形成关节退变。同时,滑液的改变还使关节内软骨营养障碍,导致关节软骨中软骨母细胞活动紊乱,产生的软骨基质含量下降,而水含量的增加提高了骨关节炎发生的风险。所以有学者尝试采用手术、中药或推拿等方法加速微循环,改善静脉瘀滞,降低骨内压,可使膝骨关节炎的症状明显好转。

三、病理

骨关节炎是一种多发于中老年人的关节退行性疾病,主要以关节软骨侵蚀,边缘骨增生(骨赘形成),软骨下硬化及滑膜生化、形态学改变为特征。因此,骨关节炎病理特点为关节软骨破坏、软骨下骨硬化或囊性变、关节边缘骨质增生、滑膜病变、关节囊挛缩、韧带松弛或挛缩、肌肉萎软无力等。骨关节炎晚期病理改变包括关节软骨软化,可伴有滑膜炎症,从而出现典型临床表现,如关节疼痛僵硬,活动后及上下楼梯时明显加重。成年人关节软骨再生能力有限,关节软骨退变被认为是不可逆的病理改变。

第二节　临床表现

骨关节炎多表现为慢性迁延性发病,起病缓慢,无明显周身症状,只有少数病例表现为急性炎症过程。其特点为逐渐发生的关节疼痛、肿胀、晨僵、关节积液及骨性肥大,可伴有活动时的骨擦音、功能障碍或畸形。

一、症状

1.关节疼痛　关节疼痛是本病最常见的临床表现,负重关节及双手最易受累。一般早期为轻度或中度间断性隐痛,休息时好转,活动后加重,随病情进展可出现持续性疼痛,甚至睡眠中痛醒,或导致活动受限。

2.关节僵硬　①晨僵:患者可出现晨起时关节僵硬及黏着感,活动后可缓解。本病的晨僵时间较短,一般数分钟至十几分钟,很少超过半小时;②坐一段时间后,站起时困难,且不能立即行走,需活动几下关节后才能较方便行走,尤其见于老年人下肢关节病变。若继续进行较多的关节活动,则疼痛加重。

3.其他症状　随着病情的进展,可出现关节挛缩、不稳定,休息痛,负重时加重,并可发生功能障碍。在整个病程中,多数患者存在局部畏寒凉、喜温热,遇阴雨天或气候变化时病情加重。

二、体征

1.疼痛　骨关节炎的疼痛常较深在,难以定位,伴滑膜炎时,定位较分散。无压痛时,可以被动活动关节引发疼痛而作为主要特征。

2.骨擦音　体检时可以触诊发现或听到骨擦音,骨擦音一般是关节软骨磨损或关节表面不规则所致。

3.关节粗大　视诊和触诊常可发现关节的粗大,因骨赘形成的骨与软骨增生性改变所致。

4.关节积液　继发滑膜炎时有的可触及关节积液感,如膝关节浮髌试验阳性可能与晶体沉积致假性痛风有关。

5.关节活动受限　关节活动受限与关节表面不平整,肌肉痉挛和挛缩、关节囊挛缩、骨赘、游离体有关。晚期可见因软骨丢失、骨质塌陷、囊肿形成和骨质增生而致的关节畸形和半脱位。由于关节功能的影响可致相邻部位肢体肌肉萎缩,关节纤维性强直和骨性强直可致关节活动完全受限。

6.骨性结节　在双手的远端指间关节和近端指间关节,分别可以看到和触到硬性的结节,有或无压痛,分别称为赫伯登结节和布夏尔结节。

7.变形　双手远端指间关节的屈曲和外偏可形成“蛇样”变形,第一腕掌关节受累可使关节呈方形外观(Shelf 征)。

三、不同部位的骨关节炎

1.手　远端指间关节的背侧及内面形成的骨性增生,称作赫伯登结节,近端指间关节相应部位的结节称为布夏尔结节。远端指骨屈侧或外侧偏移常见。赫伯登结节多经过数月或数年缓慢生长,少数生长迅速并伴有中度炎症改变。较多患者主诉晨起手指僵硬或欠灵活,甚至不能系扣子,但多于活动后数分钟至半小时缓解。在赫伯登结节出现之前可先出现类似腱鞘囊肿的胶质性囊肿,一般多无疼痛,少数伴炎症的患者可疼痛。指间关节外侧偏移可使手指呈“蛇样”变形,多角骨、舟骨关节常受侵犯。第一掌腕关节受累可致第一掌骨基底部压痛,使手部呈方形外观(Shelf 征),关节活动受限,伴疼痛,这些症状可与指间关节受累并存或单独存在。

2.膝　膝部关节表现具有骨关节炎的典型症状和体征。常在关节的不同部位有局限性压痛,活动时关节疼痛,休息时缓解,长期休息后关节僵硬。主动或被动可诱发关节压痛,常有骨擦音及继发性失用性肌萎缩。触诊可感知骨节粗大或硬性骨赘。膝关节内侧或外侧间隔中软骨不均衡的丧失可致继发性膝内翻或膝外翻。膝关节常发生一过性滑膜炎和关节肿胀、关节腔积液,使得主动活动和被动活动受限。青壮年患者疼痛常局限在膝关节周围,爬山或上楼时加重,可能与半月板撕裂、运动过强、髌骨位置异常等造成的关节生物机械学改变而发生软骨退行性变性有关。

3.髋　骨关节先在髋部表现为隐袭性的疼痛,伴跛行疼痛多局限于腹股沟或沿大腿内侧疼痛,也有放射至臀部或沿坐骨神经区域分布或沿闭孔神经分布而致坐骨区域或膝部痛者。有的甚或以膝部痛明显而忽略了髋关节疼痛的存在常在晨起或关节久不活动后伴僵硬感。体检常见髋部运动受限或丧失,初起在内旋或伸展时最明显。

4.足　第一跖趾关节的骨关节炎因穿着紧鞋而加重,触诊可感知关节外形不规则,有压痛,以关节内侧覆盖滑囊继发炎症时更为明显。

5.脊柱　脊柱骨关节炎可由于椎间盘、椎体或后骨突关节等处受侵犯所致,腰第 3、第 4

椎体受累最常见,局部常有典型的疼痛和僵硬。因邻近神经根受压可致根性疼痛,有的可表现为马尾综合征,如括约肌功能失常。颈椎前方的骨赘可致呼吸道症状和吞咽困难。脊髓受压可产生各种各样的病变,如因椎基底动脉供血不足而致头晕、眩晕、头痛、视物模糊、复视和视野缺损。

四、特殊类型的骨关节炎

1.原发性全身性骨关节炎 以远端指间关节、近端指间关节和第一腕掌关节为好发部位。膝、髋、跖趾关节和脊柱也可受累。症状呈发作性,可有受累关节积液、红肿等表现。可根据临床和流行病学特点将其分为两类:①结节型以远端指间关节受累为主,女性多见,有家族聚集现象;②非结节型以近端指间关节受累为主,性别和家族聚集特点不明显,但常反复出现外周关节炎。重症患者可有红细胞沉降率增快及C-反应蛋白增高等。

2.侵蚀性炎性骨关节炎 常见于绝经后的女性,主要累及远端及近端指间关节和腕掌关节。有家族倾向性及反复急性发作的特点。受累的关节出现疼痛和触痛,可最终导致关节的畸形和强直。患者的滑膜检查可见明显的增生性滑膜炎,可见免疫复合物的沉积和血管翳的生成。X线片可见明显的骨赘生成和软骨下骨硬化,晚期可见明显的骨侵蚀和关节骨性强直。

3.弥漫性特发性骨质增生症 好发于中老年男性。病变累及整个脊柱,呈弥漫性骨质增生,脊柱韧带广泛增生骨化伴邻近骨皮质增生。但是,椎小关节和椎间盘保持完整。一般无明显症状,少数患者可有肩背痛、发僵、手指麻木或腰痛等症状,病变严重时会出现椎管狭窄的相应表现。X线片可见特征性椎体前纵韧带及后纵韧带的钙化。以下胸段为著,一般连续4个或4个以上椎体,可伴广泛骨质增生。

第三节 诊断与鉴别诊断

一、辅助检查

1.常规检查

(1)血液检查:①血常规、尿常规、C-反应蛋白常无异常改变;偶尔急性发作时有白细胞计数增高。②红细胞沉降率,大多数患者红细胞沉降率正常,有侵蚀性炎症或全身型的疾病略高。ESR明显升高(每小时>50mm)应高度怀疑非相关的炎症或者肿瘤并存。

(2)生化检查:①血糖,由于糖尿病可以加速骨关节炎的病程,故对于发病年龄较早或与年龄不一致的严重关节疾病,应将血糖检测列为过筛试验。②血钙、磷和碱性磷酸酶,由原发性甲状旁腺功能亢进所致的二水焦磷酸钙晶体沉积相关的骨关节炎有血清钙升高,磷降低,高氯性酸中毒,甲状旁腺激素升高。③在畸形骨炎(Paget病)中,血清碱性磷酸酶明显升高。④铁代谢,原发性骨关节炎血清铁是正常的,在由NSAIDs诱发的糜烂性胃炎或消化道溃疡所致的慢性失血者可有血清铁水平降低。骨关节炎与各种相关疾病的实验室检查鉴别见表12-1。

表 12-1　骨关节炎相关疾病的实验室检查

疾病	实验室检查
焦磷酸盐晶体沉积病	滑液:折射阳性,菱形晶体;X 线:软骨钙化
甲状旁腺功能亢进引起的 CPPD	血钙↑,碱性磷酸酶 AP↑,血磷↓;甲状旁腺激素↑
肢端肥大症	血清磷和血糖↑;禁食后血浆生长激素↑
血色病	血糖↑,血清铁>150μg;铁结合能力饱和度>75%组织(滑膜和肝脏):金属离子沉积
褐黄病	站立位尿色加深,滑液中色素碎片段:血清和尿黑酸↑
Wilson 病	血清铜<80μg/dL;血浆铜蓝蛋白<20mg/dL;尿铜>100μg/mg 干重

2.滑液检查　很少异常,一般黏度正常,细胞计数略高,关节液内可见焦磷酸钙与磷灰石结晶。X 线检查有轻度的软骨磨损,有时可产生大量渗液,而 X 线上严重的软骨磨损者关节积液量很少或基本无积液。

3.X 线检查　病理变化较轻者可见正常,进行性的变化其特征性的表现为关节腔变窄,软骨下骨质硬化,边缘性骨赘形成,囊肿形成。有炎症型骨侵蚀性疾病的患者可见关节强直。胫骨与股骨关节间隙的狭窄可能是关节软骨变薄的另一种 X 线表现,但在无出现骨性改变(如软骨下硬化或囊性变,骨赘)的患者中,仅有关节间隙狭窄并不能准确地反映关节软骨的状况。相似的情况是当仅有骨赘形成而无骨关节炎的其他 X 线表现时,更可能是由老年本身而非骨关节炎引起。骨质疏松不属于退行性变的组成部分。骨关节炎在影像学上的严重性与临床症状轻重和关节功能并不平行,在 40 岁以上人群中有超过 90%患者在负重关节出现骨关节炎的 X 线改变,其中仅 30%有临床症状。

膝和髋骨关节炎的 X 线分级见表 12-2。骨关节炎放射线与病理的关系见表12-3。

表 12-2　膝和髋骨关节炎的 X 线分级

疾病(分级)	X 线片表现
膝骨关节炎	
Ⅰ	可疑的关节间隙狭窄和唇样骨赘
Ⅱ	有肯定的骨赘和可疑关节间隙狭窄
Ⅲ	中度多发性骨赘、肯定的关节间隙狭窄及骨端轻度硬化和可疑畸形
Ⅳ	大的骨赘、明显的关节狭窄,骨端严重硬化及肯定的畸形
髋骨关节	
Ⅰ	可疑关间隙狭窄和股骨头周围可疑骨赘
Ⅱ	有肯定的骨赘、肯定的关节间隙狭窄和轻微硬化
Ⅲ	轻度骨赘,明显关节间隙狭窄,轻度硬化和囊变,股骨头和髋臼畸形
Ⅳ	关节间隙丧失,伴硬化及明显股骨头和髋臼畸形和大的骨赘

表 12-3　骨关节炎放射线与病理的关系

放射线	病理
关节间隙变窄和丧失	关节软骨溃疡和纤维化
骨性突出	软骨下骨细胞和血管增生
软骨下囊性变	滑液浸润和骨的长入
骨赘	软骨和骨增生
骨塌陷	脆弱和畸形的骨小梁受压(软骨下微骨折)
畸形和移位	关节囊和韧带的破裂及脱位

4.其他检查　4 小时^{99m}Tc 骨显影术检查,显示骨关节炎有关的异常表现。闪烁照相所见异常出现在放射线变化之前,所显示的关节异常在随访观察中可表现出本病的大部分病情发展。

二、诊断要点

根据患者的临床表现、体征和影像学等辅助检查,骨关节炎的诊断并不困难。目前,国内多采用美国风湿病学学会的诊断标准(表 12-4、表 12-5、表 12-6)。

表 12-4　手骨关节炎的分类标准

1.近 1 个月大多数时间有手关节疼痛、发酸、发僵

2.10 个指间关节中,骨性膨大关节≥2 个

3.掌指关节肿胀≤2 个

4.远端指间关节骨性膨大>2 个

5.10 个指间关节中,畸形关节≥1 个

(满足 1 项+2 项+3 项+4 项或 1 项+2 项+3 项+5 项可诊断手骨关节炎)

注:10 个指间关节为双侧第二、第三远端及近端指间关节,双侧第一腕掌关节。

表 12-5　膝骨关节炎分类标准

临床标准

1.近 1 个月大多数时间有膝关节疼痛

2.有骨摩擦音

3.晨僵≤30 分钟

4.年龄≥38 岁

5.有骨性膨大

(满足 1 项+2 项+3 项+4 项或 1 项+2 项+5 项或 1 项+4 项+5 项者可诊断膝骨关节炎)

(续表)

临床+放射学标准
1.近 1 个月大多数时间有膝痛
2.X 线示骨赘形成
3.关节液检查符合骨关节炎
4.年龄≥40 岁
5.晨僵≤30 分钟
6.有骨摩擦音
(满足 1 项+2 项或 1 项+3 项+5 项+6 项或 1 项+4 项+5 项+6 项者可诊断膝骨关节炎)

表 12-6 髋骨关节炎分类标准

临床+放射学标准
1.近 1 个月大多数时间髋痛
2.红细胞沉降率每小时≤20mm
3.X 线示骨赘形成
4.X 线髋关节间隙狭窄
(满足 1 项+2 项+3 项或 1 项+2 项+4 项或 1 项+3 项+4 项者可诊断髋骨关节炎)

三、鉴别诊断

由于骨关节炎是老年患者十分常见的关节疾病,可表现为各种类型。故应根据关节受累特点与下列其他关节病鉴别。

1.强直性脊柱炎 发病年龄在 15～30 岁,男性多于女性,主要侵犯脊柱关节和骶髂关节,易致关节骨性强直、椎间韧带钙化,X 线见脊柱竹节样改变。手足小关节极少受累,多见非对称性下肢大关节,如膝关节、距小腿关节、足跟等部位受累,RF 阴性,HLA-B27 阳性。

2.类风湿关节炎 发病年龄多在 30～50 岁,男女比例约为 1∶2,主要表现为对称的关节疼痛、肿胀、晨僵,好发于双手近端指间关节、掌指关节、腕关节等靶关节,易致关节变形、残毁、功能丧失。脊柱关节及髋关节较少受累。RF 阳性,HLA-27 阴性。

3.银屑病性关节炎 表现有远端指间关节受累。应与手骨关节炎相鉴别。该病有银屑皮疹及指(趾)甲改变可资鉴别。

4.风湿关节炎 青少年好发,发病前有链球菌感染史,起病较急,表现为游走性的大关节疼痛,无晨僵及关节硬化、心脏等主要器官受累,血清抗链球菌溶血素"O"阳性,RF 阴性,水杨酸类药物治疗效果好。

5.与焦磷酸钙盐沉积有关的骨关节炎 软骨退变过程会很迅速,具有炎性特征。膝、腕、肩多病灶受累,临床和 X 线表现介于原发性骨关节炎和 RA 之间。

6.炎症后骨关节炎 有局部关节慢性、多发性炎症,但临床特点及 X 线表现不如原发性骨关节炎典型,而有其他炎性疾病的特征。

7.与代谢性疾病有关的骨关节炎　如骨质疏松、骨代谢和 Paget 病,症状的出现来源于与年龄相关的改变,需进行综合推断来判断。

8.伴有神经症的脊柱关节炎　椎体压缩性骨折、多发性骨髓病和肿瘤所致的颈椎、腰骶椎骨关节炎常伴有神经根受压症状,常有上肢放射痛和下肢坐骨神经痛。

第四节　治疗

骨关节炎治疗目的包括减轻疼痛,保持或改善关节功能,阻止或延缓疾病进展,校正畸形。

一、一般治疗

1.患者教育　使患者了解本病的治疗原则、锻炼方法,以及药物的用法和不良反应。

2.消除或减少不利因素　告诫肥胖患者减轻体重。

3.减轻关节负荷,保护关节功能　包括移动范围训练,肌肉加强训练和行走的辅助设备等。受累关节应避免过度负荷,膝或髋关节受累患者应避免长久站立、跪位和蹲位。如果身体肥胖,需要减肥。肌肉的协调运动和肌力的增强,可减轻关节的疼痛症状。

4.正确的康复练习　自身康复练习简单易行,适当锻炼增加肌力和肌肉的协调运动,对治疗十分重要,同时要使患者懂得避免一些不必要的活动,如膝或髋关节受累患者应避免长久站立位、跪位和蹲位。

5.物理治疗　包括电疗、磁疗、醋疗、蜡疗、水疗、光疗等,这些方法既可改善局部的血液循环,促进滑膜炎症的吸收、消散,缓解肌肉的痉挛,降低骨内高压,又可加快关节软骨的新陈代谢。

二、药物治疗

1.疼痛治疗药物　对于控制轻、中度的疼痛和症状,应该给予一般镇痛剂,如对乙酰氨基酚。对于中、重度的疼痛和关节肿胀,应考虑应用非甾体抗炎药或特异性 COX-2 抑制剂。非甾体抗炎药应从小剂量开始,根据病情可逐渐加量,并酌用胃黏膜保护剂。

(1)对乙酰氨基酚:具有 COX 抑制作用,且对 COX-2 抑制效应大于 COX-1,故对血小板聚集及凝血功能影响较小。治疗骨关节炎推荐剂量为 0.5g,每天 3~4 次,每天最大剂量不超过 4g。主要不良反应有胃肠道症状和肝毒性。虽然对轻症骨关节炎有一定疗效,但中重度骨关节炎疗效不肯定。常常用来临时控制骨关节炎的关节疼痛症状,不推荐长期大剂量应用。

(2)双氯芬酸:COX 非选择性抑制剂,具有肯定的抗感染、解热、镇痛及抗风湿的作用,是临床常用的非甾体抗炎药。在缓解骨关节炎患者疼痛方面,疗效和安全性均好,与其他传统非甾体抗炎药疗效相当,对软骨的合成无抑制作用。常见给药方式为口服、肌内注射,成人推荐剂量 50~150mg/d,分 2~3 次应用。常见的不良反应主要是消化道不良反应,如消化性溃疡、消化道出血、消化道穿孔、消化道梗阻等。

(3)美洛昔康:COX-2 选择性抑制剂,优先抑制 COX-2。该药物到达滑膜液的浓度是血浆浓度的 40%~50%,其游离形式在滑膜液和血浆中的浓度相似,主要通过细胞色素 P450-

2C9 代谢,与双氯芬酸的止痛效果相似,但不良反应较双氯芬酸少。常见给药方式为口服,成人推荐剂量 7.5~15mg/d,分 1~2 次应用。常见的不良反应为头痛、眩晕、皮疹、瘙痒、贫血等,而恶心、呕吐、腹痛、腹泻、便秘等胃肠道反应相对较少。

(4)萘丁美酮:COX-2 选择性抑制剂,主要用于骨、关节疾病引起的疼痛和软组织炎症,以及一些急性疼痛性疾病。萘丁美酮在骨关节炎的治疗中主要用于减轻患者的疼痛和缓解炎症。常见给药方式为口服,成人推荐剂量 0.5~2g/d,分 1~2 次应用。常见的不良反应与美洛昔康相似。

(5)塞来昔布:COX-2 高选择性抑制剂,药物主要由细胞色素 P450-2C9 代谢,以无活性形式排出。对骨关节炎的抗感染镇痛作用与其他非甾体抗炎药相似,但胃肠道不良反应发生率明显减低。常见给药方式为口服,成人推荐剂量 100~400mg/d,分 1~2 次应用,足够治疗剂量连服 5 天后可达到稳定浓度。塞来昔布的吸收具有生理节律,早晨给药的吸收要优于晚上给药。常见的不良反应主要有头痛、眩晕、便秘、恶心、腹痛、腹泻、消化不良、胀气、呕吐等,但发生率较低。

(6)依托考昔:COX-2 高选择性抑制剂,具有抗感染、镇痛和解热作用,适用于治疗骨关节炎急性期和慢性期的症状和体征。推荐剂量为 30mg,每天一次。对于症状不能充分缓解的患者,可以增加至 60mg 每天一次。常见的不良反应与塞来昔布相似。

(7)曲马多:对于有中、重度疼痛,同时有特异性 COX-2 抑制剂和非甾体抗炎药禁忌证的患者,可以应用麻醉止痛药,如曲马多等。曲马多是中枢性镇痛药,是一种人工合成的阿片类拮抗剂,抑制 5-羟色胺和去甲肾上腺素的重吸收。FDA 批准曲马多用于治疗中重度疼痛的患者,或对非甾体抗炎药有禁忌证的患者,曲马多给药方式有口服、直肠用药等。作用特点:吸收快,镇痛作用强。推荐剂量:200~300mg/d,分 4 次应用。常见不良反应为恶心、呕吐、眩晕、便秘和嗜睡等。

2.改善病情药物及软骨保护剂　此类药物具有降低基质金属蛋白酶、胶原酶等活性的作用,既可抗感染、止痛,又可保护关节软骨,有延缓骨关节炎发展的作用。主要药物包括硫酸氨基葡萄糖、葡糖胺聚糖、S-腺苷蛋氨酸、多西环素及双醋瑞因等。

(1)双醋瑞因:双醋瑞因又名二乙酰大黄酸,双醋瑞因及其代谢产物大黄酸可抑制引起炎症反应和代谢异常的细胞因子,如白细胞介素-1(IL-1)、白细胞介素-6(IL-6)、肿瘤坏死因子 α(TNF-α)等,抑制其在滑膜中的合成及在软骨细胞中的表达,从而发挥抗感染镇痛作用,还可刺激转化生长因子 β(TGF-β)的生成,促进软骨基质的形成,修复软骨。常见给药方式为口服,成人推荐剂量 50~100mg/d,分 1~2 次应用。双醋瑞因起效慢,在服药的前 2~4 周应联合应用其他止痛药或非甾体抗炎药。有轻、中度的胃肠道不良反应。

(2)氨基葡萄糖:氨基葡萄糖是一种天然的氨基单糖,是正常软骨基质和滑液的组成分。氨基葡萄糖主要有硫酸氨基葡萄糖和盐酸氨基葡萄糖两种,两者氨基葡萄糖含量略有差异,但生物学作用相似。主要成分为"D-葡糖胺",是一种小分子化合物,易透过生物膜,对关节软骨有很强的亲和性,可与蛋白聚糖结合,再分泌到软骨细胞外基质,能缓解疼痛,促进功能恢复,延缓患者胫骨关节内侧髁的关节间隙变窄。氨基葡萄糖可改善关节软骨代谢,提高关节软骨修复能力,保护损伤关节软骨,同时缓解骨关节炎疼痛的症状,改善关节功能,延缓骨关节炎病理过程和疾病进程,兼具症状调控和结构调控效应。氨基葡萄糖常见给药方式为口服,发挥疗效较慢,建议在开始服用的前 2 周内,同时服用一种非甾体抗炎药。氨基葡萄糖的不良反应小,主要不良反应是轻度恶心、便秘和嗜睡。与其他药物如抗生素或抗抑郁药并用均无相互作用。由于氨基葡萄糖是葡萄糖衍生物,对于糖尿病或糖耐量异常者应注意其可能出现的潜在影响。

(3)硫酸软骨素:硫酸软骨素是由 D-葡萄糖醛酸与 2-乙酰氨基-2-脱氧硫酸-D-半乳糖硫酸化组成的糖胺聚糖。硫酸软骨素的口服生物利用度较低,仅为 15%～24%,但吸收后在滑液和软骨中含量高。硫酸软骨素的软骨保护作用的机制主要与其抑制胶原蛋白水解酶、白细胞弹性蛋白酶等对细胞外基质的降解,以及刺激蛋白聚糖、透明质酸等的合成有关。用药后能够促进软骨细胞的合成代谢,抑制硫酸软骨素的分解代谢功能,修复和保护关节软骨,从而减轻疼痛,改善关节功能。常见给药方式为口服,成人推荐剂量 1.2～3.6g/d,分 2～3 次口服。常见的不良反应主要有胸闷、恶心、牙龈出血等。

3.局部治疗　外用 NSAIDs 或关节腔内注射药物。糖皮质激素可做关节腔局部注射,不宜全身用药。指征:关节大量积液抽液后。两次间隔应在 2 个月以上,同一关节用药每年不超过 4 次。关节腔内注射透明质酸钠:关节腔注射黏弹性补充剂。2～4mL 关节腔内注射,每 1～2 周 1 次,共 3～5 次。注射前应抽吸关节液,负重关节注射后前 2 天宜控制活动,减少负重,以免药物渗出,而导致肿胀。透明质酸在临床上应用广泛,疗效肯定,临床使用的制剂是从鸡冠中提取纯化的。透明质酸是一种大分子散在、线性糖胺聚糖,由葡萄糖醛酸和 N-乙酰葡糖胺的重复双糖组成,具有抗感染效应及润滑作用。关节滑液是一种浆性超滤液,其中存在高浓度的透明质酸,由滑膜内衬的 B 细胞合成并分泌进入关节腔,分布于软骨和韧带表面,部分渗至骨层,与蛋白多糖和连接蛋白共同构成蛋白多糖聚合物,直接缓冲滑膜神经末梢而止痛,并刺激滑膜细胞产生正常的透明质酸。向关节腔内注射大分子量透明质酸溶液,可恢复关节组织的黏弹性,重建透明质酸对关节组织的保护作用,减轻滑膜炎症和软骨退变。应用非药物疗法和止痛药等疗效不佳的骨关节炎患者可采用关节腔内注射透明质酸类制剂治疗。常见给药方式为关节腔内注射,最常见的是膝关节腔注射,也可注射肩、髋、踝关节腔,必须按标准操作流程注射,每周 1 次,4～6 周为 1 个疗程,注射频率可以根据患者症状适当调整。透明质酸关节腔注射可减轻关节疼痛,增加关节活动度、保护软骨,治疗效果可持续数月。

三、外科治疗

对严重的骨关节炎,内科保守治疗无效,日常活动进行性受限的患者,须接受骨科手术治疗。

1.关节腔清洗和软骨成形术　应用关节镜进行关节腔灌洗清理术和软骨成形术可去除炎性递质、纤维素、变性软骨和半月板碎片,改善患者的关节症状。

2.人工关节置换术　在髋膝骨骨关节炎后期的治疗中,髋膝关节置换术已成为常规手术。人工关节材料、关节设计、手术设计是治疗成功的关键。

3.移植包括软组织移植和软骨移。

(1)软组织移植:软组织移植治疗骨关节炎通常包括做关节的清理术后用筋膜、肌肉、肌腱或骨膜、软骨膜移植于清理或切除的关节表面。软组织移植的成功不仅依赖于关节畸形的严重程度、移植组织的类别,同时也需要术后进行功能锻炼。这种手术常用于上肢,许多患者术后疼痛有效减轻并保留部分功能。

（2）软骨移植：与软组织移植相比，软骨移植有明显的优点，如具有软骨相同的结构和性能。临床已用自体关节软骨移植治疗损伤的关节面，但由于其来源有限，临床大多用异体骨软骨。

第十三章　骨质疏松症

骨质疏松的概念涉及骨的机械性能和钙的代谢两大基本功能,由于生理(绝经、年龄增长)和病理(运动损伤炎症、内分泌疾病)等原因使骨组织中钙丢失、孔隙增多、机械性能下降,因而容易发生骨折。目前认为,骨质疏松症(osteoporosis,OP)是一种全身性的代谢性骨骼疾病,其特征是骨量减少和(或)骨组织微结构破坏,因此导致骨强度下降,骨脆性增加,容易发生骨折。近年来,关于骨生物力学性能降低在骨质疏松定义和诊断中的意义已引起众多学者的关注。2000 年,美国国家卫生院(National Institutes of Health,NIH)有关骨质疏松症的共识文件将骨质疏松症定义为"以骨强度下降、骨折风险性增加为特征的骨骼系统疾病"。

第一节　分　类

骨质疏松症是以骨代谢障碍为表现的一种全身性骨骼疾病,病因较多,目前尚未完全探明。1941 年 Albright 首先提出"雄激素缺乏是骨质疏松症发生的原因之一",现已得到研究证实。目前发现与骨质疏松症相关的内分泌激素至少有 8 种之多,全身激素与局部因子相互作用导致该病的发生。1960 年 Nordin 提出"钙缺乏是骨质疏松的原因之一",1990 年 Frost 提出神经肌肉通过生物力学机制重建骨质和骨强度。随着分子生物学的进展,骨质疏松与遗传基因的关系逐渐引起重视,但其易感基因尚有待阐明。基于目前较共同的认识,骨质疏松症依据病因可分为原发性骨质疏松症、继发性骨质疏松症和特发性骨质疏松症。依据病理特点可分为高转换型骨质疏松症和低转换型骨质疏松症。

一、病因学分类

1.原发性骨质疏松症　成年以后,随着年龄的增长,人体器官逐渐发生生理性退变性腺、甲状腺、肾脏等与骨代谢相关的组织器官功能减退,对骨代谢的调节作用也逐渐减弱,从而影响骨重建。骨组织随年龄增长而钙逐渐丢失,骨密度下降,松质骨骨小梁变细断裂,皮质骨出现板层结构紊乱、多孔等退行性改变。这种在自然衰老过程中人体组织器官生理性退行性改变在骨骼系统出现的骨质疏松称为原发性骨质疏松症,包括妇女绝经后骨质疏松症(Ⅰ型骨质疏松症)和老年性骨质疏松症(Ⅱ型骨质疏松症),前者主要与绝经后雌激素不足有关,后者主要与增龄、衰老改变有关,两者的临床特点见表 13-1。

表 13-1　Ⅰ型和Ⅱ型骨质疏松症的主要特点

内容	Ⅰ型	Ⅱ型
年龄	50~70 岁	70 岁以上
男∶女	16	12
骨量丢失	主要为松质骨	松质骨、皮质骨

（续表）

内容	Ⅰ型	Ⅱ型
骨丢失率	早期加速	较缓慢
骨折	椎体为主	椎体、股骨近端
PTH	正常或稍低	增高
$1,25-(OH)_2D_3$	继发性减少	原发性减少
骨矿化不良	基本没有	常伴有

随着科技发展和生活水平的不断提高，人类预期寿命逐渐延长，老年人口的比例将不断增加。据预测，我国 60 岁以上老年人占总人口的比例在 2025 年将达到 19.3%，70 岁以上者将占老年人总数的 64%。绝经后骨质疏松和老年性骨质疏松的发病率将逐年上升，成为老年人最常见和明显影响生活质量的慢性疾病之一，是老年性疾病的防治重点。

2.继发性骨质疏松症　由某些疾病或药物影响骨代谢所引起的骨质疏松属于继发性骨质疏松症，如代谢内分泌疾病结缔组织疾病和影响骨代谢的药物等引起的骨质疏松，可由一种因素或多种因素引起。继发性骨质疏松症常见的原因如下。

（1）代谢性内分泌疾病：甲状旁腺功能亢进、甲状腺功能亢进、甲状腺功能减退、Cushing 综合征、肾上腺皮质功能减退、性腺功能减退、非正常绝经、垂体功能减退、肢端肥大症、糖尿病慢性肾病、慢性肝病等。

（2）骨髓疾病：多发性骨髓瘤、白血病、转移瘤、淋巴瘤等。

（3）结缔组织疾病：红斑狼疮、类风湿等。

（4）营养因素：维生素 C、维生素 D 缺乏，胃肠吸收功能障碍致钙、蛋白质缺乏，微量元素缺乏等。

（5）药物因素：糖皮质激素、肝素、抗惊厥药、抗癫痫药、免疫抑制剂、性腺功能抑制药等。

（6）失用性因素：长期卧床、骨折后制动、航天失重等。

3.特发性骨质疏松症

（1）特发性青少年骨质疏松症：多出现于青春期前 8~14 岁，发生率男女几乎相同。可有腰痛，多发性椎体压缩性骨折，有时出现长骨骨折；身高缩短，通常 3~4 年可缓解甚至治愈，可能与降钙素遗传因子缺陷有关。

（2）妊娠哺乳期骨质疏松症：从围生期至分娩后 3 个月左右，可发生分娩后一过性腰痛和椎体压缩性骨折，多在初次妊娠后发生。

有关骨质疏松症的病因学分类见表 13-2。

表 13-2　骨质疏松症的病因学分类

原发性骨质疏松症	继发性骨质疏松症	特发性骨质疏松症
Ⅰ型：绝经后骨质疏松症	内分泌疾病	特发性青少年骨质疏松
Ⅱ型：老年性骨质疏松症	营养缺失性疾病	特发性成年骨质疏松

（续表）

原发性骨质疏松症	继发性骨质疏松症	特发性骨质疏松症
	骨髓疾病	妊娠哺乳期骨质疏松
	慢性肝、肾、肺等脏器疾病	
	结缔组织性疾病	
	失用性疾病	
	先天性疾病	
	药物性原因	
	其他疾病与因素	

二、病理学分类

骨质疏松症是一种骨代谢平衡失常的疾病，骨代谢通过骨转换过程进行。在骨转换过程中，骨吸收和骨形成保持动态的平衡。骨转换功能过高或过低均可导致骨质疏松，前者称为高转换型骨质疏松症，后者称为低转换型骨质疏松症。

1.高转换型骨质疏松症　高转换型骨质疏松症是骨吸收和骨形成均增加并以骨转换率增高为表现的一种病理状态，主要见于妇女绝经后早期、甲状旁腺功能亢进、甲状腺功能亢进、风湿性关节炎等。正常情况下的骨转换由于成骨细胞骨形成功能滞后于破骨细胞的骨吸收功能，会产生少量的骨丢失（每年 0.5%~1%）。若骨转换率加快则会导致骨量丢失增多，骨质中的空隙也会增加。如果骨转换率增加 5 倍，松质骨体积将减少 10%~20%，皮质骨体积可减少 1%~2%。雌激素能抑制骨转换率过高，通过抑制成骨细胞分泌 IL-6 等骨吸收刺激因子而发挥作用，故绝经后早期雌激素快速下降可使骨转换率明显加快，引起高转换型骨质疏松症。甲状腺功能亢进、甲状旁腺功能亢进、风湿关节炎等疾病，PTH 和其他一些骨吸收刺激因子增多，破骨细胞分化发育加速，数量增多，溶骨活性亢进，激活的破骨细胞在骨表面移行侵蚀，形成多而深的吸收腔隙，在甲状旁腺功能亢进 PTH 分泌增多时皮质骨的多孔状改变尤其明显。

2.低转换型骨质疏松症　低转换型骨质疏松症是骨吸收虽增加或减少，但骨形成率降低，因而表现为低转换率的一种病理状态，主要见于老年性骨质疏松症。老年人的成骨细胞明显衰老，相关的调节机制减退，骨形成功能减弱，合成分泌类骨质减少，矿化能力降低。临床上骨代谢生化指标检测可见骨形成指标降低，老年性腺功能低下，新陈代谢降低和维生素D 合成减少等因素也可影响成骨细胞骨形成功能，使骨转换率降低。此外，物理因素如放射、药物因素和遗传因素等也可抑制成骨细胞的数量和功能，诱发低转换型骨质疏松症。

第二节　病因与发病机制

一、共同发病因素

骨密度是由骨峰值的获得和随增龄所致的骨丢失两方面共同决定的，而骨密度是骨质疏松症非常可靠的中间表型。然而,男、女人群之间骨质疏松症发病率存在差异;骨矿含量随增龄而减少,与男性相比,女性骨矿含量高峰值较低,而且绝经后一个时期,骨量急速丢失;骨质疏松症具有明显的家族聚集性;甚至同一民族、同一地区、同一性别、同一年龄者,其骨量和骨强度存在明显的个体差异。引起骨峰值的获得和骨丢失的速率不外乎环境因素和遗传因素,其主要的共同发病因素可分为 5 个方面:①内分泌因素;②营养因素;③物理因素;④免疫因素;⑤遗传因素。

1.内分泌因素

(1)雌激素:绝经后妇女,骨质疏松症发病率很高,可能与雌激素(estrogen)不足密切相关。雌激素包括雌酮(estrone,E_1)、雌二醇(estradiol,E_2)及雌三醇(estriol,E_3);其中 E_2 作用最强,生育期分泌量最多。绝经后,E_2 和 E_1 均明显减少,由于卵巢滤泡丧失,E_2 下降更明显,其产生率仅为绝经前的 10%,平均约为 48.1pmol/L,且一半与性激素结合球蛋白结合,仅一半对靶组织起作用;E_1 下降约 1/3,平均约为 129.5pmol/L,成为绝经后主要雌激素;卵巢分泌的睾酮(T)相对增多;促黄体生成素(LH)和垂体分泌促卵泡激素(FSH)明显升高,FSH/LH 比值大于 1。

有证据表明,雌激素对骨量维持至关重要,甚至在男性也如此。雌激素可直接作用于肾脏,提高 1α-羟化酶活性,促进 1,25 二羟维生素 D_3 [1,25-$(OH)_2D_3$]产生;雌激素也可促进降钙素的分泌、增加其血清基础值;雌激素可抑制甲状旁腺激素(PTH)的骨吸收。雌激素缺乏,可刺激骨转换,使骨松质迅速丢失;雌激素低下的妇女伴有肠钙吸收减少。

(2)雄激素:雄激素同雌激素一样,对保持骨量有很重要的作用。在男性,睾酮缺乏与骨丢失相关。睾酮通过转化成二氢睾酮而发挥作用。其转化酶 5α-还原酶业已证明存在于人骨骼中。

(3)降钙素:每个破骨细胞(osteoclast,OC)有降钙素(calcitonin,CT)受体在 100 万个以上,而成骨细胞(osteoblast,OB)内降钙素的受体尚未被证实。CT 通过抑制 OC 的形成及其功能来发挥抑制骨吸收作用。据报告,骨质疏松症患者血中 CT 水平下降。大规模流行病学研究发现,骨质疏松症患者与健康同龄对照者相比,血中 CT 值较低;给予钙剂后降钙素分泌增加,这种增加男性大于女性,但仍低于健康人。总体而言,CT 因增龄而分泌减少,尤其是高龄妇女其分泌的反应性极低。黑人骨质疏松症发生率较白人低,黑人血 CT 水平比白人高。

(4)PTH:有促进骨吸收的作用,但是 OC 缺乏 PTH 受体,而存在于 OB 中。有研究显示,骨质疏松症患者血 C 端 PTH(PTH-C)上升;女性骨质疏松症患者血 PTH-M 随增龄而增加,与骨矿含量明显呈正相关。然而,当采用口服磷降低血清钙水平时,健康对照组 PTH 分泌明显增加,而骨质疏松组 PTH 分泌仅有微弱的增加。绝经后骨质疏松症,因雌激素减少,骨吸收亢进,血清钙轻度上升,从而抑制 PTH 分泌,血中 1,25-$(OH)_2D_3$ 下降,导致骨质疏松症的发生。但是,绝经后骨质疏松症者血 PTH 下降并未得到证实。老年性骨质疏松症,由于增龄,其肾 1α-羟化酶活性低下,使血 1,25-$(OH)_2D_3$ 水平降低,引发继发性甲状旁腺功能亢进,即血 PTH 升高,骨吸收亢进,导致骨质疏松。

尽管血 PTH 随增龄而增加,但这一变化是否为退行性骨质疏松症的主要原因仍需进一步研究。

(5)甲状腺素:骨吸收及骨形成均需要甲状腺素(thyroid hormone,HT)以进行正常活动,特别是对骨线性生长至关重要(如克汀病患者的身材矮小)。HT 可以促进骨吸收,而对骨形成无明显刺激作用,因此导致骨转换增高。组织培养观察,HT 可直接刺激骨吸收。HT 缺少时,骨吸收减少。

HT 促进蛋白质分解,增加尿钙排泄,并与骨形成和骨吸收有关。HT 与生长激素协同作用可促进骨的发育和成熟。HT 过多时(如甲状腺功能亢进症、甲状腺素抑制治疗等),可引起负钙和负氮平衡,长期骨骼脱钙可致骨质疏松,同时由于骨转换加快,骨吸收增强,使骨质疏松进一步加重;T_3 可使肾小管磷重吸收减少,尿磷排出增加。

(6)1,25-$(OH)_2D_3$:老年人由于日照少,皮肤对紫外线反应差,维生素 D_3 生成减少;维生素 D 摄入不足;肾脏形成 1,25-$(OH)_2D_3$ 减少等原因,均可导致血清 25-$(OH)D_3$ 和1,25-$(OH)_2D_3$ 水平降低。此外,下列四种假说尚未获得证实:①维生素 D 结合蛋白(DBP)随增龄而降低,导致游离 1,25-$(OH)_2D_3$ 水平降低,但尚无直接证据证实老年人血浆游离 1,25-$(OH)_2D_3$ 水平降低;②维生素 D_3 缺乏时,低水平的 25-$(OH)D_3$ 导致低水平的 1,25-$(OH)_2D_3$,然而老年人大多为维生素 D_3 不足,而不是缺乏;③绝经后雌激素水平降低也可能与 1,25-$(OH)_2D_3$ 水平降低有关,但目前缺乏证据证实;④老年人 1,25-$(OH)_2D_3$ 分解代谢增加,导致其血浆水平降低,尽管已有动物实验结果,但仍缺乏人类资料证实。研究显示,严重老年骨质疏松症患者,其血浆 1,25-$(OH)_2D_3$ 降低;但也有资料显示,血清 1,25-$(OH)_2D_3$ 是正常的,可能存在肠道 1,25-$(OH)_2D_3$ 受体变异。

(7)皮质类固醇:也属于类固醇激素,对骨和矿盐代谢有重要影响。在体内,皮质类固醇可刺激骨吸收,而对骨形成的作用较复杂。短期应用生理剂量皮质类固醇可促进骨胶原合成加速,可能通过胰岛素样生长因子-1(IGF-1)所介导;长期应用则表现为抑制作用,可能与前成骨细胞分化增生减少、IGF-1 分泌不足有关。临床资料显示,长期给予超生理剂量的皮质类固醇治疗可导致骨量减少,常伴有椎骨压缩性骨折。隔天给予泼尼松 25mg,1 年后小梁骨骨量可减少 3.5%。对骨转换较高的年轻患者,隔天给予泼尼松,其骨量丢失可达 17%。

(8)生长激素与胰岛素:生长激素促进骨骼生长发育,有利于骨矿化和骨形成,但对骨吸收无直接作用。老年人或慢性疾病者常存在生长激素缺乏或抵抗。胰岛素也并不调节骨吸收,但能明显促进骨基质的合成和胶原的形成,因此是一种促进骨形成的激素。此外,胰岛素对正常的骨矿化也必不可少。生长激素与胰岛素可直接作用于骨骼,也可通过 IGF-1 发挥作用。

2.营养因素 营养素主要指人体在日常摄入的钙、磷、镁、蛋白质、维生素及部分微量元素,其中钙、磷和蛋白质是影响人体骨代谢最主要的营养素。

(1)钙缺乏:是导致骨质疏松症的一个主要原因。钙缺乏的原因有二:其一是饮食钙摄入不足,其二是肠钙吸收不良。

成人的钙需要量可依据维持钙代谢平衡量求得。在排出体外的钙中,经粪便排泄量约 100mg,尿中约 130mg,汗中约 30mg,总共估计约 260mg。而人对食物中钙的消化吸收率约为 50%,因此,摄取约 520mg 钙就几乎可以维持钙的平衡了;为保障足够的钙量,成年人钙所需量,男、女每天均需达 600mg。老年人钙的代谢平衡量比青壮年高,有报告指出,老年人钙需要量为每天 10mg/kg 以上。然而,正常成人每年骨量丢失约 0.3%,意味着呈负钙平衡,每天骨钙丢失约 10mg;而绝经后妇女骨量丢失是其 10 倍以上。

如上所述,正常成人每天钙的所需量是 600mg。但是实际上 600~1000mg/d 这个量才应该是每天钙的必需量。对正常人而言,这样的钙摄取量,才可以维持钙在体内的平衡,但是,由于随着年龄的增加,钙的代谢趋向于负平衡。对于老年人,其负钙发生的原因:①维生素 D 摄入减少;②日光照射减少;③皮肤对紫外线反应差,维生素 D 生成减少;④肾脏生成 1,25-(OH)$_2$D$_3$的能力下降;⑤小肠黏膜对 1,25-(OH)$_2$D$_3$发生抵抗。因此,对于老年人来说,钙的必需量应比成年人更多。根据 Heaney 等所述,牛乳饮用量充足的地区,与牛乳饮用量少的低钙摄取地区相比,骨折发生率显著减少,前臂骨皮质的骨量也明显处于高水平。另有报道指出,乳儿期牛乳饮量越大,中年期骨量越多。相反,在欧美等国报道中,钙的摄取量和补给量增加,并不反映出骨量增加,这可能是因为欧美国家的人钙摄取量已经达到相当高水平的缘故,即使再增加补给量,也不可能产生更大的效果。然而,许多报道仍认为,钙摄取量多的人,当钙量明显增加达最大需要量以上,则骨折发生率减少。

(2)磷:也是人体内非常重要的元素之一。人体中 80% 的磷以羟基磷灰石的形式存在于骨骼和牙齿中,另外 20% 以有机磷的形式存在于软组织和体液中。骨骼中的磷可促进骨基质合成和骨矿物质沉积,血磷水平的稳定是人体骨骼生长、矿化的必要条件。低磷可刺激 OC,促进骨吸收,延缓 OB 胶原合成,降低骨矿化速度;而高磷可使细胞内钙浓度降低,促进 PTH 分泌,骨吸收增加,骨营养不良,诱发骨质疏松。所以,磷水平的过高或过低对骨基质合成和矿化均不利。

(3)蛋白质:是骨骼有机质合成的重要原材料。青春期前阶段,骨量与蛋白质摄入量明显相关,但不能据此说明蛋白质摄入量与骨量的因果关系。尽管目前尚难以得出蛋白质与钙磷代谢关系的明确结论,但不同研究显示,蛋白质摄入不足或过量都会对钙平衡和骨量起负性调节作用。业已明确,肠钙吸收与蛋白质摄入量成反比,特别是酸性氨基酸可抑制肠钙吸收;而含硫氨基酸过多,可酸化尿液,减少肾小管对钙的重吸收,促进尿钙排出。过度摄取,可影响人体内环境,干扰钙磷代谢的平衡,引起钙的过多流失。摄入不足,负氮平衡可引起 IGF-1 缺乏,进而导致成骨细胞不能建造必需的有机基质,骨矿物质无法沉积,骨形成降低而影响骨质量。Margen 将蛋白摄入基线定为 12~13g,钙排出基线定为 150~250mg/d(3.75~6.25mmol/L),发现蛋白摄入增加一倍,可使尿钙排出增加 50%。研究发现,随着蛋白质的大量摄入,因增龄所致的骨吸收、骨量减少明显加速,日常的高蛋白饮食可造成体内的负钙平衡。正常成人每天蛋白质供给量为 70g 左右。

(4)维生素:食物中摄入维生素 D 和维生素 K 等也非常重要。研究显示,血浆 25-(OH)D$_3$水平随着增龄而下降;不论男女,70 岁以上的老人血浆 25-(OH)D$_3$水平已降为 30 岁年轻人的一半。当血浆 25-(OH)D$_3$水平低于 30nmol/L 时,即可见到骨钙化不足。

3.生活习惯　有研究显示,过多饮用咖啡,可使尿钙及内源性粪钙丢失,髋部骨折发生率增高;咖啡因的消耗与骨密度成反比关系。但过量饮酒或吸烟对骨质疏松的发生影响更大。

(1)饮酒:尽管饮酒可减少肠钙的吸收,增加尿钙排泄;但适度饮酒可能会增加绝经妇女内源雌激素和降钙素的分泌,对骨量维持有所帮助。然而,慢性乙醇滥用与骨密度减少显著相关。有报道表明,30~50 岁男性日饮酒量平均 180g,即可引起严重骨质疏松症,患者至少伴有一个脊椎压缩性骨折,血清 α-谷氨酰转移酶(α-GT)升高,而钙、磷及 iPTH 均正常;骨形态计量学分析显示,骨形成降低,而骨吸收无改变。

对于慢性酗酒者,常发生酒精性肝硬化和严重营养不良,可干扰维生素 D 代谢和促使皮质类固醇分泌过多,影响骨代谢,导致骨质疏松。

（2）吸烟：吸烟在男性、绝经前和绝经后女性均与低骨密度相关，吸烟者骨量丢失率为正常人的 1.5~2 倍，对于老年人，吸烟可加快股骨颈和全身骨量的丢失。吸烟可减少肠钙吸收，对胶原合成具有毒性，干扰肾上腺皮质激素和性激素的代谢。特别强调，吸烟可伴反应性氧中间产物浓度增加，降低抗氧化维生素水平，增加氧自由基浓度，引起骨吸收。事实上，对于吸烟者，维生素 C 和维生素 E 摄入不充足可增加髋部骨折的风险，充足摄入则起保护作用。

总之，吸烟者的低骨量和高骨折风险是骨形成减少所致，可能通过抗雌激素机制和与肠道钙吸收减少有关。前者包括雌激素生成减少、血浆蛋白结合增加和代谢增加，后者可能由血清骨化三醇水平降低所引起。

4.运动负荷　运动是影响峰值骨量的主要环境因素，负重运动比营养因素更为重要。保持适当的运动负荷能较好地改善和维持骨结构，并保持正常的骨量。很早以前 Wolff 就指出，力学变化决定骨的形态和构筑。运动主要是通过直接刺激和肌肉牵拉两种机制来增加骨负荷，从而刺激骨形成，对于未成年骨骼有利于增加峰骨量，对于成年骨骼有助于维持骨量、减少骨量丢失。长期卧床发生的肌肉失用性萎缩、骨折或四肢瘫痪而产生的制动性，宇宙飞行而产生的失重状态，这些情况都会引起负钙平衡，尿钙排泄为 200~300mg/d，OB 活性减弱、OC 活性相对增强，导致骨量丧失。但恢复正常活动或除去失重状态后骨量会快速恢复，显示重力负荷或肌肉收缩的刺激，对保持骨量具有重要的作用。

肌肉量和肌肉强度与骨量呈正相关的概念，从经验中早已得知。运动员肌肉越发达，骨越致密坚强，运动肢体的骨密度明显增加；因为肌肉的伸展和收缩，对骨产生了机械负荷或应力效应，防止了骨量减少。人在成年早期，其体重尤其是肌肉量和肌肉强度达最高值，此时对骨产生的应力负荷最大，骨量也达到高峰；随着年龄增大，骨承受的应力负荷逐渐减少，加上其他生理变化，骨量也逐渐降低。给骨施加机械应力（压力、引力、张力），对刺激骨形成具有重要的作用（Wolff 法则）；若不施加机械应力（如制动），就会产生骨吸收，引起骨萎缩。根据 Bassett 研究，沿着承受轴方向施加外力，可见到骨量增加，在足以使骨产生变形的机械应力下，通过骨的压电效应能促使 OB 活化，并且随着活化程度的提高，骨量随之提高。实际上，在变形的骨表面可以观察到 OB 活性的增加。重力负荷或身体活动引起的肌肉收缩，是防止骨量减少的重要因素。相对于重力负荷而言，甚至认为肌肉收缩是避免失用性骨量减少的主要方面。

四肢麻痹患者，由于身体活动减弱，初期骨形成和骨吸收均亢进；此后逐渐发生不平衡，骨吸收大于骨形成。在这种情况下，随着肌肉失用性萎缩引起蛋白质丧失及由此引起的血中尿素氮的增加，导致骨吸收加速、骨钙动员增加，引起尿钙、磷和羟脯氨酸排泄增加，肠道钙吸收减少，负钙平衡，终致骨量减少。

最近 Meta 研究显示，特异部位运动对老年男性骨密度具有一定的保持与改进作用，但仍需继续积累证据。

5.免疫因子与细胞因子　骨细胞与免疫系统之间存在某种内在联系，OC 与 B 细胞等免疫细胞均来自骨髓造血干细胞，不单是二者与骨髓的起源关系，而且发现激活的 T 细胞能介导 OC 的发生、分化与激活，其分子基础也是 RANKL，此乃骨免疫学的基础。

研究表明，RANKL 参与调节免疫器官发育、免疫细胞分化，以及 T、B 细胞间的相互作用。特别是，RANKL 和 OPG 参与免疫反应，即 RANKL 与 RANK 结合，保持树突状细胞（一种抗原提呈细胞)的存活、增强树突状细胞的免疫刺激能力,调节激活的 T 细胞;OPG 的免疫调节作用与 TRAIL 有关,TRAIL 就是 TNF 相关的凋亡诱导配体,与易感细胞上含死亡域的受体结合,介导细胞凋亡。OPG 能与 TRAIL 结合,抑制免疫细胞凋亡;而 TRAIL 也可阻断 OPG 对破骨细胞的保护作用。

骨细胞与免疫细胞之间通过各自释放的细胞因子和体液因子,维系和调整骨髓与骨之间的功能联系。免疫细胞与骨代谢间的这种关联,最典型的例证莫过于多发性骨髓瘤。骨髓瘤细胞释放大量刺激 OC 的因子,如白介素-1(IL-1)、肿瘤坏死因子-α(TNF-α)和转化生长因子-β(TGF-β)等,促进骨吸收,导致“穿凿样”骨缺损和局灶性骨质疏松。

普遍认为,细胞因子如 IL-1、IL-6 和 TNF-α 等可导致炎症性风湿疾病的骨吸收,特别是 IL-6 是增加绝经后类风湿骨关节炎妇女骨吸收的重要因子,与疾病的活动程度有关。

6.遗传因素　遗传在骨量和骨强度的获得上起非常重要的作用。家系调查发现,46%~62%的骨密度是由遗传因素决定的;双胞胎研究显示,峰骨量的 60%~80%是由遗传因素所决定的。尽管不能完全排除环境因素的干扰而过高估计遗传因素的影响,但毫无疑问,BMD 明显受遗传因素的控制。

在对单卵及双卵双胞胎研究中发现,双胞胎在青少年时骨矿含量差别很小,单卵双胞胎的差异比双卵双胞胎更小;然而,随着增龄差异随之而增加,此乃骨矿含量受遗传因素和环境因素双重影响的结果。随着年龄增大,遗传影响减弱,环境影响加强,二者存在相互消长关系。双胞胎研究还显示,遗传对身体不同部位骨量影响程度存在差异,影响程度从大到小依次为脊柱、股骨近端和前臂远端,呈向心性分布。根据 Falconer 方法,遗传率(h^2)可以用单卵及双卵双胞胎等级内相关系数之差的两倍来估计。我国安庆单卵双胞胎研究显示,前臂近端骨密度的遗传率为 0.52,前臂远端骨密度的遗传率为 0.57;而美国相同研究显示,前臂近端骨密度的遗传率为 0.40,前臂远端骨密度的遗传率为 0.74。两相比较,说明对于相同的表型,其遗传率具有群体特异性。

骨质疏松症的遗传因素是十分复杂的。业已明确,骨质疏松症人群的某些遗传学改变与骨密度、骨转换和骨结构存在一定关系。按照传统遗传学思维,从疾病找相关基因,主要通过 5 条生物学通路,参与这 5 条通路的特定基因被列为骨质疏松症的候选基因。

(1)钙的内环境稳定:维持钙的内环境稳定是骨矿化作用的一个重要方面。主要相关候选基因有维生素 D 受体基因、降钙素基因、降钙素受体基因、钙受体基因。其中维生素 D 受体基因已被广泛地进行研究。

(2)激素功能失调:不断增加的临床与实验证据证明,激素功能失调在决定骨密度中扮演着实质性的角色。重要的候选基因有雌激素受体 1 基因和胰岛素样生长因子 1 基因。

(3)成骨细胞和破骨细胞的发育与调节:骨代谢的平衡是受骨形成细胞和骨吸收细胞的活性来维持的。已有研究揭示了这一通路上的 4 个主要候选基因:IL-6 基因、IL-1 受体拮抗剂基因、TGF-β_1 基因和人类 α_2-HS-糖蛋白基因,此外可能还有骨钙素基因等。

(4)软骨基质代谢:大量证据表明,软骨基质代谢对决定骨密度也起关键作用。主要候选基因包括胶原 I 型 α_1(COL1A1)和 α_2(COL1A2)基因、胶原 II 型 α_1(COL2A1)基因、胶原酶(MMP1)基因和组织蛋白酶 K(CTSK)基因。

(5)脂蛋白代谢:载脂蛋白 E(ApoE)是低密度脂蛋白受体的配体,并且为血脂和维生素 K 的运输提供便利。ApoE 有 3 条常见的等位基因:ApoE2、ApoE3 和 ApoE4,其中 ApoE4 等位基因与骨折风险增加显著相关。

　　其实,影响骨密度的因素很多,现代遗传学对如何定位此类复杂性状的相关基因所采取的主要方法是"反向遗传学",即采用连锁分析的手段首先对未知基因(称作"位置候选基因")进行定位,然后通过定位克隆技术,分离出感兴趣的潜在的新基因,接着进一步分析新基因的结构、功能,并进行突变检测,最后再建立其功能改变与疾病之间的关系。Koller 等在对 835 名绝经前高加索美国女性和非洲裔美国女性的队列连锁分析表明,在 11q12-13 区可能存在一个与骨密度正常变异有关的基因。哈佛大学人类基因组计划小组对我国安庆地区218 名中国人采用 347 种多态性标记进行了全基因组扫描,发现 2 号染色体 D2S2141、D2S1400、D2S405 附近与前臂骨密度相关,13 号染色体 D13S788、D13S800 区与前臂远端骨密度相关,该区候选基因有钙调素基因、胶原基因(COL4A1、COL4A2)、前阿片促黑皮质素基因、第 2 号染色体上的丝/苏氨酸激酶基因。

　　此外,体重、肌肉量、肌肉强度也主要是由遗传因素所决定的。

二、高危因素

　　根据流行病学研究结果,目前认为骨质疏松症的发生与性别、年龄、营养、遗传、内分泌、生活方式、疾病状态、用药情况等危险因素有关。必须明确,评估危险因素、区分是否可控,对于决定是否进行骨密度测量和指导必要治疗,具有积极的临床价值。其中年龄、性别、身材瘦小、阳性家族史或易感种族与人种、太空旅行与失重等因素是不可控制的;而性激素缺乏、维生素 D 和钙摄入不足、体力活动减少、吸烟、饮酒、药物等因素是可以控制的。事实上,这些因素如活动过少、饮食摄钙过低、原发性甲状旁腺功能亢进症等若得到纠正,骨量丢失就会因此而减缓或逆转。

　　然而,骨质疏松症最终结局就是骨折,因此,对骨折的预测更为重要。众所周知,骨折取决于骨骼的脆性、外力和跌倒,此所谓骨折预防三角。其中,骨骼脆性或骨强度非常重要,处于三角形的顶端,除与骨量有关外,尚取决于骨骼大小及其构筑、取决于骨组织的材料性能。若根据骨折空间来理解骨质疏松与骨折的关系或许非常有用。所谓骨折空间乃由骨疲劳性损害、骨小梁失连接性和骨量所组成三维图形。

　　除骨强度降低外,骨质疏松性骨折常存在骨外因素,如跌倒、骨骼受力大小与方向,其中跌倒尤其重要,更应引起重视,因为引起跌倒的大部分情形是可以避免的。

　　对于骨折的预测,国际骨质疏松基金会认为,低体重、现吸烟者、患者或其直系亲属有非创伤性骨折史等因素有助于确定妇女是否处于骨折的危险之中。然而,综合各种证据,目前确定 4 种关键因子可以预报骨质疏松性骨折:低骨量、原有脆性骨折、老年和骨质疏松家族史;至于低体重包括体重不足 57kg 或 25 岁后开始消瘦、咖啡因摄入过量、钙摄入不足等因子,若考虑增龄和(或)骨密度因素,就缺乏独立的预测作用。

　　这里有必要说明,几乎所有类型骨折的危险性皆随增龄而增加。50 岁时很少有髋部和脊椎骨折;60 岁以后妇女每增龄 5 岁,其骨折发生率可增加 1 倍;但到了 80 岁,亚洲妇女髋部骨折的危险性达到每年 1%。既往有非创伤性骨折史具有极为重要的临床意义,因为它是独立于骨密度的骨折风险预测因子。脊椎骨折史可使脊椎再发骨折或髋部骨折的风险分别增加 5 倍和 3 倍;非脊椎骨折史者也可使脊椎骨折和髋部骨折的风险增加 1 倍。46% 的女性和 30% 的男性前臂远端骨折者,会在未来 7 年再发骨折,其骨折风险在未来 10 年和 20 年分别达到 55% 和 80%。家族史也不可忽视,如果一名妇女的父母有髋部骨折,那么她患髋部骨折的风险将增加 2 倍,患脊椎骨折和其他类型骨折的风险也会增加。

由于髋部骨折是导致残疾和最大医疗费用的原因,因此特别强调髋部骨折的危险因素。至于脊椎骨折,比较确定的危险因素只有年龄、脊椎骨折史、非脊椎骨折史和使用皮质激素类药物。

三、发病机制

骨组织的生长、发育、代谢和衰老表现为骨量的增加或减少,而在组织学上则以骨构建和骨重建 2 种方式进行,表现为骨组织细胞的分化、增生、凋亡和转型。骨构建的结果是骨的生长、发育与骨形态变化,而骨重建是骨循环性代谢方式,仅表现为骨量的增加或减少,一般无骨形态改变。

1.骨构建 是指骨以不同速度在不同部位出现单方向的骨形成和骨吸收,并使骨的形态和大小发生改变的骨生长与构建现象。骨构建只涉及骨的内、外膜,但可改变骨的大小和形态,伴有骨量变化。

2.骨重建 是指在骨的同一部位少量骨质发生的一种循环性代谢过程,是为了维持骨的相对稳定状态而进行的骨形成与骨吸收而不改变骨的形态与大小的骨更新和骨代谢现象。

骨骼成熟后,骨的更新与代谢并未停止,从微观结构层面上看,骨重建在 3 个表面进行,即骨外膜包被、哈弗包被及骨内膜包被。由于骨重建不断进行、旧骨逐渐被新骨所代替。不管是皮质骨或松质骨,骨吸收与骨生成总不断进行。虽然它们分别由不同来源细胞:破骨细胞与成骨细胞起作用,但它们为一对耦联,正常维持一定平衡。它顺序经历静止、激活、吸收、逆转(耦联)及形成 5 个步骤。

骨重建先是吸收细胞由静止状态被激活,引起破骨细胞性骨吸收,破骨细胞的微绒毛形成刷状缘及闭合区朝向骨质。破骨细胞中富含溶酶体酶,进一步完成破骨细胞性骨吸收。由于骨基质的降解,其中的局部生长因子释放,激活邻近骨髓中的间充质细胞分化为前成骨细胞,而进入骨逆转期。这时在骨形成表面排列一厚层梭形成骨细胞,合成非矿化的有机基质即类骨质。

静止期扁平的骨衬细胞受刺激后开始收缩,由扁平变成立方形并分泌蛋白溶酶体,降解已矿化骨表面上的类骨质薄层。由破骨细胞形成的切割锥形体沿纵轴在皮质骨钻一管道,单核吸收细胞形成陷窝。随后成骨细胞在不同发育阶段开始沉积类骨质,形成所谓"闭合锥形体",最后管道被环层新的类骨质所充填并被矿化。在骨形成过程中,成骨细胞的大小及数量均下降。

在一定部位有一定数量的细胞参与 BRU,再建过程最终形成骨结构单位。在皮质骨包被,这种骨结构单位很清楚地表现为新形成的哈弗骨单位。在小梁骨,骨结构单位表现为半月形结构,包括小梁骨单位及其壁,彼此借黏合线或反转线分开,闭合锥形体为 Howship 陷窝所代替。

3.发生机制 单位时间内骨表面上出现的新 BRU 数量称为激活频率,在一个 BRU 完成过程中,如果被破骨细胞吸收的陷窝未被新骨填满,形成的新骨量少于被吸收骨量时即发生负平衡。BRU 负平衡越严重,骨丢失越快,BRU 激活率越高,骨转换越高,骨丢失也越严重。

骨质疏松的主要病理机制为骨重建负平衡和骨转换加快。在骨质疏松时,骨重建的激活频率增加,破骨细胞的活性也增加,不仅吸收的点多了,同时吸收的陷窝也增大,导致骨小梁板的穿孔和中断。作为正常的代谢活动,吸收增加将伴随着形成也增加。但在绝经后,成骨细胞的数量明显减少,功能减弱,骨的矿化率也减少。研究发现,在绝经期及绝经后期由于雌激素分泌明显减少,骨表面上的细胞激活频率明显增加,细胞活性比平时要高 2~3 倍。卵巢切除术后,尿羟脯氨酸的排泄明显增加,从而说明破骨细胞活性增加,随后的血骨碱性磷酸酶和骨钙素的增加,说明成骨细胞活性也随之增加,从而提示在此阶段骨的转换率是高的。骨质疏松时,类骨质矿化减少导致类骨质的数量增加。在骨计量学检查中,如果类骨质厚度超过 5 倍正常类骨质板层厚度时,应该考虑合并有骨质软化的存在。

在松质骨骨板,正常 BRU 的吸收腔隙只达到骨板厚度的 2/3,如骨板变薄,或吸收加深,骨板将被穿透。如骨板两侧同时有 2 个 BRU 吸收,穿孔更大,这种穿孔轻则减少骨小梁,如数目增多则可引起进行性骨萎缩。在绝经后骨质疏松,这种不可逆性骨丢失及骨穿孔正是加重骨萎缩的原因。

人的脊柱约 95% 由小梁骨构成,而在股骨仅有 20%。小梁骨骨重建活跃,正因为如此,中轴骨骨质疏松出现较早,其 BRU 数目明显增多,而在同一部位 2 个 BRU 相继出现时间间隔明显缩短。在脊柱,由于 BRU 数目增多引起的加速骨重建在横行骨小梁较纵行骨小梁更为明显,后者因体重应力及压电效应刺激骨形成,故骨萎缩出现较晚,由于骨小梁减少及微骨折缓慢发生,故身高缩短也逐渐出现,只有出现较大暴力,才会突然引起椎体塌陷。

骨重建过程中受体液离子、生化、力学环境、激素和多种生长因子影响。局部调节因子的自/旁分泌效应对骨谱系细胞的增生、分化、基质合成和矿化有直接或间接的生理病理调控作用。这种调控机制如果发生障碍,就可使骨形成,骨吸收耦联丧失平衡,导致骨量丢失。

综上所述,骨重建过程中起决定意义的是单个骨单位的骨量平衡状况和参加骨重建过程的骨单位数量。单个骨单位的骨量平衡状况决定了骨量的变化方向,当骨量平衡为零时,骨量维持不变;当骨量平衡为负时,骨量减少;当骨量平衡为正时,骨量增加。而单个骨单位骨量变化的幅度与参加骨重建过程的骨单位数量的综合则决定了总体骨量变化的幅度与速度。

四、病理

骨质疏松症是由多种因素引起的系统性、代谢性骨病,其共同机制是引起肠钙吸收减少,或是肾脏对钙的排泄增多,重吸收减少,或是引起破骨细胞数量增多且活性增强,溶骨过程占优势,或是引起成骨细胞的活性减弱,骨基质形成减少。骨代谢处于负平衡,骨基质和骨钙含量均减少,全身骨量减少。由局部肢体或全身制动所引起的骨质疏松症,一般在 4 个星期后可产生。

骨质疏松症的主要病理变化是骨基质和骨矿物质含量减少,对骨质疏松的长骨组织的横断面和纵切面观察,以及对椎体、骨盆骨等的切面观察,均表现为骨皮质变薄。这是由于骨皮质的内面被破骨细胞渐进性吸收所引起的,一般成骨细胞的激活尚正常,但出现破骨细胞的转化异常,以致破骨细胞的数量增多,骨的吸收增加。与此同时,松质骨的骨小梁的体积变小、变细,骨小梁的数量减少,骨质疏松症的骨小梁减少量可达 30%。由于骨皮质的变薄和骨小梁的体积变小和数量减少,使骨髓腔明显扩大,并常常被脂肪组织和造血组织所填充。

通过组织形态学观察和组织形态计量学测量,可以直接和准确地分析骨质疏松骨静止和动态的细胞组织的异常变化,特别是骨的有机基质、骨细胞、破骨细胞、骨单位和骨小梁的基本结构变化和所占比例的变化。以后骨细胞逐渐减少,部分骨细胞核固缩,骨陷窝数量逐渐增加,哈弗系统以外的骨陷窝可以达 75% 之多,其周围的鞘增厚,骨小管变短且数量减少。

骨质疏松症患者,由于骨质量减少,钙化过程基本正常,其骨变脆而易于发生骨折,常发生于长骨(股骨颈骨折和桡骨远端的 Colles 骨折最常见)和骨盆等处骨折。严重的骨质疏松症时,椎体可以形成鳕鱼椎骨,在许多情况下可因此发生椎体的压缩性骨折。血管性骨坏死是骨质疏松性脊椎骨折的常见病理改变,在发生骨坏死前先出现椎体小梁骨的微骨折和终板骨折。髋部骨折后,肌纤维变性与再生交替出现,伴肌纤维坏死和不同程度的炎性反应,Ⅱ 型肌纤维直径变小(萎缩),这些改变可能与维生素 D 缺乏有关。

松质骨的小梁是相互连接的,可分为小梁杆与杆、板与杆或板与板连接的形式,杆与板分别表示细薄和宽厚的骨小梁。松质骨的空间类型不同可以使骨的生物力学性能相差十倍以上,松质骨退化的特征之一是骨小梁从板状成分向柱状成分转变。从病理生理变化上看,绝经后骨质疏松和老年性骨质疏松是不同的。在绝经后骨质疏松,骨丢失主要与破骨细胞性骨吸收增多有关,破骨细胞性骨吸收后遗留的陷窝大于正常的骨重建所能修复的量,成骨细胞不能完全"填满"骨陷窝;有时甚至引起骨小梁穿孔和断裂,骨的脆性明显增加。骨丢失主要发生在小梁骨,尤其是脊椎、桡骨远端、股骨颈和 Ward 三角区,丢失的主要是松质骨。在老年性骨质疏松中,骨丢失主要与成骨细胞活性缺陷有关,致骨形成量减少,而破骨细胞的功能正常甚至还有不同程度的减弱(继发性改变)。骨小梁在每经历一次重建后都要变薄一些,最后可使纤细的骨小梁穿孔、断裂或完全消失。与此同时,皮质骨也发生类似变化,表现为皮质骨宽度下降和孔道增多、增大。老年性骨质疏松丢失的既有松质骨,也有皮质骨。

继发性骨质疏松应用骨活检,通过骨组织形态计量方法可进一步明确其诊断,鉴别和寻找原发病因。例如类风湿关节炎患者的 BMD 也下降,小梁骨骨壁厚度和矿化沉积率下降,破骨细胞数目、破骨细胞表面积、吸收表面积和骨小梁分离度等增加,提示骨的代谢转化也下降。制动性骨质疏松主要累及负重骨骼,成骨性基质干细胞数目减少,活性下降。由于骨质疏松的病因不同,其病理表现也不相同。

对骨质疏松症的病理生理过程进行深入研究,一方面有助于更好地了解骨质疏松症的发生机制,不断地发展和完善治疗骨质疏松症的方法,从而减少骨质疏松性骨折的发生危险度。另一方面对骨质疏松症的病理生理深入研究也有利于更科学地促进骨折愈合,提高骨质量。

第三节　临床表现

一、症状

原发性与继发性骨质疏松临床表现基本相似。但骨质疏松早期的临床、症状不明显,其发生和发展是在"无声无息"中进行的,而最终可导致骨折、残疾,甚至死亡,严重威胁患者的健康。因此,早期诊断、及时治疗显得尤为重要。骨质疏松的临床症状通常是骨质疏松患者临床诊断的重要内容,主要的症状是疼痛、四肢乏力、下肢肌肉痉挛。糖皮质激素性骨质疏松症患者除有上述症状外,还可有 Cushing 综合征所特有的体征,如满月脸、紫纹、多血质、痤疮等。主要体征包括身高缩短、驼背、骨折、指(趾)甲变软和易裂等。

1.疼痛　骨质疏松患者机体内分泌代谢异常、骨骼的骨量减少、骨微细结构受损、骨生物力学性能下降,是以骨骼内部质和量的病变为表现的全身性骨病。骨质疏松症患者最常见的症状是局部疼痛。以腰背痛多见,据统计约占患者的57%,背痛占15%,腰背痛+下肢酸痛占18%,四肢无力占10%。一般骨量丢失12%以上时即可出现骨痛。其疼痛的主要原因包括①破骨细胞溶骨所致,以夜间疼痛为主要表现;②机械应力造成的微骨折,以劳累后疼痛为主要表现;③骨骼畸形所致的肌肉韧带受力异常;④严重的低骨量衰竭,长期卧床、制动所致。骨质疏松的骨痛在发病早期不一定出现,疼痛较明显时往往骨量丢失已>25%。这种疼痛主要表现在腰背部和腰骶部或骨干区域,通常发生在劳累或夜间,与负重的时间和程度有关。骨质疏松骨痛与平时患者的负重活动量及气候、温度变化也相关。骨质疏松较重的患者还会出现前胸、两肋、腹部及腹股沟的放射痛,这是因脊柱椎体骨折畸形所致。当出现急性疼痛发作时,通常提示局部有新骨质疏松骨折发生,此时可能会有局部肿痛等症状出现。

2.驼背、身长缩短　椎体结构95%由松质骨组成,骨质疏松时,椎体内部骨小梁变细、断裂,数量减少,其结构和强度明显减弱,椎体边缘皮质骨也变薄,受体重的影响逐渐变形或在负重、受到轻微的外力作用时导致椎体鱼椎样或楔形改变,甚至压缩。由于多个椎体的楔形改变,导致脊柱前屈度增加,后凸加重而出现驼背畸形,每个椎体高度都有不同程度的减少加上驼背畸形,从而导致身长缩短。研究认为,身长缩短是骨质疏松发生椎体骨折的信号。驼背可致胸腔体积缩小,压迫胸部,造成心肺功能减弱,呼吸困难、胸闷、缺氧等不适症状。

3.骨折　糖皮质激素治疗使骨量大量丢失,从而导致在使用这类药物 5~10 年的长期治疗的患者中,有 30%~50%发生骨折器官移植和风湿病患者,因为前期疾病和一些免疫抑制药的应用对骨骼的影响,因此具有更高的骨折发生率。骨质疏松骨折也是部分骨质疏松患者的首发症状和就诊原因。骨质疏松骨折的主要特点:①在身体变换体位、持物等动作时,即使无明显的外力作用即发生骨折,而且身体多处反复发生骨折;②骨质疏松骨折好发部位为骨小梁较为丰富的部位,如患者常常可见胸腰椎压缩性骨折、髋部骨折和桡骨远端骨折。脊椎压缩性骨折是骨质疏松骨折中最常见的,此种骨折多在骨质疏松的病理基础上由轻微外力或负重引起,如乘车时的颠簸、拎重物、跌倒时臀部着地,甚至打喷嚏、剧烈咳嗽等均可引起。骨折好发部位为胸腰段,T_{12}最常见,其次为 L_1 和 T_{11},可为单一椎体骨折,也可为多个椎体骨折。髋部骨折是骨质疏松骨折中治疗最难、预后最差的。这种骨折的患者无论是否手术均需要长期卧床,不仅加重了骨质疏松的病情,而且极易出现全身各系统的并发症,如肺炎、压疮、泌尿系统感染、下肢静脉血栓等,导致患者残疾,甚至死亡。桡骨远端骨折大多数是由于患者不慎滑倒,手掌撑地引起。它常会引起局部的剧烈疼痛和明显的腕关节畸形,关节功能部分或完全丧失。这种骨折的发生主要是因为桡骨远端以松质骨为主,明显地受骨质疏松病情的影响。桡骨远端骨折最严重的危害在于影响今后的日常生活功能,所以治疗时必须准确地复位,良好地固定,早期地活动,以防各种手部的并发症产生,而导致今后的病残。

二、体征

1.姿势　正常人在保持矢状面静态姿势时,脊椎、腰椎稍向前弯,胸椎稍向后弯,重心线通过股骨。骨质疏松时,椎体内部骨小梁变细、断裂,数量减少,其结构和强度明显减弱,椎体边缘皮质骨也变薄,受体重的影响逐渐变形或在负重、受到轻微的外力作用时导致椎体鱼椎样或楔形改变,甚至压缩。由于多个椎体的楔形改变,导致脊柱前屈度增加,后凸加重而出现驼背畸形。由于椎体楔形变或回转变形等,还会引起脊柱侧弯。

2.压痛 骨质疏松引起的压缩性骨折,骨折处棘突有压痛,主诉类似肋间神经痛,腰背部疼痛,也有肋间痛,有些患者还有沿坐骨神经的压痛。骨质疏松患者在进行躯干活动时,腰背肌需超常活动,使肌肉内血循环量减少,一导致肌肉疲劳,肌痉挛,从而产生肌肉及肌膜性腰背疼痛,以及局限性棘突压缩和叩击痛。

3.叩痛 新鲜的脊柱压缩性骨折,当叩打脊柱时有叩击痛,从中下部胸椎向腰椎延伸。局限于上位胸椎和下部腰椎的叩击痛,多为转移性骨肿瘤、多发性骨髓病等。骨质疏松症所引起椎体多发性鱼尾状或楔形变,即使没有新鲜压迫骨折也有广泛的叩击痛。

4.脊柱运动性检查 让患者前屈、后屈、侧屈、回旋转体,观察运动后有无放射痛。脊柱压缩性骨折腰背部普遍有运动痛和运动受限。如有高度的运动受限的表现,应考虑强直性骨脊椎增生症,强直性脊柱炎等。

5.神经系统检查 怀疑患者有脊椎压缩性骨折时,应进行知觉、运动功能、反射功能的检查,检查该部位是否有麻痹症状。患者主诉下肢痛或下肢麻木应采取背卧位检查坐骨神经或股神经是否有刺激症状,坐骨神经痛应检查患者下肢直腿抬高试验。股神经痛应采取腹卧位,让膝关节 90°弯曲,做股神经牵拉试验。

第四节 诊断与鉴别诊断

一、辅助检查

1.血液检查

(1)血钙、血磷:血钙由三种形式组成,即 46%为离子钙,40%是与蛋白结合的钙,14%钙与自由扩散的复合物结合。血钙在一个很狭窄的范围内波动,非常稳定,这是由于血钙受活性维生素 D、甲状旁腺激素及降钙素这三种钙调节激素的精密调节所致。血磷主要有两种形式,一种是有机磷,主要是磷脂,含量均为 8mg/dL;另一种是无机磷,为 3~4mg/dL,无机磷进入血循环的主要途径是肠磷吸收,骨磷释放入血,软组织释放磷和肾小管重吸收磷,维持血清中磷的平衡。糖皮质激素性骨质疏松症患者血钙、血磷基本正常。

(2)血清总碱性磷酸酶(ALP)和骨碱性磷酸酶(BALP):ALP 和 BALP 是临床上最常用的评价骨形成和骨转换的指标。血清中有 50%来源于骨。骨 ALP 是由成骨细胞分泌。糖皮质激素治疗后 ALP 无明显变化,但 BALP 明显升高。

(3)骨钙素(BGP):BGP 是由成骨细胞合成的非胶原蛋白,其主要的生理功能是维持骨的正常矿化速率,抑制异常的羟磷灰石结晶的形成,抑制软骨的矿化速率。长期糖皮质激素治疗的患者 BGP 浓度降低。每天 2.5mg 的泼尼松可抑制 BGP 的水平。

2.尿液检查

(1)尿钙:尿钙是指尿排出的钙的含量。尿钙测定是研究代谢性骨病、钙磷代谢等有关疾病的重要手段。临床上常用的检测尿钙的手段是测定 24 小时尿钙。测定尿钙浓度有助于判断人体钙的平衡状况及对继发性高甲状旁腺激素的敏感性和选择适当的治疗方法。尿钙升高见于甲状旁腺功能亢进、多发性骨髓瘤、长期卧床、低磷饮食和服用药理剂量的糖皮质激素等。当使用糖皮质激素后 24 小时尿钙水平增高,尿钙的排泄在开始使用糖皮质激素后迅速升高,然后速度减慢。尿钙降低见于手足搐搦、黏液水肿、骨软化症、慢性肾功能不全、慢性腹泻和应用噻嗪类利尿剂促进肾小管对钙的重吸收等。

(2)其他:尿羟脯氨酸、吡啶啉、脱氧吡啶啉等。除这些指标外,还有空腹 2 小时的尿钙/肌酐比值、尿Ⅰ型胶原 C 端肽(U-CTX)和 N 端肽(U-NTX)等均是反映骨吸收的良好指标,在绝经后骨质疏松及糖皮质激素性骨质疏松症的患者中,尿中排量增多,反映骨吸收增强。

3.X 线检查　X 线可以观察骨骼的细微结构,皮质骨的厚薄和密度,骨小梁的数量、粗细和分布,必要时可进行 X 线放大摄影,观察骨小梁结构的变化及皮质骨内吸收的改变。糖皮质激素性骨质疏松 X 线的表现与其他类型骨质疏松症表现相似,表现为骨皮质变薄,哈氏管扩大和骨小梁减少。在长骨可见骨皮质出现分层和变薄现象;在脊椎表现为骨松质中骨小梁变细、减少、间隙增宽,椎体内结构呈纵形条纹,周围骨皮质变薄,严重时,椎体内结构消失。严重的骨质疏松可导致病理性骨折,主要出现在脊椎、骨盆及肋骨,一般长骨较少出现,但在肱骨和股骨可呈现骨质疏松性改变。糖皮质激素性骨质疏松与其他类型骨质疏松区别在前者以脊柱、肋骨、骨盆及颅骨骨量减少明显,只有重症患者肱骨、股骨 X 线才有改变;严重的骨质疏松导致的病理性骨折也表现在脊柱、肋骨和骨盆。骨小梁的形态方面,绝经后骨质疏松横向骨小梁的吸收程度比纵向骨小梁要大,形成纵形条纹。而在糖皮质激素性骨质疏松中,纵向和横向骨小梁都比较细,呈均匀的半透明状椎骨形态。在塌陷的椎骨或肋骨等易骨折的部位有大量骨痂形成,这是糖皮质激素性骨质疏松症的标志。主要是成骨细胞活性的下降和大量高度矿化的无定形软骨骨痂生成。

4.骨密度检查　骨密度是指单位体积(体积密度)或者是单位面积(面积密度)所含的骨量。骨密度及骨测量方法较多,不同方法在骨质疏松症的诊断、疗效监测及骨折危险性评估中的作用有所不同。目前临床和科研常用的骨密度测量方法有双能 X 线吸收检测法(dual energy X - ray absorptiometry, DXA)、定量计算机断层照相术(quantitative computed tomography, QCT)、外周 QCT(peripheral quantitative computed tomography, pQCT)和定量超声(quantitative ultrasound, QUS)等。目前公认的骨质疏松症诊断标准是基于 DXA 测量的结果。

(1)DXA 检测骨密度:DXA 骨密度测量是临床和科研最常用的骨密度测量方法,可用于骨质疏松症的诊断、骨折风险性预测和药物疗效评估,也是流行病学研究常用的骨骼评估方法。其主要测量部位是中轴骨,包括腰椎和股骨近端,如腰椎和股骨近端测量受限,可选择非优势侧桡骨远端 1/3(33%)。DXA 正位腰椎测量感兴趣区包括椎体及其后方的附件结构,故其测量结果受腰椎的退行性改变(如椎体和椎小关节的骨质增生硬化等)和腹主动脉钙化影响。DXA 股骨近端测量感兴趣区分别为股骨颈、大粗隆、全髋和 Wards 三角区的骨密度,其中用于骨质疏松症诊断感兴趣区是股骨颈和全髋。另外,不同 DXA 机器的测量结果如未行横向质控,不能相互比较。新型 DXA 测量仪所采集的胸腰椎椎体侧位影像,可用于椎体形态评估及其骨折判定。

(2)定量 CT(QCT):在 CT 设备上,应用已知密度的体模和相应的测量分析软件测量骨密度的方法。该方法可分别测量松质骨和皮质骨的体积密度,可较早地反映骨质疏松早期松质骨的丢失状况。QCT 通常测量的是腰椎和(或)股骨近端的松质骨骨密度。QCT 腰椎测量结果预测绝经后妇女椎体骨折风险的能力类似于 DXA 腰椎测量的评估。QCT 测量也可用于骨质疏松药物疗效观察。

（3）外周骨定量 CT（pQCT）：测量部位多为桡骨远端和胫骨。该部位测量结果主要反映的是皮质骨骨密度，可用于评估绝经后妇女髋部骨折的风险。因目前无诊断标准，尚不能用于骨质疏松的诊断及临床药物疗效判断。另外，高分辨 pQCT 除测量骨密度外，还可显示骨微结构及计算骨力学性能参数。

（4）定量超声（QUS）：定量超声测量的主要是感兴趣区（包括软组织、骨组织、骨髓组织）结构对声波的反射和吸收所造成超声信号的衰减结果，通常测量部位为跟骨。QUS 测量结果不仅与骨密度有不同程度的相关，还可提供有关骨应力、结构等方面的信息。目前主要用于骨质疏松风险人群的筛查和骨质疏松性骨折的风险评估，但还不能用于骨质疏松症的诊断和药物疗效判断。目前国内外尚无统一的 QUS 筛查判定标准，可参考 QUS 设备厂家提供的信息，如结果怀疑骨质疏松，应进一步行 DXA 测量。

二、诊断标准

临床上用于诊断骨质疏松症的通用指标是：发生了脆性骨折（详见临床表现部分）和（或）骨密度低下。目前尚缺乏直接测定骨强度的临床手段，因此，骨密度或骨矿含量测定是骨质疏松症临床诊断及评估疾病程度的客观的量化指标。

1.脆性骨折　指非外伤或轻微外伤发生的骨折，这是骨强度下降的明确体现，故也是骨质疏松症的最终结果及并发症。发生了脆性骨折临床上即可诊断骨质疏松症。

2.诊断标准（基于骨密度测定）　脆性骨折（即骨质疏松性骨折）的发生与骨强度下降有关，而骨强度是由骨密度和骨质量所决定。骨密度约反映骨强度的 70%，若骨密度低同时伴有其他危险因素会增加骨折的危险性。因目前尚缺乏较为理想的骨强度直接测量或评估方法，临床上采用骨密度（BMD）测量作为诊断骨质疏松、预测骨质疏松性骨折风险、监测自然病程及评价药物干预疗效的最佳定量指标。

基于 DXA 骨密度测定的骨质疏松诊断标准（表 13-3）建议参照 WHO 1994 年推荐的诊断标准：骨密度值低于同性别、同种族正常成人的骨峰值不足 1 个标准差属正常；降低 1.0~2.5 个标准差之间为骨量低下（骨量减少）；降低程度等于和大于 2.5 个标准差为骨质疏松；骨密度降低程度符合骨质疏松诊断标准同时伴有一处或多处骨折时为严重骨质疏松。骨密度通常用 T-Score（T 值）表示，T 值=（测定值-骨峰值）/正常成人骨密度标准差。T 值用于表示绝经后妇女和大于等于 50 岁男性的骨密度水平。对于儿童、绝经前妇女及小于 50 岁的男性，其骨密度水平建议用 Z 值表示，而且骨质疏松的诊断不能仅根据骨密度值做出决定。Z 值=（测定值-同龄人骨密度均值）/同龄人骨密度标准差。

表 13-3　基于 DXA 骨密度测定的骨质疏松诊断标准

诊断	T 值
正常	≥-1.0
骨量低下	-2.5~-1.0
骨质疏松	≤-2.5

三、骨代谢转换率评价

多数情况下,绝经后骨质疏松症早期为高转换型,而老年性骨质疏松症多为正常转换型或低转换型。可根据骨形成指标与骨吸收指标进行判断,骨吸收指标和骨形成指标明显升高提示骨代谢转换率增高。

四、骨折风险评估

1.骨质疏松症风险测试 可根据 IOF 骨质疏松症风险 1 分钟测试内容进行。

2.亚洲人骨质疏松症自测指数(OSTA) OSTA=[体重(kg)−年龄]×0.2,评价标准是:>−1 为低度风险;−1~−4 为中度风险,<−4 为高度风险。

3.FRAX 骨折风险评估算法 WHO 骨折风险评估工具(FRAX)是根据股骨颈 BMD 和骨折风险因子,通过大样本循证医学原始数据建立的骨折风险评价软件。无论是否有 BMD 结果,FRAX 均可预测 10 年发生髋部骨折和任何重要的骨质疏松性骨折发生概率。目前尚无中国依据 FRAX 结果计算的治疗阈值。

4.Q 骨折风险计分系统 主要用于 10 年的骨折风险评估,特点为不需测定骨密度,且充分考虑到了心血管病、2 型糖尿病、慢性肝病和跌倒对骨折的影响。

五、鉴别诊断

原发性骨质疏松症的诊断,需要排除其他原因所致的继发性骨质疏松症,并且需要和骨软化症、成骨不全等鉴别。

1.内分泌代谢疾病 如甲旁亢、皮质醇增多症、甲亢、高泌乳素血症和泌乳素瘤、生长激素缺乏症等。根据需要选择必要的生化或特殊检查逐一排除。

2.血液系统疾病 血液系统肿瘤的骨损害有时酷似骨质疏松,此时有赖于骨髓检查、肿瘤特异标志物或骨扫描等鉴别。

3.骨软化症 骨有机基质增多,但矿化发生障碍。临床上常有胃肠吸收不良、脂肪泻、胃大部切除病史或肾病病史。早期骨骼 X 线常不易和骨质疏松区别,但如出现假骨折(Looser 带)或骨骼变形,则多属骨软化症。生化改变较骨质疏松明显。患者常有继发性甲旁亢,故 X 线表现实际上是骨软化症和全身性纤维性骨炎的混合体。

4.成骨不全 骨损害特征是骨脆性增加,多数是由于 I 型胶原基因缺陷所致,其临床表现因缺陷的类型和程度而异,轻者可仅表现为骨质疏松而无明显骨折,必要时借助 X 线检查、生化标志物测定或 I 型胶原基因突变分析鉴别。

5.其他继发性骨质疏松症 主要包括肾性骨病、风湿疾病、胃肠疾病和药物所致骨质疏松等。有时原发性与继发性骨质疏松可同时或先后发生。

第五节 预防

业已明确,骨质疏松的后果是骨折,随之而来的是预期寿命缩短和生活质量降低。为了避免发生这一严重后果,目前认为最合理治疗措施仍然是预防。

预防包括三个层次,即无病防病(一级预防)、有病早治(二级预防)和康复医疗(三级预防)。一级预防着重在两大方面、两个生理时期:①青少年时期,合理营养、足量运动、避免不良生活习惯的养成,以尽可能获得最高的峰值骨量;②围绝经期,摒弃加速骨丢失的高危因素,及时、有效雌激素替代治疗,以避免或延缓骨质疏松症的发生。二级预防着重于对高危人群的骨密度检测,以早期发现骨质疏松症患者,并进行针对性的、有效的治疗,防止骨量继续快速丢失和骨折的发生。三级预防乃针对已发生骨折的患者进行必要的康复治疗,尽可能地改进生存质量,并避免再发骨折。

一、获得最佳峰骨量

1.从儿童期开始 儿童期和青春期是骨骼发育的关键时期。幼年期骨体积和骨强度与线性生长呈同步增长,而骨量在 20 岁之前即可获得 90% 以上的峰骨量,且骨量的积累直到 30 岁才完成。目前认为,获得最佳峰骨量(即骨量的早期累积)可能是终生骨骼健康的、最重要的决定性因素,较高的峰骨量可提高机体日后对骨量丢失的耐受性,延缓老年期因骨量丢失造成的骨折危险性。而最佳峰骨量的获得,遗传因素可能起决定性作用,但生理的、环境的和生活方式的因素,特别是适当的营养和体重、青春期性激素水平及体育活动也产生重要的影响。此外,幼年期也是一个形成良好生活习惯的重要时期,良好习惯有益于维持终生的骨骼健康,比如青春期养成的吸烟习惯对骨量造成不良影响就是很好的例证。

2.营养 均衡的饮食、足够的热能、适当的营养是所有组织器官(包括骨组织)健康的基础。就骨骼健康而言,补充钙和维生素 D 更是必需的。必须指出,过度追求苗条身材对均衡营养及骨骼健康都是有害的。

钙是维持骨量峰值及预防和治疗骨质疏松症的一个重要而且特殊的营养元素。事实充分表明,在人的不同年龄阶段饮食中都需要钙的摄入。尽管美国国家医学协会推荐 3~8 岁的儿童每天需摄入 800mg 的钙,而 9~17 岁的青少年每天需摄入 1300mg 钙。但是,在 9~17 岁的年龄段中只有 25% 的男孩和 10% 的女孩达到了这一推荐标准。钙摄入量不足主要归结于日常食品的限制,特别是水果和蔬菜的摄入普遍不足,却大量饮用低钙饮料(如苏打水等)。对于中老年人来说,每天钙的摄入量应维持在 1000~1500mg,然而也只有 50%~60% 的中老年人达到了这一标准。而我国低钙摄入问题更为严峻。

终生足够的钙摄入,是预防原发性骨质疏松的最重要的措施。首先应通过膳食(包括钙强化食品)来摄取钙,当膳食钙满足不了人体需求时,应该补充钙剂。补钙与其他措施相结合可能具有更好的效果。在天然食物中,牛奶的钙含量高(含钙 100~120mg/100g)而且容易吸收,被认为是最好的钙源。豆类及豆制品,某些蔬菜、海产品及坚果含钙较多,经常食用可增加钙摄入。但是,植物食品富含植酸、草酸、尿酸残基及植物纤维等均可降低肠钙吸收率。

维生素 D 有利于钙的有效吸收,具有维持骨骼健康的重要性。我国大多数婴儿和少年儿童(特别是农村地区)由于饮牛奶和食用奶类制品的供应或摄入严重匮乏而使维生素摄入量明显不足,即使在城镇地区的青春期青少年中因日饮乳品量的减少,维生素 D 摄入量也显不足,进而限制了钙的吸收。成年人推荐每天维生素 D 摄入量 400~600U。研究证实,其他营养素也同骨骼健康有关,如高蛋白饮食、咖啡因、磷和钠都会影响钙的平衡,但它们对正常钙摄取的人群影响并不明显。

3.体育锻炼 经常从事体育锻炼有利于各年龄段人群的身体健康,特别是经常参加户外活动,增加日照,尚可预防维生素 D 缺乏。体育锻炼对于骨骼健康的特殊影响已得到随机临床试验的证实。足够的证据表明,青少年体育锻炼非常有助于提高峰骨量;一些研究表明,抗阻性和高冲击性的运动效果最好。中年人的体育锻炼对健康有多方面的好处,但锻炼对骨密度的影响仍有待研究。老年人在足够的钙和维生素 D 摄入的前提下进行锻炼可明显增加肌肉体积和力量,可能会在某种程度上减缓骨量丢失;充分的证据表明,老年人进行锻炼也能改善机体功能状态和独立生活能力,从而提高生活质量。随机临床试验表明,锻炼可降低约25%的跌跤风险,但尚缺乏锻炼会影响骨折发生率的直接证据。有人认为经常锻炼者跌跤引起的损伤可能较轻,因此可减少因跌跤而导致骨折的风险性——这一假说有待证实。

4.性腺激素　性腺激素终生影响骨骼健康。青春期性激素水平高有助于显著增加峰值骨量;对于青少年尤其是青年女性,维持雌激素的正常分泌是保持骨量所必需的。老年妇女的骨密度下降,主要原因是由于绝经后雌激素分泌减少。初潮的年龄、闭经或经期不规律,以及绝经的年龄对达到峰骨量和维持骨密度都有影响。青春期男孩和成年男性的睾酮分泌对达到和维持峰骨量也同等重要,且雌激素在男性骨骼生长和成熟中同样起作用。青春期延迟是男性低峰骨量的一项风险因素。成年男性性腺功能减退所导致的功能紊乱最终会导致骨质疏松症。适当的性生活也有益于骨骼健康,因为正常的性生活可刺激体内性激素分泌。

5.生长激素与体重指数　生长激素和胰岛素样生长因子在青春期分泌量最多,在成长期对骨量的形成和维持发挥重要作用。研究显示,生长激素缺乏与骨密度下降密切相关。儿童与青少年,体质指数(BMI)低者其骨量可能低于平均峰骨量。尽管在整个成年期 BMI 与骨量之间存在着直接关联,但这种关联是否归因于激素水平、营养因素或是负重运动产生的较高冲击负荷,或其他因素尚不清楚。少量关于老年人骨折的研究显示,骨折率与 BMI 成反比。

二、防止骨量快速丢失

成年人保持良好的生活习惯,不吸烟、不酗酒,营养均衡、补足钙,并坚持适量的室外活动和体育锻炼,也是维持最佳骨量、延缓骨丢失的重要措施。所有个体都应进行危险因素的评估,并避免各种促使骨量丢失的因素。国际骨质疏松基金会提出骨质疏松"1 分钟危险度测验":①曾否因轻微摔跌或碰撞而引起髋部骨折?②曾否因轻微摔跌或碰撞而引起其他部位骨折?③若是女性,是否在 45 岁以前绝经?④女性除怀孕外,是否停经超过 12 个月?⑤男性有无阳痿、性欲减退或其他与睾酮水平降低有关的症状?⑥有无服用糖皮质激素超过6 个月的历史?⑦身高是否降低超过 5cm?⑧是否经常饮酒超过允许上限?⑨有无慢性腹泻病史(如乳糜泻、Crohn 病等)?上述任一问题若得到肯定回答,就有发生骨质疏松的危险,应进行必要的检查,并及时采取有效防治措施。

预防骨量丢失在任何时间都不算晚,但预防措施应当"个体化"。针对整个人群的普及性措施,如摄取充足的钙和维生素 D、进行规律的负重锻炼、防止吸烟和过量饮酒等,其操作性和有效性尚不肯定;但必须积极治疗与骨质疏松有关的原发疾病。

1.围绝经期和绝经后早期女性　围绝经期和绝经后前 10 年的妇女处于快速骨丢失阶段,此阶段减少骨丢失的最好措施是雌激素替代治疗(ERT/HRT)。对于没有使用雌激素禁忌证的个体应尽早接受替代疗法,并同时补钙和有效的负重活动;若不适合或不愿意接受雌激素治疗的高危人群,应选择其他抗骨吸收抑制剂如二膦酸盐类药物等(表13-4)。

表13-4　围绝经期妇女骨质疏松症防治建议

1.对有更年期潮热、出汗等症状者,若无使用HRT之禁忌,应首选HRT;同时测量BMD和骨代谢指标。若BMD和骨代谢指标正常,且无其他骨质疏松高危因素,短期补充雌激素即可,但仍应每2~3年检测一次BMD,若明显下降,应尽早使用HRT

2.对无症状的围绝经期妇女,有条件者应测量BMD和骨代谢指标。若BMD提示低骨量,骨代谢指标显示高转换,若无使用HRT之禁忌,应首选HRT

3.对于低骨量的妇女,若有使用HRT之禁忌,或使用HRT后骨代谢指标仍显示高转换者,应选择二膦酸盐治疗;若有明显骨痛症状,应首选降钙素缓解疼痛,再选择HRT维持治疗

4.有骨质疏松症高危因素者,即使BMD正常,也应早期预防

5.已确诊骨质疏松症者,应同时选用活性维生素D和补充钙剂等治疗

6.对于有使用雌激素禁忌证者,可选用中药缓解更年期症状,采用非雌激素疗法以防治骨质疏松症

因此,所有围绝经期妇女都应该进行评估包括骨密度检测,并同患者讨论ERT/HRT的危险和益处。由于ERT/HRT预防骨质疏松症疗效确切,只要患者同意且无禁忌证就应采用;许多妇女使用后尚可缓解潮热及其他围绝经期症状,有益于保护心脏和防止泌尿生殖器官萎缩。

目前雌激素预防性治疗的适当期限尚不确定,可能需要长期治疗,维持5~10年甚至更长,因为停止ERT/HRT后,骨量丢失又会重新开始。

2.女性　绝经10年后的女性已步入老年,骨丢失率开始减慢,恢复到增龄性骨丢失水平,每年0.5%~1.0%;且新陈代谢基本上处于负平衡。此时,宜选用活性维生素D和促骨形成的药物;而抗骨吸收药物不作为首选,尽管雌激素受体激动剂可能为老年女性提供新的治疗前景。

3.男性　对于中老年男性,尽管没有显著的睾丸功能衰退,因此没有类似绝经女性的快速骨量丢失,然而其生物活性的雌激素和睾酮水平仍因性激素结合球蛋白(SHBG)水平增高而降低,其中睾酮降低SHBG合成,而雌激素可增加之。因此,对于男性骨量丢失的预防雌激素替代治疗仍然重要,尽管需要进一步研究。此外,同老年女性一样,需选用活性维生素D和促骨形成的药物,并着重注意营养和体育锻炼,避免不良嗜好与生活习惯。

三、避免跌倒

发生骨质疏松性骨折取决于两个条件:骨强度下降,承受外力的能力降低;老年人容易跌倒,骨骼受伤的机会增多。因此,预防骨折除积极治疗骨质疏松,增加骨量、改善骨强度外,更应加强保护、防止跌跤,以免发生骨折,特别是对于严重骨质疏松症或老年患者。

既然跌倒是导致老年人骨折的直接外部因素,那么防止跌倒就可能有效地降低骨折的发生。跌倒的原因很多,归纳起来可分为内在因素和外部因素。

1.内在因素　老年人常患有许多可引起跌倒的疾病,如心脏病、高血压、脑血管疾病、小脑共济失调、视听功能障碍、骨关节病、肌肉萎缩无力等,还有糖尿病时降糖治疗中发生低血糖、睡眠障碍时服用镇静安眠药影响平衡功能等情况。仔细评估上述这些疾病、评价其日常

活动时的体位改变和行走动作,并提出和采取针对性的建议与措施,不仅有利于预防跌倒,而且有益于其整体健康状况和正常功能的维持。

2.外部因素　生活环境中某些障碍物是造成老年人跌倒的常见原因,如不适合的垫子或地毯、磨损的楼梯、乱扔的果皮、溜滑的地面、昏暗的灯光、场地拥挤和交通事故等。应告诚患者时刻注意这些危险因素的存在,避免摔倒,必要时可采用髋部保护器等措施,以保护骨骼免受外力的冲击。

第六节　治疗

一、基础措施

包括调整生活方式和骨健康基本补充剂。

1.调整生活方式

(1)加强营养,均衡膳食:建议摄入富含钙、低盐和适量蛋白质的均衡膳食,推荐每天蛋白质摄入量为 0.8~1.0g/kg 体质量,并每天摄入牛奶 300mL 或相当量的奶制品。

(2)充足日照:建议上午 11:00 到下午 3:00 间,尽可能多地暴露皮肤于阳光下晒 15~30 分钟(取决于日照时间、纬度、季节等因素),每周两次,以促进体内维生素 D 的合成,尽量不涂抹防晒霜,以免影响日照效果。但需注意避免强烈阳光照射,以防灼伤皮肤。

(3)规律运动:建议进行有助于骨健康的体育锻炼和康复治疗。运动可改善机体敏捷性、力量、姿势及平衡等,减少跌倒风险。运动还有助于增加骨密度。适合于骨质疏松症患者的运动包括负重运动及抗阻运动,推荐规律的负重及肌肉力量练习,以减少跌倒和骨折风险。肌肉力量练习包括重量训练,其他抗阻运动及行走、慢跑、太极拳、瑜伽、舞蹈和乒乓球等。运动应循序渐进、持之以恒。骨质疏松症患者开始新的运动训练前应咨询临床医生,进行相关评估。

(4)戒烟、限酒。

(5)避免过量饮用咖啡、碳酸饮料。

(6)尽量避免或少用影响骨代谢的药物。

2.骨健康基本补充剂

(1)钙剂:充足的钙摄入对获得理想骨峰值、减缓骨丢失、改善骨矿化和维护骨骼健康有益。2013 版中国居民膳食营养素参考摄入量建议,成人每天钙推荐摄入量为 800mg(元素钙),50 岁及以上人群每天钙推荐摄入量为 1000~1200mg。尽可能通过饮食摄入充足的钙,饮食中钙摄入不足时,可给予钙剂补充。营养调查显示,我国居民每天膳食约摄入元素钙 400mg,故尚需补充元素钙 500~600mg/d。钙剂选择需考虑其钙元素含量、安全性和有效性。碳酸钙含钙量高,吸收率高,易溶于胃酸,常见不良反应为上腹不适和便秘等。枸橼酸钙含钙量较低,但水溶性较好,胃肠道不良反应小,且枸橼酸有可能减少肾结石的发生,适用于胃酸缺乏和有肾结石风险的患者。高钙血症和高钙尿症时应避免使用钙剂。补充钙剂需适量,超大剂量补充钙剂可能增加肾结石和心血管疾病的风险。在骨质疏松症的防治中,钙剂应与其他药物联合使用,目前尚无充分证据表明单纯补钙可以替代其他抗骨质疏松药物治疗。

(2)维生素 D:充足的维生素 D 可增加肠钙吸收、促进骨骼矿化、保持肌力、改善平衡能力和降低跌倒风险。维生素 D 不足可导致继发性甲状旁腺功能亢进,增加骨吸收,从而引起或加重骨质疏松症。同时补充钙剂和维生素 D 可降低骨质疏松性骨折风险。维生素 D 不足还会影响其他抗骨质疏松药物的疗效。在我国维生素 D 不足状况普遍存在,7 个省份的调查报告显示:55 岁以上女性血清 250HD 平均浓度为 18μg/L,61.0%绝经后女性存在维生素 D 缺乏。2013 版中国居民膳食营养素参考摄入量建议,成人推荐维生素 D 摄入量为 400IU/d(10μg/d);65 岁及以上老年人因缺乏日照,以及摄入和吸收障碍常有维生素 D 缺乏,推荐摄入量为 600IU/d(15μg/d);可耐受最高摄入量为 2000IU/d(50μg/d);维生素 D 用于骨质疏松症防治时,剂量可为 800~1200IU/d。对于日光暴露不足和老年人等维生素 D 缺乏的高危人群,建议酌情检测血清 250HD 水平,以了解患者维生素 D 的营养状态,指导维生素 D 的补充。有研究建议老年人血清 250HD 水平应达到或高于 75nmol/L(30μg/L),以降低跌倒和骨折风险。临床应用维生素 D 制剂时应注意个体差异和安全性,定期监测血钙和尿钙浓度。不推荐使用活性维生素 D 纠正维生素 D 缺乏,不建议 1 年单次较大剂量普通维生素 D 的补充。

二、药物治疗

1.抗骨质疏松症药物　按作用机制可分为骨吸收抑制剂、骨形成促进剂、其他机制类药物及传统中药。通常首选使用具有较广抗骨折谱的药物(如阿仑膦酸钠、唑来膦酸、利塞膦酸钠和迪诺塞麦等)。对低中度骨折风险者(如年轻的绝经后妇女,骨密度水平较低但无骨折史)首选口服药物治疗。对口服不能耐受、禁忌、依从性欠佳及高骨折风险者(如多发椎体骨折或髋部骨折的老年患者、骨密度极低的患者)可考虑使用注射制剂(如唑来膦酸、特立帕肽或迪诺塞麦等)。如仅椎体骨折高风险,而髋部和非椎体骨折风险不高的患者,可考虑选用雌激素或选择性雌激素受体调节剂。新发骨折伴疼痛的患者可考虑短期使用降钙素。迪诺塞麦是 RANKL 的抑制剂,为单克隆抗体,国外已经广泛使用,在国内已经完成三期临床试验,尽管尚未(即将)上市,也纳入本指南。中药具有改善临床症候等作用,但降低骨质疏松性骨折的证据尚不足。现就国家食品药品监督管理局已经批准的主要抗骨质疏松症药物的特征和应用规范介绍如下。

(1)双膦酸盐类:双膦酸盐是焦膦酸盐的稳定类似物,其特征为含有 P-C-P 基团。这是目前临床上应用最为广泛的抗骨质疏松症药物。双膦酸盐与骨骼羟膦灰石的亲和力高,能够特异性结合到骨重建活跃的骨表面,抑制破骨细胞功能,从而抑制骨吸收。不同双膦酸盐抑制骨吸收的效力差别很大,因此临床上不同双膦酸盐药物使用剂量及用法也有所差异。目前用于防治骨质疏松症的双膦酸盐主要包括阿仑膦酸钠、唑来膦酸、利塞膦酸钠、伊班膦酸钠、依替膦酸二钠和氯膦酸二钠等。双膦酸盐类药物总体安全性较好,但以下几点值得关注。

1)胃肠道不良反应:口服双膦酸盐后少数患者可能发生轻度胃肠道反应,包括上腹疼痛、反酸等症状。故除严格按说明书提示的方法服用外,有活动性胃及十二指肠溃疡、反流性食管炎者、功能性食管活动障碍者慎用。若存在肠吸收不良,可能影响双膦酸盐的吸收。

2)一过性"流感样"症状:首次口服或静脉输注含氮双膦酸盐可出现一过性发热、骨痛和肌痛等类流感样不良反应,多在用药 3 天内明显缓解,症状明显者可用非甾体抗炎药或其他解热镇痛药对症治疗。

3)肾脏毒性：进入血液的双膦酸盐类药物约60%以原形从肾脏排泄,对于肾功能异常的患者,应慎用此类药物或酌情减少药物剂量。特别是静脉输注的双膦酸盐类药物,每次给药前应检测肾功能,肌酐清除率<35mL/min患者禁用。尽可能使患者水化,静脉输注唑来膦酸的时间应不少于15分钟,伊班膦酸钠静脉输注时间不少于2小时。

4)下颌骨坏死(osteonecrosis of the jaw,ONJ)：双膦酸盐相关的ONJ罕见。绝大多数(超过90%)发生于恶性肿瘤患者应用大剂量注射双膦酸盐以后,以及存在严重口腔疾病的患者,如严重牙周病或多次牙科手术等。ONJ主要见于使用静脉注射双膦酸盐的肿瘤患者,发生率不等,1%～15%。而在骨质疏松症患者中,ONJ发病率仅为0.001%～0.01%,略高于正常人群(<0.001%)。对患有严重口腔疾病或需要接受牙科手术的患者,不建议使用该类药物。降低ONJ发生风险的措施：在开始抗骨吸收治疗前完成必要的口腔手术,在口腔手术前后使用抗生素,采用抗菌漱口液,拔牙后正确闭合创面,保持良好的口腔卫生。对存在ONJ高风险患者(伴有糖尿病、牙周病、使用糖皮质激素、免疫缺陷、吸烟等)需要复杂侵入性口腔手术时,建议暂停双膦酸盐治疗3～6个月后,再实施口腔手术,术后3个月如无口腔特殊情况,可恢复使用双膦酸盐。

5)非典型股骨骨折(atypical femur fracture,AFF)：在低暴力下发生在股骨小转子以下到股骨髁上之间的骨折,AFF可能与长期应用双膦酸盐类药物有关。对于长期使用双膦酸盐患者(3年以上),一旦出现大腿或者腹股沟部位疼痛,应进行双股骨X线检查,明确是否存在AFF,MRI或核素骨扫描均有助于AFF的确诊。长期使用双膦酸盐的患者中(通常3年以上,中位治疗时间7年),AFF风险轻微增加,停用双膦酸盐以后,风险随之下降。AFF在使用双膦酸盐患者中绝对风险非常低[(3.2～50)/10万人年],一旦发生AFF,应立即停止使用双膦酸盐等抗骨吸收药物。

(2)降钙素类：降钙素是一种钙调节激素,能抑制破骨细胞的生物活性、减少破骨细胞数量,减少骨量丢失并增加骨量。降钙素类药物的另一突出特点是能明显缓解骨痛,对骨质疏松症及其骨折引起的骨痛有效。目前应用于临床的降钙素类制剂有两种：鳗鱼降钙素类似物和鲑降钙素。

降钙素总体安全性良好,少数患者使用后出现面部潮红、恶心等不良反应,偶有过敏现象,可按照药品说明书的要求,确定是否做过敏试验。降钙素类制剂应用疗程要视病情及患者的其他条件而定。

2012年欧洲药品管理局人用药机构委员会通过Meta分析发现,长期使用(6个月或更长时间)鲑降钙素口服或鼻喷剂型与恶性肿瘤风险轻微增加相关,但无法肯定该药物与恶性肿瘤之间的确切关系；鉴于鼻喷剂型鲑降钙素具有潜在增加肿瘤风险的可能,鲑降钙素连续使用时间一般不超过3个月。

(3)绝经激素治疗：绝经激素治疗类药物能抑制骨转换,减少骨丢失。临床研究已证明绝经激素治疗包括雌激素补充疗法和雌、孕激素补充疗法,能减少骨丢失,降低骨质疏松性椎体、非椎体及髋部骨折的风险,是防治绝经后骨质疏松症的有效措施。绝经妇女正确使用绝经激素治疗,总体是安全的,以下几点为人们特别关注的问题。

1)子宫内膜癌：对有子宫的妇女长期只补充雌激素,证实可能增加子宫内膜癌的风险。自20世纪70年代以来,研究表明对有子宫妇女补充雌激素的同时适当补充孕激素,子宫内膜癌的风险不再增加。所以,有子宫的妇女应用雌激素治疗时必须联合应用孕激素。

2)乳腺癌:国际绝经学会最新推荐,乳腺癌的相关因素很多,与绝经激素治疗相关的乳腺癌风险很低,小于每年 1/1000,且应用 5 年内没有发现乳腺癌风险增加。美国妇女健康倡议研究中,单用雌激素超过 7 年,乳腺癌风险也没有增加,但雌激素加孕激素组 5 年后乳腺癌风险有所增加。关于绝经激素治疗的全球共识指出,激素治疗与乳腺癌的关系主要取决于孕激素及其应用时间长短。与合成的孕激素相比,微粒化黄体酮和地屈孕酮与雌二醇联用,乳腺癌的风险更低。乳腺癌是绝经激素治疗的禁忌证。

3)心血管病疾病:绝经激素治疗不用于心血管疾病的预防。无心血管病危险因素的女性,60 岁以前或绝经不到 10 年开始激素治疗,可能对其心血管有一定的保护作用;已有心血管损害,或 60 岁后再开始激素治疗,则没有此保护作用。

4)血栓:绝经激素治疗轻度增加血栓风险。血栓是激素治疗的禁忌证。非口服雌激素因没有肝脏首过效应,其血栓风险更低。

5)体质量增加:雌激素为非同化激素,常规剂量没有增加体质量的作用。只有当大剂量使用时才会引起水钠潴留、体质量增加。绝经后激素治疗使用的低剂量一般不会引起水钠潴留。雌激素对血脂代谢和脂肪分布都有一定的有利影响。

鉴于对上述问题的考虑,建议激素补充治疗遵循以下原则:①明确治疗的利与弊;②绝经早期开始用(<60 岁或绝经 10 年之内),收益更大,风险更小;③应用最低有效剂量;④治疗方案个体化;⑤局部问题局部治疗;⑥坚持定期随访和安全性监测(尤其是乳腺和子宫);⑦是否继续用药,应根据每位妇女的特点,每年进行利弊评估。

(4)选择性雌激素受体调节剂类:不是雌激素,而是与雌激素受体结合后,在不同靶组织导致受体空间构象发生不同改变,从而在不同组织发挥类似或拮抗雌激素的不同生物效应。如雷洛昔芬在骨骼与雌激素受体结合,发挥类雌激素的作用,抑制骨吸收,增加骨密度,降低椎体骨折发生的风险;而在乳腺和子宫则发挥拮抗雌激素的作用,因而不刺激乳腺和子宫,有研究表明,其能够降低雌激素受体阳性浸润性乳癌的发生率。

雷洛昔芬药物总体安全性良好。国外研究报告该药轻度增加静脉栓塞的危险性,国内尚未见类似报道。故有静脉栓塞病史及有血栓倾向者,如长期卧床和久坐者禁用。对心血管疾病高风险的绝经后女性的研究显示,雷洛昔芬并不增加冠状动脉疾病和卒中风险。雷洛昔芬不适用于男性骨质疏松症患者。

(5)甲状旁腺素类似物:是当前促骨形成的代表性药物,国内已上市的特立帕肽是重组人甲状旁腺素氨基端 1-34 活性片段(recombinant human parathyroid hormone 1-34,rhPTH$_{1-34}$)。间断使用小剂量甲状旁腺素类似物能刺激成骨细胞活性,促进骨形成,增加骨密度,改善骨质量,降低椎体和非椎体骨折的发生风险。

患者对 rhPTH$_{1-34}$ 的总体耐受性良好。临床常见的不良反应为恶心、肢体疼痛、头痛和眩晕。在动物实验中,大剂量、长时间使用特立帕肽增加大鼠骨肉瘤的发生率。但该药在美国上市后 7 年骨肉瘤监测研究中,未发现特立帕肽和人骨肉瘤存在因果关系。特立帕肽治疗时间不宜超过 24 个月,停药后应序贯使用抗骨吸收药物治疗,以维持或增加骨密度,持续降低骨折风险。

(6)锶盐:锶是人体必需的微量元素之一,参与人体多种生理功能和生化效应。锶的化学结构与钙和镁相似,在正常人体软组织、血液、骨骼和牙齿中存在少量的锶。雷奈酸锶是合成锶盐,体外实验和临床研究均证实雷奈酸锶可同时作用于成骨细胞和破骨细胞,具有抑制骨吸收和促进骨形成的双重作用,可降低椎体和非椎体骨折的发生风险。

雷奈酸锶药物总体安全性良好。常见的不良反应包括恶心、腹泻、头痛、皮炎和湿疹,一般在治疗初始时发生,程度较轻,多为暂时性,可耐受。罕见的不良反应为药物疹伴嗜酸性粒细胞增多和系统症状。具有高静脉血栓风险的患者,包括既往有静脉血栓病史的患者及有药物过敏史者,应慎用雷奈酸锶。同时,需要关注该药物可能引起心脑血管严重不良反应。2014年欧洲药品管理局发布了对雷奈酸锶的评估公告:在保持雷奈酸锶上市许可的情况下限制该药物的使用,雷奈酸锶仅用于无法使用其他获批药物以治疗严重骨质疏松症患者。用药期间应对这些患者进行定期评估,如果患者出现了心脏或循环系统问题,例如发生了缺血性心脏病、外周血管病或脑血管疾病,或高血压未得到控制,应停用雷奈酸锶。存在某些心脏或循环系统问题,例如卒中和心脏病发作史的患者不得使用本药物。

(7)活性维生素D及其类似物:目前国内上市用于治疗骨质疏松症的活性维生素D及其类似物有1α羟维生素D_3(α-骨化醇)和1,25双羟维生素D_3(骨化三醇)两种,国外上市的尚有艾迪骨化醇。因不需要肾脏1α羟化酶羟化就有活性,故得名为活性维生素D及其类似物。活性维生素D及其类似物更适用于老年人、肾功能减退及1α羟化酶缺乏或减少的患者,具有提高骨密度,减少跌倒,降低骨折风险的作用。

治疗骨质疏松症时,应用上述剂量的活性维生素D总体是安全的。长期使用时,应在医生指导下使用,不宜同时补充较大剂量的钙剂,并建议定期监测患者血钙和尿钙水平。在治疗骨质疏松症时,可与其他抗骨质疏松药物联合应用。

(8)RANKL抑制剂:迪诺塞麦是一种核因子kappa-B受体活化因子配体(RANKL)抑制剂,为特异性RANKL的完全人源化单克隆抗体,能够抑制RANKL与其受体RANK的结合,减少破骨细胞形成、功能和存活,从而降低骨吸收、增加骨量、改善皮质骨或松质骨的强度。现已被美国FDA批准治疗有较高骨折风险的绝经后骨质疏松症。

2.使用抗骨质疏松药物临床关注问题

(1)关于疗程的建议:抗骨质疏松药物治疗的成功标志是骨密度保持稳定或增加,而且没有新发骨折或骨折进展的证据。对于正在使用抑制骨吸收药物的患者,治疗成功的目标是骨转换指标值维持在或低于绝经前妇女水平。患者在治疗期间如发生再次骨折或显著的骨量丢失,则需考虑换药或评估继发性骨质疏松的病因;如果治疗期间发生一次骨折,并不能表明药物治疗失败,但提示该患者骨折风险高。

除双膦酸盐药物外,其他抗骨质疏松药物一旦停止应用,疗效就会快速下降,双膦酸盐类药物停用后,其抗骨质疏松性骨折的作用可能会保持数年。另外,由于双膦酸盐类药物治疗超过5年的获益证据有限,而且使用超过5年,可能会增加罕见不良反应(如下颌骨坏死或非典型股骨骨折)的风险,建议双膦酸盐治疗3~5年后需考虑药物假期。目前建议口服双膦酸盐治疗5年,静脉双膦酸盐治疗3年,应对骨折风险进行评估,如为低风险,可考虑实施药物假期停用双膦酸盐;如骨折风险仍高,可以继续使用双膦酸盐或换用其他抗骨质疏松药物(如特立帕肽或雷洛昔芬)。特立帕肽疗程不应超过两年。

抗骨质疏松药物疗程应个体化,所有治疗应至少坚持1年,在最初3~5年治疗期后,应该全面评估患者发生骨质疏松性骨折的风险,包括骨折史、新出现的慢性疾病或用药情况、身高变化、骨密度变化、骨转换生化指标水平等。如患者治疗期间身高仍下降,则须进行胸腰椎 X 线检查。

（2）关于骨折后应用抗骨质疏松药物：骨质疏松性骨折后应重视积极给予抗骨质疏松药物治疗，包括骨吸收抑制剂或骨形成促进剂等。迄今很多证据表明使用常规剂量的抗骨吸收药物，包括口服或静脉双膦酸类药物，对骨折愈合无明显不良影响。骨质疏松性骨折后，应建议开展骨折联络服务管理项目，促进多学科联合诊治骨质疏松性骨折，及时合理使用治疗骨质疏松症的药物，以降低再发骨折的风险。

（3）抗骨质疏松药物联合和序贯治疗：骨质疏松症如同其他慢性疾病一样，不仅要长期、个体化治疗，也需药物联合或序贯治疗。甲状旁腺素类似物等骨形成促进剂获准使用后，药物的序贯或联合治疗更为普遍。目前已有的骨质疏松联合治疗方案，大多以骨密度变化为终点，其抗骨折疗效，尚有待进一步研究。总体来说，联合使用骨质疏松症治疗药物，应评价潜在的不良反应和治疗获益。此外，还应充分考虑药物经济学的影响。联合治疗方案包括同时联合方案及序贯联合方案。根据药物作用机制和特点，对联合用药暂做以下建议。

1）同时联合方案：钙剂及维生素 D 作为基础治疗药物，可以与骨吸收抑制剂或骨形成促进剂联合使用。

不建议联合应用相同作用机制的药物。个别情况为防止快速骨丢失，可考虑两种骨吸收抑制剂短期联合使用，如绝经后妇女短期使用小剂量雌/孕激素替代与雷洛昔芬，降钙素与双膦酸盐短期联合使用。

联合使用甲状旁腺素类似物等骨形成促进剂和骨吸收抑制剂，可增加骨密度，改善骨转换水平，但缺少对骨折疗效的证据，考虑到治疗的成本和获益，通常不推荐。仅用于骨吸收抑制剂治疗失败，或多次骨折需积极给予强有效治疗时。

2）序贯联合方案：尚无明确证据指出禁忌各种抗骨质疏松药物序贯应用。特别是如下情况要考虑药物序贯治疗：①某些骨吸收抑制剂治疗失效、疗程过长或存在不良反应时；②骨形成促进剂（PTH 类似物）的推荐疗程仅为 18~24 个月，此类药物停药后应序贯治疗。推荐在使用甲状旁腺激素类似物等骨形成促进剂后序贯使用骨吸收抑制剂，以维持骨形成促进剂所取得的疗效。

三、康复治疗

针对骨质疏松症的康复治疗主要包括运动疗法、物理因子治疗、作业疗法及康复工程等。

1.运动疗法　简单实用，不仅可增强肌力与肌耐力，改善平衡、协调性与步行能力，还可改善骨密度、维持骨结构，降低跌倒与脆性骨折风险等，发挥综合防治作用。运动疗法需遵循个体化、循序渐进、长期坚持的原则。治疗性运动包括有氧运动（如慢跑、游泳）、抗阻运动（如负重练习）、冲击性运动（如体操、跳绳）、振动运动（如全身振动训练）等。我国传统健身方法太极拳等可增加髋部及腰椎骨密度，增强肌肉力量，改善韧带及肌肉、肌腱的柔韧性，提高本体感觉，加强平衡能力，降低跌倒风险。运动锻炼要注意少做躯干屈曲、旋转动作。骨质疏松性骨折早期应在保证骨折断端稳定性的前提下，加强骨折邻近关节被动运动（如关节屈伸等）及骨折周围肌肉的等长收缩训练等，以预防肺部感染、关节挛缩、肌肉萎缩及失用性骨质疏松；后期应以主动运动、渐进性抗阻运动及平衡协调与核心肌力训练为主。

2.物理因子治疗　脉冲电磁场、体外冲击波、全身振动、紫外线等物理因子治疗可增加骨量;超短波、微波、经皮神经电刺激、中频脉冲等治疗可减轻疼痛。对骨质疏松骨折或者骨折延迟愈合可选择低强度脉冲超声波、体外冲击波等治疗以促进骨折愈合。神经肌肉电刺激、针灸等治疗可增强肌力、促进神经修复,改善肢体功能。联合治疗方式与治疗剂量需依据患者病情与自身耐受程度选择。

3.作业疗法　以针对骨质疏松症患者的康复宣教为主,包括指导患者正确的姿势,改变不良生活习惯,提高安全性。作业疗法还可分散患者注意力,减少对疼痛的关注,缓解由骨质疏松症引起的焦虑、抑郁等不利情绪。

4.康复工程　行动不便者可选用拐杖、助行架等辅助器具,以提高行动能力,减少跌倒发生。此外,可进行适当的环境改造如将楼梯改为坡道,浴室增加扶手等,以增加安全性。骨质疏松性骨折患者可佩戴矫形器,以缓解疼痛,矫正姿势,预防再次骨折等。

总之,骨质疏松症是慢性病,涉及骨骼、肌肉等多种组织、器官,需要综合防治。在常规药物、手术等治疗的同时,积极、规范、综合的康复治疗除可改善骨强度、降低骨折发生外,还可促进患者生活、工作能力的恢复。

第十四章　感染与关节炎

第一节　概述

　　风湿性疾病的诊断主要采用分类标准、并排除其他疾病进行临床诊断,因后续的治疗多以激素、免疫抑制剂治疗为主,忽略感染或错误诊断将造成严重的不良后果,因此排除感染是排除诊断中非常重要的一环。在风湿免疫病中,感染的存在主要有两种形式:①风湿免疫病合并感染,如合并肺部感染、泌尿道感染等;②感染引起风湿免疫病的症状,如细菌性关节炎、病毒性关节炎、链球菌感染后关节炎和风湿热。前者的治疗应兼顾两个疾病,而后者还可进一步区分。感染引起风湿免疫病的症状具体细分为以下 4 种情况。

　　1.感染性关节炎　　包括细菌、真菌、病毒、寄生虫性关节炎,因病原微生物入侵关节所致。

　　2.感染后关节炎　　关节外感染后出现的并无微生物入侵关节的一种关节炎,如风湿热、链球菌感染后关节炎。

　　3.反应性关节炎　　关节外感染期间或感染后不久出现的并无微生物入侵关节的一种关节炎。可引起反应性关节炎的病原学包括沙眼衣原体、叶尔森菌、沙门菌、志贺菌、弯曲杆菌、大肠埃希菌等。风湿热属于广义反应性关节炎范畴,经典的反应性关节炎主要指生殖道、胃肠道典型病原体感染后引起的关节炎。

　　4.微生物相关的炎症性关节炎　　微生物作为关节炎发病中的诱发因素,关节中未检测到病原微生物或相关抗原。如类风湿关节炎中,细菌、支原体和病毒等可能通过被感染激活的 T、B 等淋巴细胞,分泌致炎因子影响类风湿关节炎的发病和病情进展。

　　在本章中主要讲述成人感染性关节炎。

　　随着人口老龄化、免疫抑制剂的使用、人工关节的应用增加,感染性关节炎的发生率也逐步增加。因滑膜血供丰富且缺乏限制细菌通过的基膜易使微生物经血液到达靶关节,其他少见的微生物传播形式包括关节穿刺、关节手术、外伤、关节周围组织感染直接播散等。一旦病原微生物入侵关节,则可通过以下途径造成关节破坏:①病原微生物的直接破坏,微生物的大量增生、巨噬细胞和滑膜细胞等的吞噬作用并释放炎症因子均可造成关节的破坏;②免疫介导的炎症,免疫反应中产生的抗原抗体复合物可激活补体,引起后续的炎症反应;③自身免疫反应,通过分子模拟可引起自身免疫反应介导的组织损伤。

　　感染性关节炎的表现形式取决于病原微生物与机体因素。病原微生物的因素包括微生物的毒力、分泌的毒素、组织的趋向性。机体因素包括年龄、性别、遗传易感性、并发症、关节的健康状态。通常情况下,急性感染性关节炎主要由化脓性细菌和病毒造成,而慢性感染性关节炎一般由分枝杆菌、真菌引起。化脓性关节炎是临床急症,对于高危人群如老年人、合并其他炎症性关节病、接受免疫抑制治疗、人工关节的患者更应警惕是否存在感染性关节炎,因为在这类人群中病死率仍然居高不下。不同病原微生物所致的感染性关节炎有不同的临床表现,详见后续章节。

尽管感染性关节炎的发生率较前增加,对于确定病原学的实验技术也较前进展。怀疑感染性关节炎时,应尽快获取病原学资料,可立即进行关节穿刺,抽取关节炎进行关节液涂片、关节液培养等检查,同时可进行血培养,利用免疫沉淀、乳胶凝集或 ELISA 等方法测定血清的抗体检测相应微生物的抗体作为辅助检查,必要时可应用 PCR 技术测定临床标本的特异性核酸序列检测病原微生物。

在治疗上,一旦感染性关节炎成立,应尽快使用抗生素,在药敏试验出来前经验性抗感染治疗,以治愈感染减轻残障。同时受累关节应进行引流直至关节液细菌检查转阴或不能抽出积液。感染性关节炎的治疗涉及多学科,必要时感染科、关节外科、康复科会诊,共同商讨是否需行外科手术、后续康复内容等。

第二节　细菌与关节炎

细菌性关节炎是一种可完全治愈的疾病,多数自体关节感染是菌血症播散的结果,主要发生于类风湿关节炎患者、人工关节置换者、老年人及有多种严重并发症的患者。总体上看,大关节较小关节更易受累,其中膝关节最多,踝关节和腕关节次之。据估计,细菌性关节炎每年在普通人群的发病率为$(2\sim5)/10$ 万,在儿童中为$(5.5\sim12)/10$ 万,在类风湿关节炎患者中为$(28\sim38)/10$ 万,而在人工关节置换者中高达$(40\sim68)/10$ 万。

一、病因

大多数细菌性关节炎由细菌血行播散至关节滑膜引起。滑膜血供丰富,并且缺少限制细菌通过的基膜,使微生物经由血液可以到达靶关节。除此之外,其他较少见的原因包括:关节内抽液或注入糖皮质激素药物;关节手术,尤其是髋关节和膝关节成形术等。

二、发病机制

急性细菌性关节炎常由淋球菌和非淋球菌引起。

在淋球菌关节炎中,奈瑟淋球菌通过丝状外膜附属器或菌毛附着于细胞表面。已知其中一种外膜蛋白 IA 可与宿主因子 H 结合,灭活补体成分 C3b,阻止宿主补体系统激活。蛋白 IA 还能阻止中性粒细胞内吞噬溶酶体的溶解,使吞噬细胞内的微生物得以存活。此外,奈瑟淋球菌携带的脂寡糖是一种与其他革兰阴性菌的脂多糖相似的分子,它具有内毒素活性,可导致淋球菌关节炎的关节破坏。

金黄色葡萄球菌是引起非淋球菌关节炎的最常见细菌。其致病力与以下几种能力有关:可附着于关节内宿主组织;逃避宿主防御;引起关节破坏。

三、病理

基本病理变化主要发生在网状内皮系统。急性期主要表现为充血、水肿、细胞浸润。亚急性及慢性期弥漫性增生、肉芽肿形成,晚期病灶萎缩、硬化。

四、临床表现

细菌性关节炎的典型表现为急性起病的发热、关节疼痛、关节肿胀和关节活动受限。老年患者可不出现发热,儿童患者常伴有食欲减退、易激惹等表现。体格检查表现为受累关节皮温升高、压痛、关节积液,主动活动和被动活动受限。

从累及关节数来看,急性细菌性关节炎可分为单关节炎和多关节炎。多数急性细菌性关节炎表现为单关节炎。5%~8%的患儿和10%~19%的非淋球菌感染成人患者表现为多关节炎。单关节炎常见于三大病因:外伤、感染、晶体性滑膜炎(如痛风和假性痛风)。多关节炎常见于系统性炎性疾病,如脊柱关节炎、类风湿关节炎、系统性红斑狼疮等疾病,也可见于严重败血症患者。

从致病菌类型分类,细菌性关节炎可分为淋球菌关节炎和非淋球菌关节炎。

典型的淋球菌关节炎有两种表现形式。一种表现为发热、寒战、水疱脓疱样皮肤病变、腱鞘炎和多关节痛。血培养通常阳性,但滑膜培养却罕见阳性。在生殖器、肛门、咽部都可以培养出奈瑟淋球菌。腕、指、踝、趾多发性腱鞘炎是此种播散性淋球菌感染的特征性表现。另一种典型表现为化脓性关节炎,通常累及膝关节、腕关节、踝关节,多个关节可同时感染,关节滑液培养一般呈阳性。

非淋球菌关节炎的典型表现是急性起病的单关节疼痛与肿胀。最常累及大关节。成人患者中,膝关节受累最为常见,而髋关节、踝关节、肩关节较少。婴幼儿患者中,髋关节更常见。

当类风湿关节炎患者合并细菌性关节炎时,常常预后不良且病死率高。

五、辅助检查

1.实验室检查　外周血检查可见白细胞计数、血细胞沉降率、C-反应蛋白升高。

2.关节穿刺及滑液检查　当怀疑细菌关节炎时,首要进行关节穿刺及滑液检查。如果关节位置较深或抽吸滑液困难,可行B超或荧光透视引导下针刺抽吸。感染性滑液常为脓性,白细胞计数升高,一般高于$50\times10^9/L$,主要为中性粒细胞。滑液中葡萄糖、乳酸脱氢酶及总蛋白水平对诊断细菌性关节炎的价值有限。

在关节穿刺液的革兰氏染色涂片找到细菌或从滑液中培养出细菌可确诊细菌性关节炎。未经抗生素治疗的非淋球菌关节炎滑液培养的阳性率为70%~90%。

一些细菌如金黄色葡萄球菌、A组链球菌和肺炎链球菌等在滑液中可使用聚合酶链反应(PCR)测试检测出来。

3.血培养　40%的患者可通过血培养确定病原菌。

4.X线检查　在感染早期,细菌性关节炎的X线表现一般正常。通常可以显示一些炎性关节炎的非特异改变,包括关节周围的骨量减少、关节积液、软组织肿胀及关节间隙消失。随着感染的进展,可出现骨膜反应、关节中间或边缘侵蚀和软骨下骨的破坏。细菌性关节炎的晚期后遗症,在X线上可见骨性强直。在髋关节感染的新生儿中可见股骨头脱位及半脱位的独特表现。

5.超声检查　用于发现髋关节等深部关节的积液并引导穿刺。

6.^{99m}Tc三相骨扫描　常用于辅助诊断儿童干骺端骨髓炎和股骨头缺血性坏死。

7.计算机断层扫描成像和磁共振成像　CT和MRI都能有效地显示感染的范围。MRI早期检测关节液的敏感度很高,并且对软组织结构的显影优于CT。这两种成像技术都能在早期显示骨侵蚀、软组织的范围,且有助于关节穿刺。

六、诊断

从滑液中分离或鉴定细菌病原体(通过培养或其他诊断技术)可确诊细菌性关节炎。对于滑液培养为阴性的患者,可根据其临床表现、增加的滑液白细胞计数、血培养物中分离细菌也可以确诊。

七、鉴别诊断

1.非细菌性的感染性关节炎或关节痛

(1)病毒性关节炎:病毒性关节炎常伴有病毒感染特征性表现(如皮疹、腮腺炎等)。可以累及任何关节,典型表现为手指关节肿胀疼痛,但皮温不高。

(2)真菌性关节炎:主要发生在免疫力受损的宿主。通常在慢性病程中由机会性病原体引起。

2.其他发生于骨骼肌肉或全身的感染

(1)骨髓炎:不同于细菌性关节炎,骨髓炎患者可以在体查中进行轻柔的关节运动。

(2)深部蜂窝织炎:深部蜂窝织炎患者的关节受累可影像学检查排除。

(3)闭孔内肌或腰肌脓肿:需要与髋关节细菌性关节炎鉴别,进行影像学检查以区分。

(4)细菌性心内膜炎:细菌性心内膜炎患者可能出现全身免疫反应,包括关节炎。其典型临床表现如淤点、Osler 淋巴结、Roth 斑点可以辅助鉴别诊断。

3.其他类型的关节痛 存在关节疼痛的其他疾病如类风湿关节炎、痛风、银屑病关节炎、骨折、短暂性滑膜炎、肿瘤等。

八、治疗

无论感染关节是自身关节还是人工关节,治疗都应遵循体腔感染的治疗原则:必须使用抗生素治疗,并充分引流感染的密闭腔隙。

1.药物治疗 在培养结果出来之前,对临床上高度怀疑关节感染而暂未确诊的患者,开始抗生素治疗是合理的。临床背景、宿主因素、关节外其他部位的感染情况、滑液的革兰氏染色涂片都是早期选用抗生素的有效指导。一旦细菌培养和药敏结果出来,应根据结果及时改用最安全、费用最低、最有效的抗生素治疗。早期治疗首选胃肠外途径给药。若口服药物能够达到有效的血药浓度并能维持,则此后可改为口服给药。

抗生素治疗细菌性关节炎尚无前瞻性研究。对于敏感细菌引起的、无并发症的自身关节感染,抗生素治疗时间约 2 周。对于自身关节感染严重且免疫力低下的患者,治疗时间延长至 4~6 周。对于流感嗜血杆菌、链球菌、革兰阴性球菌引起的细菌性关节炎,抗生素治疗时间通常是 2 周;葡萄球菌引起的细菌性关节炎则需 3~4 周。肺炎球菌或革兰阴性杆菌感染至少持续 4 周。

2.关节引流 对感染关节进行及时充分的引流对降低关节功能丧失很重要,但何为最好的关节引流方法仍有争议。

回顾性研究显示,与开放性外科引流相比,每天对感染性关节进行针刺抽吸能更好地保存关节的功能,但后者的总体病死率更高,这或许因为选择每天抽吸的患者比适合进行外科开放引流的患者的并发症多。

当出现以下情况,则应该马上选择外科引流:穿刺抽液存在技术上的困难或关节无法得到彻底的引流,关节积液不能及时消除,关节液的杀菌治疗延误,感染的关节已被风湿性疾病破坏,感染的滑膜组织或骨骼需行清创术。

关节镜已取代了关节切开术,因为它能降低外科病死率,且伤口愈合更快,缩短康复时间。

3.其他治疗　疾病治疗初期,受累关节制动及有效的止痛剂可减轻患者的痛苦。一旦患者可以耐受感染关节的运动,应尽快进行物理治疗。开始为被动活动,逐渐过渡为主动活动。早期积极的活动度训练有益于关节功能的最终恢复。

第三节　真菌与关节炎

各种真菌均可以导致关节炎。真菌性骨髓炎和关节炎是一种临床上相对罕见的复杂感染,往往会导致结构的破坏。多种人类共生的、动物来源或环境来源的真菌均可引起关节感染,主要包括念珠菌、曲霉菌、隐球菌、球孢子菌、组织胞质菌、芽生菌等。真菌引起的关节炎多呈亚急性病程,临床表现较隐匿,某些症状与其他类型的感染或非感染性疾病相似,常常导致诊断延迟或误诊。大多数感染发生在免疫功能低下的人群,如获得性免疫缺陷综合征(AIDS)、长期使用免疫抑制剂或糖皮质激素,或患有慢性疾病的患者。然而,正常的人群也会患病。感染的严重程度与宿主的免疫状况、是否存在异物及感染真菌的致病性有关。

真菌的感染途径包括以下几种:直接感染,如静脉吸毒、创伤、注射治疗时并发的真菌感染;血源性感染,即原发部位的感染经血液系统迁延至关节,血源性感染通常累及 1 个以上非相邻的骨或关节,感染可以发生在任何部位的骨和关节,但大的负重关节、脊椎和肋骨是最常见的感染部位;医源性感染,通常由于手术操作或留置假体等引起。免疫缺陷患者易受各种酵母菌和真菌引起的感染,包括内源性感染和环境感染,报道最常见的菌属是念珠菌和曲霉菌。另外还包括其他的机会致病真菌,如镰刀菌属、丝胞菌属和毛霉菌属。

真菌感染最常见临床表现为感染局部的疼痛、肿胀及其他炎症的典型症状。随着时间的推移和病程的进展,慢性感染可能会导致窦腔形成和软组织迁延。这些感染可以与其他疾病的临床表现混淆,包括恶性肿瘤、结核感染或常规的细菌感染。

由于真菌性关节炎在临床较为少见,且通常呈亚急性表现,在临床中较易被忽视,因此,诊断上重要的一点是将其纳入鉴别诊断之中。如果怀疑可能为真菌感染,通常可以通过组织学检查和培养来诊断。某些真菌可能需要专门的、不会常规使用的培养基和染色剂,这也会增加诊断的难度。培养到的阳性真菌容易被当成污染菌,这样会导致延迟诊断。同时,血清学检测有助于真菌的诊断和分类。血液和组织的真菌抗原和 DNA 检测用于诊断仍然在研究之中。

真菌感染的治疗取决于真菌的种类、宿主的免疫状况、异物的存在及感染的部位。真菌性关节炎通常需要手术治疗联合长期的抗真菌治疗。治疗的总体方法包括手术清创、关节或脓肿引流、移除感染的假关节和使用全身抗真菌药物。抗真菌药物治疗应该以病原鉴定结果和药敏试验为指导。同时,应对患者的免疫状态进行评估和改善。许多医学上重要的真菌,包括念珠菌、曲霉菌、隐球菌和球孢子菌,可以形成生物膜,从而降低抗真菌治疗的效果,并导致顽固性感染。当进行初步的抗感染治疗后免疫抑制状态持续存在,或受感染的异物无法被移除时,可以通过长期用药来预防复发。

一、念珠菌

念珠菌是广泛存在的酵母菌,至少包括 15 个不同的物种。其中,以白色念珠菌最为常见。随着免疫抑制剂和抗真菌药物使用的增加,非白色念珠菌引起的感染发生率正在逐渐增加。外科手术史、近期接受抗生素治疗、静脉注射或非法药物使用是发生念珠菌血症和念珠菌关节炎的重要易感因素。感染通常位于两个相邻的椎体或位于单独的长骨,膝关节为最常受累的关节。邻近部位的骨髓炎也较为常见。治疗包括手术治疗和抗真菌治疗,酮康唑、伊曲康唑和两性霉素 B 治疗有效。尽管进行了外科和药物治疗,念珠菌感染复发的风险仍然很大。

二、球孢子菌

球孢子菌是一种寄生于土壤中的真菌,常由呼吸道吸入引起呼吸道疾病。骨和关节的感染通常由肺部的原发性感染经血源性播散而引起。病变常累及脊椎、肋骨或四肢骨,表现为伴有或不伴有神经或邻近软组织受累的椎体骨髓炎,或膝关节、腕关节或踝关节的感染性关节炎。治疗包括抗真菌治疗联合手术治疗,抗真菌药物包括氟康唑或伊曲康唑。

三、曲霉菌

曲霉菌是一种广泛存在的真菌。曲霉菌感染通常与宿主的易感性有关。侵袭性曲霉菌病是免疫功能低下患者主要的真菌病之一,主要影响呼吸系统和中枢神经系统。儿童慢性肉芽肿性疾病在儿童曲霉病中占很高比例。曲霉菌性关节炎通常发生于播散性感染中或由邻近骨髓炎迁延而来,但血源性、手术、注射和创伤引起的关节炎也有报道。治疗包括引流术、外科清创术和抗真菌药物,伏立康唑为曲霉菌感染性关节炎的主要药物。

四、隐球菌

新型隐球菌在生物界普遍存在,可以在鸽粪中找到。隐球菌性关节炎很少见,其中一项系统综述对 1997 年至 2013 年的比例报道进行了总结,结果表明,大多数隐球菌性关节炎发生在未感染人类免疫缺陷病毒(HIV)的免疫功能缺陷宿主中,且没有性别偏好,其病死率与潜在的并发症严重程度相关。最常见累及单一局限的椎体,感染性关节炎最常累及膝关节。在大多数情况下,隐球菌关节炎的最佳治疗包括使用两性霉素 B 和氟胞嘧啶诱导联合治疗,紧接着长达一年的氟康唑维持治疗。手术的作用尚不清楚,且并非所有病例都需要手术。

五、组织胞质菌

荚膜组织胞质菌是一种土壤寄生菌,可引起传染。临床表现包括肺部病变,肝脾大,关节感染较少见,但偶见报道,常发生于免疫功能低下患者。除了直接导致关节炎,组织胞质菌还可引发与原发感染距离较远的自身免疫性炎症性关节炎(通常伴有结节性红斑)。伊曲康唑是组织胞质菌感染的首选抗真菌药物,严重感染病例在前 2 至 6 周还需要加用两性霉素 B 治疗。

第四节　病毒与关节炎

病毒性关节炎是由病毒感染引起的关节疼痛、肿胀等症状的关节病,具有发病前多有旅行史、自限性、地域性、特异性血清学检查阳性等特点。

一、流行病学

流行病学调查显示,约有 1%的急性关节炎是由病毒感染引起的。感染病毒谱较广且在不断改变,包括细小病毒 B19、乙型肝炎病毒、丙型肝炎病毒、人类免疫缺陷病毒(HIV)、人类 T 细胞白血病病毒(HTLV)、基孔肯雅病毒(CHIKV)等病毒及黄病毒等。获益于疫苗接种,风疹病毒、麻疹病毒和流行性腮腺炎引起的关节病已经较为少见;而虫媒病毒感染近年来成为主要的世界公共卫生难题。同时,病毒性关节炎也具有地域分布性:如基孔肯雅病毒(CHIKV)流行于亚洲、非洲及加勒比地区;辛德毕斯病毒多暴发于欧洲。因此,向患者询问旅游史在临床诊断上十分重要。

二、病理机制

目前认为,病毒性关节炎主要是由关节组织中病毒及病毒相关产物诱发的自身免疫性反应导致的。研究发现,在病毒性关节炎的滑膜组织中可以找到感染病毒,抗原或者核酸,提示病毒及其产物在关节组织的存在是导致关节炎症的主要原因。病毒及其产物可以通过激活一系列的免疫反应通路,释放大量细胞因子,如 MCP-1、IFN-γ、IL-6 和 IL-1β,募集巨噬细胞和单核细胞及激活补体参与抗病毒发应。这一反应过度可能导致关节炎症的发生。另外,也有假说认为,病毒感染通过分子模拟等诱发自身免疫疾病发生。宿主遗传因素对病毒性关节炎是否有作用尚无足够证据。

三、临床表现

关节症状可以发生在病毒感染的任何阶段,发病前多有旅游史等,关节炎的模式可以是类似类风湿关节样的对称性小关节多关节炎,也可以是累及大中关节的寡关节炎,较少为单关节炎。关节炎一般具有自限性,可持续数周至数月,初始阶段较严重,后可逐渐缓解;关节炎迁延为慢性关节炎,往往与感染的病毒种类、毒力、持续性的病毒血症、冷球蛋白血症及宿主自身免疫力低下等因素相关;症状主要以疼痛、肿胀为主,较少发生关节侵袭、破坏,因此较少出现关节畸形。

关节外症状,可伴有病毒感染其他系统的症状包括发热、疲劳、黄疸、皮疹等,这些症状对于感染病毒具有一定提示作用。

四、临床检查

1.特异性血清学检查 血清中分离出病毒,或者检测病毒抗原或者核酸的存在,直接提示病毒感染可能。

2.免疫学检查 病毒性关节炎的患者部分可以出现类风湿因子(RF)低滴度阳性,自身免疫相关抗体如抗核抗体、抗 ENA 抗体升高等;补体 C3、C4 下降。因此,较难与类风湿关节炎等自身免疫性关节炎鉴别。

3.病毒培养 因为病毒性关节炎具有自限性,且病毒培养需要相应的细胞系进行培养,所以一般不推荐进行细胞培养。

4.影像学检查 病毒性关节炎较少发生关节组织破坏,因此不推荐放射性影像学检查;而其他影像学检查如 MRI 和骨闪烁扫描术的诊断价值有待商榷。

五、诊断与鉴别诊断

病毒性关节炎的诊断必须基于流行病学特点、临床症状学及血清学检查。问诊患者是否有旅游史,关注关节症状及非风湿性特异性症状,采取靶向的血清学检查,并排除其他病因引起的关节炎可能,才能确诊为病毒性关节炎。

鉴别诊断方面,必须注意与自身免疫性疾病进行鉴别,因为两者治疗方法不同:自身免疫疾病往往推荐 DMARDs 及生物制剂作为主要治疗;但对于病毒性关节炎来说,DMARDs 无明显疗效,而且生物制剂等免疫抑制药物可能导致病毒感染加重。

六、治疗

目前建议采用在不影响宿主抗病毒免疫力的情况下靶向治疗过度炎症的保守治疗策略。病毒性关节炎治疗常用非甾体抗炎药控制关节炎症,必要时可用静脉免疫球蛋白和激素治疗等。只有在特殊病原体感染如 HIV 病毒、乙型肝炎病毒等或者合并严重病毒血症等情况下,根据临床需要使用抗病毒治疗。MCP-1 靶向抑制剂、补体抑制剂等新开发药物的疗效仍有待临床验证。

七、特殊病毒感染引起的关节炎

1.细小病毒 B19　细小病毒 B19 是一种单链 DNA 病毒,分布广泛,健康人也有一定的感染率,特异性血清学检查可出现阳性。感染时可无症状,也可出现传染性红斑、再生障碍型贫血、急性关节炎等症状。目前认为,细小病毒 B19 引起的关节炎主要与免疫复合物沉积相关。关节炎的发病率及临床表现因年龄而异:儿童发病率为 8%,主要以累及膝关节为主的大关节的寡关节炎;成人发病率为 50%~80%,表现为对称性小关节多关节炎,多侵犯腕关节、掌指关节、近端指间关节等。自身抗体如类风湿因子、抗核抗体可有一过性升高。关节症状往往短暂,持续数月,治疗推荐非甾体抗炎药;如出现严重关节症状合并持续病毒血症,推荐使用静脉免疫球蛋白治疗。

2.肝炎病毒　关节症状是肝炎病毒感染的主要肝外症状之一,一般多见于 HBV、HCV,少数为 HEV,较少引起关节破坏。乙型肝炎、丙型肝炎病毒感染的关节症状可以出现在急性感染前驱期或者慢性感染期。关节症状可以是唯一的前驱症状,黄疸、瘙痒等特异症状有助于临床诊断。肝炎病毒引起的慢性关节炎往往与肝炎病毒转为慢性感染相关。免疫学检查方面:感染者可以出现类风湿因子阳性,抗核抗体等自身免疫抗体升高,以及低补体血症。特别是类风湿关节炎特异度极高的抗 CCP 抗体在 4% 的丙型肝炎患者可出现阳性。这也提示肝炎病毒感染相关的关节病可能与免疫复合物沉积有关,因其还常伴有结节性多动脉炎及冷球蛋白血症等。治疗方面,如无伴有冷球蛋白血症等的感染者推荐止痛药和 NSAID 对症治疗,合并冷球蛋白血症的感染者推荐抗病毒治疗。

3.人类 T 细胞白血病病毒　人类 T 细胞白血病病毒(HTIV)感染主要分布于日本和加勒比地区,主要与 HTLV 相关的脊髓病变及急性淋巴细胞白血病相关。有证据表明 HTLV-1 和 HTLV-2 和急性关节炎相关,还可伴随免疫性眼炎、皮炎等。HTLV 相关的关节炎常表现为单关节炎,累及肩、腕、膝关节等大关节。如表现为多关节炎,多伴有发热、不适、皮损等全身症状。类风湿因子和抗核抗体检查可为阳性。尽管针对 HTLV 尚无没有合适的治疗,但是一般常使用激素治疗。也有研究报道过抗 TNF 治疗的安全性。另外,IFN-α 治疗可以改善部分慢性 HTLV 相关关节炎患者的关节症状。

4.虫媒病毒　虫媒病毒大多以蚊虫为载体传播,具有明显的地域性。目前与关节炎相关的两种虫媒病毒属分别是以基孔肯雅病毒为代表的关节炎性 a-病毒属和以登革热病毒为主的黄病毒属。

(1)关节炎性 a-病毒属:a-病毒属是一组有包膜的单链 RNA 病毒,根据临床症状分为两类：一类是脑炎相关的病毒，另一类是关节炎性 a-病毒，其中包括基孔肯雅病毒（CHIKV）、罗斯河病毒（RRV）、阿尼昂尼昂病毒（ONNV）、辛德毕斯病毒（SINV）、马亚罗病毒（MAYV）、巴尔玛森林病毒（BFV）等，具有明显的地域分布特点。

潜伏期一般为 3~10 天，后出现为期 4~7 天的病毒血症期。主要临床症状包括：发热、疲劳、头痛、皮疹、关节炎症、关节疼痛和肌痛。约 40%患者可以出现皮疹，可以发生在关节症状之前，同时或者之后，一般持续 7~10 天。SINV、RRV 和 BFV 可不出现发热症状。关节炎症是关节炎性 a-病毒属感染的最常见的临床表现，一般以对称性多发小关节炎为主，以疼痛和肿胀为主，持续数周可自行缓解，也可累及大中关节。少数可进展为慢性关节炎，部分可致残。除了皮疹和关节炎，肌痛也是该组疾病的主要临床表现之一。

慢性肌痛、关节疼痛、关节炎可发生于 25%~55%的 RRV、SINV 和 CHIKV 感染患者中，BFV 持续时间稍短，而 MAYV 感染则少有报道。研究表明，年龄、女性、冷球蛋白血症及持续的风湿性疾病是慢性关节炎的高危因素。

诊断方面因为临床症状与登革热相类似，因此诊断相对较困难。一般通过特异性血清学检查辅助诊断。

治疗一般以支持对症治疗为主，鼓励患者早期运动锻炼，一定程度上缓解症状。非甾体抗炎药对于治疗基孔肯雅病毒等 a-病毒感染有效，但需注意避免使用阿司匹林，以免诱发出血倾向。非甾体抗炎药治疗基孔肯雅病毒无效时，可考虑氯喹治疗。

（2）黄病毒：黄病毒相关的关节病主要以登革热病毒为主，关节疼痛为其常见症状。但真正的关节炎和滑膜炎往往较为少见。登革热病毒感染的临床表现较难与基孔肯雅病毒相鉴别，也有研究认为，血小板计数是否 $100 \times 10^9/L$ 有助于区分两者。

第十五章　自身免疫性肝病

自身免疫性肝病是一类病因尚不明确,具有自身免疫基础的非化脓性炎症性肝病。自身免疫性肝病的各种疾病在自身免疫的攻击对象、免疫应答类型和临床表现等方面均有各自的特点。根据主要受累的肝细胞类型不同可分为两大类:肝细胞受累的自身免疫性肝炎,胆管细胞受累的自身免疫性胆管病。后者有胆汁淤积的表现,包括原发性胆汁性肝硬化、原发性硬化性胆管炎、IgG4 相关硬化性胆管炎。对自身肝脏组织失去耐受性,肝脏出现病理性炎症性损伤的同时,血清中可发现与肝有关的循环自身抗体。

第一节　自身免疫性肝炎

自身免疫性肝炎(autoimmune hepatitis,AIH),以血清中出现自身抗体(非器官和肝特异)、血清转氨酶和 IgG 增高(高 γ-球蛋白血症)、组织学以界面肝炎、门脉大量浆细胞浸润为特点,常共存有肝外自身免疫性疾病,治疗上对激素等免疫抑制剂等有反应。该病见于所有人种和所有年龄,女性：男性 4：1,大部分患者年龄>40 岁。亚太地区的患病率(40~245)/100 万人,年发病率(6.7~20)/100 万人。

一、分型

AIH 可根据自身抗体进一步分型。Ⅰ型是最常见的类型,血清抗核抗体(ANA,靶抗原为着丝粒,52kDa SSA/Ro,组蛋白,核糖核蛋白)和抗平滑肌抗体(ASMA,靶抗原为肌动蛋白、微管蛋白、中间丝),或抗可溶性肝抗原/肝胰抗原抗体(抗 SLA/LP)阳性;而Ⅱ型主要发生于儿童,肝肾微粒体抗体(LKM,靶抗原为细胞色素单氧化酶 P450ⅡD6)和(或)抗肝细胞溶质抗原-1 型(抗 LC-1)阳性。

二、发病机制

机体对自身组织蛋白失去耐受产生自身抗体和(或)自身致敏淋巴细胞,攻击自身靶抗原细胞和组织,发生病理改变和功能障碍。最为接受的假说是外源性抗原和自身抗原之间的分子模拟,导致自身耐受的破坏和多种自身免疫性肝病出现在同一个体。

1.遗传易感性　主要与人类白细胞抗原(HLA)Ⅰ类分子及Ⅱ类分子有关。其中 HLA DR3(DRB1 * 0301)及 DR4(DQB1 * 0401)是Ⅰ型 AIH 的危险因子,而Ⅱ型 AIH 可能与 DR7 有关。

2.环境促发因素及抗原交叉反应　一些因素如感染(麻疹病毒、肝炎病毒和 EB 病毒感染等)、药物和毒素、交叉抗原等可能诱导自身抗体的产生和打破自身耐受,发生针对肝的自身免疫反应。

3.免疫功能异常　从体液免疫角度,AIH 患者可能具有抑制性 T 细胞功能缺陷,不能正常抑制对自身抗原有反应性的 B 细胞,后者产生针对自身抗原的自身抗体,进一步可通过抗体依赖的细胞介导的细胞毒(ADCC)作用破坏自身细胞。从细胞免疫角度,AIH 发生时

HLA 分子、细胞黏附分子及淋巴细胞功能相关抗原异常表达,细胞因子失衡,T 细胞打破耐受而识别自身抗原,导致效应 T 细胞与靶细胞结合复合体的形成和细胞溶解,引起肝损伤和坏死。

三、病理

肝组织学检查对 AIH 的诊断和治疗非常重要,可帮助明确诊断、评价肝病分期和分级。

AIH 特征性肝组织学表现包括以下几个方面。①界面性肝炎:汇管区和小叶间隔周围肝细胞呈碎片样坏死,伴淋巴细胞、浆细胞为主的炎性细胞浸润,也可出现汇管区-汇管区、小叶中央-汇管区的桥样坏死;②淋巴-浆细胞浸润:主要见于门管区和界面处,也可出现在小叶内;③肝细胞玫瑰花瓣样改变:指数个水样变性的肝细胞形成的假腺样结构,中心有时可见扩张的毛细胆管,形似玫瑰花环,一般见于界面炎周围;④淋巴细胞穿入现象和小叶中央坏死等。

肝细胞的持续坏死刺激胶原结缔组织的增生及肝细胞再生结节的形成,可表现为进展性纤维化、肝硬化。

在肝损害的各个阶段,肝内胆管及毛细胆管损伤、扭曲、受压都可造成胆汁排泄障碍,继而出现胆汁淤积的病理学特征。

以上形态学表现都非自身免疫性肝炎所特有,慢性病毒性肝炎、药物性肝炎都可出现这些征象。当患者出现胆汁淤积、胆管上皮细胞损伤及增生时,病理学不易与 PBC、PSC 相鉴别。

四、临床表现

1.发病特点 发病常隐匿性,患者可无症状,或诉说某些症状体征波动长达数月或 2 年以上。本病也可急性、亚急性甚至暴发性发作,临床上很难与急性病毒性肝炎相区别。急性发病的患者大多先前已有慢性肝损伤过程。

女性患者占多数(80%)。发病的年龄分布呈双峰型,即青春期(15~24 岁)和女性绝经期前后(45~64 岁)。

年轻患者病情多较严重,糖皮质激素难以控制病情。而年长患者病程趋于缓和,易用免疫抑制剂控制。

2.症状 最常见的主诉是极度疲乏、嗜睡,其他症状可有厌食、体重减轻、右上腹不适或疼痛、皮肤瘙痒、关节肌肉疼痛、发热等。10%的患者无任何症状。本病常伴有肝外免疫性疾病,一些患者以关节炎的关节疼痛、白癜风、自身免疫性甲状腺疾病、胰岛素依赖性糖尿病就诊,在治疗其他疾病时出现肝病的症状或体征,或发现肝功能异常。

3.体征 常有显性黄疸,可有肝大、脾大、蜘蛛痣、腹腔积液、周围水肿、咯血及黑便。8%患者以咯血和(或)黑便就诊。30%患者就诊时已有肝硬化。

五、实验室检查

常规肝功能检查结果差异大,可表现为急慢性肝损伤、胆汁淤积。转氨酶和胆红素的水平可以刚刚超过正常上限,也可以高于正常的 30~50 倍。实验室检查的异常程度与肝活检组织学严重程度可以不一致。伴有胆汁淤积者可有碱性磷酸酶(AKP)和谷氨酸转肽酶(γ-GT)的轻中度升高。

六、诊断与鉴别诊断

应结合临床症状、体征、血清生化、免疫学异常、血清自身抗体及肝脏组织学等进行综合诊断,并需排除其他引起肝损伤的疾病。

原因不明的肝功能异常和(或)肝硬化患者均应考虑 AIH 的可能。自身抗体是诊断 AIH 的重要依据,ANA、ASMA、抗 SLA/LP、抗 LKM-1 和(或)抗 LC-1 阳性是诊断 AIH 的关键部分,对疑似患者应首先进行监测。但自身抗体非 AIH 特异性,不是本病的病因,抗体滴度也不随治疗而改变,不必连续监测。ANA 的特异性最差,也可在 PBC、PSC、病毒性肝炎、药物相关性肝炎、酒精性脂肪肝和非酒精性脂肪肝患者中检出。拟诊 AIH 时应常规检测血清 IgG 和(或)γ-球蛋白水平,对诊断和观察治疗应答有重要价值。AIH 特征性肝组织表现包括界面性肝炎、淋巴-浆细胞浸润、肝细胞玫瑰花环样改变等,应尽可能对拟诊 AIH 的患者进行肝组织学检查以明确诊断。

1.诊断标准 AIH 的明确和疑似诊断标准见表 15-1。诊断不明的患者也可根据临床表现和影响因素经过积分系统进行诊断(表 15-2),并通过累积分数反映激素治疗前后诊断的准确性。2008 年提出简化积分系统(表 15-3),具有较低的敏感性和较高的特异性。

表 15-1 AIH 诊断标准

特征	明确	疑似
无遗传性肝病	血清 α_1-抗胰蛋白酶、铜蓝蛋白、铁及转铁蛋白水平正常,角膜 K-F 环阴性	部分 α_1-抗胰蛋白酶缺陷;非特异性血清铜、铜蓝蛋白、铁和(或)转铁蛋白异常
无活动性病毒感染	无现在感染甲、乙、丙型肝炎病毒的证据	无现在感染甲、乙、丙型肝炎病毒的证据
无药物、毒素或酒精性肝损伤依据	平均每天摄入乙醇<25g 最近没有使用肝毒性药物	每天<50g 最近没有使用肝毒性药物
实验室表现	血清转氨酶异常为主 球蛋白、γ-球蛋白水平超过正常 1.5 倍	血清转氨酶异常为主 任何程度的高 γ-球蛋白血症
自身抗体	成人 ANA、ASMA,或抗 LKM-1>1∶80;儿童>1∶20;AMA 阴性	成人 ANA、ASMA,或抗 LKM-1<1∶40 或出现其他自身抗体
组织学发现	中度或重度界面性肝炎、小叶性肝炎或中央区-汇管区桥接坏死、没有胆管病变、肉芽肿、铜沉积或其他提示不同诊断的表现	中度或重度界面性肝炎、小叶性肝炎或中央区-汇管区桥接坏死、没有胆管病变、肉芽肿、铜沉积或其他提示不同诊断的表现

表 15-2　成人不典型 AIH 的诊断积分系统

类别	要素	分数
性别	女性	+2
AKP/AST(ALT)比	>3	-2
	<1.5	+2
γ-球蛋白或 IgG(超出正常上限倍数)	>2.0	+3
	1.5~2.0	+2
	1.0~1.5	+1
	<1.0	0
ANA,SMA 或抗 LKM-1 滴度	>1∶80	+3
	1∶80	+2
	>1∶40	+1
	<1∶40	0
AMA	阳性	-4
活动性感染的病毒标志(HAV,HBV,HCV)	阳性	-3
	阴性	+3
使用肝毒性药物	是	-4
	否	+1
乙醇(平均消耗)	<25g/d	+2
	>60g/d	-2
同时伴随的免疫性疾病	任何肝外免疫相关性疾病	+2
其他自身抗体	抗 SLA/LP,actin,LC1,p-ANCA	+2
组织学表现	界面性肝炎	+3
	浆细胞	+1
	玫瑰花结	+1
	以上均无	-5
	胆道改变+	-3
	不典型改变++	-3
人类白细胞抗原(HLA)	DR3 或 DR4	+1

（续表）

类别	要素	分数
治疗反应	仅缓解	+2
	缓解后复发	+3
治疗前分数	明确诊断	>15
	疑似诊断	10~15
治疗后分数	明确诊断	>17
	疑似诊断	12~17

注：＋包括破坏性和非破坏性胆管炎或胆管稀少；＋＋包括脂肪肝,支持遗传性血色病的铁负荷,乙醇诱导的肝炎,病毒感染表现(毛玻璃样肝细胞),或包涵体(巨细胞病毒,单纯疱疹病毒)。

表 15-3　AIH 的简化诊断积分系统

类别	分数
ANA 或 ASMA≥1∶40	+1
ANA 或 ASMA≥1∶80 或	+2
LKM 抗体≥1∶40 或 SLA 阳性	
血清 IgG	
>正常上限	+1
>1.1 倍正常上限	+2
肝炎病毒标志	
阴性	+2
肝组织学	
符合 AIH 表现	+1
典型 AIH 表现	+2
积分的解释	
治疗前总分数	
确诊 AIH	≥7
可能 AIH	=6

注：AIH.自身免疫性肝炎；ANA.抗核抗体；ASMA.抗平滑肌抗体；抗 LKM-1.抗肝肾微粒体抗体-1型；抗-SLA.抗肝可溶性抗原抗体。

2.临床分期和特殊类型的 AIH　临床上 AIH 可分为:①无症状 AIH;②有症状 AIH;③缓解期 AIH;④治疗中复发;⑤代偿期无活动性肝硬化;⑥失代偿期活动性肝硬化;⑦肝衰竭。还有一些情况需特殊治疗:①儿童;②妊娠;③多次复发或对皮质类固醇耐受;④合并丙型病毒性肝炎;⑤特殊类型的 AIH:如 AIH-PBC 重叠综合征、自身免疫性胆管炎;⑥AIH-PSC 重叠。

3.鉴别诊断　临床上 AIH 与其他肝病在治疗上有着明确的区别,需仔细鉴别。主要包括:①肝遗传性疾病,如 Wilson 病、血色病、α_1-抗胰蛋白酶缺陷;②药物诱导的肝病;③慢性病毒(如 HCV、HBV)感染;④酒精性肝病;⑤其他自身免疫性肝病或重叠。

七、治疗

AIH 对激素等免疫抑制药物治疗敏感,但一般仅对严重、快速进展的 AIH 才使用免疫抑制药物治疗,对于尚不满足绝对指征的患者的治疗应基于临床判断并个体化。对失代偿的患者也应考虑激素治疗。治疗的总体目标是获得肝组织学缓解、防止肝纤维化进展、发生肝衰竭,延长患者生存期、提高患者的生存质量。治疗目标是获得完全生化指标缓解,即 ALT/AST 和 IgG 水平均恢复正常。非活动性 AIH 患者还应每 3~6 个月密切观察肝功能和免疫球蛋白,病情加重可考虑重复肝组织检查。

1.免疫抑制药物治疗

(1)治疗指征

1)绝对指征:①血清氨基转移酶至少 10 倍于正常上限甚至重症(伴出凝血异常,INR>1.5);②血清氨基转移酶至少 3 倍于正常而 γ-球蛋白至少 1.5 倍于正常;③病理组织学检查示桥样坏死,或多小叶坏死,界面性肝炎(重度、融合)。

2)相对指征:乏力、关节痛、黄疸症状明显;血清氨基转移酶和(或)γ-球蛋白增高水平低于绝对指征;界面肝炎(轻中度)。

3)无指征:无活动性肝硬化,既往对泼尼松和(或)硫唑嘌呤不耐受,已有共存疾病。

(2)治疗方案:推荐使用泼尼松或泼尼松联合硫唑嘌呤的成人治疗方案见表 15-4。治疗应持续进行直到疾病缓解,或确定治疗失败、出现严重药物不良反应。联合治疗可显著减少泼尼松剂量及其不良反应。也可在使用泼尼松 2 周出现显著生物化学应答后再加用硫唑嘌呤。

表 15-4　成人 AIH 治疗方案

用药时间/选择原因	单用	联合	
	泼尼松(mg/d)	泼尼松(mg/d)	硫唑嘌呤(mg/d)
第一周	60	30	50
第二周	40	20	50
第三周	30	15	50
第四周	30	15	50
维持直到治疗终点	20	10	50

（续表）

用药时间/选择原因	单用	联合	
	泼尼松（mg/d）	泼尼松（mg/d）	硫唑嘌呤（mg/d）
选择原因	严重血细胞减少 硫嘌呤甲基转移酶缺陷 妊娠或希望妊娠 恶性肿瘤 希望短程治疗（<6个月）	停经状态、肥胖、严重痤疮、高血压、脆性糖尿病、骨质疏松、情绪不稳定	

约65%的患者治疗后症状缓解，肝功能恢复正常（血清转氨酶水平正常或小于正常2倍），组织学上没有活动性肝炎证据（肝组织正常，或少量炎症及没有界面性肝炎）。应经肝活检证实有组织学改善再逐渐停药（停药间期应不短于6周），而过早中断治疗是复发的常见原因。停药期内应每3周进行血清AST、胆红素、γ-球蛋白的检查，治疗结束后也应经常（至少每3个月进行1次）复查以监测复发。

（3）复发、治疗失败及应答不完全的处理

1）复发：指在停药过程中或之后症状重新出现，血清谷草转氨酶水平上升到正常上限的3倍以上，或组织学检查再出现至少是门静脉周围炎改变。停药后复发是AIH的临床特点之一。3年内复发率高达70%。复发后再治疗可诱导再一次缓解，但药物撤退后常常出现再一次复发。复发患者比那些停药后持续缓解的患者预后差，更易发生药物有关的不良反应。复发多于一次的患者应联合泼尼松和硫唑嘌呤治疗，或低剂量泼尼松或单用硫唑嘌呤维持治疗。

2）治疗失败：一部分患者在治疗中出现临床、生化或组织学表现的恶化称治疗失败。对这些患者应重新考虑自身免疫性肝炎的诊断，需进一步排除其他因素如病毒、药物、毒素、乙醇的影响及患者对治疗方案的依从性。除外上述因素后可采用大剂量泼尼松（60mg/d）或泼尼松（30mg/d）联合硫唑嘌呤（150mg/d）治疗至少1个月，如果病情持续改善则每月剂量减少泼尼松10mg和硫唑嘌呤50mg直到一般的维持剂量。治疗失败的患者大部分具有活动性组织学变化和皮质激素依赖性，因此常常发生严重药物相关的不良反应和出现肝衰竭。

3）应答不完全：约13%的患者在治疗2~3年后中临床、实验室和组织学表现仅部分改善，未完全恢复正常，建议调整药物到防止病情加重的最低适合剂量长期维持治疗，使患者处于无症状、实验室指标稳定的状态。

4）药物不良反应：发生容貌变化（Cushing体征），有症状的骨质疏松，情绪不稳定，难以控制的高血压，脆性糖尿病或进行性血细胞减少。减少剂量或根据不良反应的程度停药，调整并维持能够耐受的药物剂量。

2.其他替代药物　第二代皮质激素布地奈德可替代泼尼松（龙）作为AIH的一线治疗方案，可减轻糖皮质激素相关不良反应，但不推荐用于传统激素无应答的病例，也不宜应用于肝硬化患者，因可通过侧支循环直接进入体循环而失去肝脏首过效应的优势，同时还可能有增加门静脉血栓形成的风险。可试用于AIH治疗的二线药物有环孢素A[5~6mg/（kg·d）]、6-巯基嘌呤、酶酚酸酯（MMF）、氨甲蝶呤、FK506（4mg，每天2次），细胞保护性药物多烯磷脂酰胆碱、熊去氧胆酸等,其中 MMF 是标准治疗效果不佳患者中应用最多的替代免疫抑制剂。

3.肝移植治疗　对皮质激素治疗中或治疗后失代偿的 AIH 患者可考虑肝移植。对没有治疗过的失代偿患者应使用皮质激素或其他免疫抑制药物作为防止和延迟移植手术的补救治疗措施。移植后 5 年存活率超过 80%。在同种肝移植后至少 17% 的受体 AIH 可能复发,主要发生于免疫抑制不充分或 HLADR3 与供体不匹配的患者,移植后复发患者可通过调整免疫抑制药物的方案来控制。

第二节　原发性胆汁性肝硬化

原发性胆汁性肝硬化(primary biliary cirrhosis,PBC)是一种成年人慢性进行性胆汁淤积性肝疾病。以肝内进行性非化脓性小胆管破坏伴门静脉炎症和肝纤维化为特点,绝大多数 PBC 患者抗线粒体抗体(antimitochondrial anti-bodies,AMA)阳性,特别是 AMA-M2 亚型阳性对本病诊断敏感性和特异性较高。最终可进展为肝硬化和肝衰竭,是肝移植的主要适应证之一。由于越来越多地认识到该病的自然发展史和早期类型,国内外专家建议将该病更名为"原发性胆汁性胆管炎"。

一、流行病学

PBC 主要发生在 40~60 岁的中年女性,女性∶男性约为 9∶1。发病年龄可在 20~90 岁,平均年龄 50 岁。PBC 发病不受地区和人种的限制。估计每年的发病率和患病率为(2~24)/100 万和(19~240)/100 万。PBC 有家族因素,在患者的一级亲属中患病率远远高于普通人群。

二、发病机制

PBC 至今病因不明,以选择性破坏肝内胆管上皮细胞和肉芽肿形成为特点,几乎所有患者均有针对非器官、非种属特异的存在于线粒体内膜的自身抗原的特异性自身抗体和自身反应性 T 细胞反应。此外,常常合并其他器官特异性自身免疫性疾病如硬化症和自身免疫性甲状腺疾病,并常有唾液腺上皮细胞受损,因此被认为是一种器官特异性的自身免疫性疾病。PBC 与抗线粒体抗体,特别是线粒体内膜丙酮酸脱氢酶的 E2 成分有密切关系。AMA 为 PBC 的重要血清标志。除 AMA 外,一部分(约 50%)的 PBC 患者可同时或单独出现抗核抗体(antinuclear antibody,ANA)阳性,如抗核孔膜蛋白 gp-210 及抗核小体蛋白 sp100 抗体。胆管上皮细胞异常表达线粒体抗原、T 细胞介导的异常免疫反应、细菌和异生物素有关的分子模拟和宿主自身抗原发生变化等机制可能参与 PBC 的发生。

三、临床表现

1.无症状类型　又分为无症状肝功能正常及无症状肝功能异常二种。这些患者中有相当一部分(60%)在诊断时已经形成肝纤维化,80% 患者在随访的第 1 个 5 年产生 PBC 的症状和体征。

2.有症状类型　有症状 PBC 患者表现为慢性进行性胆汁淤积,主要表现为伴或不伴黄疸的瘙痒(25%~70%)、非特异的症状如乏力(65%~85%)、右上腹痛,以及肝硬化失代偿表现如腹腔积液、静脉曲张出血等。体检可发现有皮肤色素沉着、搔痕、黄斑瘤和黄瘤(皮下大量胆固醇沉积)。肝脾大在早期就常见,而门脉高压的体征可能在发展成肝硬化之前就出现。患者常常没有其他慢性肝病的皮肤表现,如蜘蛛痣。

3.并发症及表现

(1)骨质疏松:因维生素 D 缺乏、激素应用、缺少日照等因素引起。

(2)脂溶性维生素缺乏:维生素 A 缺乏引起的夜盲;维生素 E 缺乏引起的反射异常、本体感觉减退、共济失调等神经系统异常。

(3)高胆固醇血症:胆固醇沉积出现黄瘤、黄斑瘤。

(4)脂肪泻:胆酸向小肠排泌异常、胰腺外分泌功能不全、细菌过度生长等。

(5)晚期进展性肝病的表现:如静脉曲张出血、腹腔积液和肝性脑病等。

(6)其他自身免疫性疾病及结缔组织病:发生于 80% 的 PBC 患者。特别是干燥综合征(75%)、硬化症或 CREST 综合征(钙质沉着、雷诺现象、食管动力异常、硬化症和毛细血管扩张)中的任一项(10%以上)、类风湿关节炎、皮肌炎、混合结缔组织病、近端或远端肾小管酸中毒等。部分患者可检测到抗甲状腺抗体(抗微粒体、抗促甲状腺激素抗体)并出现淋巴细胞性甲状腺炎,Graves 病及甲状腺功能亢进少见。少于 5% 的患者可出现不明原因的肺纤维化和炎症性肠病。约 1/3 的 PBC 患者可发现具有胆石症。此外,有研究认为,PBC 患者发生肝细胞性肝癌及总的发生其他肿瘤(如乳腺恶性肿瘤)的危险度增加。

四、实验室及辅助检查

1.血清生化指标　典型的肝功能检查表现为碱性磷酸酶(AKP)、5-核苷酸酶、γ-谷氨酰转肽酶(γ-GT)显著升高。血清氨基转移酶常常仅轻度增高,一般不会增高到正常值上限的 5 倍。血清胆红素水平早期可正常而晚期随疾病进展上升。高胆固醇血症(多与脂蛋白-X 有关)常见,脂蛋白(a)浓度下降。肝合成功能一般保持尚好直至晚期。凝血酶原时间延长提示可能有维生素 K 的缺乏。PBC 患者血清免疫球蛋白增加,特别是 IgM。还可发现许多血清自身抗体,包括抗核抗体、抗血小板抗体、抗甲状腺抗体、抗着丝粒抗体、Ro、La、抗-烯醇化酶、淋巴细胞毒抗体等,但 AMA 及抗核孔复合物成分的抗体与 PBC 最密切相关。

临床上还有一小部分患者虽有典型的 PBC 的临床、生化和组织学表现,但血清 AMA 检测阴性,被称为自身免疫性胆管炎或抗线粒体阴性的 PBC,这些患者大多数具有 ANA 或 SMA,并常有血氨基转移酶活性及 IgG 增高。

2.影像学检查　超声检查常用于排除肝外胆管阻塞引起的黄疸。其他横断面图像技术如 CT 或磁共振能提供其他信息,如门脉高压表现(脾大、腹腔内静脉曲张及门静脉逆向血流)和可能的隐性进展性疾病。PBC 患者中 15% 可出现门静脉周围淋巴腺病,需与恶性肿瘤鉴别。

3.组织学特点　肝活检有助于对疾病的分期和诊断线粒体阴性的 PBC。PBC 的诊断性病理特征是非化脓性损伤性胆管炎或肉芽肿性胆管炎。病理组织学(Scheuer's 分期系统)将 PBC 分为以下四期。①Ⅰ期:胆管炎期,以胆管损伤和坏死为特点,胆管上皮细胞皱缩和空泡样变,周围伴有含淋巴细胞、浆细胞、组织细胞、嗜酸性粒细胞和巨噬细胞的肉芽肿性损伤,局灶胆管阻塞伴肉芽肿形成(又称旺炽性胆管损伤),是 PBC 最特殊的病理特征。②Ⅱ期:汇管区周围炎期,炎症从门静脉三角区延伸出去并伴有胆管碎片状坏死,可见显著的胆管炎、肉芽肿及胆管增生。门静脉周围肝细胞的空泡变性,围绕以泡沫样变性的巨噬细胞。③Ⅲ期:进行性纤维化期,表现为进展性纤维化和瘢痕,邻近的门静脉之间以纤维间隔连接起来,小管稀少(定义为小叶间胆管丢失50%)更为常见,引起胆汁淤积和肝铜在门静脉及间隔周围肝细胞内的沉积。④Ⅳ期:肝硬化期,以具有纤维间隔和再生结节的胆汁性肝硬化形成为特点。由于肝活检时的取样误差,因此组织学受累程度应取所观察到的最高分期。

五、诊断与鉴别诊断

PBC 的诊断主要建立在:①生化指标支持胆汁淤积的存在(血清碱性磷酸酶 AKP 的水平上升);②血清抗线粒体抗体间接免疫荧光或免疫印记法检测阳性;和(或)③肝组织学活检符合 PBC 表现。诊断时须考虑到无症状型 PBC 及 AMA 阴性的 PBC。

PBC 需与其他胆汁淤积性肝病进行鉴别,其中主要包括肝外胆管阻塞、原发性硬化性胆管炎、肝炎肝硬化、药物性肝病、结节病、重叠自身免疫性肝炎综合征、原因不明的成年人胆管稀少等。

六、治疗

1.药物治疗

(1)熊去氧胆酸:其作用机制包括促进内源性胆酸分泌、提高膜稳定性、减少肝细胞 HLA Ⅰ类抗原的异常表达、降低细胞因子的产生、抑制疏水胆酸引起的凋亡和线粒体失功能等。部分患者对熊去氧胆酸治疗有反应,服药 $10 \sim 20mg/(kg \cdot d)$ 能延长生存期,减少食管静脉曲张及肝硬化的发生。

2008 年 Corpechot 等提出熊去氧胆酸生物学应答的巴黎Ⅰ标准:熊去氧胆酸治疗一年后,AKP≤3×ULN,AST≤2×ULN,总胆红素≤1mg/dL。2011 年 Corpechot 等又提出针对早期 PBC(病理学分期为Ⅰ~Ⅱ期)的熊去氧胆酸生物学应答的巴黎Ⅱ标准:熊去氧胆酸治疗一年后,AKP 及 AST≤1.5×ULN,总胆红素正常。约 66% 的患者对长期熊去氧胆酸单一药物治疗表现为"不完全反应"。"不完全反应"定义为血清碱性磷酸酶浓度不能降至正常和(或)发展为肝硬化。治疗初始血清碱性磷酸酶浓度较高及组织学进展程度较严重的患者不完全反应者较多。对药物治疗反应不佳的患者必须排除几种潜在的肝外原因,包括剂量不恰当或未能坚持用药等。如果重叠 AIH 治疗反应也可能不完全。对熊去氧胆酸单一药物治疗表现为不完全反应者联合布地奈德、硫唑嘌呤、贝特类降脂药及奥贝胆酸(法尼酯 X 受体激动剂)等治疗可能有效,但有待进一步验证。

(2)免疫抑制剂:如皮质激素、硫唑嘌呤、吗替麦考酚酯、环孢素 A、氨甲蝶呤、苯丁酸氮芥等往往不良反应大,而且疗效不确定。

(3)贝特类药物:荟萃分析报道贝特类药物如非诺贝特(或苯扎贝特)联合熊去氧胆酸较熊去氧胆酸单药治疗对患者 AKP、γ-GT、ALT、IgM 及三酰甘油水平改善效果好。但治疗过程中需密切检测不良反应。

(4)瘙痒的治疗:一线药物是离子交换树脂考来烯胺,早餐前后 4g/d 口服。二线药物为利福平,口服 $150 \sim 600mg/d$ 可能缓解症状,但偶可引起肝毒性和骨髓抑制。静脉使用阿片类拮抗剂丙烯基二氢羟吗啡酮或口服纳美芬也可能缓解症状,主要不良反应为严重的脱瘾症状。瘙痒常因日照加重,因此患者应避光。其他治疗方法包括血浆透析和血浆置换、分子吸附再循环透析等。非常严重并难以控制的瘙痒和乏力可考虑进行肝移植。

(5)高脂血症的治疗:80%PBC患者可出现,血清胆固醇和三酰甘油浓度均增高。还可出现脂蛋白异常。PBC中黄瘤的形成与血清胆固醇的浓度没有明显关系。经验性使用考来烯胺和他汀类药物(3-羟-3-甲基-戊二酰辅酶A还原酶抑制剂)可能有效。

(6)代谢性骨病的防治:推荐每天口服补充钙(1000~1200mg/d)。如果有脂溶性维生素吸收不良引起的维生素D缺乏,建议在检测血清浓度低于正常时给予口服替代(25 000~50 000U,每周2~3次)治疗。降钙素、氟化钠及羟乙二磷酸钠也能增加骨密度。

(7)脂肪泻的治疗:对胆酸浓度下降的患者口服补充中链三酰甘油(代替长链混合物)辅以低脂饮食常有益。胰酶替代治疗及经验性抗生素使用可能分别对胰腺功能不足及细菌过度生长有效。

(8)脂溶性维生素吸收不良的治疗:维生素A缺乏见于20%的患者,常无临床症状。推荐口服25 000~50 000U每周2~3次替代治疗。6~12个月后检测血清浓度以避免补充过量。第二常见的是维生素D缺乏,所有慢性胆汁淤积的患者均建议补充钙及维生素D。对有慢性淤胆的绝经后妇女推荐雌激素替代治疗(经皮途径)。有症状的维生素E缺乏较少见,可表现为脊髓后索异常的共济失调,推荐对无症状的患者每天口服补充维生素E 400U。维生素K缺乏者可予5~10mg/d剂量补充。

2.肝移植　肝移植是终末期PBC患者唯一有效的治疗方法,PBC是成年人进行肝移植的主要病因之一。PBC患者移植后瘙痒和乏力可迅速改善,代谢性骨病可在第1个6~12个月的一过性加重后改善。移植后长期随访发现有部分患者出现组织学上PBC复发的证据。

七、预后

PBC患者的预后差异很大。无症状患者总的中位生存时间显著长于有症状患者。总胆红素水平高于136.6~171.0μmol/L的患者中位生存期约2年。影响预后的因素包括老年、血清总胆红素浓度增高、肝合成功能降低及组织学分期的程度。门脉高压并发症可出现在有症状的PBC患者,3年以后食管静脉曲张及出血的危险性增加。硬化前PBC患者出现食管静脉曲张的病因包括因肉芽肿性胆管炎症及窦周肝纤维化。

第三节　原发性硬化性胆管炎

原发性硬化性胆管炎(primary sclerosing cholangitis,PSC)是一种特发性肝内外胆管炎症和纤维化导致多灶性胆管狭窄、慢性胆汁淤积综合征、门脉高压和最终肝衰竭的慢性胆汁淤积性肝病,10%~30%的患者还会发生胆管癌。主要累及年轻人,平均诊断年龄是40岁,并且70%的患者是男性。国外报道PSC常常伴有炎症性肠病,特别是慢性溃疡性结肠炎。

一、流行病学

与PBC相似,一系列胆汁淤积的并发症如瘙痒、骨质疏松、脂溶性维生素缺乏、高胆固醇血症及进展性肝病的表现在PSC中也可发生。此外,PSC还具有一些特殊的并发症如胆管炎、胆管狭窄、胆石症、胆管癌及因慢性溃疡性结肠炎进行结肠直肠切除和回肠造口术后发生的造口处静脉曲张。胆管癌约在10%的患者发生。

二、临床表现

临床表现可为无症状但肝功能异常,或以慢性胆汁淤积、复发性胆管炎、慢性肝病的并发症就诊,也有剖腹手术时偶然发现。症状和体征常见有乏力、瘙痒、黄疸症状,还可有重量减轻、发热等不适。体征可有肝大、黄疸、脾大、色素过度沉着、黄瘤等。部分患者并发炎症性肠病(特别是慢性溃疡性结肠炎)而有相应肠道表现。

三、辅助检查

1.生化检查 主要表现为胆汁淤积,AKP、γ-GT 活性增高,且持续超过 6 个月,但无明确的诊断标准临界值;血清转氨酶通常正常,或可升高 2~3 倍正常值上限,显著升高的转氨酶水平需考虑存在急性胆道梗阻或重叠有 AIH 可能。血清胆红素和白蛋白可初始正常而随疾病进展出现异常,晚期可出现低白蛋白血症及凝血功能障碍。

2.免疫学检查

(1)血清免疫球蛋白:约有 30% 的患者可出现高 γ-球蛋白血症,约 50% 的患者可伴有 IgG 或 IgM 水平的轻至中度增高,但免疫球蛋白异常与其治疗过程中的转归对预后无明确的提示意义。部分 PSC 患者可见 IgG4 轻度增高(9%~36%),需与 IgG4 相关胆管炎鉴别。

(2)自身抗体:约超过 50% PSC 患者血清中可检测出多种自身抗体,包括抗核抗体(ANA)、抗中性粒细胞胞质抗体(p-ANCA)、抗平滑肌抗体(SMA)、抗内皮细胞抗体、抗磷脂抗体等,其中 p-ANCA 分别在 33%~85% 的 PSC 和 40%~87% 的溃疡性结肠炎患者中阳性,但均为非特异性抗体,对 PSC 无诊断价值。疑似 PSC 患者可通过检测 AMA 除外 PBC。

3.影像学检查

(1)磁共振胰胆管成像(MRCP):表现为局限或弥漫性胆管狭窄,"串珠"样改变,显著狭窄的胆管在 MRCP 上显影不佳,表现为胆管多处不连续或呈"虚线"状,病变较重时可出现狭窄段融合,小但管闭塞导致肝内胆管分支减少,其余较大胆管狭窄、僵硬似"枯树枝"状,称"剪枝征"。胆道成像对于 PSC 诊断的确立至关重要。

(2)经内镜逆行性胰胆管造影(ERCP):典型表现为肝内和(或)肝外胆管弥散性、多灶性环状狭窄;短带状狭窄;憩室状突出;胆管壁僵硬似铅管样、狭窄上端的胆管可扩张呈串珠样表现,进展期患者可显示长段狭窄和胆管囊状或憩室样扩张,但肝内胆管广泛受累时可表现为枯枝样改变。相较于 MRCP,ERCP 更有助于判断肝外胆管梗阻及严重程度。

(3)经腹超声检查:可作为 PSC 的初始筛查,显示肝内散在片状强回声及胆总管管壁增厚、胆管局部不规则狭窄等变化,并可显示胆囊壁增厚程度与胆系胆汁淤积情况及肝内三级胆管的扩张情况等。常规超声结合病史可以协助肝内外胆管结石、胆管癌、继发性胆管炎及术后胆道狭窄等与 PSC 有相似临床症状疾病的鉴别。

4.肝脏病理学表现 PSC 患者肝活检病理表现早期不特异,只提示胆道损伤,晚期表现为胆道系统的纤维化改变,累及整个肝内外胆道系统,胆管纤维化呈节段性分布,狭窄与扩张交替出现,肝内小胆管典型改变为胆管周围纤维组织增生,呈同心圆性"洋葱皮样"纤维化。病理组织学可沿用 Ludwig 分期系统将 PSC 分为 4 期。①Ⅰ期:门脉期,表现为门脉肝炎(局限于界板)炎症改变仅仅局限于肝门区,淋巴细胞、中性粒细胞向胆管浸润,胆管上皮变性坏死等;②Ⅱ期:门脉周围期,表现为门脉周围实质的纤维化/炎症(超出界板),出现肝细胞坏死、胆管稀疏和门静脉周围纤维化;③Ⅲ期:纤维间隔形成期,表现为纤维化及纤维间隔形成和(或)桥接状坏死,肝实质还表现为胆汁淤积和碎屑样坏死,伴有铜沉积,胆管严重受损或消失;④Ⅳ期:硬化期。

四、诊断与鉴别诊断

1.诊断 PSC 的诊断需结合临床表现、生化检查、影像学检查结果,一些病例还需行病理检查。对于具有胆汁淤积生化表现的患者,若胆道成像具备 PSC 典型表现,且除外其他原因所致者可诊断 PSC。对于疑诊 PSC 患者,应进行胆道成像检查,且首选 MRCP。除非对于诊断胆道影像学检查无异常的小胆管型 PSC 患者,肝组织活检对于诊断 PSC 不是必需的,但活检病理可以评估疾病的活动度和分期,还可以用于协助判断是否重叠其他疾病如 AIH 等。

本病除病因、疾病严重程度诊断外,还需对胆汁淤积的并发症及 PSC 特殊的并发症如胆管炎、胆管狭窄、胆石症、胆管癌、慢性溃疡性结肠炎进行诊断。胆管成像结果显示明显狭窄者通过 ERCP 细胞学及活组织检查有助于排除胆管癌。

2.鉴别诊断

(1)继发性硬化性胆管炎:临床特征与 PSC 相似,但病因明确。如胆总管结石、胆道手术创伤、反复发作的化脓性胆管炎、肿瘤性疾病(胆总管癌、肝细胞癌侵及胆管、壶腹部癌、胆总管旁淋巴结转移压迫)、胰腺疾病(胰腺癌、胰腺囊肿和慢性胰腺炎)、肝胆管寄生虫、IgG4相关性胆管炎、缺血性胆管病(如遗传性出血性毛细血管扩张症、结节性多动脉炎和其他类型的脉管炎、肝移植相关缺血性胆管炎)、肝动脉插管化学治疗(主要为氟尿嘧啶)、腹部外伤等。少见原因有自身免疫性胰腺炎、胆总管囊肿、肝脏炎性假瘤、组织细胞增生症 X、与艾滋病和其他类型的免疫抑制相关的感染性胆管炎、先天性胆管异常或胆道闭锁、囊性纤维化等。特别是既往有胆道手术或同时患有胆道结石或肝胆管肿瘤时,两者的鉴别诊断困难,需仔细询问病史、了解病程中是否伴有 IBD、了解手术病理表现,对鉴别诊断具有重要作用。

(2)其他胆汁淤积性疾病:如 PBC、AIH、药物性肝损伤、慢性活动性肝炎、酒精性肝病等。特别是有些不典型的 PSC,血清 AKP 仅轻度升高,而转氨酶却明显升高,易误诊为 AIH。

五、治疗

PSC 的治疗目前也同样没有特异或有效的方法。治疗可采用机械性(内镜下 ERCP 进行球囊扩张治疗胆道狭窄、短期胆管支架植入进行胆汁引流;鼻胆管引流)、外科性(胆道重建、胆肠内引流术、正位肝移植)、内科性(免疫抑制剂、抗纤维化、利胆药、抗生素)方法。肝移植是唯一能挽救终末期 PSC 患者生命的治疗措施。一般来说,PSC 应早期在发生胆管癌和晚期肝衰竭之前就考虑肝移植。然而,术后有 20% 的复发率。

参考文献

[1]姜泉.实用中医风湿免疫病学[M].北京:中国中医药出版社,2022.

[2]蒋明.图解风湿病学[M].北京:中国协和医科大学出版社,2017.

[3]李冀,于波,吴树亮.内分泌疾病诊疗与康复[M].北京:科学出版社,2022.

[4]临床路径治疗药物释义专家组.临床路径治疗药物释义 风湿免疫性疾病分册[M].北京:中国协和医科大学出版社,2022.

[5][美]菲尔斯坦.凯利风湿病学.[M].10版.北京:北京大学医学出版社,2020.

[6][美]弗雷德·费里.Ferri临床诊疗指南 免疫与风湿性疾病诊疗速查手册[M].杜英臻,阚一帆,译.北京:北京大学医学出版社,2021.

[7]宁光,邢小平.内分泌内科学 研究生.[M].3版北京:人民卫生出版社,2022.

[8]童南伟,洪天配,赵家军.全国高级卫生专业技术资格考试指导 内分泌学[M].北京:人民卫生出版社,2022.

[9]拓西平.老年内分泌代谢病防治简明手册 糖尿病 甲状腺疾病 骨质疏松[M].上海:上海科学技术出版社,2021.

[10]夏维波,李玉秀,朱惠娟.协和内分泌疾病诊疗常规[M].北京:中国协和医科大学出版社,2021.

[11]赵家军,彭永德.系统内分泌学[M].北京:中国科学技术出版社,2021.

[12]张奉春.风湿免疫科诊疗常规[M].北京:中国医药科技出版社,2020.

[13]曾小峰,苏茵.内科学——风湿免疫科分册.[M].2版.北京:人民卫生出版社,2022.